Alexa Karina Klettner / Stefan Dithmar

Retinal Pigment Epithelium in Health and Disease

视网膜色素上皮与眼病

主　编　〔德〕 亚历克莎·卡琳娜·克莱特纳

斯蒂芬·迪特马尔

主　译　彭绍民　马红婕

副主译　高朋芬　李双农　梁先军

天津出版传媒集团

天津科技翻译出版有限公司

著作权合同登记号：图字：02-2022-159

图书在版编目（CIP）数据

视网膜色素上皮与眼病 /（德）亚历克莎·卡琳娜·
克莱特纳，（德）斯蒂芬·迪特马尔主编；彭绍民，马红
婕主译. —天津：天津科技翻译出版有限公司，2023.10
　　书名原文：Retinal Pigment Epithelium in Health
and Disease
　　ISBN 978-7-5433-4398-6

　　Ⅰ.①视⋯　Ⅱ.①亚⋯　②斯⋯　③彭⋯　④马⋯　Ⅲ.
①视网膜疾病-诊疗　Ⅳ.①R774.1

中国国家版本馆 CIP 数据核字（2023）第 167880 号

Retinal Pigment Epithelium in Health and Disease
Edited by Alexa Karina Klettner and Stefan Dithmar
Copyright ⓒ Springer Nature Switzerland AG, 2020
This edition has been translated and published under licence from
Springer Nature Switzerland AG.

授权单位：Springer Nature Switzerland AG.
出　　　版：天津科技翻译出版有限公司
出　版　人：刘子媛
地　　　址：天津市南开区白堤路 244 号
邮政编码：300192
电　　　话：022-87894896
传　　　真：022-87893237
网　　　址：www.tsttpc.com
印　　　刷：天津海顺印业包装有限公司
发　　　行：全国新华书店
版本记录：787mm×1092mm　16 开本　20.5 印张　460 千字
　　　　　　2023 年 10 月第 1 版　2023 年 10 月第 1 次印刷
　　　　　　定价：218.00 元

（如发现印装问题，可与出版社调换）

主译简介

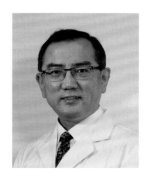

彭绍民 医学博士,主任医师,教授,博士研究生导师,首届龙江名医。爱尔眼科医院集团黑龙江省区总院长兼哈尔滨爱尔眼科医院院长,爱尔眼科医院集团眼底病学组组长和爱尔眼科视网膜研究所所长。曾任哈尔滨医科大学博士研究生导师,现为中南大学爱尔眼科学院博士研究生导师,暨南大学博士研究生导师和安徽医科大学博士研究生导师。曾在美国耶鲁大学医学院以客座教授和副研究员身份从事眼科和视觉科学研究7年。共主持包括4项国家自然科学基金在内的15项各级课题,主持获得黑龙江省政府科技进步二等奖项目2项。在国内外期刊发表论文近百篇,其中SCI收录的论文28篇。目前专注于玻璃体视网膜疾病的诊治,现已完成玻璃体切割手术2万余例,现任国际眼科理事会(ICO)培训导师。

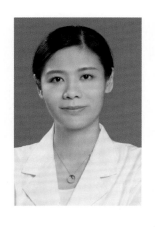

马红婕 医学博士,主任医师,博士研究生导师。湖南省爱尔眼科研究所副所长,爱尔眼科医院集团功能影像学组副组长。曾于美国纽约州立大学布法罗分校眼科完成博士后研究工作。主持国家自然科学基金青年科学基金及多项省部级研究课题。在国内外核心期刊发表论文40余篇,其中SCI收录30余篇。主编眼底病相关专著两部,即《眼底照相技巧与彩图解读》《200°超广角眼底成像图谱》分别于2017年及2019年在人民卫生出版社出版。现任中国医师协会眼科医师分会青年委员会委员,中国医师协会眼科医师分会遗传眼病专业委员会委员,中国非公立医疗机构协会眼科专业委员会眼科影像及信息分委会委员,中国女医师协会眼科专业委员会影像激光学组委员,海峡两岸医药卫生交流协会眼科专业委员会黄斑病学组委员。

副主译简介

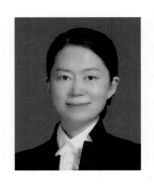

高朋芬 医学博士,副教授,主任医师,硕士研究生导师。福州爱尔眼科医院院长,日本东北大学留学归国,日本笹川医学奖学金获得者。中国医师协会眼科医师分会视觉生理学组委员,中国医师协会神经修复专业委员会视觉修复专家委员会委员,中国研究型医院学会神经再生与修复专业委员会委员,福建省医学会眼科专业第六届委员会委员, 福建省生物医学工程学会副理事长,爱尔眼科医院集团福建省区白内障青光眼学组组长,爱尔眼科医院集团眼底病学组委员。近年来主持完成一项福建省自然科学基金课题,主编及副主编眼科学专著 3 部,参译专著 1 部,以第一作者发表论著 16 篇,获得省级科技进步一等奖 1 项。

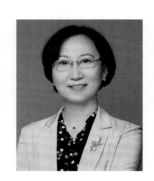

李双农 眼科博士,主任医师,教授,爱尔眼科医院集团山西省区副总院长,爱尔眼科医院集团眼底病学组副组长。现任中国微循环学会眼微循环专业委员会顾问,中国女医师协会眼科分会委员,中国医师协会眼科医师分会神经眼科专业委员会委员,中国非公立医疗机构协会眼科专业委员会影像及信息分委会委员,世界中医药学会联合会眼科专业委员会常务理事。在省级三甲教学医院从事临床及教学工作 30 余年, 曾在美国巴斯康帕默眼科研究所担任访问学者。

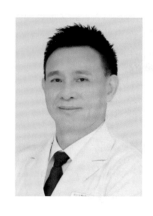

梁先军 主任医师,硕士研究生导师,佛山爱尔眼科医院院长。广东省视光学会眼底影像专业委员会副主任委员,广东省视光学会眼表屈光专业委员会副主任委员,广东省精准医学应用学会眼前段疾病分会委员,佛山市医学会眼科学分会副主任委员, 禅城区最美科技创新人才等。从事眼科临床工作30余年,可熟练进行玻璃体视网膜手术、白内障超声乳化白内障摘除联合人工晶状体植入术、飞秒准分子近视矫正手术和ICL植入术等。在国内外期刊发表论文30余篇,曾获佛山市自然科学优秀学术论文一等奖、禅城区科技进步三等奖。

主编简介

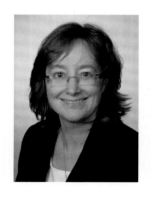

Alexa Karina Klettner　曾在德国克里斯蒂安-阿尔伯特基尔大学学习生物学，并在波斯特研究中心完成了毕业论文。她获得了药理学博士学位，从事神经保护领域的工作，并在实验眼科领域取得教授资格，长期对血管内皮生长因子(VEGF)的拮抗剂进行研究。自 2013 年起被聘为德国基尔大学的实验视网膜学教授，自 2017 年起被聘为埃及开罗大学的兼职教授。主要研究领域是老年性黄斑变性(AMD)的发病机制及治疗的细胞学研究，侧重于视网膜色素上皮(RPE)和 VEGF 调节研究，视网膜治疗的长期后果，RPE 与先天免疫系统的相互作用，以及 AMD 新疗法的开发。

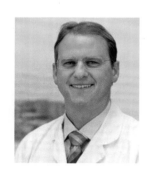

Stefan Dithmar　曾在德国的哥廷根大学和海德堡大学，美国的哈佛医学院等多地学习。他在海德堡大学完成了眼科专业培训，并前往美国的埃默里大学眼科中心担任研究员，师从 H.E. Grossniklaus 教授，致力于眼后段研究。其随后担任海德堡大学教授和海德堡大学眼科医院视网膜科室主任。科研工作包括联合海德堡大学基尔霍夫物理研究所的 C. Cremer 教授成立跨学科工作组，以及对应用于 RPE 的结构照明显微镜的使用方法进行深入研究。2014 年至今，他一直担任德国美因茨大学眼科系主任。

译者名单

主　译

彭绍民　爱尔眼科视网膜研究所/哈尔滨爱尔眼科医院

马红婕　爱尔眼科研究所/暨南大学附属广州爱尔眼科医院

副主译

高朋芬　福州爱尔眼科医院

李双农　山西爱尔眼科医院

梁先军　佛山爱尔眼科医院

译　者 （按姓氏汉语拼音排序）

高小明　宁波爱尔光明眼科医院

姜彩辉　石家庄爱尔眼科医院/廊坊爱尔眼科医院

李九可　杭州爱尔眼科医院

李晓洁　爱尔眼科医院集团/长沙爱尔眼科医院

刘凡菲　四川大学华西医院

梅壤生　爱尔眼科研究所

秦　波　暨南大学附属深圳爱尔眼科医院

王　颖　辽宁爱尔眼科医院

王启常　长沙湘江爱尔眼科医院

夏建平　沈阳卓越爱尔眼科医院

徐　涛　武汉大学附属爱尔眼科医院

张静琳　暨南大学附属广州爱尔眼科医院

张奕霞　重庆麦格爱尔眼科医院

翻译组秘书

李晓洁　爱尔眼科医院集团/长沙爱尔眼科医院

梅壤生　爱尔眼科研究所

赵　耀　爱尔眼科医院集团国际战略发展中心

编者名单

Eszter Szalai
Department of Ophthalmology, Emory University,
Atlanta, GA, USA

John M. Nickerson
Department of Ophthalmology, Emory University,
Atlanta, GA, USA

Hans E. Grossniklaus
Department of Ophthalmology, Emory University,
Atlanta, GA, USA

Lawrence J. Rizzolo
Department of Surgery, Yale University School
of Medicine, New Haven, CT, USA
Department of Ophthalmology and Visual Science,
Yale University School of Medicine,
New Haven, CT, USA

Claudia Müller
Department of Biological Sciences, Center for
Cancer, Genetic Diseases and Gene Regulation,
Fordham University, Bronx, NY, USA

Silvia C. Finnemann
Department of Biological Sciences, Center for
Cancer, Genetic Diseases and Gene Regulation,
Fordham University, Bronx, NY, USA

Nadine Reichhart
Experimental Ophthalmology, Department of
Ophthalmology, Charité-Universitätsmedizin
Berlin, a corporate member of Freie Universität,
Humboldt-University, The Berlin Institute of
 Health, Berlin, Germany

Olaf Strauβ
Experimental Ophthalmology, Department of
Ophthalmology, Charité – Universitätsmedizin
Berlin, a corporate member of Freie Universität,
Humboldt-University, The Berlin Institute of Health,
Berlin, Germany
Alexa Karina Klettner
Department of Ophthalmology, University of Kiel,
University Medical Center, Kiel, Schleswig-Holstein,
Germany

Barbara Detrick
Department of Pathology and Medicine,
School of Medicine, The Johns Hopkins University,
Baltimore, MD, USA

John J. Hooks
Laboratory of Immunology, National Eye Institute,
National Institutes of Health, Bethesda, MD, USA

Yan Zhang
School of Optometry, University of California,
Berkeley, CA, USA

Christine F. Wildsoet
School of Optometry, University of California,
Berkeley, CA, USA

Willem A. Dik
Department of Immunology, Laboratory Medical
Immunology, Erasmus MC, University Medical
Center Rotterdam, Rotterdam, The Netherlands

Jeroen Bastiaans
Departments of Ophthalmology, Pathology and Cell
Biology, Columbia University, New York, NY, USA

Jan C. van Meurs
The Rotterdam Eye Hospital,
Rotterdam, The Netherlands
Department of Ophthalmology,
Erasmus MC, University Medical Center,
Rotterdam, The Netherlands

Kai Kaarniranta
Department of Ophthalmology, Institute of Clinical
Medicine, University of Eastern Finland,
Kuopio, Finland
Department of Ophthalmology, Kuopio University
Hospital, Kuopio, Finland
Antero Salminen
Department of Neurology, Institute of Clinical
Medicine, University of Eastern Finland,
Kuopio, Finland

Anu Kauppinen
Faculty of Health Sciences, School of Pharmacy,
University of Eastern Finland, Kuopio, Finland

Thomas Ach
Department of Ophthalmology, University Hospital Würzburg, Würzburg, Germany

Ioana-Sandra Tarau
Department of Ophthalmology, University Hospital Würzburg, Würzburg, Germany

Christine A. Curcio
Department of Ophthalmology, University of Alabama at Birmingham, Birmingham, AL, USA

Gloriane Schnabolk
Department of Ophthalmology, Medical University of South Carolina, Charleston, SC, USA

Elisabeth Obert
Department of Ophthalmology, Medical University of South Carolina, Charleston, SC, USA

Bärbel Rohrer
Department of Ophthalmology, Medical University of South Carolina, Charleston, SC, USA
Division of Research, Ralph H. Johnson VA Medical Center, Charleston, SC, USA

Andrea Hassenstein
Department of Ophthalmology, University Hospital Hamburg, Hamburg, Germany

Carsten Grohmann
Department of Ophthalmology, University Hospital Hamburg, Hamburg, Germany

Stefan Dithmar
Department of Ophthalmology, HSK Wiesbaden, University of Mainz, Wiesbaden, Germany

Nil Celik
Department of Ophthalmology, University Hospital Heidelberg, Heidelberg, Germany

Heli Skottman
Faculty of Medicine and Health Technology, Tampere University, Tampere, Finland

Knut Stieger
Department of Ophthalmology, Faculty of Medicine, Justus-Liebig-University Giessen, Giessen, Germany

Birgit Lorenz
Department of Ophthalmology, Faculty of Medicine, Justus-Liebig-University Giessen, Giessen, Germany

Claus von der Burchard
Department of Ophthalmology, University Medical Center, University of Kiel, Kiel, Germany

Johann Roider
Department of Ophthalmology, University Medical Center, University of Kiel, Kiel, Germany

Yoko Miura
Institute of Biomedical Optics, University of Lübeck, Lübeck, Germany
Department of Ophthalmology, University of Lübeck, Lübeck, Germany

Erica L. Fletcher
Department of Anatomy and Neuroscience, The University of Melbourne, Melbourne, VIC, Australia

Ursula Greferath
Department of Anatomy and Neuroscience, The University of Melbourne, Melbourne, VIC, Australia

Philipp Guennel
Department of Anatomy and Neuroscience, The University of Melbourne, Melbourne, VIC, Australia

Mario Huynh
Department of Anatomy and Neuroscience, The University of Melbourne, Melbourne, VIC, Australia

Quan D. Findlay
Department of Anatomy and Neuroscience, The University of Melbourne, Melbourne, VIC, Australia

Andrew I. Jobling
Department of Anatomy and Neuroscience, The University of Melbourne, Melbourne, VIC, Australia

Joanna A. Phipps
Department of Anatomy and Neuroscience, The University of Melbourne, Melbourne, VIC, Australia

Alice A. Brandli
Department of Anatomy and Neuroscience, The University of Melbourne, Melbourne, VIC, Australia

Yao Mei Wang
Department of Anatomy and Neuroscience, The University of Melbourne, Melbourne, VIC, Australia

Samuel A. Mills
Department of Anatomy and Neuroscience, The University of Melbourne, Melbourne, VIC, Australia

Kiana Kakavand
Department of Anatomy and Neuroscience, The University of Melbourne, Melbourne, VIC, Australia

Robb U. DeIongh
Department of Anatomy and Neuroscience, The University of Melbourne, Melbourne, VIC, Australia

Kirstan A. Vessey
Department of Anatomy and Neuroscience, The University of Melbourne, Melbourne, VIC, Australia

中文版前言

自 2000 年起,我在美国耶鲁大学师从 Lawrence J. Rizzolo 教授(本书第 2 章的作者)进行视网膜色素上皮(RPE)细胞的研究,转眼已逾 20 年,Rizzolo 教授在本书的原著中也呈现了我的部分研究成果。与本书的另一主译也因 RPE 的研究而在 2013 年的美国视觉与眼科研究协会年会(ARVO)上相识,当时我们就人胚眼 RPE 细胞的生物标志物特点及紧密连接蛋白 Claudin-19 对 RPE 细胞表型的影响进行了交流。回国后,我们均就职于爱尔眼科医院集团,且仍在继续 RPE 的相关研究。

一路走来,无数的先驱和学者们前赴后继地坚持着对 RPE 的研究,从胚胎发育、成熟、正常老化到疾病状态,从组织学、病理学、细胞培养、动物模型到类器官模型,从细胞骨架、紧密连接、离子通道到分子级联通路,RPE 的神秘面纱正被层层揭开。正是这一层有着严谨结构和排列规律的细胞,维持着整个神经视网膜的正常运转。RPE 细胞具有独特的发育起源,"颠倒"的极性,精细的吞噬功能及视觉循环调控。作为严密的血-视网膜外屏障的重要组成,其分隔脉络膜的血循环系统与神经视网膜,使视网膜有选择地自脉络膜吸收营养物质。正如本书主编 Alexa Klettner 及 Stefan Dithmar 教授所言:"RPE 细胞是视网膜中最令人着迷的细胞"。

RPE 在多种眼底疾病的发生、发展和治疗中占据着重要地位。将看似基础的病理生理和分子通路与现代临床影像学相结合,会大大加深人们对疾病的发生、发展、治疗和预后转归的认识。对 RPE 的功能特性、病理生理学改变,以及其在疾病发生及治疗中的作用机制的正确理解,对于正确诊断疾病、合理制订治疗方案,以及今后的医药研发均具有重要意义。

我研读书中内容,深感此书条理明晰、全面立体地为我们展现了近 20 多年来 RPE 的研究进展,凝聚了研究者及编者们的心血和成果。本书通过 5 个部分将 RPE 相关的生理、疾病、检查诊断、疾病治疗及研究模型融会贯通,并且对干细胞治疗及基因治疗的研究现状和未来的挑战进行了全面而详尽的阐述,对于临床医生及基础研究人员具有重要的参考价值。我们集结了一群保持着高度热忱,并具有丰富的基础和临床研究经验的中青年学者,共同完成了本书的翻译工作,旨在为眼底病医生、从事视网膜或 RPE 基础研究的学者和研究生们带来指导与启发,最终达到"from the bedside to the bench,and back to the bedside(从临床到研究,再应用到临床)"的目的,以使更多的眼底病患者获得有效治疗,守住光明!

2022 年 10 月 9 日于哈尔滨

前　言

　　当人们开始进行眼睛研究的时候,不禁会被其复杂性、功能性和美观性深深吸引。当开始进行视网膜研究的时候,尽管我们知道所有研究人员都认为自己的研究是最有趣的课题,但我们仍然坚持视网膜色素上皮(RPE)细胞是视网膜中最令人着迷的细胞。它的许多功能、结构和信号通路,都值得我们去探索。当在为此书作序的时候,应用"retinal pigment epithelium"在 PubMed 上进行检索,我们竟得到了 14 142 条记录。这让我们意识到,没有一本书可以完整地概括 RPE 的全貌。上一部有关 RPE 的专著已经出版了超过 20 年,因此我们认为编写一部新的著作,全面概述 21 世纪的 RPE 细胞研究,是非常迫切和必要的。

　　我们将通过 5 个部分对 RPE 的研究进行全面的阐述:①RPE 生理功能;②RPE 与疾病;③RPE 与检查诊断;④RPE 与治疗;⑤RPE 研究模型。

　　在第 1 章 RPE 的组织病理学和形态学中,Szalai、Nickerson 和 Grossniklaus 对 RPE 细胞的组织学、形态学、结构和分布进行全面的概述,比较其在不同年龄及不同病理状态下的变化,如老年性黄斑变性、视网膜营养不良、增殖性视网膜病变、线粒体相关疾病和肿瘤。

　　RPE 细胞最主要的生理特性是其细胞极性及极性相关的功能。在第 2 章 RPE 极性和屏障功能中,Rizzolo 阐述了 RPE 的独一无二的极性。由于 RPE 极性与其他上皮相反,其被认为是"倒置"而不是"正面朝上"的。作者同时描述了血-视网膜屏障及其成熟过程,紧密连接的结构和组成,强调了紧密连接蛋白的重要性,并向读者介绍了研究屏障功能时常用的几种分析方法。最后,作者阐述了屏障的破坏导致病理性改变,如视网膜水肿。

　　吞噬脱落的光感受器细胞外节片段是极化 RPE 细胞的主要功能之一。Müller 和 Finnemann 在 RPE 吞噬作用一章中对此进行了阐述。他们首先向读者介绍了研究 RPE 吞噬的试验方法;而后让读者深入理解吞噬的分子机制,包括 RPE 细胞识别和结合、信号通路活化以及对吞噬物质的加工和降解;最后,阐述了这一功能受损与视网膜疾病发生的关系。

　　离子通道在 RPE 细胞实现正常功能中发挥着重要作用。在 RPE 离子通道一章中,Reichhart 和 Strauss 为读者介绍了离子通道的概况、功能和病理作用。内容涵盖 RPE 细胞顶端和上皮转运,以及它们在视网膜下间隙中的离子缓冲作用。此外,对 Ca^{2+} 信号通路在 RPE 功能中的作用进行了重点阐述。

VEGF 在视网膜生理和疾病中起着重要作用,RPE 细胞是 VEGF 的重要来源之一。在 RPE 与血管内皮生长因子一章中,Klettner 介绍了 VEGF 及其调控机制;概述了其在发育、成长和视网膜疾病中的作用,并详细阐述了其在各种条件下,如低氧、氧化应激、炎症和高温的调节机制。

Detrick 和 Hooks 在 RPE 与免疫系统一章中概述了 RPE 在视网膜自然免疫中的重要作用。本章介绍了自然免疫的构成,如 toll 样受体、细胞因子和补体,并为读者讲解了 RPE 在与小胶质细胞相互作用、免疫调节和适应性免疫反应中的作用。

RPE 在眼科疾病的发生、发展中扮演着重要角色。在 RPE 与近视进展一章中,Zhang 和 Wildsoet 详述了 RPE 在眼球生长和屈光进展中的作用,介绍了高度近视中 RPE 的变化及其在调节眼球大小中的作用,阐述了起重要作用的细胞因子、神经递质和离子通道。

Dik、Bastiaans 和 van Meurs 在 RPE 与增殖性病变一章中,重点描述了 RPE 所致增殖性疾病的分子调控机制。在介绍了视网膜纤维化的机制之后,他们详细阐述了上皮间质转化以及 RPE 对炎症和血管生成的作用。

在 RPE 的健康和疾病:成熟、老化和老年性黄斑病变一章中,Ach、Tarau 和 Curcio 详细阐述了 RPE 的发育、分化和转分化,重点强调了在青春期和老年人群中 RPE 所发生的变化,并进一步指出其在老年性黄斑变性(AMD)中所发生的变化。

为进一步阐述 AMD,Kaarniranta、Salminen 和 Kauppinen 在 RPE 与老年性黄斑变性一章中重点阐明了 RPE 在 AMD 病理中的作用,强调了蛋白酶体和溶酶体自噬、细胞器相互作用和炎症在 AMD 发生、发展过程中的作用。

Schnabolk、Obert 和 Rohrer 在性别相关的 RPE 与视网膜疾病一章中讨论了性激素和性别对 RPE 及视网膜疾病的影响,阐述了 RPE 功能和视网膜疾病在不同性别中具有差异,并聚焦于自身免疫性疾病。

Hassenstein 和 Grohmann 用两章的篇幅对 RPE 在诊断中的作用进行了阐述。在 RPE 的 SD-OCT 成像一章中详述了 RPE 在 OCT 中的作用,介绍了不同的 OCT 技术,详细描述了 RPE 在不同疾病中的影像学表现。

Dithmar 和 Celik 详述了 RPE 的自发荧光。他们介绍了 RPE 中的荧光团以及记录 RPE 自发荧光的成像设备,进一步阐述了健康和疾病中的自发荧光信号,以帮助读者理解疾病的进展和病理生理。

由 Skottman 介绍的 RPE 与干细胞治疗无疑是一个令人振奋的新领域。他向读者介绍了基于细胞的 RPE 治疗，解释了人类多能干细胞和人类胚胎干细胞的区别；重点阐述了干细胞来源的 RPE 细胞分化和表型，以及其应用于移植的研究现状，包括临床前期研究和临床研究。

另一个同样令人振奋的领域是 RPE 与基因治疗，Stieger 和 Lorenz 总结了基于 RPE 的基因治疗现状和未来方向，介绍了基因治疗和转基因的方法，并讲述了基因治疗在遗传性视网膜疾病和获得性视网膜疾病中的应用。

von der Burchard 和 Roider 在 RPE 与激光治疗一章中介绍了 激光与组织相互作用的物理原理，并详细阐述了 RPE 激光治疗的不同概念，其中一个重要内容是选择性 RPE 治疗。

本书的最后一部分，重点阐述了不同的模型系统中 RPE 的实验潜能。Klettner 向读者介绍了 RPE 细胞培养，讲述了不同物种的细胞模型简史，并提出了 RPE 细胞培养的挑战；详细介绍了不同的 RPE 细胞系，并强调了它们的用途和局限性；进一步讨论了培养中的原代胎儿和成人 RPE 细胞的特征。最后，对当前的共培养技术和 3D 培养技术进行了展望。

在 RPE 器官培养一章中，Miura 带我们进入了另一个更复杂的领域。她介绍了 RPE 器官培养的历史和供体种类，向读者讲述了不同类型的外植体和培养系统，以及其在不同培养方法中的形态变化。最后，描述了 RPE 器官培养在研究中的应用。

Fletcher 及其同事介绍了 RPE 疾病的动物模型，讲述了 RPE 的功能和结构，描述了多种视网膜疾病动物模型，包括视网膜色素变性、Leber 先天性黑蒙、遗传性黄斑变性、黑色素相关疾病和老年性黄斑变性。此外，本章还涵盖了 RPE 功能障碍的药理学模型和转基因模型。

我们由衷地感谢所有编者对本书的贡献，更感谢他们在 RPE 研究领域中做出的巨大贡献。我们相信本书可以成为所有 RPE 研究人员重要的参考读物。我们衷心希望广大读者朋友在阅读本书时，能体会到我们编写本书时的愉悦心情和满足感！最后，感谢我们的研究人员、博士研究生和技术人员团队在 RPE 这一研究领域的不断付出和贡献，同时感谢一直以来支持着我们的家人们！

Alexa Karina Klettner

Stefan Dithmar

目　录

微信扫码 ▶ ▶ ▶

> **读者社群：**
> 加入本书读者社群，交流探讨专业知识。
>
> **推荐书单：**
> 获取眼科专业推荐书单，拓展专业知识技能。

操作步骤指南

第一步

微信扫码直接使用资源，无须额外下载任何软件。

第二步

如需重复使用，可再次扫码。或将需要多次使用的资源、工具、服务等添加到微信的"收藏"功能。

第 1 部分

RPE 生理功能

第 1 章

RPE的组织病理学和形态学

Eszter Szalai, John M. Nickerson, Hans E. Grossniklaus

引言

视网膜色素上皮(RPE)由单层六边形/立方上皮细胞组成，将视网膜神经感觉层与其下方的脉络膜分开。RPE 细胞呈马赛克状排列，通常认为正六边形细胞排列模式可以形成最稳定且最灵活的细胞排列[1-3]。在胚胎学上，RPE 起源于神经上皮，在胚胎发育早期，RPE 从视泡的神经外胚层分化而来，此后呈高度特异性[4]。RPE 细胞顶面朝向光感受器外节和光感受器间基质[5]，其基底膜与 Bruch 膜的内胶原层紧密相连。这种特殊的极性结构是光感受器和脉络膜正常发育所必需的，也使 RPE 细胞具有多种功能，如吸收散射光以提高空间分辨率，回收视色素以保证光感受器的光敏度，以及在脉络膜毛细血管和视网膜神经感觉层之间运送营养物质和代谢产物[6]。RPE 也通过在视网膜和邻近的脉络膜和巩膜之间传递信号来参与调控眼球的发育[7]。相邻 RPE 细胞之间的紧密连接构成了血-视网膜外屏障，即视网膜下间隙与脉络膜毛细血管之间的屏障。由细胞膜和细胞质组成的高动态细胞骨架为细胞膜的运动性、胞内转运和细胞的机械强度提供有力的支撑。RPE 细胞还具有区域差异性，即使是同一区域

的 RPE 细胞，也会因黑色素颗粒含量不同而有所差异[3]。

RPE 细胞的功能异常在某些疾病的发展中起主要或次要作用，如干性及湿性老年性黄斑变性(AMD)，增生性玻璃体视网膜病变(PVR)，中央及周边部视网膜营养不良，线粒体疾病，以及 RPE 肿瘤。RPE 与光感受器细胞间关系密切，因此 RPE 屏障功能丧失、进行性功能障碍和细胞丢失可能导致光感受器视杆和视锥细胞的继发性变性。

正常组织学

正常人的 RPE 由细胞质内充满黑色素颗粒(也称为黑素体)的单层立方细胞组成。不同位置和不同年龄的 RPE 层厚度也不尽相同，黄斑区 RPE 层厚度约为 $14\mu m$，而周边部则明显变薄[8]。顶端细胞膜的很多微绒毛延伸至光感受器外节。通过透射电子显微镜 (TEM) 可以观察到极性RPE 层的结构，其中可观察到紧密连接、顶部微绒毛、基底膜内褶、脱落的光感受器外节膜盘、黑色素、脂褐素和黑素脂褐质颗粒(图1.1)。皮肤、视网膜和葡萄膜中的黑色素结构复杂，在黑素体内合成。眼睛中有两类细胞产生黑色素：①葡萄膜中的黑色素细胞；②神经上皮细胞，如虹膜、睫状

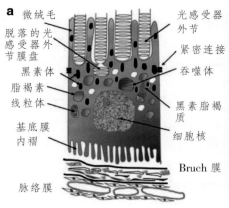
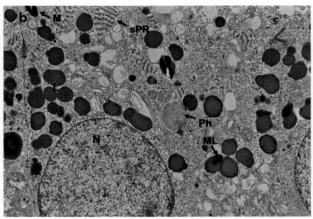

图 1.1　RPE 细胞与周围结构的正常解剖关系。一例 75 岁男性白人患者 RPE 细胞的透射电子显微镜照片,可见黑素体(M)、脱落的光感受器外节膜盘(sPR)、脂褐素颗粒(L)、黑素脂褐质(ML)、吞噬体(P)、细胞核(N)(3600×)。

体和视网膜中的色素上皮细胞。皮肤、葡萄膜和视网膜内黑素体的形态存在显著差异。RPE 中的黑素体更细长或形似子弹,而皮肤和脉络膜的黑素体更圆[9,10]。RPE 细胞的基底面朝向 Bruch 膜,Bruch 膜由 5 层复杂结构组成,具有多种功能,位于视网膜和脉络膜之间。RPE 基底膜(基底板层)是 Bruch 膜的最内层,年轻人的平均厚度为 0.15μm[11]。基底膜的结构并不独特,它由 Ⅳ 型胶原、纤维连接蛋白、层粘连蛋白、肝素、软骨素和硫酸皮肤素组成[12]。RPE 细胞的基底细胞膜与基底膜是分开的,其有数个向内的褶皱,以增加其表面积,从而满足所需的离子转运。眼底周边部 RPE 内褶较少,后极部的褶皱较多,但视盘附近的内褶较不明显。基底细胞膜中的桥粒和半桥粒样结构使 RPE 和 Bruch 膜之间形成紧密连接[13]。侧面细胞膜存在封闭小带、粘连小带、缝隙连接和偶发桥粒,以维持细胞旁通透性、细胞完整性和细胞间接触。细胞顶部的封闭小带或紧密连接负责维持血–视网膜外屏障。Na+/K+–ATP 酶功能已被证实与人类RPE 细胞的正常紧密连接和通透性有关[14]。粘连小带或黏附连接与丰富的肌动蛋白丝网有关,它们

通过支持细胞运动,以及通过提供机械强度来对各种细胞内信号做出反应,从而具有多种功能[15]。RPE 细胞顶端微绒毛结构增大了质膜的表面积并发挥着特殊功能, 如吞噬脱落的光感受器外节膜盘,运转光照与视网膜神经感觉层黏附产生的黑色素颗粒。其顶面朝向视网膜下间隙, 微绒毛与光感受器细胞外节交错相连。光照导致色素颗粒迁移到微绒毛内,从而减少到达视杆和视锥细胞的光强度[16-20]。相反,在暗环境下,色素迁移回到细胞体,提高光感受器的感光量[16-20]。

　　RPE 细胞还含有脂褐素颗粒,由于其吞噬外节作用,脂褐素颗粒数量在整个生命周期内不断增加。众所周知,RPE 细胞的黑色素和脂褐素颗粒含量存在高度异质性[3]。有人提出,当 RPE 细胞中黑色素颗粒含量较高时,可能有抑制脂褐素颗粒形成的作用[21,22]。RPE 细胞的主要代谢作用之一就是降解被其吞噬的密集的光感受器外节膜盘。Young 和 Bok 观察到,光感受器每天产生约 10% 的外节膜盘[23],RPE 每天吞噬相同比例的外节膜盘。膜盘的消化存在昼夜节律,黎明时消化视杆细胞外节膜盘,黄昏时消化视锥细胞外节膜盘。因此,外节膜盘从

其合成的近端转移到被 RPE 消化的外节远端，整个过程大约需要 10 天的时间。

传统上，RPE 细胞的定性、形态分析是在体外常规的病理组织学检查中进行的（图1.2）。最近，非侵入性成像模式能够在体内自动分割人 RPE 层[24-27]。在视网膜的光学活体组织检查中，偏振光学相干断层扫描（OCT）能明确展现 RPE 细胞的胞体。注册有脂褐素自发荧光、双波长成像功能的自适应光学扫描激光检眼镜是一种在体内测量和量化 RPE 细胞形态的实用工具[28]。

细胞形态计量学

多形性、巨多形改变

据报道，健康人的眼中 RPE 细胞的总数为 360 万~610 万[29,30]。从定性上讲，衰老和退行性视网膜疾病本质上不仅与正常六边形 RPE 细胞的相对数量减少、RPE 细胞形态变异性和细胞边数变异性增加（多形性）有关，也与细胞面积的变异性增加（巨多形性）有关。

六边形细胞在黄斑中央凹处最常见（＞60%），六边形 RPE 细胞的比例从中央凹向周边视网膜逐渐降低[28,31]。老年人（＞80 岁）RPE 细胞面积的变异比年轻人（≤51 岁）更大[31]。此前一项研究证实，年轻人的中央凹以六边形细胞为主，约占 60%[31]。然而，RPE 细胞在人的一生中会持续重塑和重排，这种行为反映了 RPE 细胞间有保持紧密连接的倾向，所以血-视网膜外屏障的完整性才得以保持。

在动物和人类研究中，RPE 细胞间的变异性（镶嵌现象）不论是从宏观上还是从分子水平都会影响细胞的不同特性[3]。RPE

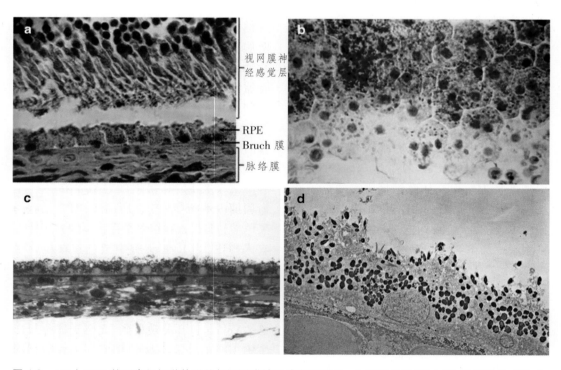

图 1.2　(a)人 RPE 的正常组织学外观及与视网膜神经感觉层和 Bruch 膜的关系(苏木精–伊红染色，100×)。(b)光学显微镜下六角形 RPE 细胞的正面观(水平铺片)(苏木精–伊红染色，250×)。(c)正常 RPE 层甲苯胺蓝染色突出显示细胞内色素颗粒(150×)。(d)透射电镜下 RPE 细胞及正常细胞器(1900×)。

细胞和特定蛋白表达水平之间的不同导致细胞内色素颗粒含量差异很大。由遗传和表观遗传的共同作用造成 RPE 的遗传异质性，这也有助于 RPE 的功能多样性[3]。

空间分布、地形

RPE 细胞从视盘边缘延伸至锯齿缘，在锯齿缘前继续延伸到睫状体扁平部色素上皮。在不同的位置（图 1.4）和不同的年龄组[32]，RPE 细胞密度（图 1.3）和形态之间存在某些根本性差异。后极部的细胞密度大约是周边部的 4 倍，但与细胞面积呈负相关（图 1.3）[32]。文献表明，在不同年龄、视网膜的不同位置和不同个体之间，RPE 细胞密度有很大的差异性[3, 28, 30, 33-37]。正常人眼 RPE 细胞密度从中央凹（4220 个/平方毫米）到中周部（3002 个/平方毫米）和外周视网膜（1600 个/平方毫米）是减少的[30]。另一项研究表明，年轻受试者（≤51 岁）和老年受试者（>80 岁）的中央凹 RPE 细胞密度可高达 7500 个/平方毫米[31]。RPE 细胞密度向赤道方向逐渐降低（黄斑边缘约为 5000 个/平方毫米）[31]。此外，中央凹 RPE 细胞体积明显小于周边部 RPE 细胞[2,31,38]。

不同位置的 RPE 细胞形态存在生理性差异，即在赤道前形态扁平、较宽，而在赤道后形态细长。据 Salzmann 报道，RPE 细胞的高度在黄斑区为 11~14μm，眼底其他位置为 8μm[8]。黄斑区的 RPE 细胞也含有更多的黑色素颗粒。

病理学

大量关于细胞和亚细胞水平的研究证实，RPE 功能障碍在视网膜疾病的发病机制中起主要或次要作用。在不同疾病中，如 AMD、增殖性视网膜病变、中心性和外周性视网膜营养不良、线粒体疾病和 RPE 肿瘤等，RPE 细胞可能与视网膜神经感觉层、Bruch 膜和脉络膜毛细血管层相互影响。

年龄相关性变化

正常人 RPE 细胞处于有丝分裂静止期。既往对年龄相关性 RPE 密度降低和形态学变化（图 1.5）都已进行了深入研究[30,31,34,38-41]。既往研究表明，随着年龄增长，中央凹 RPE 细胞密度以每年约 0.3% 的速度显著下降

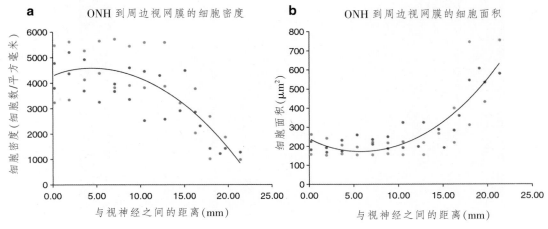

图 1.3　视神经乳头（ONH）至视网膜周边部的 RPE 细胞密度（a）和面积（b）。(With permission of the authors: Bhatia SK, Rashid A, Chrenek MA, Zhang Q, Bruce BB, Klein M, et al. Analysis of RPE morphometry in human eyes. Mol Vis. 2016;22:898–916.)

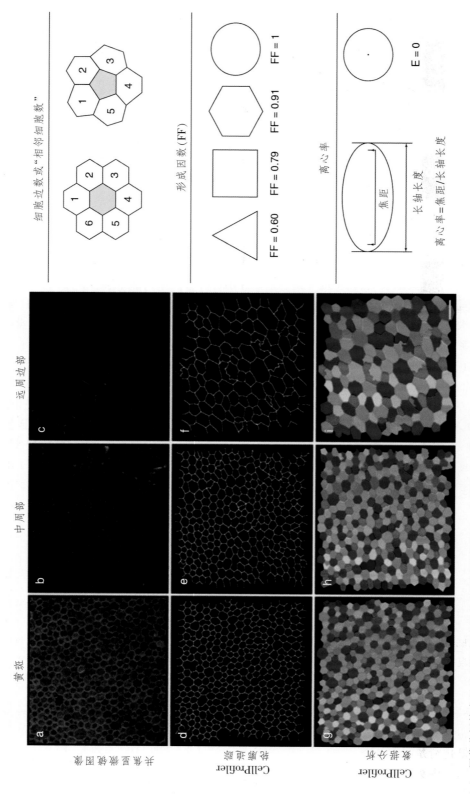

图 1.4　图像分析技术显示 RPE 细胞形态在视网膜黄斑区、中周部和远周边部的差异。（With permission of the authors: Bhatia A, Chrenek MA, Zhang Q, Bruce BB, Klein M, et al. Analysis of RPE morphometry in human eyes. Mol Vis. 2016; 22: 898-916.）

年龄<60 岁的"年轻患者"　　　　年龄>60 岁的老年患者

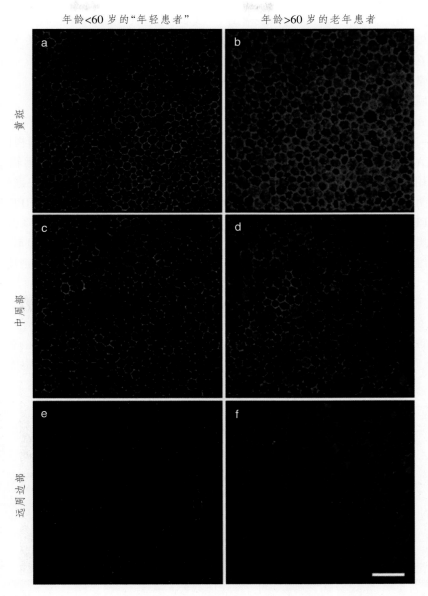

图 1.5　一例 37 岁"年轻患者"(a,c,e)和一例 75 岁老年患者(b,d,f)的 RPE 细胞形态。(With permission of the authors: Bhatia SK, Rashid A, Chrenek MA, Zhang Q, Bruce BB, Klein M, et al. Analysis of RPE mor-phometry in human eyes. Mol Vis. 2016;22:898–916.)在比较左右图像时,请注意老年患者标本中蓝色自发荧光的增加反映了自体荧光脂褐素随着年龄的增长而增加。

($P<0.001$)[30]。文献中关于年龄相关性RPE细胞数量持续下降的报道有很多，但下降幅度尚未量化清楚[31,34,38-41]。随着年龄增长，黄斑中央凹和中央凹旁的六边形 RPE 细胞数量减少[31]。Ach 等人指出，由于年龄相关

性 RPE 细胞重塑，随着年龄增长，黄斑中央凹五边形 RPE 细胞密度显著增加，而中央凹旁以五边形和七边形 RPE 细胞为主[31]。

众所周知，健康年轻人 RPE 细胞内脂褐素颗粒密度低，脂褐素颗粒位于细胞的

边缘附近[42]。RPE 细胞负责吞噬每天脱落的光感受器外节[43]。溶酶体内不能完全消化的外节碎片在 RPE 内形成脂褐素[44]。现已证明，脂褐素在 RPE 细胞内的积累会引起一系列视网膜疾病(图 1.6)。

脂褐素的主要荧光团是双维 A 酸、N-亚视黄基-N-视黄基乙醇胺(A2E)，以及密切相关的 A2E 磷脂酸酯和视黄基二聚体[45]。在临床应用中，眼底自发荧光(FAF)通过检测脂褐素和黑素脂褐质的自发荧光(AF)，为监测 RPE 的健康和代谢状况提供信息，脂褐素和黑素脂褐质为 RPE 细胞内长期存在的富含维生素 A 的双维甲酸衍生物残留体。因此，眼底自发荧光的缺失(FAF 中检测到黑色斑块)表示含有强荧光分子的 RPE 细胞的丧失(图 1.7)。2005 年，8 种 FAF 形态被明确与非渗出性 AMD 相关，如正常形态、微小改变形态、局灶状、斑块状、

线状、花边状、网状和斑点状[46]。弥漫型和带状型与疾病进展的高风险相关 [47]。

变性

生物测量学相关变化

已经证实，RPE 通过控制视网膜、脉络膜和巩膜之间的离子/液体运输和信号转导，在眼部生长调节中发挥关键作用[7]。据报道，在赤道至赤道后区域，RPE 细胞密度随着眼轴长度的增加而显著降低，而在赤道与后极间的中点处下降幅度较小[41]。在以往研究中，后极部 RPE 细胞密度与眼轴长度没有显著相关性[41]。

年龄相关性黄斑变性

随着年龄增长，RPE 细胞的密度逐渐降低，细胞内脂褐素积累导致细胞体积增大[48]。

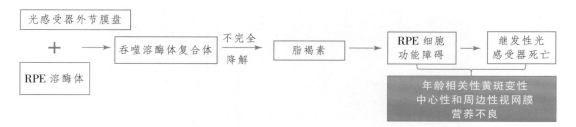

图 1.6　RPE 细胞中光感受器外节(PR-OS)的降解和脂褐素形成。

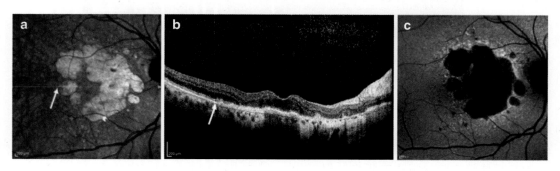

图 1.7　地图样 RPE 萎缩黄斑中央凹的红外反射(a)和频域光学相干断层扫描(b)图像。注意正常 RPE 和萎缩灶(b)的交接处(箭头所示)。在眼底自体荧光图像(c)上，弱自发荧光区对应 RPE 萎缩灶，并被交界处弥漫交错的强自发荧光包围，强自发荧光代表当前 RPE 细胞功能障碍区域。这是一例 76 岁女性患者，RPE 局部萎缩没有累及中央凹，最佳矫正视力为 20/25。

研究发现,脂褐素对 RPE 细胞的光毒性呈波长依赖性(390~550nm)。用 390~550nm 光照射 2 天,与无脂褐素的细胞相比,含脂褐素 RPE 细胞的存活率下降了至少 41%[49]。脂褐素的积累与光氧化、RPE 细胞损伤和炎症有关。这些变化和年龄相关性 Bruch 膜改变(钙化和碎裂)可能导致年龄相关性黄斑变性[50]。然而,RPE 功能障碍的不同临床表现可以用 RPE 细胞内脂褐素颗粒的含量和细胞抗氧化能力间的平衡改变所致 RPE 细胞易感性来解释[49]。此外,已经证明 AMD 中 RPE 细胞形态的规则性已大大降低[40]。

AMD 开始于基底膜沉积物和玻璃膜疣形成,以及 RPE 细胞的肥大和缺失(图1.8)。在更晚期,这些进程可能导致地图样萎缩(图 1.7)和脉络膜新生血管形成。也有人提出,RPE 细胞可能经历过转分化[51,52]。玻璃膜疣是位于 RPE 和 Bruch 膜内胶原层之间的无定形细胞外物质的沉积物[53]。人们提出了转化理论[54]、沉积理论[55]和血管理论[56]来解释玻璃膜疣的起源。硬性玻璃膜疣可能进展为萎缩性 AMD,而软性玻璃膜疣可能先于脉络膜新生血管形成。玻璃膜疣的软化与可能来自光感受器的膜碎片在 RPE 基底膜外的积聚有关[57]。大的玻璃膜疣与线状沉积引起的 Bruch 膜弥漫性增厚有关,而融合性软性玻璃膜疣类似渗出性 RPE 脱离[57]。基底膜沉积物是由玻璃样物质在 RPE 细胞基底部细胞膜与基底膜间弥漫性堆积形成的,由分布广泛的Ⅳ型胶原和其他纤维组织组成[58]。基底膜沉积物既可能是 RPE 细胞功能受损的原因,又可能是 RPE 细胞功能受损的结果[59]。多项研究表明,如果一开始就存在大的玻璃膜疣、融合性玻璃膜疣

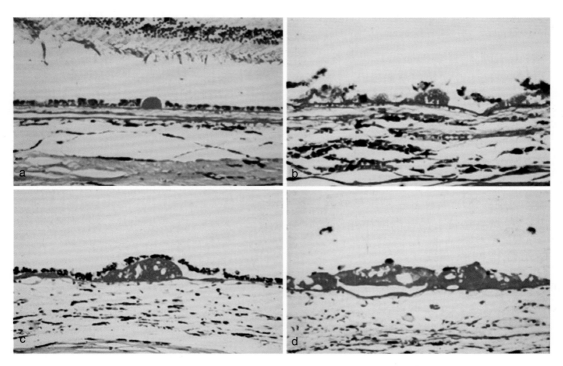

图 1.8　玻璃膜疣光学显微镜图像。(a)硬性玻璃膜疣(苏木精-伊红染色,160×)。(b)软性玻璃膜疣(过碘酸希夫反应,160×)。(c)大玻璃膜疣(苏木精-伊红染色,160×)。(d)融合性玻璃膜疣(苏木精-伊红染色,160×)。(Reproduced with permission from Spraul CW, Grossniklaus HE. Characteristics of drusen and Bruch's membrane in postmortem eyes with age-related macular degeneration. Arch Ophthalmol. 1997;115:267-273.)

或局灶性黄斑色素沉着，则进展成渗出性 AMD 的风险显著增加[57]。Spraul 等人推测脉络膜新生血管膜代表非特异性的伤口修复机制，因为其组成成分（即 RPE 细胞、血管内皮细胞、纤维细胞、巨噬细胞、光感受器、红细胞、淋巴细胞、肌成纤维细胞、胶原、纤维蛋白和基底层沉积）不具有某些特定疾病进展中的特征性改变[59]。

视网膜营养不良

视网膜营养不良是指一组遗传性的中心性和周边性视网膜疾病，与人类视网膜中影响视网膜色素上皮和光感受器层的各种突变有关[60]。这些突变可能通过干扰视网膜不同层次的细胞内和细胞间的相互作用而影响许多分子级联反应。这些过程可能损害 RPE 细胞膜的完整性（Bestrophin 病，如卵黄样黄斑营养不良）[61]和（或）光感受器细胞膜的完整性（图形状营养不良，如蝶形营养不良）[62]。在组织病理学上，图形状营养不良与 RPE 中过多的脂褐素积累有关；而在晚期，这些改变被广泛的 RPE 色素萎缩区和感光细胞变性所取代[62-64]。在视网膜色素变性中，视杆细胞先发生变性改变，随后视锥细胞、RPE、视网膜胶质细胞和神经节细胞发生继发性改变[65]。发生广泛的光感受器损伤后，RPE 细胞迁移到内层视网膜的血管周围；由于黑色素颗粒围绕视网膜血管分支，产生了特有的骨细胞样外观[65]。

增殖性视网膜病变

视网膜前膜（ERM）的形成可继发于玻璃体-视网膜交界面的许多病理性改变。Snead 等人将 ERM 分为 3 种不同类型：①单纯 ERM，仅含内界膜和层粘连细胞；②PVR/组织修复膜，包含内界膜、层粘连细胞和带有细胞外基质的梭形 RPE 细胞；③新生血管性 ERM，包含血管和透明基质，不含内界膜[66]。

生理条件下，RPE 细胞处于有丝分裂静止期，几乎处于静止状态。在多种疾病过程中，如增殖性玻璃体视网膜病变、视网膜色素变性或脉络膜新生血管形成，RPE 细胞从基底膜分离并展现出迁移潜力[65,67,68]。PVR 是指以视网膜内细胞增殖和基质沉积为特征的各种疾病（图 1.9）。从根本上讲，在 PVR 病例中，ERM 通常因 RPE 细胞变得复杂[66]。除了 RPE 细胞，偶尔也会出现巨噬细胞、纤维细胞和淋巴细胞，并伴有数量不等、代表组织修复过程的胶原蛋白[66]。

线粒体疾病

RPE 细胞代谢非常活跃，在有氧代谢过程中通过多种途径产生活性氧（ROS）[69]。ROS 产生的主要部位是线粒体内，因此线粒体 DNA（mtDNA）比核 DNA 更容易受到 ROS 的破坏。线粒体 DNA 损伤是氧化应激的良好生物标志物[70]。另一方面，RPE 细胞和视网膜神经节细胞特别容易受到氧化损伤[71]。视网膜色素改变和视神经萎缩都是线粒体疾病的常见眼部表现[72]。组织病理学研究表明，RPE 细胞先发生变性，继而出现光

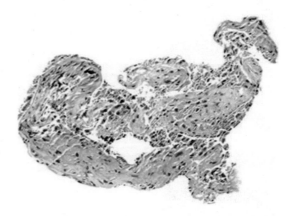

图 1.9　光学显微镜下视网膜下 PVR，显示纤维细胞组织由 RPE（色素细胞）、胶原、纤维细胞和巨噬细胞构成（苏木精-伊红染色，25×）。这是一例高度近视的 10 岁男孩，有早产和长期视网膜脱离病史。在平坦部玻璃体切割术中，通过小的视网膜切开孔，从视网膜下移除的"餐巾环"样增殖膜。

感受器和脉络膜毛细血管的继发性改变，并证实 RPE 细胞内线粒体异常增大[73]。同样，ROS 介导的线粒体 DNA 损伤和 RPE 细胞死亡机制被认为在易感眼 AMD 的发病机制中起着关键作用[70]。

RPE 肿瘤

继发于眼内炎症或创伤的 RPE 常发生反应性增生（图 1.10）。虽不太常见，但它可以引发多种肿瘤和相关性损害[74]。RPE 肿瘤主要包括先天性 RPE 肥大（CHRPE）、先天性单纯性（孤立或簇状）错构瘤、联合性错构瘤、腺瘤和腺癌。

组织病理学上，孤立和簇状的 CHRPE 病变均由单层肥大的 RPE 细胞组成（图 1.11），细胞内密布着圆形的巨大黑素体[75]；损害灶周围常可见低色素的晕圈，代表 RPE 细胞更长，含有更少、更小的黑素体；Bruch 膜增厚，但视网膜神经感觉层未受累。伴有肥大 RPE 细胞的多层（增生性）病变通常被称为错构瘤，即在正常解剖位置有异常数量的成熟组织[75]。与家族性腺瘤性息肉病相关的 RPE 错构瘤是一种明确的常染色体显性遗传。为了避免混淆，Shields JA 和 Shields CL 最近将这种疾病命名为"与家族性腺瘤性息肉病相关的 RPE 错构瘤"，因为无论是单纯性错构瘤还是簇状错构瘤都没有较高的结肠癌风险[77]。当 RPE 增殖扩展到视盘时，在靠近视乳头位置形成视网膜和 RPE 的联合性错构瘤[78]，也能观察到视网膜表面和视网膜内胶质细胞增殖[79]，视网膜神经感觉层内 RPE 细胞增殖，呈片状和条索状[76]。

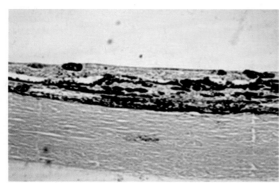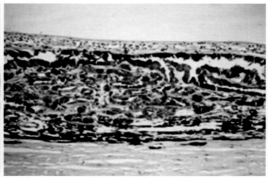

图 1.10　光学显微镜下 RPE 增生显示为多层 RPE 细胞（苏木精-伊红染色，左 25×，右 100×）。

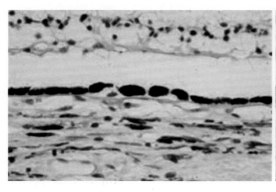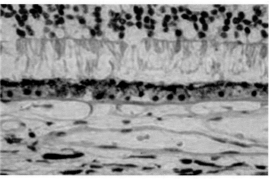

图 1.11　光学显微镜下 RPE 肥大显示为单层 RPE 细胞体积增大。左图显示 RPE 肥大与 CHRPE 病变的黑色部位有关，右图显示 CHRPE 腔隙中 RPE 脱色素（苏木精-伊红染色 100×）。

RPE 腺瘤在组织病理学上，通常表现为 RPE 细胞增殖，呈管状和条索状，被基底膜和纤维间质隔开[80]。通常起源于周边视网膜，但偶尔也可在视盘旁观察到假性黑色素细胞瘤或葡萄膜黑色素瘤[81]。RPE 腺癌细胞增生呈条索状或管状。细胞核深染、多形性，细胞质数量不等（图 1.12）。在某些区域，还存在对肿瘤和骨形成（骨化生）的局灶性结缔组织增生反应。RPE 腺癌具有高度侵袭性，可广泛侵入眼内组织，包括晶状体、脉络膜、巩膜和视神经，并经巩膜导水管延伸至眼球表面，侵犯结膜和眼眶。然而RPE 肿瘤似乎没有转移可能性[82]，但也有报道先前存在的 CHRPE 恶化为 RPE 腺癌[83]。

临床上，色素性 RPE 病变看上去像脉络膜黑色素瘤，因此常被称为假性黑色素瘤[84]。最常见的是在常规临床检查中，CHRPE 可能看起来类似于脉络膜黑色素瘤。然而，鉴别良性 RPE 增生和恶性脉络膜黑色素瘤是至关重要的。CHRPE 通常是一种界限分明的深色病变，呈扁平或轻微隆起。病变周围常可见到色素或无色素晕，43%的病例病变内存在腔隙[85]。RPE 肿瘤的诊断通常依靠检眼镜检查和影像学诊断。

致谢

感谢 Nancy L' Hernault 在透射电子显微镜方面的帮助。我们感谢 NIH R01EY021592、R01EY016470、P30EY006360 提供的支持，以及美国防盲研究基金会为埃默里大学眼科系提供的非限制性资金补助。

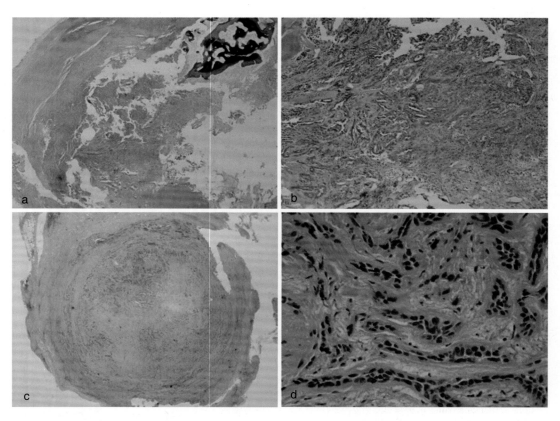

图 1.12　RPE 腺癌的光学显微镜图像，肿瘤由管状和条索样的增生细胞组成并伴有骨化生（a,b）。肿瘤也侵犯了视神经（c,d）（苏木精-伊红染色，5×，25×，5×，100×）。

（高小明　译）

参考文献

1. Yamashita M, Gotoh M. Impact behavior of honeycomb structures with various cell specifications—numerical simulation and experiment. Int J Impact Eng. 2005;32:618–30.

2. Streeten BW. Development of the human retinal pigment epithelium and the posterior segment. Arch Ophthalmol. 1969;81:383–94.

3. Burke JM, Hjelmeland LM. Mosaicism of the retinal pigment epithelium: seeing the small picture. Mol Interv. 2005;5:241–9.

4. Fuhrmann S, Zou C, Levine EM. Retinal pigment epithelium development, plasticity, and tissue homeostasis. Exp Eye Res. 2014;123:141–50.

5. Röhlich P. The interphotoreceptor matrix: electron microscopic and histochemical observations on the vertebrate retina. Exp Eye Res. 1970;10:80–6.

6. Strauss O. The retinal pigment epithelium in visual function. Physiol Rev. 2005;85:845–81.

7. Rymer J, Wildsoet CF. The role of the retinal pigment epithelium in eye growth regulation and myopia: a review. Vis Neurosci. 2005;22:251–61.

8. Salzmann M. Anatomie und Histologie des menschlichen Augapfels. Leipzig: F. Deuticke; 1912.

9. Liu Y, Hong L, Wakamatsu K, Ito S, Adhyaru BB, Cheng CY, et al. Comparisons of the structural and chemical properties of melanosomes isolated from retinal pigment epithelium, iris and choroid of newborn and mature bovine eyes. Photochem Photobiol. 2005;81:510–6.

10. Nakagawa H, Imokawa G. Characterization of melanogenesis in normal human epidermal melanocytes by chemical and ultrastructural analysis. Pigment Cell Res. 1996;9:175–8.

11. Guymer R, Bird A. Bruch's membrane, drusen, and age-related macular degeneration. In: Marmor M, Wolfensberger T, editors. The retinal pigment epithelium. New York: Oxford University Press; 1998. p. 693–705.

12. Booij JC, Baas DC, Beisekeeva J, Gorgels TG, Bergen AA. The dynamic nature of Bruch's membrane. Prog Retin Eye Res. 2010;29:1–18.

13. Miki H, Bellhorn MB, Henkind P. Specializations of the retinochoroidal juncture. Invest Ophthalmol. 1975;14:701–7.

14. Rajasekaran SA, Hu J, Gopal J, Gallemore R, Ryazantsev S, Bok D, Rajasekaran AK, et al. Am J Physiol Cell Physiol. 2003;284:C1497–507.

15. Pollard TD, Cooper JA. Actin and actin-binding proteins. A critical evaluation of mechanisms and functions. Annu Rev Biochem. 1986;55:987–1035.

16. Bruenner U, Burnside B. Pigment granule migration in isolated cells of the teleost retinal pigment epithelium. Invest Ophthalmol Vis Sci. 1986;27:1634–43.

17. Burnside B, Adler R, O'Connor P. Retinomotor pigment migration in the teleost retinal pigment epithelium. I. Roles for actin and microtubules in pigment granule transport and cone movement. Invest Ophthalmol Vis Sci. 1983;24:1–15.

18. Mondragón R, Frixione E. Retinomotor movements in the frog retinal pigment epithelium: dependence of pigment migration on Na+ and Ca2+. Exp Eye Res. 1989;48:589–603.

19. Lythgoe JN, Shand J. Endogenous circadian retinomotor movements in the neon tetra (Paracheirodon innesi). Invest Ophthalmol Vis Sci. 1983;24:1203–10.

20. Zhang QX, Lu RW, Messinger JD, Curcio CA, Guarcello V, Yao XC. In vivo optical coherence tomography of light-driven melanosome translocation in retinal pigment epithelium. Sci Rep. 2013;3:2644.

21. Sundelin SP, Nilsson SE, Brunk UT. Lipofuscin-formation in cultured retinal pigment epithelial cells is related to their melanin content. Free Radic Biol Med. 2001;30:74–81.

22. Schraermeyer U, Heimann K. Current understanding on the role of retinal pigment epithelium and its pigmentation. Pigment Cell Res. 1999;12:219–36.

23. Young RW, Bok D. Participation of the retinal pigment epithelium in the rod outer segment renewal process. J Cell Biol. 1969;42:392–403.

24. Rangel-Fonseca P, Gómez-Vieyra A, Malacara-Hernández D, Wilson MC, Williams DR, Rossi EA. Automated segmentation of retinal pigment epithelium cells in fluorescence adaptive optics images. J Opt Soc Am A Opt Image Sci Vis. 2013;30:2595–604.

25. Rossi EA, Rangel-Fonseca P, Parkins K, Fischer W, Latchney LR, Folwell MA, et al. In vivo imaging of retinal pigment epithelium cells in age related macular degeneration. Biomed Opt Express. 2013;4:2527–39.

26. Rossi EA, Chung M, Dubra A, Hunter JJ, Merigan WH, Williams DR. Imaging retinal mosaics in the living eye. Eye (Lond). 2011;25:301–8.

27. Schütze C, Wedl M, Baumann B, Pircher M, Hitzenberger CK, Schmidt-Erfurth U. Progression of retinal pigment epithelial atrophy in antiangiogenic therapy of neo-vascular age-related macular degeneration. Am J Ophthalmol. 2015;159:1100–4e1.

28. Morgan JIW, Dubra A, Wolfe R, Merigan WH, Williams DR. In vivo autofluorescence imaging of the human and macaque retinal pigment epithelial cell mosaic. Invest Ophthalmol Vis Sci. 2009;50:1350–9.

29. Hogan MJ, Alvaraso JA, Weddell JE. Chapter 9. In: Hogan MJ, Alvaraso JA, Weddell JE, editors. Histology of the human eye. Philadelphia: W. B. Saunders; 1971. p. 393–522.

30. Panda-Jonas S, Jonas JB, Jakobczyk-Zmija M. Retinal pigment epithelial cell count, distribution, and correlations in normal human eyes. Am J Ophthalmol. 1996;121:181–9.

31. Ach T, Huisingh C, McGwin G Jr, Messinger JD, Zhang T, Bentley MJ, et al. Quantitative autofluorescence and cell density maps of the human retinal pigment epithelium. Invest Ophthalmol Vis Sci. 2014;55:4832–41.

32. Bhatia SK, Rashid A, Chrenek MA, Zhang Q, Bruce BB, Klein M, et al. Analysis of RPE morphometry in human eyes. Mol Vis. 2016;22:898–916.

33. Gao H, Hollyfield JG. Aging of the human retina: differential loss of neurons and retinal pigment epithelial cells. Invest Ophthalmol Vis Sci. 1992;33:1–17.

34. Watzke RC, Soldevilla JD, Trune DR. Morphometric analysis of human retinal pigment epithelium: correlation with age and location. Curr Eye Res. 1993;12:133–42.

35. Harman AM, Fleming PA, Hoskins RV, Moore SR. Development and aging of cell topography in the human retinal pigment epithelium. Invest Ophthalmol Vis Sci. 1997;38:2016–26.

36. Del Priore LV, Kuo Y-H, Tazel TH. Age-related changes in human RPE cell density and apoptosis proportion in situ. Invest Ophthalmol Vis Sci. 2002;43:3312–8.

37. Leung IY, Sandstrom MM, Zucker CL, Neuringer M, Snodderly DM. Nutritional manipulation of primate retinas, II: effects of age, n-3 fatty acids, lutein, and zeaxanthin on retinal pigment epithelium. Invest Ophthalmol Vis Sci. 2004;45:3244–56.

38. Ts'o MO, Friedman E. The retinal pigment epithelium. 3. Growth and development. Arch Ophthalmol. 1968;80:214–6.

39. Dorey CK, Wu G, Ebenstein D, Garsd A, Weiter JJ. Cell loss in the aging retina. Relationship to lipofuscin accumulation and macular degeneration. Invest Ophthalmol Vis Sci. 1989;30:1691–9.

40. Rashid A, Bhatia SK, Mazzitello KI, Chrenek MA, Zhang Q, Boatright JH, et al. RPE cell and sheet properties in normal and diseased eyes. Adv Exp Med Biol. 2016;854:757–63.

41. Jonas JB, Ohno-Matsui K, Holbach L, Panda-Jonas S. Retinal pigment epithelium cell density in relationship to axial length in human eyes. Acta Ophthalmol. 2017;95:e22–8.

42. Cabral L, Unger W, Boulton M, Lightfoot R, McKechnie N, Grierson I, et al. Regional distribution of lysosomal enzymes in the canine retinal pigment epithelium. Invest Ophthalmol Vis Sci. 1990;31:670–6.

43. Bok D. The retinal pigment epithelium: a versatile partner in vision. J Cell Sci Suppl. 1993;17:189–95.

44. Kennedy CJ, Rakoczy PE, Constable IJ. Lipofuscin of the retinal pigment epithelium: a review. Eye (Lond). 1995;9:763–71.

45. Eldred GE, Lasky MR. Retinal age pigments generated by self-assembling lysosomotropic detergents. Nature. 1993;361:724–6.

46. Bindewald A, Bird AC, Dandekar SS, Dolar-Szczasny J, Dreyhaupt J, Fitzke FW, et al. Classification of fundus autofluorescence patterns in early age-related macular disease. Invest Ophthalmol Vis Sci. 2005;46:3309–14.

47. Holz FG, Bindewald-Wittich A, Fleckenstein M, Dreyhaupt J, Scholl HP, Schmitz-Valckenberg S. Progression of geographic atrophy and impact of fundus autofluorescence patterns in age-related macular degeneration. Am J Ophthalmol. 2007;143:463–72.

48. Hogan MJ. Role of the retinal pigment epithelium in macular disease. Trans Am Acad Ophthalmol Otolaryngol. 1972;76:64–80.

49. Davies S, Elliott MH, Floor E, Truscott TG, Zareba M, Sarna T, et al. Photocytotoxicity of lipofuscin in human retinal pigment epithelial cells. Free Radic Biol Med. 2001;31:256–65.

50. Spraul CW, Grossniklaus HE. Characteristics of Drusen and Bruch's membrane in postmortem eyes with age-related macular degeneration. Arch Ophthalmol. 1997;115:267–73.

51. Grisanti S, Guidry C. Transdifferentiation of retinal pigment epithelial cells from epithelial to mesenchymal phenotype. Invest Ophthalmol Vis Sci. 1995;36:391–405.

52. Lopez PF, Sippy BD, Lambert HM, Thach AB, Hinton DR. Transdifferentiated retinal pigment epithelial cells are immunoreactive for vascular endothelial growth factor in surgically excised age-related macular degeneration-related choroidal neovascular membranes. Invest Ophthalmol Vis Sci. 1996;37:855–68.

53. Farkas TG, Syvlester V, Archer D. The ultrastructure of drusen. Am J Ophthalmol. 1971;71:1196–205.

54. Donders FC. Beitrage zur pathologischen Anatomie des Auges. Arch Ophthalmol. 1854;1:106.

55. Muller H. Untersuchungen uber die gladuates des Auges, insbesondere die Glaslamelle der Choroidea und ihr senilen Veranderungen. Arch Ophthalmol. 1856;2:1.

56. Friedman E, Smith T, Kuwabara T. Senile choroidal vascular patterns and drusen. Arch Ophthalmol. 1963;69:114.

57. Abdelsalam A, Del Priore L, Zarbin MA. Drusen in age-related macular degeneration: pathogenesis, natural course, and laser photocoagulation-induced regression. Surv Ophthalmol. 1999;44:1–29.

58. Löffler KU, Lee WR. Basal linear deposit in the human macula. Graefes Arch Clin Exp Ophthalmol. 1986;224:493–501.

59. Spraul CW, Lang GE, Grossniklaus HE, Lang GK. Histologic and morphometric analysis of the choroid, Bruch's membrane, and retinal pigment epithelium in postmortem eyes with age-related macular degeneration and histologic examination of surgically excised choroidal neovascular membranes. Surv Ophthalmol. 1999;44:S10–32.

60. Broadgate S, Yu J, Downes SM, Halford S. Unravelling the genetics of inherited retinal dystrophies: past, present and future. Prog Retin Eye Res. 2017;59:53–96. https://doi.org/10.1016/j.preteyeres.2017.03.003.

61. Guziewicz KE, Sinha D, Gómez NM, Zorych K, Dutrow EV, Dhingra A, et al. Bestrophinopathy: an RPE-photoreceptor interface disease. Prog Retin Eye Res. 2017;58:70–88.

62. Zhang K, Garibaldi DC, Li Y, Green WR, Zack DJ. Butterfly-shaped pattern dystrophy: a genetic, clinical, and histopathological report. Ophthalmic Mol Genet. 2002;120:485–90.

63. Gass JMD. Stereoscopic atlas of macular disease. Philadelphia: Elsevier; 1997.

64. Birnbach CD, Jarvelainen M, Possin DE, Milam AH. Histopathology and immunocytochemistry of the neurosensory retina in fundus flavimaculatus. Ophthalmology. 1994;101:1211–9.

65. Li ZY, Possin DE, Milam AH. Histopathology of bone spicule pigmentation in retinitis pigmentosa. Ophthalmology. 1995;102:805–16.

66. Snead DR, James S, Snead MP. Pathological changes

in the vitreoretinal junction 1: epiretinal membrane formation. Eye (Lond). 2008;22:1310–7.

67. Machemer R, Laqua H. Pigment epithelial proliferation in retinal detachment (massive periretinal proliferation). Am J Ophthalmol. 1975;80:1–23.

68. Miller H, Miller B, Ryan SJ. The role of retinal pigment epithelium in the involution of subretinal neovascularization. Invest Ophthalmol Vis Sci. 1986;27:1644–52.

69. Jin GF, Hurst JS, Godley BF. Rod outer segments mediate mitochondrial DNA damage and apoptosis in human retinal pigment epithelium. Curr Eye Res. 2001;23:11–9.

70. Liang FQ, Godley BF. Oxidative stress-induced mitochondrial DNA damage in human retinal pigment epithelial cells: a possible mechanism for RPE aging and age-related macular degeneration. Exp Eye Res. 2003;76:397–403.

71. Newman NJ. Mitochondrial diseases and the eye. Ophthalmol Clin North Am. 1992;5:405–24.

72. Fraser JA, Biousse V, Newman NJ. The neuro-ophthalmology of mitochondrial disease. Surv Ophthalmol. 2010;55:299–334.

73. McKechnie NM, King M, Lee WR. Retinal pathology in Kearns-Sayre syndrome. Br J Ophthalmol. 1985;69:63–75.

74. Shields JA, Shields CL. Tumors and related lesions of the pigment epithelium. In: Shields JA, Shields CL, editors. Atlas of intraocular tumors. Philadelphia: Lippincott, Williams and Wilkins; 1999. p. 287–307.

75. Lloyd WC 3rd, Eagle RC Jr, Shields JA, Kwa DM, Arbizo VV. Congenital hypertrophy of the retinal pigment epithelium. Electron microscopic and morphometric observations. Ophthalmology. 1990;97:1052–60.

76. Meyer CH, Gerding H. Congenital hypertrophy of the retinal pigment epithelium. In: Ryan SJ, editor. Retina. 5th ed. St. Louis: Elsevier; 2013. p. 2209–13.

77. Shields JA, Shields CL. Tumors and related lesions of the pigmented epithelium. Asia Pac J Ophthalmol (Phila). 2017;6:215–23.

78. Theobald GD, Floyd G, Kirk HQ. Hyperplasia of the retinal pigment epithelium simulating a neoplasm: report of two cases. Am J Ophthalmol. 1958;45(4 Pt 2):235–40.

79. Vogel MH, Zimmerman LE, Gass JD. Proliferation of the juxtapapillary retinal pigment epithelium simulating malignant melanoma. Doc Ophthalmol. 1969;26:461–81.

80. Shields JA, Eagle RC Jr, Dutton J, Ehya H, Shields CL. Adenocarcinoma of the retinal pigment epithelium: clinicopathologic correlation with paradoxical immunohistochemical findings. JAMA Ophthalmol. 2014;132:1249–52.

81. Shields JA, Melki T, Shields CL, Eagle RC Jr, Singh AD. Epipapillary adenoma of retinal pigment epithelium. Retina. 2001;21:76–8.

82. Shields JA, Shields CL. Tumors and related lesions of the pigment epithelium. In: Shields JA, Shields CL, editors. Intraocular tumors: an atlas and textbook. 2nd ed. Philadelphia: Lippincott, Williams & Wilkins; 2008. p. 432–83.

83. Shields JA, Eagle RC Jr, Shields CL, Brown GC, Lally SE. Malignant transformation of congenital hypertrophy of the retinal pigment epithelium. Ophthalmology. 2009;116:2213–6.

84. Shields CL, Manalac J, Das C, Ferguson K, Shields JA. Choroidal melanoma: clinical features, classification, and top 10 pseudomelanomas. Curr Opin Ophthalmol. 2014;25:177–85.

85. Shields CL, Mashayekhi A, Ho T, Cater J, Shields JA. Solitary congenital hypertrophy of the retinal pigment epithelium: clinical features and frequency of enlargement in 330 patients. Ophthalmology. 2003;110:1968–76.

第 2 章

RPE极性和屏障功能

Lawrence J. Rizzolo

引言

RPE 从发育阶段开始将神经视网膜与其脉络膜的血供分离开。由于后者的毛细血管存在窗孔，RPE 起到了血 - 视网膜外屏障（oBRB）的作用。在视网膜发育过程中，这一动态屏障可以调节细胞外环境及成熟的光感受器。由于缺乏淋巴系统，视网膜在一定程度上依赖 RPE 泵出毛细血管溢出的液体至视网膜下腔。此外，RPE 还可清除因眼内压而进入视网膜的玻璃体液。同时，RPE 维持视网膜下腔恰当的离子组成，以保证光感受器正常运作。RPE 还参与视觉循环，即 11- 顺式视黄醛在光感受器中捕获光子后转化为全反式视黄醛，继而转运到 RPE，完成再异构化，最后返回光感受器。RPE 还能吞噬光感受器每天脱落的膜盘。上述过程均与 RPE 屏障功能相关，并且依赖于RPE 的上皮极性和特殊结构——紧密连接。

上皮极性，即细胞极性，是指蛋白质在上皮细胞的顶膜和外侧基底膜之间的不对称分布。能驱动液体跨上皮细胞转运的质膜泵蛋白，即 Na+/K+-ATP 酶[1,2]，在大多数上皮细胞中都位于基底外侧膜，而在 RPE 中则分布于顶膜。因此，RPE 被认为是一种膜极性反转的"倒置"上皮。广义上，细胞极性是指细胞内所有蛋白质、mRNA 或细胞器的不对称分布。极性可以是瞬时的，正如细胞迁徙时存在头部和尾部；极性也可以是持续的，如纤毛细胞或神经元，其树突和轴突分占两极。极性的形成机制高度保守，且随着演化进程不断完善，使特定细胞能在不对称环境中获得极性，从而正常工作[3-5]。

与其他上皮细胞的极性相比，RPE 极性的基本特征是"正面朝上"，但又存在少许变化[1, 2, 6-8]。通常，单层结构单纯转运上皮的顶部面向管腔，基底外侧面向实体组织。基底外侧膜与邻近组织之间的相互作用产生上皮极性。因为管家蛋白的存在，RPE 也有类似机制，因此与许多上皮细胞极性相同[7, 9-13]。

通过比较 RPE 与相同胚层来源的神经上皮层（包括脉络丛、睫状体和虹膜的上皮组织），我们能更好地理解 RPE 极性的变化是如何产生和影响屏障功能的。在发育过程中，上述上皮细胞的顶部面向脑室腔内。脉络丛上皮细胞的顶膜存在 Na+/K+-ATP 酶，可分泌脑脊液到该管腔中。脑室系统的管腔在眼部退化成一个潜在腔隙，故此处上皮细胞的顶膜朝向实体组织。尽管 RPE 的 Na+/K+-ATP 酶位于顶端，但它的作用是吸收视网膜下腔液体，以防止浆液性视网膜脱离。对于睫状体上皮,则表达一种非极化的Na⁺/K⁺-ATP 酶,分泌液体进入前房,而非到潜在腔隙。本章将进一步探讨,在 RPE 顶端与神经视网膜层相互作用的基础上,RPE 的屏障功能是如何与其他同来源上皮(如脉络膜血管丛上皮和睫状体上皮)之间产生差异的。

　　细胞极性和紧密连接之间有着密切的关系(图 2.1)。顶端连接复合体由黏附连接、缝隙连接和紧密连接构成,能分隔细胞顶膜与基底外侧膜,并负责调节细胞的形状、增殖和极性。此外,通过布局复合体两

侧膜上的不同的泵蛋白、转运蛋白和通道蛋白,细胞可以利用 ATP 的能量跨浓度梯度完成溶质转运。其中,紧密连接将相邻单层上皮之间形成部分封闭密封,从而防止浓度梯度的消散。顶膜和基底外侧膜的泵蛋白和转运蛋白也通过紧密连接形成电耦合。因此,紧密连接和膜转运体的功能相互关联,并动态调节以适配不同上皮细胞的独特功能。

　　本章将细胞极性与 RPE 中紧密连接的功能联系起来。为了能更充分了解 BRB 中 RPE 的独到之处,我们在对比其他组织屏

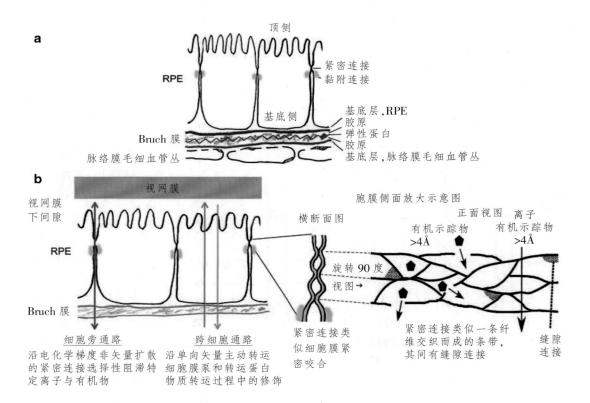

图 2.1　RPE 和紧密连接的示意图。(a)RPE 顶端的微绒毛伸入视网膜下间隙。在基底部,5 层结构的 Bruch 膜将 RPE 与脉络膜毛细血管分隔开。脉络膜毛细血管壁上的窗孔紧贴 Bruch 膜。紧密连接和黏附连接位于细胞顶部的侧面胞膜。(b)细胞旁通路和跨细胞通路的特性。放大示意图显示紧密连接在透射电镜(横断面)和冷冻刻蚀电镜(正面)下成像的图解。正面示意图显示了溶质转运的两种路径。小分子溶质(<4Å)的转运通常被称为“孔”路径。能够转运大分子和小分子溶质的路径被称为“渗漏”路径。[Modified with permission from Rizzolo (Histol Histopathol. 1997;12:1057–67) and Rizzolo et al. (Reference Module in Neuroscience and Biobehavioral Psychology, Elsevier, 2017).]

障,尤其是源自神经上皮胚层的其他上皮的背景下对 RPE 进行探讨。

血–视网膜屏障(BRB)是血–脑屏障(BBB)的一部分

血–组织屏障的特性

Ehrlich 和 Goldman 首次描述了血–组织屏障。静脉注射染料可渗透除大脑、睾丸和胎盘外的大部分组织[14,15]。以 RPE 为例,最初的屏障概念已经扩展到如图 2.2 所示的 5 个途径。

1.过去认为,紧密连接可以阻断细胞旁通路跨上皮扩散。但现在,生理学家已证明紧密连接是具有半渗透性、半选择性及组织特异性的[16-19]。这些将在"紧密连接的结构

和溶质转运途径""细胞旁屏障功能分析"和"紧密连接和膜转运蛋白的相互作用"章节中详细介绍。

其余的途径是跨细胞途径,其调节比紧密连接更精细。尽管如此,RPE 紧密连接依旧影响着参与这些途径的蛋白。

2.易化扩散依赖细胞膜中的双向通道。它们的选择性比紧密连接的半选择性大很多,但溶质只能沿电化学梯度移动。例如,常被归入主动转运的 RPE 葡萄糖转运蛋白[20]。

3.主动转运需要 ATP 供能,使溶质逆电化学梯度移动。主动转运又分为:①原发性主动转运,即泵蛋白直接根据浓度梯度转运溶质;②继发性主动转运,即泵蛋白为同向转运和反向转运建立电化学梯度。在继发性主动转运中,在一种溶质沿电化学梯度移动的同时,另一种溶质与它同向或

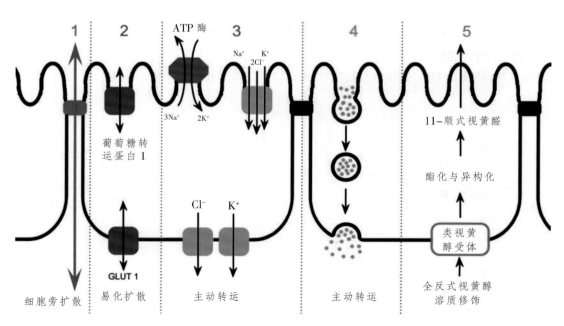

图 2.2　RPE 跨细胞转运的 5 种途径。上方为膜的顶部。①小分子溶质可以通过紧密连接扩散,但不同溶质的扩散难易程度不同。②易化通道扩散,可向任何方向,但只针对特定的物质。③主动转运:Na+/K+–ATP酶消耗 ATP 能量,泵送离子穿过细胞膜,建立起电化学梯度,从而驱动其他溶质通过通道、同向转运体和反向转运体转运。④胞吞作用:如图所示,较大溶质的胞吞转运过程,以及受体介导的胞吞作用。⑤溶质修饰:转运溶质,如全反式视黄醇,通过受体介导的内吞作用进入细胞,在穿过单层上皮结构时被修饰。[From Xia and Rizzolo(Vision Res. 2017; 139:72–81)with permission.]

者反向移动,二者相耦联。继发性主动转运不一定需要极化的 ATP 酶,但需要通道蛋白、同向转运体和反向转运体分布在膜的同一侧,如图 2.3 所示。

4.胞吞转运指细胞通过受体介导或批量(液相)内吞作用来包裹溶质。形成的内吞囊泡穿过细胞,与对侧细胞膜融合,并将囊泡内容物释放至细胞的另一侧。胞吞转运是体循环毛细血管的典型特征,但 BBB 的毛细血管除外。但在 RPE 细胞内,有迹象表明批量内吞是存在的,这种顶端到基底的转运途径部分回收从顶膜分泌的 VEGF[21,22]。

5.溶质修饰可改变穿过细胞的溶质。典型代表当属视杆细胞外节,它们被 RPE 细胞顶膜内吞并降解,在老年人中,降解产物从基底膜排出,参与玻璃膜疣的形成。另一个更经典的例子是维生素 A 和 CO_2 的转运。维生素 A 通过受体介导的内吞作用穿过 RPE 的基底外侧膜,在微粒体中转化为11-顺式视黄醛,继而从顶膜分泌到视网膜下间隙,供给光感受器。CO_2 穿过 RPE 顶膜进入细胞,转化为 HCO_3,胞内的 HCO_3 经基

底侧膜离开细胞[23,24]。

血-视网膜屏障中上皮的作用

血-视网膜内屏障和血-脑屏障的跨毛细血管壁转运受到严格调控[25-27]。反之,血-视网膜外屏障外侧(脉络膜毛细血管)、脉络丛和睫状体的毛细血管则是高度通透的,这些部位的跨屏障转运受神经上皮层来源的上皮细胞层严格调控(图 2.3)[28,29]。尽管各屏障特性不同,但这些同源上皮细胞有别于其他上皮细胞,而厘清同源上皮之间的差异,能帮助我们更好地理解RPE的屏障功能。

在胚胎发育过程中,神经外胚层形成了神经管的神经上皮(图 2.3)。成年人的神经管腔发育成为脊髓中央管和大脑脑室,最终由脉络丛上皮细胞分泌的脑脊液所填满(图 2.3b)。神经上皮的管腔延续成视网膜下腔,上皮顶端表面则延续成 RPE。由于RPE 不断地将视网膜下液体泵出,视网膜下间隙只是一个潜在腔隙。为了更好地理解视泡是神经管的憩室(图 2.3a)这一概念,

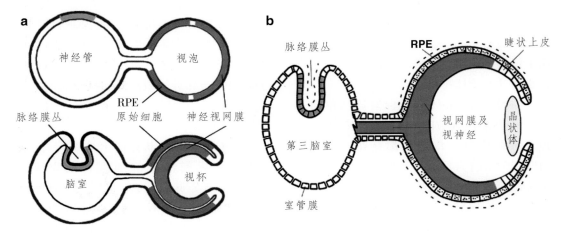

图 2.3　血-脑屏障上皮区的发育。(a)神经上皮的基底面(粗线)面向中胚层,顶面及其连接复合体(细线)面向中心管腔。视泡是该管的一个憩室,内陷形成一个与顶面相接的两层视杯。各层间的潜在空间是视网膜下间隙,与脑室腔保持连续。外层发育成 RPE。脑室壁的一部分内陷,以容纳一簇有孔的毛细血管。(b)脑室系统和视网膜下间隙的关系。虽然室管膜的细胞周围环绕黏附连接,但紧密连接的缺乏显得细胞间隙很宽[94]。光感受器和神经视网膜顶端 Müller 细胞之间外界膜的类似连接未在图中显示。紧密连接位于 RPE 和脉络丛上皮,虚线代表有孔的毛细血管。(Modified with permission of Routledge/Taylor & Francis Group, LLC.[29])

不妨将视泡想象成一个气球，用拳头击打气球，使之内凹成一个双层玻璃杯。拳头代表玻璃体，手腕代表瞳孔，手的底部代表晶状体，而两层壁之间的空间则缩小为一个潜在间隙，即视网膜下间隙，视杯的外壁即单层的 RPE。RPE 向前与睫状体和虹膜的色素上皮相连，虹膜色素上皮细胞自行折叠成内壁，内壁向后继续在睫状体色素上皮延伸，形成无色素的单层细胞结构。无色素上皮和色素上皮的顶膜相互接触，通过缝隙进行电耦合，此处的血-眼屏障可分泌房水。当无色素上皮细胞过渡到视网膜神经感觉层时，后者增厚并产生了此层的各类非血管细胞。视网膜神经感觉层的顶端表面遍布光感受器，其外节与视网膜色素上皮细胞的顶端微绒毛相交错。

RPE 构建血-视网膜外屏障。RPE 诱导脉络膜毛细血管与其相邻的一侧形成窗孔。RPE 和脉络膜毛细血管共同形成 5 层结构的 Bruch 膜（图 2.1）[30 - 32]。RPE 将液体泵出视网膜下间隙，以防止浆液性视网膜脱离和视网膜水肿。持续进入视网膜的液体主要来源于两个途径：一部分来源于视网膜毛细血管网渗出，通常不会被静脉毛细血管吸收；另一部分来源于在眼内压作用下被推入脉络膜的玻璃体液[33,34]。RPE 则负责将这些液体排出。

一般来说，液体和目标溶质的单向转运驱动力来自 Na^+/K^+-ATP 酶。然而，RPE 顶膜和脉络丛上皮细胞都存在这种泵蛋白[1,2,6,13,35-40]，但为什么一个吸收液体而另一个分泌液体呢？答案是，RPE 和脉络丛上皮的通道、同向转运体和反向转运体的极化分布并不相同（图 2.4a, b）[41,42]。Na^+/K^+-ATP 酶无须极化即可供能，且极化程度低于其他转运体[43-45]。事实上，睫状体上皮细胞的 Na^+/K^+-ATP 酶是未极化的，在睫状体中，色素细胞和无色素细胞作为单个细胞共同发挥作用（图 2.4c）。两种细胞之间通过缝隙连接细胞沿着顶膜两两相连，使细胞质相通。紧密连接仅见于非色素层，而 Na^+/K^+-ATP 酶位于每个上皮细胞的基底外侧膜[46-50]。换言之，Na^+/K^+-ATP 酶在这些功能单位中是非极化的，也能够驱动房水的分泌。关于 RPE 吸收液体的细节将在"紧密连接和膜转运蛋白的相互作用"部分详细讨论。

体内和培养中的分化与成熟

从发育的角度来看，RPE 十分无趣，因为它是最早分化且除少许形态学改变之外，几乎保持不变的视网膜细胞[51]。然而，其黑色素颗粒数量的增加、顶端微绒毛的伸长及基底与外侧质膜的内折，揭示 RPE 也处于动态且深刻的改变之中。RPE 与有孔的脉络膜毛细血管和视网膜协同工作，以满足视网膜分化过程中的动态需求。总而言之，RPE 的功能随着其邻近组织的分化和成熟而成熟。那么，去除脉络膜毛细血管和神经视网膜后培养的 RPE 与原生 RPE 相比又如何呢？为了探讨这个问题，分别将动物胚胎期、胎儿期或新生儿期的屏障特性良好的 RPE 分离出来[52]。在某种程度上，这些培养物的屏障特性反映了孤立 RPE 在不同发育阶段的分子和功能特性。下文将讨论 RPE 与邻近组织的协同发育和成熟。

什么是 RPE 细胞？

除了虹膜和睫状体的上皮细胞外，表达黑色素颗粒的视泡细胞将成为成熟 RPE，但成熟意味着什么？单层 RPE 细胞体外培养"成熟"需要 6~8 周。这种成熟意味着，基因和蛋白质表达变得稳定，屏障功能变得稳定，丝状肌动蛋白从应力纤维重新分布到皮质环，后者标志着紧密连接和黏附连接在这一时期所经历的逐渐重塑的结束[52, 53]。从另一层意义上说，"成熟"意味着"变得更像体内成熟 RPE 细胞"。但除非培

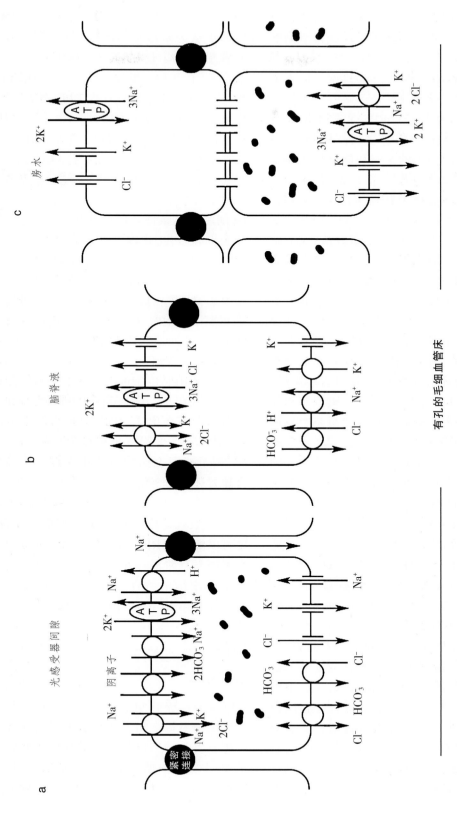

图 2.4　神经上皮层来源的上皮细胞的离子转运。(a)RPE。(Modified from Gallemore et al. 1997.)(b)脉络丛。(Modified from Keep et al. Am J Physiol.1994; 267:C1616-C22.)(c)睫状上皮细胞。(Modified from Edelman et al. 1994.)(With permission of Elsevier.[6])

养环境全方位复制体内环境,否则这种类型的成熟不会发生。由于难以获得刚刚死亡的人眼球,妊娠15~17周的人胚胎RPE(hfRPE)细胞培养成为公认的体外培养人类RPE细胞的金标准[54-56]。

过去,研究者定义RPE是通过RPE特异性或富集标志物的表达或极化分布,辅以与屏障功能相关的细胞功能测试,如吞噬作用(图2.2中屏障通路4和5的组合)、类视黄醇循环通路5、细胞旁阻力(通路1)和跨细胞转运(通路2和3)。不过,某些细胞活动虽然在RPE细胞中高度活跃,但也广泛存在于其他细胞,如细胞吞噬和溶酶体通路,因此学界需要更精准的RPE细胞特性。为了实现这一目标,Miller实验室通过定量分析比较了hfRPE的转录组与其他组织的转录组,确定了154个特征基因[57]。排除人类胚胎干细胞(hESC)和诱导多能干细胞(hiPSC)分化为RPE前的高表达基因后,范围缩小到87个基因[58]。由于这些基因编码的蛋白质在信号通路和功能通路中发挥重要作用,其蛋白表达水平也引起研究者的兴趣。一种蛋白质表达失衡,可能会对细胞行为产生多种影响。但令人惊讶的是,紧密连接蛋白claudin-19不在其列。深入研究发现,claudin-19不仅是RPE特异性屏障通路(1)的重要决定性蛋白,还调节其他RPE特异性的屏障相关通路[59, 60]。

为了鉴定RPE的培养物,需要结合基因和蛋白质的表达,以及细胞功能测定[52, 56, 61]。完整的评估有助于研究人员掌握培养细胞的成熟度,并整合来自不同实验室的数据。由于许多研究的细胞是未汇合或刚刚汇合培养状态(译者注:汇合培养指培养皿中细胞增殖生长连接成片,占据所有底物面积的现象),此时与伤口修复或增殖性疾病的细胞状态相似,从而导致不同汇合度的研究缺乏可比性。培养方法的差异也使得这些研究难以标准化,可比性较差。干细胞来

源的RPE和胎儿或年轻人来源的原代RPE培养被认为是最好的研究对象,但许多研究者更倾向于使用已建立的便捷的细胞系[52, 53]。在几种人类细胞系中,由于ARPE-19细胞系拥有更多的天然RPE表型,因而也更受青睐[62]。在特殊培养基中生长,严格规范操作的早期传代细胞,是与RPE最接近的细胞系[63]。但大多数关于ARPE-19的研究未能满足这些标准,因为这些研究者采用的是次汇合培养,且培养基不满足ARPE-19细胞成熟条件。随时间延长,细胞系就会变得异质化,且难以重新分化[59,64]。此外,ARPE-19细胞不表达claudin-19蛋白,引入外源表达的claudin-19能恢复RPE一些失去的特性[59]。目前,越来越多的顶级眼科期刊要求ARPE-19相关研究需要结合动物实验、其他原代细胞培养或提供大量细胞表型鉴定资料。

研究RPE细胞的分子或功能特征的另一个难点在于,其分子特征和屏障功能会随着发育而变化。如果没有特定的环境因素,RPE不会像活体内那样发育成熟。例如,调节基因表达的染色体表观遗传修饰会随着环境的变化而改变。有假说认为,某一发育阶段的RPE与其他阶段或者成熟RPE,在表观遗传学层面不尽相同。这一假说可以解释鸡RPE的基因表达和屏障功能在不同发育阶段存在差异,还可以解释原代培养细胞的特性会随着细胞传代而改变的原因。接下来,我们将讨论屏障功能的建立。

鸡胚和小型哺乳动物RPE屏障功能的成熟

无论妊娠时间长短,脉络膜和RPE发育的关键节点都与光感受器内节和外节的产生有关[28,65,66]。这些节点将眼部发育分为早期、中期和晚期。例如,当啮齿类动物的光感受器外节脱落或需要顺式视黄醛时,

其 RPE 就出现相应的视黄醇(维生素 A)处理能力[67]。这一过程已经在鸡胚模型上进行了全面而深入的研究,相较于发育早期,40%的鸡 RPE 转录组在晚期发生了开启、关闭或表达水平变化[66]。

所有上皮细胞都位于基底层上,后者包含层粘连蛋白、Ⅳ 型胶原蛋白和相关蛋白的组织特异性异构体,前述蛋白都可以发出信号,诱导上皮细胞表型,并决定细胞顶端和基底面的特性[68-70]。Bruch 膜由 5 层结构组成(图 2.1a)。RPE 的基底面和内皮细胞各有一个相邻的胶原层,弹性蛋白纤维层将两个胶原层分开,随着发育,逐渐出现从基底层到弹性蛋白层的不同结构层[28]。从早期鸡胚中分离的 RPE 可以在多种基质上培养。从中期末分离出来的 RPE 仅附着于少量基质,且只有特定的基质可以让 RPE 对神经视网膜的生理刺激做出反应[71,72]。这些数据与正常雏鸡发育一致。随着胚胎发育,RPE 分泌不同的细胞外基质蛋白亚型,胚胎早期的层粘连蛋白和 Ⅳ 型胶原蛋白(层粘连蛋白 α1β1γ1 和 Ⅳ 型胶原蛋白 α2)会被更成熟的亚型(层粘连蛋白 α3β2γ1、α1β2γ1 和 α5β2γ1 和 Ⅳ 型胶原蛋白 α4)所取代[66],提示细胞外基质受体和相关信号通路可随着发育进程而发生重塑。

在发育后期,Bruch 膜的构建、基底质膜精细化的折叠和脉络膜毛细血管的开窗相继完成[65]。在鸡体内,RPE 屏障机制构建是相一致的。与之类似[66],小鼠脉络膜毛细血管转录组的研究也提示 Bruch 膜可发生重塑[73]。研究者们通过将内皮细胞与 RPE 进行共培养,或应用内皮细胞条件培养基探索 RPE 的重塑机制。研究发现,RPE 的整合素受体感应到内皮细胞介导的细胞基质重塑后,继而激活 Rho GTPase 信号通路,从而强化 RPE 的屏障功能。

在细胞基底侧交互完成重塑的同时,侧膜的重塑也在顶端连接复合体的作用下逐步推进。Claudins(紧密连接)和钙黏蛋白(黏附连接)是跨膜蛋白家族,它们跨越细胞膜在细胞间形成同型二聚体。在雏鸡发育过程中,这些家族蛋白的表达持续变化[66, 74-76]。又因为这些蛋白质能激活信号通路,因此细胞间信号传导很可能也随之改变[77]。"细胞旁屏障功能分析"章节将详述 claudin 表达如何通过通路 1 直接影响屏障功能(图2.2),以及通过影响跨细胞途径相关基因的表达间接影响屏障功能。

与此同时,随着视网膜神经感觉层的分化和成熟,在雏鸡发育过程中,顶膜的信号通路也在改变。这些信号通路由视网膜神经感觉层的分泌与 RPE 顶膜直接接触介导[28],这也使得相关的整合素和 Na+/K+-ATP 酶集中于顶膜[7,29]。通过分离不同胚龄的视网膜制备条件培养基来研究视网膜分泌物质对 RPE 的影响。视网膜条件培养基能增加 RPE 相关基因的表达,包括黑色素生成、视觉循环、溶酶体、吞噬作用、黏附连接、紧密连接、间隙连接、膜转运蛋白、细胞骨架因子及其调节因子,以及细胞外基质及其受体[28,77],还能将初级的、不连续的紧密连接转化为连续网状的紧密连接[72,78]。尽管紧密连接的所有组分都存在,但仍需要视网膜信号才能促使其组装成有功能的紧密连接[79,80]。

人 RPE 屏障功能的成熟

人 RPE 的分化和成熟有所不同。第一个证据是人的脉络膜毛细血管在中期(以光感受器形态定义分期),即 21~22 孕周(WG),即出现窗孔,远早于非灵长类脊椎动物[52,81]。另外,RPE 紧密连接在 12~13WG 已经形成,且构成了强大屏障[82]。甚至在光感受器外节形成之前(16~22WG),RPE 就已经可以处理类视黄醇[81,83]。尽管从早期发育阶段分离的 RPE 细胞可以吞噬外节膜盘,但直到发育后期,其降解膜盘的功能才足够完善。这一假说是基于干细胞来源的 RPE、hfRPE 和成人 RPE 的对比研究结果。不同来源 RPE 的降解能力遵循以下顺序：hiPSC-RPE < hfRPE（16WG）<<成人 RPE（K. Davis 和 L. Rizzolo，未发表的数据）。

为了确定从非灵长类脊椎动物研究中收集到的哪些数据可能适用于人类，研究人员将目光投向 hESC 和 hiPSC。尽管 hESC 来源的 RPE 高度分化，但 RNA 测序发现其成熟度仍低于 15~16WG 的人类胎儿 hfRPE[61]。但相对不成熟的 hESC 为促成熟试剂的筛选提供了方法。此外，对细胞外基质的亲和力差异也提示干细胞来源的 RPE 不成熟。培养高度分化的 hfRPE 所需的最佳基质来自人胎盘，它表达层粘连蛋白和 IV 型胶原蛋白的成熟家族成员 [54]。而干细胞来源的 RPE 不会在该基质上形成单层，但会在含有胚胎期的层粘连蛋白和 IV 型胶原蛋白基质上形成单层[61,84,85]。

同样，干细胞来源的 RPE 细胞比 hfRPE 更难以在从尸眼分离的 Bruch 膜上存活[86]。RPE 无法在老年黄斑疾病患者的眼球中分离的 Bruch 膜上形成单层细胞[87]。逐层剥离薄层的尸眼 Bruch 膜研究充分证明了基底侧信号通路的重要性。RPE 无法在单独的胶原层、弹性蛋白层或经化学修饰的基底层上形成单层上皮。但若重新添加层粘连蛋白或 IV 型胶原蛋白，可增加 RPE 细胞的附着和增殖，且形成单层上皮[87-90]。电镜检查提示顶端连接复合物重新形成，但尚未证实是否形成了功能性紧密连接，在上述研究中均未检查到基因表达。

为了探索人 RPE 与视网膜感觉神经层的相互作用，需要在培养平面视网膜类器官时注意维持二者的正常形态。当 RPE 的顶膜接触光感受器层时，组织间相互作用可能通过以下两种方式增强：①细胞-细胞接触允许受体介导信号传导；②重建视网膜下空间，允许分泌因子达到有效浓度而不被培养基稀释。干细胞来源的视网膜类器官可以由 hESC 和 hiPSC[91]培养获得。视网膜类器官的发育过程类似体内正常的视网膜，但 RPE 和视网膜神经感觉层的关键形态学关系未能重新建立，除非在二维培养体系中建立了视杯样结构[92]。类器官中，感光细胞在视网膜形成前就已发育成熟，提示 RPE 或能促进视网膜发育。但该方法受限于试验者无法分别对 RPE 和视网膜组织进行单独研究。建立平面视网膜组织培养需要类似于视网膜细胞外基质的支架[93]。支架上包被内界膜的成分可以产生一种层状视网膜类器官（Rizzolo，准备中的手稿）。类器官与 RPE 的共培养促进了双方的成熟，类似于雏鸡发育中 RPE 和视网膜神经感觉层的相互依赖[66,77]。类器官除了影响 RPE 的基因表达和发育中的视网膜神经感觉层外，还能增强 RPE 的屏障功能(通路1)。如图 2.5a 所示，该方法可用于分别研究类器官的两侧，并可检测屏障功能，这将在"细胞旁屏障功能分析"一节中讨论。

紧密连接的结构和溶质转运途径

根据离子通过细胞旁间隙的难易程度，上皮可分为渗漏型或紧密型。例如，膀胱上皮细胞旁通路的紧密连接就是极端紧密型，而全身的毛细血管、肠黏膜和近端肾小管的细胞旁通路的紧密连接则是极端渗漏型。大多数上皮细胞，包括各种脊椎动物的 RPE，其细胞旁通路介于上述两种情况之间。

上皮屏障依赖侧膜顶端的连接复合体，即顶端连接复合体(图 2.1)。该复合物是相邻单层上皮细胞之间的细胞-细胞接触带。该接触带完全环绕着每个细胞，就像装着 6 瓶饮料的塑料支架一样。复合体的最顶端是紧密连接(闭锁小带)，最底部是

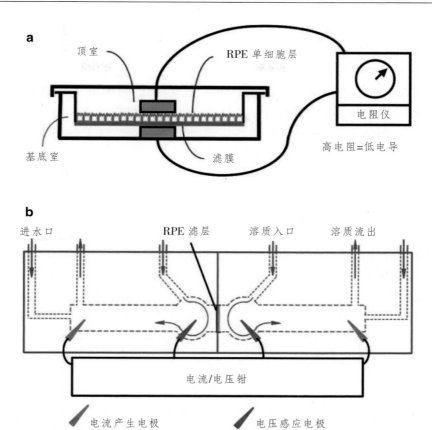

图 2.5　滤膜上 RPE 培养及屏障性能的测定。(a)单层滤膜把培养基分为顶部和基底部。通过将溶质放置在单层的一侧并测量其向另一侧迁移的速率，可以评估屏障功能。此外，将电极放置在任何一侧，监测培养期间的 TER。(b)为了对屏障性能进行更严格的评估，可以将滤膜置于 Ussing 室，通过测量 TER 和 TEP，检测离子通过紧密连接的渗透性和离子通道的某些特性。为此，可以单独改变 Ussing 室两端的溶液，并添加各种抑制剂。[(Encyclopedia of the Eye. 4. Oxford: Academic Press; 2010. p. 101-8), with permission.]

黏附连接(黏着小带)。缝隙连接通常沿着上皮细胞的侧膜成簇出现，但在 RPE 和内皮细胞中则整合到紧密连接，散在分布于紧密连接的带状区域内，在相邻细胞之间形成通道[78,95-97]。这三种连接作为信号传感器协同工作，调控细胞大小、形状、极性和增殖[98-100]。紧密连接作为被动屏障维持细胞极性的被动屏障。而整个复合体参与细胞内膜运输，从而建立细胞极性[98,101-105]。

　　在结构上，黏附连接和间隙连接横跨细胞旁区域与相邻细胞的同类结构相互作用。紧密连接的不同之处是其与相邻的侧膜融合，从而消除细胞旁间隙。当利用透射电镜观察横截面时，侧膜呈两条平行的电子致密线，在一个或多个点的"吻合"(示意图如图 2.1b 所示)。这种吻合可分为 5 层结构，其中相邻细胞外的电子致密线融合在一起。使用冷冻蚀刻电镜可以正面观察侧膜。冷冻蚀刻分离两层质膜之间的双分子层，跨膜蛋白在图像上表现为"凸起"和"凹陷"。紧密连接的跨膜蛋白呈现为网状吻合带，对应透射电镜所见的吻合点。在静态图像中，这些网状吻合带似乎是固定结构，但在体内却不断分离并重新连接[101,106]。

对鸡胚 RPE 中紧密连接形态进行深入研究，验证了既往对跨物种和组织的紧密连接研究的结果。紧密连接的形态与通透性密切相关[107]，但变量过多使分析变得复杂，包括平行带的数量、吻合连接的密度（分支点/单位长度）、深度（吻合网络的厚度），尤其是连接处的蛋白质组成。在雏鸡 RPE 发育过程中，吻合带最初表现为不连续的 1 条或 2 条，逐渐吻合成一个完整的网。随着深度增加，吻合带的数量从 3 条增加到 5 条[78]。在成年后期阶段，吻合密度增加[108]。类似的形态在啮齿动物 RPE 中也有报道[109]。由于蛋白质成分的作用不同，具有相同形态特征的紧密连接的屏障特性可能有所不同[78,110]。RPE 发育的培养模型说明了这一点（参见"电生理检测"部分）。

蛋白质组成

除了特定的 claudin 蛋白家族成员外，RPE 紧密连接的组成与其他上皮细胞相似。紧密连接由跨膜蛋白、衔接蛋白和效应蛋白组成，形成一个复杂的相互作用网络[111]。利用冷冻蚀刻电镜可发现负责紧密连接带的跨膜蛋白是 claudin 和闭合蛋白。Claudin 是紧密连接带的主要蛋白，在至少 27 个 claudin 家族成员中，特定上皮细胞仅表达有限的种类，以满足自身独特的细胞旁选择性和通透性。闭合蛋白在紧密连接中的占比稍低，可降低通透性而不影响选择性[112]。闭合蛋白在 3 个相邻细胞的细胞膜接触的部位富集。衔接蛋白将跨膜蛋白与效应器连接起来，如转录因子、G 蛋白、磷酸酶和激酶（综述[101,102,111]）。闭锁小带蛋白家族（ZO1、ZO2 和 ZO3）是第一个被确定的衔接蛋白，它们表达许多蛋白质结合结构域，包括 9 个不同的 PDZ 结构域，其是自然界中已知的蛋白结合结构域最多的蛋白质[113]。其他 PDZ 和蛋白质结合结构域由另外的衔接蛋白表达，它们具有结合

多种效应蛋白的强大能力。又因为其中许多效应蛋白的半衰期短于其他膜蛋白，可以迅速与复合物结合/解离，或者将信号传递入细胞核，故成为潜在的调节靶点[114-117]。这种由多个蛋白质参与的动态过程，提示紧密连接是一个主要的调节中心，可以对药物和生理变化做出快速回应[29,118-120]。

构成紧密连接的蛋白质在物种间和不同类型的上皮细胞中是保守的。已发表的鸡和人类 RPE 转录组显示，RPE 中存在相同的蛋白质[57,61,66,77]。顶端连接复合体包含几个蛋白质家族，包括 claudins 和部分属于黏附连接的钙黏蛋白。由于特定上皮细胞仅表达特定几种 claudins，因此大概率存在组织特异性。鸟类和哺乳动物 RPE 中表达 claudin 家族中的不同成员，并且一些家族成员的表达仅限于特定的发育阶段[28]。

claudin 是紧密连接选择性和通透性的主要决定因素

claudin 在膜内相互结合，在膜外与相邻细胞的 claudin 结合[53,121-125]。序列分析已鉴定出了至少 27 种 claudin。该家族成员的典型结构包括 4 个跨膜结构域、2 个细胞外环和用于结合 ZO1 和其他衔接蛋白的保守 C-端氨基酸。第一个细胞外环决定 claudin 的通透性和选择性[126-129]。它们可以被分为"孔形成型"或"屏障形成型"，每一类又再被分类为"阴离子选择性"或"阳离子选择性"[125]。RPE 或脉络丛上皮中 claudin 的特性如表 2.1 所示。为何 claudin 亚型如此丰富？最初，学界认为上皮细胞需要庞大的备选蛋白库来筛选出最匹配的 claudin，从而使紧密连接的屏障功能和膜转运体完美契合。最近的数据表明，claudin 也是一种信号分子[59,60,130]。因此，具有相似屏障功能的 claudin 可能调节不同的信号通路。

发育过程中，claudin 可能通过改变

RPE 的屏障特性，影响视网膜感觉神经层的分化。通过对鸡和人胚胎 RPE 的研究，能够更深入地了解 claudin 的表达[28,66,77]。关于鸡胚胎发育的研究表明，顶端连接复合体在 RPE 的整个成熟过程中被重塑。比如，在发育早期，ZO1、ZO2 表达和黏附连接形成之后，claudin-1 和 claudin-5 开始表达。而最主要的 claudin-20 直到发育后期才出现。claudin-1 和 claudin-5 是阴离子选择性的屏障形成蛋白，而 claudin-20 特性仍待探究。值得一提的是，衔接蛋白 ZO3 与 claudin-20 同时出现，虽然其意义尚不明确，但可能反映视网膜发育中的生理变化。如前所述，对于非灵长类哺乳动物和鸡而言，视网膜、RPE 和血-视网膜外屏障的发育在时间上相互关联，来自视网膜的信号调节着 RPE 屏障功能和发育成熟的其他方面。

对人类 claudin 表达水平的认识则偏固化，因为对其发育和成熟进行详细研究不符合伦理标准。claudin-3 和 claudin-19 在所有培养的 hfRPE 中表达[131]，但只有 claudin-19 缺失导致屏障功能丧失，且 claudin-19 突变导致眼部疾病。claudin-3 自身不足以形成紧密连接，且 claudin-3 突变不会导致视网膜疾病（https://www.genecards.org/）。这两种 claudin 都是屏障形成蛋白，都具有轻微的阳离子选择性。claudin-1、claudin-2 和 claudin-10b 在一些培养细胞中表达，提示视网膜中 claudin 表达可能存在区域差异。claudin-2 和 claudin-10b 是阳离子选择性的孔形成蛋白。这些 claudin 可能会调节其所在区域的屏障功能。有报道指出，RPE 中钙黏蛋白的表达和 Na^+/K^+-ATP 酶的极性也存在区域差异性[132]。

claudin 通过影响基因表达调节屏障功能

除了对通路 1 的直接影响外，claudin-3 和 claudin-19 还调节组织屏障形成相关基因的表达[59]。人 ARPE-19 细胞系几乎不表达 claudin-19，所以人 ARPE-19 细胞系仅能形成初级屏障，尤其是传代超过 20 次的细胞系。外源引入 claudin-3 或 claudin-19 都会在几天内增加跨上皮电阻（TER）。在伤口愈合试验中，细胞行为更像上皮细胞。同时少数与紧密连接无关的特征性基因和成熟基因的表达也意外地增加。换句话说，这些 claudin 的表达部分恢复了 RPE 的转录水平和表型。关于伴有眼部受累的家族性高钙尿症及低镁血症的肾钙质沉着症（FHHNCOI）的研究发现，这些作用可能是由 Akt 信号通路介导的[59]。

表 2.1　RPE 和脉络膜丛上皮中 claudin 的特性

敏感性	claudin 脉络膜丛	人 RPE	雏鸡 RPE
孔隙形成			
阴离子			
	—ª	—	
阳离子			
	2	2ᵇ	—
	—	10bᵇ	—
屏障形成			
	1	1ᵇ	1
	—	3ᶜ	—
			5
	11	—	—
阳离子			
	—	19ᶜ	—
未知			
			20ᵈ

数据来自 Günzel、Yu 和 Rizzolo 等人的述评[53,125]。

ª 未检测到或检测到微量。

ᵇ 仅在少量细胞中检测到。

ᶜ 在整个单细胞层中检测到。

ᵈ 直到发育后期才出现。

FHHNC 是一种严重的肾脏疾病,有时会累及眼球[133-135]。在肾脏中,claudin-16 和 claudin-19 为相互作用,任何一者突变都会导致 FHHNC。由于 claudin-16 在 RPE 中不表达[22,61],只有 claudin-19 的突变会累及眼球(FHHNCOI)[134-136]。眼部受累通常在儿童早期出现,表现为双侧黄斑缺损、脉络膜视网膜变性、眼球震颤、斜视和视力丧失[137-139]。

为何紧密连接的缺陷会产生如此广泛的影响?新发现为此提供了新的思路,claudin-19 也能作为信号分子,影响 RPE 特征基因的表达[59]。后续试验使用 ARPE-19 细胞系,进一步证实和扩展了上述观点[60]。编码 claudin-19 基因的 CLDN19 在 hiPSC、小鼠、ARPE-19 细胞和培养的 hfRPE 中表达,可发生自然点突变。在 hiPSC 中,两个 CLDN19 等位基因的突变导致视杯无法形成,而且 RPE 的许多特征基因表达下调,从而提示 claudin-19 参与眼球的早期分化。在 ARPE-19 中,突变 claudin-19 蛋白在细胞质小泡中蓄积,且当其与野生型共表达时,阻止野生型 claudin-19 转运至细胞表面。在 hfRPE 中也观察到了相同的结果,同时伴有神经营养生长因子、NGF、PEDF 以及视觉循环蛋白(包括 RPE65)的表达减少。对出生至 90 天的小鼠进行眼发育的研究发现,claudin-19 在视网膜祖细胞和早期视网膜神经节细胞中一过性表达,小鼠出生时导入外源性突变 CLDN19 可导致光感受器凋亡及视网膜双极细胞紊乱,且通过视网膜电图测量发现,小鼠视功能受损。这些研究中均可见 11-顺式视黄醇的异构酶(即 RPE65)(如图 2.2 中信号通路 5 所示)的表达降低。而规避 RPE65,直接为光感受器提供类似物 9-顺式视黄醇,则可以恢复视觉功能。这些研究表明,claudin-19 通过紧密连接直接影响屏障功能,并通过调节血-视网膜外屏障相关其他通路蛋白的基因表达间接影响屏障功能。

细胞旁屏障功能分析

经静脉注射荧光示踪剂荧光素钠通常被用于研究患者和实验动物的 BRB 的完整性,但此法不适用于关于紧密连接的研究。在健康的眼睛中,荧光素应该局限于视网膜血管内,且 RPE 能减弱透过脉络膜血管系统的荧光信号。视网膜血管微动脉瘤或 RPE 受损的荧光渗漏容易检测,但是这种全或无的检测结果只能说明内皮或 RPE 紧密连接完全受损。为了研究紧密连接的通透性或半选择性,需要能够区分溶质大小和电荷性质的方法,这些综合分析方法包括测量不同大小不带电荷示踪剂的扩散和对无机离子的电生理分析。下文简单概括了这些测量的基础原理以及实际操作方法[53]。

有一种学界普遍认可的假说推测溶质是通过"孔"或"渗漏"途径穿过紧密连接,这个假设来源于观察发现细胞旁通量和 TER 是可被独立调节的不同细胞特征[28,126,140]。前者是高通量途径,就像紧密连接带的孔隙,后者可以被认为是一种离子交换柱(图 2.1b)。无论哪种情况,该途径仅适用于小溶质。常用的度量尺寸为斯托克斯半径,它是具有相同流体动力学特性的球体半径。孔隙可以容纳斯托克斯半径<4.0Å [143,144] 的溶质。孔的化学性质除了决定其离子选择性是阳离子、阴离子或者中性的,还决定了其是渗漏型还是紧密型。紧密连接的选择性比膜通道低很多,这可能是因为较大的溶质通过渗漏途径。渗漏途径是一种低通量途径,取决于紧密连接带断开和重新密封的动态变化[106,140]。随着每次紧密连接带断开,溶质扩散至更深并最终穿过紧密连接。综上所述,由于荧光素钠带电荷且其斯托克斯半径(4.5Å)位于渗漏途径和孔途径的临界值,故荧光素钠不能作为首选示踪剂。

聚合物溶质的渗透

大型聚合物和蛋白质可以用于研究渗漏途径或紧密连接的完整性。荧光素标记的葡聚糖是一种常用的聚合物，有多种可选尺寸，且大于孔途径穿过的尺寸。本节集中讨论其中一种聚合物——聚乙二醇，其不受孔途径或渗漏途径的离子电荷影响，并且它们的大小介于孔和渗漏路径的边界值（4Å）之间。渗透系数是比较不同试验数据的最佳方法，计算公式为：

$$P=(X)_t/(X/mL)_i/A/T \qquad (2.1)$$

其中 $(X)_t$ = 穿过单层的总示踪剂，$(X/mL)_i$ = 最初添加到一个或另一个培养室中的示踪剂浓度，A = 培养室的表面积（以 cm^2 为单位），T = 时间（以小时为单位）。最终单位为 cm/h[145,146]。

聚乙二醇可制作成多分散性混合物。一项开创性研究将这种混合物添加到单层上皮的一侧，并利用柱色谱法检测哪些聚合物可穿透该单层上皮，证实了孔途径受限于孔径大小。该研究还测定了不同长度聚乙二醇的渗透系数，并绘制成图，发现当斯托克斯半径约为 4.0Å 时，渗透系数急剧下降[144]。

可以用甲基化聚乙二醇简化上述方法，使用平均分子量为 550 或 2000 的两种多分散性混合物。大多数低分子乙二醇都可以通过孔途径，而大多数高分子乙二醇则无法通过。ELISA 可以测定甲基化的聚乙二醇浓度，而通过低分子和高分子乙二醇的比例来确定渗透系数。渗透系数的比值反映了孔途径和渗漏途径的相对大小，也可以测定影响渗漏途径的试验条件。顶部–基底部方向的渗透系数应与基底部–顶部方向相同，若有不同，则说明该示踪剂可能存在跨细胞转运机制。比如，研究发现 VEGF 就存在这种差异，继而发现了 hfRPE 的顶端–基底胞吞转运途径[21,22]。RPE 分泌 VEGF 是非极化的，但胞吞途径可将视网膜下间隙的 VEGF 浓度降低至视网膜神经感觉层所需水平[21,147]。

孔隙大小约为 4.0Å 的发现有助于解释胚胎发生过程中鸡 RPE 紧密连接发育的研究。在鸡 RPE 成熟的培养模型中，视网膜条件培养基通过关闭紧密连接带空隙和改变 claudin 的表达来影响其形态[66,77,78]。封闭的紧密连接带大大降低了较大的示踪剂、辣根过氧化物酶和菊粉的渗透。而较小的示踪剂，如甘露醇，则能同时通过孔途径和渗漏途径，因而受到的影响最小[72]。claudin 表达的变化不影响较大的示踪剂的渗透性，但会影响小离子的渗透性。随后研究改用甘露醇及与其大小相等的 3-O-甲基葡萄糖、氨基葡萄糖和 N-乙酰神经氨酸等带电示踪剂，发现孔途径选择带正电的氨基葡萄糖，对抗带负电的 N-乙酰神经氨酸[142]。这一发现与 RPE 紧密连接具有轻微阳离子选择性的电生理学检测结果一致。

电生理检测

离子可以通过多种方式穿过单层上皮（图 2.2）。通路 1 是指通过相邻细胞之间的细胞旁间隙扩散。离子选择性由高通量的孔途径决定，但如前所述，渗漏通道也发挥一定的作用。测量离子渗透性的一种方法是测量与跨单层上皮电流的电阻。通路 1（又称为分流路径）的电阻可以表示为 RS。通路 3 是离子通过细胞的另一种方式，此时阻力主要来自质膜的脂质双分子层，但膜转运蛋白能让离子穿过脂质双分子层。由于离子泵、通道和转运体的极化分布，顶端质膜（R_A）与基底外侧膜（R_B）的电阻不同。尽管一些研究者将跨上皮电阻（TER）误解为紧密连接（R_S）的电阻，但实际上 TER 是（R_S）、（R_A）和（R_B）的混合物，且通过 Eq 与 Rs 相关，方程如式（2.2）所示[148]：

$$TER = R_S \times \left(\frac{R_A + R_B}{R_A + R_B + R_S} \right) \qquad (2.2)$$

在 RPE 的生理条件下，TER<R_S，但如果添加钡剂并去除 CO_2 抑制膜转运，则 R_A+R_B≫R_S，于是 TER≈R_S。测量 TER 的设备如图 2.5 所示。

跨上皮电位（TEP）是另一种有价值的测量方法。图 2.2 中通路 3 中的泵蛋白、通道和转运蛋白的不对称分布共同形成跨单层上皮的电化学梯度。如图 2.4 所示，质膜蛋白质组成和分布不同，能产生不同大小和极性的电化学梯度。阻滞的滤膜可以产生人为的电阻，但只有活细胞能通过形成跨上皮电化学梯度将 ATP 的能量转化为 TEP 的能量。人为施加的 TEP 可用于测量离子的渗透系数（P_{ion}）。首先，膜转运被阻断，膜电阻增加，R_A+R_B≫R_S，TER≈R_S（见式 2.2）。在此条件下，离子通过细胞旁通路（图 2.2，通路 1）降低试验施加的电化学梯度。通过在单层上皮的任一侧放置不同浓度的 NaCl（注意平衡渗透压），可以化学生成 TEP。这种"稀释电位"可以揭示 Na^+ 或 Cl^- 是否更容易通过紧密连接，并量化其差异。当然，也可以通过在单层上皮的另一侧放置不同的氯化盐生成 TEP。这种"双离子电位"将揭示哪种阳离子更易透过。通过联合应用这些 TEP 测量方法，可以计算特定离子的渗透系数[149]。

在不同非灵长类动物中，生理条件下 RPE 的 TER 范围为 138~426$\Omega\times cm^2$。相比之下，BBB 内皮的 TER 为 1000~1500$\Omega\times cm^2$[25-27,41]。在抑制质膜转运后，RPE 紧密连接的电阻（R_S）比正常生理条件的 TER 高 1.1~7.0 倍，范围为 373~1254 $\Omega\times cm^2$。在无血清培养基或仅基础血清培养基中，hfRPE 的 TER≈200 $\Omega\times cm^2$。但在抑制质膜转运的培养基中，TER≈330 $\Omega\times cm^2$[131]。因此，应谨慎解释 TER 的影响因素，不能将 TER 仅仅归因于紧密连接。

RPE 紧密连接的多重分析

在 RPE 发育的鸡模型中，视网膜条件培养基通过密封不连续的紧密连接带，减少了通过渗漏途径的扩散。此外，它还调节 claudin 及多种其他蛋白的表达，包括一些跨细胞屏障途径相关蛋白[72,77,142]，从而增加 TER。但在该模型中，实际 TER<100$\Omega\times cm^2$，可能是由 claudin 表达水平变化所致。在从 E7 和 E14 分离视网膜制备而成的视网膜条件培养基中，活性因子的化学组分存在差异[80]。这种视网膜分泌不同于 Müller 细胞和周细胞调节血-视网膜内屏障时的分泌[27,80]。E7 视网膜条件培养基降低了 E7 胚胎 RPE 的渗漏途径和孔途径的通透性，但对 E14 胚胎 RPE 无效。E14 视网膜条件培养基对于 E7 和 E14 胚胎 RPE 的两种途径均有降低通透性的作用。尽管 E14 条件培养基促进了 E7 胚胎 RPE 的成熟，但其成熟度仍低于 E14 RPE。上述研究表明，对 RPE 成熟度产生影响的视网膜分泌组分，随着视网膜的成熟而变化。同时，成熟 RPE 能表达新的信号通路，从而应对新的视网膜分泌组分。

在 hfRPE 中，顶部血清培养基使 TER 增加了 4 倍，而基底部添加血清培养基却不能[22]。相比之下，基底部血清培养基通过增加顶部至基底部的批量胞吞转运作用，增加了较大的聚乙二醇（R_S>4.0Å）的渗透，而顶部血清培养却不能。顶部血清能抑制胞吞转运，即使基底部也存在血清。通过测量两个方向的渗透系数，揭示了胞吞转运的作用。较小的聚乙二醇（R_S<4.0Å）的渗透系数在两个方向上是相同的，并且不受任一侧血清的影响。除非胞吞转运被 NH_4OH 抑制，否则较大的聚乙二醇的渗透系数在顶部-基底部方向更大。加入 NH_4OH 后，尽管血清对 TER 影响很大，但其不再影响大

分子聚乙二醇的渗透系数。由于 TER 是瞬时测量的，不受到缓慢的胞吞转运的影响。这些研究说明了细胞旁转运的紧密和渗漏途径是如何被独立调节的，以及不同的屏障功能机制如何受到顶部和基底部刺激物的影响。

将这些数据与电生理测量相结合，我们能更全面地了解紧密连接。hfRPE 对离子的渗透系数研究提示，紧密连接有轻微的阳离子选择性：当 hfRPE 细胞过表达 claudin-2 时，$Na^+/Cl^- \approx 5.5$ 变为 $Na^+/Cl^- \approx 1.4$[131]（测量校正了两种离子的不同扩散系数）。无论培养基中是否添加血清，当在单层细胞的顶层添加肿瘤坏死因子 α（TNF-α）时，TER 显著降低，大分子聚乙二醇的渗透系数增加，而在基底层添加 TNFα 则没有这些作用。尽管存在这些巨大的影响，但紧密连接蛋白的表达及其在顶端连接复合物的定位并不受影响。

综上所述，这些研究揭示了相同的刺激对屏障特性差异性影响的原因，主要取决于刺激在单层上皮的顶侧还是基底侧。尽管 TER 容易测量，但仍需要使用所有可用的检测方法来评估其对屏障功能的影响。

紧密连接和膜转运蛋白的相互作用

每种上皮细胞都具有独特的组织或组织区域内特异性功能（如分泌液体、吸收液体、维持特定的离子梯度等）。因此，紧密连接的特性（通透性、选择性）必须与上皮细胞的跨细胞转运机制结合起来，才能发挥上皮细胞的功能[16-18,148]。顶膜和基底侧膜的功能相耦合，以维持细胞体积，同时将离子转运至细胞内以产生电化学梯度[148]。例如，如果细胞一侧膜中的氯离子通道被阻断，胞内 Cl^- 增加并抑制对侧的 $Na^+/K^+/2Cl^-$ 同向转运体，从而影响 Na^+/K^+-ATP 酶的泵动力。

膜耦合也依赖于紧密连接，主要取决于其渗透性和选择性[148]。

RPE 利用视网膜下腔中的高钠浓度来驱动顶膜处极化的同向和逆向转运体使溶质通过[42,150,151]。如图 2.2 中通路 3 所示，一种同向转运体将 Na^+、K^+ 和 Cl^- 转运到细胞中。Cl^- 通过基底侧膜的离子通道顺浓度梯度被动离开细胞，从而导致 Cl^- 从 RPE 的顶端转运至基底侧。电荷转移通过 Na^+[150]或 K^+[151]的被动跨膜转运得到部分平衡。基底外膜可能存在 Na^+ 通道，但由于屏障蛋白 claudin-19 存在，RPE 紧密连接的 K^+、Na^+ 和 Cl^- 的渗透系数较小[131]。无论如何，氯盐跨上皮转运产生的渗透梯度促进水的吸收[150,151]。紧密连接阻滞单价阳离子和 Cl^-，从而有助于细胞维持顶膜阳性 TEP，且不消耗大量 ATP。

反过来，脉络丛转运蛋白分布与 RPE 不同，缺乏 RPE 中的一些转运蛋白，但也表达了一些 RPE 缺乏的转运蛋白（图 2.4b）。因此，脉络丛分泌而非吸收脑脊液。在小鼠中，脉络丛上皮细胞的紧密连接包含 claudin-1、claudin-2 和 claudin-11 [152]。与 claudin-19 一样，claudin-1 和 claudin-11 也是屏障形成蛋白，但 claudin-19 是轻度阳离子选择性，它们却是轻度阴离子选择性[125]。

视网膜病理学和 RPE

视网膜水肿的机制尚不明确，可能涉及 RPE、Bruch 膜、内/外界膜、Müller 细胞、周细胞、视网膜和脉络膜血管。需要理解这种疾病的混杂因素，包括灵长类动物和非灵长类动物之间的差异及各种屏障，如外界膜等。在灵长类动物中，病理状态下 RPE 泵送液体的能力可能会受到外界膜的限制。

为了解外界膜在其中的作用，图 2.3a 中的细线展示了神经管及神经管来源的结构顶端连接复合物的连续性。室管膜和视网膜神经感觉层中的顶端连接复合体缺乏紧密连接（图 2.3b）。在视网膜神经感觉层，顶端连接复合体被称为外界膜。在非灵长类动物中,外界膜可允许与白蛋白大小相近的蛋白质(斯托克斯半径<30Å)通过[153],但这些蛋白只能通过渗漏途径穿过紧密连接(图 2.2,通路 2)。当将白蛋白注射到兔子的视网膜下腔时,几乎没有穿过 RPE,绝大部分都进入了玻璃体腔[154]。灵长类动物与非灵长类哺乳动物不同,其外界膜具有类似紧密连接的特性[155]。据报道,灵长类动物的外界膜上主要表达闭合蛋白,而不是 claudin。通过透射电子显微镜观察发现,Müller 细胞和感光细胞之间存在紧密连接样结构,但仅在 Müller 细胞之间观察到传统的黏附连接。研究者认为,外界膜可能作为第三大组成部分,与脉络膜毛细血管和 RPE 共同构成血-视网膜外屏障。

血-视网膜外屏障和内屏障的紧密连接破裂均可导致视网膜水肿。在第一种情况下,RPE 的泵能力被降低。血-视网膜内屏障的破坏导致蛋白质和更多的液体渗入间质。间质中的蛋白质使渗透压升高,导致视网膜中的液体潴留,无法重新进入毛细血管或被 RPE 泵出[34,156,157]。尽管通过刺激 Na^+/K^+-ATP 酶增加 RPE 排液能力的策略无明显效果,但在严重疾病中仍偶有尝试[156]。治疗无效的可能原因是灵长类动物的外界膜抑制了蛋白质向视网膜下空间的扩散,而这种蛋白质导致视网膜神经感受层中的液体潴留。从理论上讲,破坏外界膜,并通过刺激 RPE 顶部-基底部的批量胞吞转运作用,促进视网膜下腔的蛋白排出,可能是一种有效的治疗策略。

正如在中心性浆液性脉络膜视网膜病变(CSCR)观察到的情况,脉络膜血管通透性升高也可破坏 RPE 的泵功能[158]。与 CSCR 相关的视网膜下液,甚至浆液性视网膜脱离,通常具有自限性。虽然各种假说百家争鸣,但该病的具体机制仍不明确。来源不明的高渗透性增加了脉络膜的静水压,从而阻止 RPE 顶部-基底部的液体转运,导致流向反转。RPE 对脉络膜静水压的影响尚未见报道。目前,CSCR 治疗侧重于降低脉络膜血管的通透性。当进展至慢性或复发性视网膜脱离时,RPE 退行性变先于视网膜发生。

与 CSCR 不同,AMD 好发于老年人群,且疾病源于 RPE 和 Brush 膜病变。目前许多机制研究超出了本章的范围,在此我们将重点阐述与屏障相关的研究。在湿性 AMD 中,渗漏的毛细血管突破 RPE 层,侵入视网膜下腔。研究人员针对视网膜下血清对紧密连接的影响进行了研究。将血清添加到培养皿顶室(视网膜下)(图 2.5a),可以增加鸡和啮齿动物 RPE 紧密连接的渗透性[159,160]。而渗透性的增加,可能通过消散吸收水分所需的离子梯度,加重视网膜水肿。但在使用 hfRPE 时获得的结果相反,顶部血清而非基底部血清降低了紧密连接的通透性,并增加了闭合蛋白的表达[22, 61]。这种效应可能是一种防御机制,以减轻视网膜下水肿的影响。

正如在其他紧密连接中观察到的那样,与 AMD 或葡萄膜炎相关的炎症也可能会影响 RPE 紧密连接[161-166]。尽管干扰素-γ(IFN-γ)可导致流体通量增加[167,168],但促炎细胞因子白细胞介素 1-β(IL1-β)和 INF-γ 对 hfRPE 的紧密连接无明显影响。TNF-α 可显著降低 TER,但前提是其被应用于单层细胞的顶端[131]。TNF-α 对紧密连接蛋白的表达或对紧密连接定位的影响不大,但可使顶端应力纤维明显增加。这些纤维锚被定在顶端连接复合体中,并穿过细胞,连接到复合体的不连续区域。紧密连接弯曲度增加可能反映了应力纤维对其产生的张力。张力或在单层细胞平面上紧密连接的曲折路径均可能是渗透率降低的原因[107,169]。尽管如此,TNF-α 激活了单细胞层两侧的受体,这些受体抑制细胞凋亡[131,170],

提示TNF-α 至少存在两条下游信号转导途径,它们分别位于 RPE 细胞的两侧。

结论

　　单层上皮细胞在两种组织之间形成屏障,而屏障功能所必需的极性又依赖于顶端连接复合体和基底外侧膜的信号。claudin 除了决定紧密连接的选择性和渗透性, 还是一种决定组织相关特性的信号蛋白。claudin-19 影响许多 mRNA 的表达水平, 包括 RPE 屏障相关多个信号通路蛋白的mRNA。RPE 屏障功能和极性可以通过顶端的相互作用来调节,尤其当顶端面向实体组织时。视网膜神经感觉层对 RPE 极性的影响在 RPE 分化过程中最为显著,此时RPE 分子特征处于动态更新中。RPE 还有第二类上皮细胞特性,它们的基底侧与有孔的毛细血管床相邻,这类上皮细胞分泌VEGF(又称为血管渗透性因子)来诱导窗孔, 但毛细血管对 RPE 的反向作用已被证明难以研究且数据稀少。RPE 属于第三类上皮细胞,即起源于神经上皮层。这些上皮细胞可能始于共同的转录组,在不同环境中,通过不同的基底部或顶部相互作用,逐渐分化。一些研究将 RPE 与此类上皮来源的其他组织进行比较,认为 RPE、视网膜神经感觉层和脉络膜应被看作一个整体。

　　如果 RPE 表型的特异性取决于视网膜神经感觉层和脉络膜毛细血管,那么当这些组织缺失时,RPE 是如何在培养中保持分化的呢?本章讨论的屏障功能研究提供了一些线索。值得注意的是,从早期发育阶段分离的 RPE 与在发育后期阶段分离的RPE 有所不同。除非提供发育中的视网膜神经感觉层的分泌物,并且所用细胞外基质与RPE 分离时的胚龄相符,否则培养的

雏鸡 RPE 不能发育为晚期 RPE[72,77,142]。在小鼠中,当 RPE 与内皮细胞共同培养时,屏障功能会增强[73]。干细胞来源的 RPE 与视网膜前体细胞共同培养可增强其屏障功能,并促进各组织的分化(未见刊手稿)。因此,培养的 RPE 与天然 RPE 相似,且共培养方案使其相似度更上一层楼,为 RPE 屏障潜在机制的研究提供了更精准的模型。

　　鉴于已有大量针对单一培养方案的研究阐明了许多关于天然 RPE 屏障机制的观点,RPE 原代细胞培养中又何以保留如此多的天然屏障特性呢?换言之,为何从不同发育阶段获得的 RPE 在培养过程中保留其在相应阶段的特征?为何新分离的RPE 在传代数次之后就失去了相应的分化特性?通过比较不同培养细胞与新鲜分离组织的基因表达,或通过控制培养条件,我们得以窥见部分真相。新研究分析了 RPE 的表观遗传在分化、衰老或病理状态下如何变化。表观遗传学研究了染色体的甲基化和乙酰化如何打开或关闭基因组不同部分的转录[171]。这些修饰受环境相互作用的调节,并可在缺乏持续环境刺激的情况下传递给几代子细胞。深入研究表观遗传修饰调节上述现象的假说,或许能回答 RPE 细胞是如何"记住"其被分离出来时的发育阶段,以及为何 RPE 在细胞传代过程中失去组织特异性。

　　前述研究的最终目标是揭示屏障的各种途径是如何相互作用和调节,建立起一个相互作用的网络,将帮助识别调节不同屏障功能的中心节点。而这些节点将成为治疗脉络膜和视网膜屏障功能障碍疾病的全新的高效靶点。

(徐涛　彭绍民　译)

参考文献

1. Bok D. Autoradiographic studies on the polarity of plasma membrane receptors in retinal pigment epithelial cells. In: Hollyfield J, editor. The structure of the eye. New York: Elsevier Biomedical; 1982. p. 247–56.
2. Miller SS, Steinberg RH, Oakley B. The electrogenic sodium pump of the frog retinal pigment epithelium. J Membr Biol. 1978;44(3):259–79.
3. Rodriguez-Boulan E, Macara IG. Organization and execution of the epithelial polarity programme. Nat Rev Mol Cell Biol. 2014;15(4):225–42.
4. Nelson WJ, Dickinson DJ, Weis WI. Roles of cadherins and catenins in cell–cell adhesion and epithelial cell polarity. In: van Roy F, editor. Prog Mol Biol Transl Sci, vol. 116: Academic; 2013. p. 3–23.
5. Manninen A. Epithelial polarity—generating and integrating signals from the ECM with integrins. Exp Cell Res. 2015;334(2):337–49.
6. Rizzolo LJ. Polarization of the Na+K+-ATPase in epithelia derived from the neuroepithelium. Int Rev Cytol. 1999;185:195–235.
7. Rizzolo LJ, Zhou S, Li Z-Q. The neural retina maintains integrins in the apical membrane of the RPE early in development. Invest Ophthalmol Vis Sci. 1994;35:2567–76.
8. Lehmann GL, Benedicto I, Philp NJ, Rodriguez-Boulan E. Plasma membrane protein polarity and trafficking in RPE cells: past, present and future. Exp Eye Res. 2014;126:5–15.
9. Bok D, O'Day W, Rodriguez-Boulan E. Polarized budding of vesicular stomatitis and influenza virus from cultured human and bovine retinal pigment epithelium. Exp Eye Res. 1992;55:853–60.
10. Gundersen D, Orlowski J, Rodriguez-Boulan E. Apical polarity of Na,K-ATPase in retinal pigment epithelium is linked to a reversal of the ankyrin-fodrin submembrane cytoskeleton. J Cell Biol. 1991;112:863–72.
11. Huotari V, Sormunen R, Lehto VP, Eskelinen S. The polarity of the membrane skeleton in retinal pigment epithelial cells of developing chicken embryos and in primary culture. Differentiation. 1995;58:205–15.
12. Rizzolo LJ, Joshi HC. Apical orientation of the microtubule organizing center and associated γ-tubulin during the polarization of the retinal pigment epithelium in vivo. Dev Biol. 1993;157:147–56.
13. Rizzolo LJ, Zhou S. The distribution of Na+,K+-ATPase and 5A11 antigen in apical microvilli of the retinal pigment epithelium is unrelated to α-spectrin. J Cell Sci. 1995;108:3623–33.
14. Goldman EE. Die aussere ind inner sekretion des gesunden und kranken organisimus im lichte der "vitalen farbung". Beitr Klin Chirurg. 1909;64:192–265.
15. Goldman EE. Vitalfarbung am zentralnervensystem. Abh Preuss Akad Wiss Phys Math. 1913;1:1–60.
16. Larre I, Ponce A, Franco M, Cereijido M. The emergence of the concept of tight junctions and physiological regulation by ouabain. Semin Cell Dev Biol. 2014;36(Suppl C):149–56.
17. Frömter E, Diamond JM. Route of passive ion permeation in epithelia. Nat New Biol. 1972;235:9–13.
18. Powell DW. Barrier function of epithelia. Am J Physiol. 1981;241:G275–G88.
19. Anderson JM, Cereijido M. Introduction: evolution of ideas on the tight junction. In: Anderson JM, Cereijido M, editors. Tight junctions. 2nd ed. Boca Raton: CRC Press; 2001. p. 1–18.
20. Rizzolo LJ. Glucose transporters in RPE development. In: Tombran-Tink J, Barnstable C, editors. Ocular transporters in ophthalmic diseases and drug delivery. Totowa: Humana Press; 2008. p. 185–99.
21. Peng S, Adelman RA, Rizzolo LJ. Minimal effects of VEGF and anti-VEGF drugs on the permeability or selectivity of RPE tight junctions. Invest Ophthalmol Vis Sci. 2010;51(6):3216–25.
22. Peng S, Rao VS, Adelman RA, Rizzolo LJ. Claudin-19 and the barrier properties of the human retinal pigment epithelium. Invest Ophthalmol Vis Sci. 2011;52(3):1392–403.
23. Adijanto J, Banzon T, Jalickee S, Wang NS, Miller SS. CO2-induced ion and fluid transport in human retinal pigment epithelium. J Gen Physiol. 2009;133(6):603–22.
24. Marmor MF, Wolfensberger TJ. The retinal pigment epithelium: function and disease. New York: Oxford University Press; 1998.
25. Butt AM, Jones HC, Abbott NJ. Electrical resistance across the blood-brain barrier in anaesthetized rats: a developmental study. J Physiol. 1990;429:47–62.
26. Kandel ER, Schwartz JH, Jessell TM, editors. Principles of neural science. 4th ed. New York: McGraw-Hill; 2000.
27. Tout S, Chan-Ling T, Hollander H, Stone J. The role of Muller cells in the formation of the blood-retinal barrier. Neuroscience. 1993;55:291–301.
28. Rizzolo LJ. Development and role of tight junctions in the retinal pigment epithelium. Int Rev Cytol. 2007;258:195–234.
29. Wilt SD, Rizzolo LJ. Unique aspects of the blood-brain barrier. In: Anderson JM, Cereijido M, editors. Tight junctions. 2nd ed. Boca Raton: CRC Press; 2001. p. 415–43.
30. Korte GE, Burns MS, Bellhorn RV. Epithelium-capillary interactions in the eye: the retinal pigment epithelium and the choriocapillaris. Int Rev Cytol. 1989;114:221–48.
31. Braekevelt CR. Fine structure of the choriocapillaris, Bruch's membrane and retinal epithelium in the sheep. Anat Embryol (Berl). 1983;166:415–25.
32. Korte GE. Choriocapillaris regeneration in the rabbit. Ultrastructure of new endothelial tube formation. Invest Ophthalmol Vis Sci. 1989;30(9):1938–50.
33. Marmor M. Mechanisms of fluid accumulation in retinal edema. Doc Ophthalmol. 1999;97(3):239–49.
34. Scholl S, Kirchhof J, Augustin AJ. Pathophysiology of macular edema. Ophthalmologica. 2010;224(Suppl 1):8–15.
35. Quinton PM, Wright EM, Tormey JM. Localization of sodium pumps in the choroid plexus epithelium. J Cell Biol. 1973;58(3):724–30.

36. Steinberg RH, Miller S. Aspects of electrolyte transport in frog pigment epithelium. Exp Eye Res. 1973;16(5):365–72.

37. Ernst SA, Palacios JR, Siegel GJ. Immunocytochemical localization of Na⁺, K⁺-ATPase in mouse choroid plexus. J Histochem Cytochem. 1986;34:189–95.

38. Masuzawa T, Ohta T, Kawakami K, Sato F. Immunocytochemical localization of Na⁺, K⁺-ATPase in the canine choroid plexus. Brain. 1985;108:625–46.

39. Wright EM. Mechanisms of ion transport across the choroid plexus. J Physiol. 1972;226:545–71.

40. Ostwald TJ, Steinberg RH. Localization of frog retinal pigment epithelium Na+-K+ ATPase. Exp Eye Res. 1980;31(3):351–60.

41. Gallemore RP, Hughes BA, Miller SS. Retinal pigment epithelial transport mechanisms and their contributions to the electroretinogram. Prog Retin Eye Res. 1997;16:509–66.

42. Wimmers S, Karl MO, Strauss O. Ion channels in the RPE. Prog Retin Eye Res. 2007;26(3):263–301.

43. Rajasekaran SA, Hu J, Gopal J, Gallemore R, Ryazantsev S, Bok D, Rajasekaran AK. Na,K-ATPase inhibition alters tight junction structure and permeability in human retinal pigment epithelial cells. Am J Physiol Cell Physiol. 2003;284(6):C1497–507.

44. Marmorstein AD, Finnemann SC, Bonilha VL, Rodriguez-Boulan E. Morphogenesis of the retinal pigment epithelium: toward understanding retinal degenerative diseases. Ann N Y Acad Sci. 1998;857:1–12.

45. Okami T, Yamamoto A, Omori K, Takada T, Uyama M, Tashiro Y. Immunocytochemical localization of Na+,K+-ATPase in rat retinal pigment epithelial cells. J Histochem Cytochem. 1990;38:1267–75.

46. Edelman JL, Sachs G, Adorante JS. Ion transport asymmetry and functional coupling in bovine pigmented and nonpigmented ciliary epithelial cells. Am J Physiol. 1994;266:C1210–C21.

47. Raviola G, Raviola E. Intercellular junctions in the ciliary epithelium. Invest Ophthalmol Vis Sci. 1978;17:958–81.

48. Wiederholt M, Helbig H, Korbmacher C. Ion transport across the ciliary epithelium: lessons from cultured cells and proposed role of the carbonic anhydrase. In: Botre F, Gross G, Storey BT, editors. Carbonic anhydrase. New York: Wiley; 1991. p. 232–44.

49. Coca-Prados M, Fernandez-Cabezudo MJ, Sanchez-Torres J, Crabb JW, Ghosh S. Cell-specific expression of the human Na+,K+-ATPase β2 subunit isoform in the nonpigmented ciliary epithelium. Invest Ophthalmol Vis Sci. 1995;36:2717–28.

50. Ghosh S, Freitag AC, Martin-Vasallo P, Coca-Prados M. Cellular distribution and differential gene expression of the three alpha subunit isoforms of the Na,K-ATPase in the ocular ciliary epithelium. J Biol Chem. 1990;265:2935–40.

51. Stroeva OG, Mitashov VI. Retinal pigment epithelium: proliferation and differentiation during development and regeneration. Int Rev Cytol. 1983;83:221–93.

52. Rizzolo LJ. Barrier properties of cultured retinal pigment epithelium. Exp Eye Res. 2014;126:16–26.

53. Rizzolo LJ, Peng S, Luo Y, Xiao W. Integration of tight junctions and claudins with the barrier functions of the retinal pigment epithelium. Prog Retin Eye Res. 2011;30(5):296–323.

54. Maminishkis A, Chen S, Jalickee S, Banzon T, Shi G, Wang FE, Ehalt T, Hammer JA, Miller SS. Confluent monolayers of cultured human fetal retinal pigment epithelium exhibit morphology and physiology of native tissue. Invest Ophthalmol Vis Sci. 2006;47(8):3612–24.

55. Blenkinsop TA, Saini JS, Maminishkis A, Bharti K, Wan Q, Banzon T, Lotfi M, Davis J, Singh D, Rizzolo LJ, Miller S, Temple S, Stern JH. human adult retinal pigment epithelial stem cell-derived RPE monolayers exhibit key physiological characteristics of native tissue. Invest Ophthalmol Vis Sci. 2015;56(12):7085–99.

56. Miyagishima KJ, Wan Q, Corneo B, Sharma R, Lotfi MR, Boles NC, Hua F, Maminishkis A, Zhang C, Blenkinsop T, Khristov V, Jha BS, Memon OS, D'Souza S, Temple S, Miller SS, Bharti K. In pursuit of authenticity: induced pluripotent stem cell-derived retinal pigment epithelium for clinical applications. Stem Cells Transl Med. 2016;5(11):1562–74.

57. Strunnikova NV, Maminishkis A, Barb JJ, Wang F, Zhi C, Sergeev Y, Chen W, Edwards AO, Stambolian D, Abecasis G, Swaroop A, Munson PJ, Miller SS. Transcriptome analysis and molecular signature of human retinal pigment epithelium. Hum Mol Genet. 2010;19:2468–86.

58. Liao J-L, Yu J, Huang K, Hu J, Diemer T, Ma Z, Dvash T, Yang X-J, Travis GH, Williams DS, Bok D, Fan G. Molecular signature of primary retinal pigment epithelium and stem-cell-derived RPE cells. Hum Mol Genet. 2010;19(21):4229–38.

59. Peng S, Wang S-B, Singh D, Zhao PYC, Davis K, Chen B, Adelman RA, Rizzolo LJ. Claudin-3 and claudin-19 partially restore native phenotype to ARPE-19 cells via effects on tight junctions and gene expression. Exp Eye Res. 2016;151:1791–89.

60. Wang S-B, Xu T, Peng S, Singh D, Ghiassi-Nejad M, Adelman RA, Rizzolo LJ. Disease-associated mutations of claudin-19 disrupt retinal neurogenesis and visual function. Commun Biol. 2019;2(1):113.

61. Peng S, Gan G, Qiu C, Zhong M, An H, Adelman RA, Rizzolo LJ. Engineering a blood-retinal barrier with human embryonic stem cell-derived retinal pigment epithelium: transcriptome and functional analysis. Stem Cells Transl Med. 2013;2(7):534–44.

62. Dunn KC, Aotaki-Keen AE, Putkey FR, Hjelmeland LM. ARPE-19, a human retinal pigment epithelial cell line with differentiated properties. Exp Eye Res. 1996;62(2):155–69.

63. Samuel W, Jaworski C, Postnikova OA, Kutty RK, Duncan T, Tan LX, Poliakov E, Lakkaraju A, Redmond TM. Appropriately differentiated ARPE-19 cells regain phenotype and gene expression profiles similar to those of native RPE cells. Mol Vis. 2017;23:60–89.

64. Luo Y, Zhuo Y, Fukuhara M, Rizzolo LJ. Effects of culture conditions on heterogeneity and the apical junctional complex of the ARPE-19 cell line. Invest Ophthalmol Vis Sci. 2006;47(8):3644–55.

65. Rizzolo LJ. Polarity and the development of the outer blood-retinal barrier. Histol Histopathol. 1997;12:1057–67.

66. Rizzolo LJ, Chen X, Weitzman M, Sun R, Zhang H. Analysis of the RPE transcriptome reveals dynamic changes during the development of the outer blood-retinal barrier. Mol Vis. 2007;13:1259–73.

67. Bridges CD. Distribution of retinol isomerase in vertebrate eyes and its emergence during retinal development. Vis Res. 1989;29(12):1711–7.

68. Klein G, Langegger M, Timpl R, Ekblom P. Role of laminin A chain in the development of epithelial cell polarity. Cell. 1988;55:331–41.

69. Sorokin L, Sonnenberg A, Aumailley M, Timpl R, Ekblom P. Recognition of the laminin E8 cell-binding site by an integrin possessing the α6 subunit is essential for epithelial polarization in developing kidney tubules. J Cell Biol. 1990;111:1265–73.

70. Stoker AW, Streuli CH, Martins-Green M, Bissell MJ. Designer microenvironments for the analysis of cell and tissue function. Curr Opin Cell Biol. 1990;2:864–74.

71. Rizzolo LJ. Basement membrane stimulates the polarized distribution of integrins but not the Na,K-ATPase in the retinal pigment epithelium. Cell Regul. 1991;2:939–49.

72. Ban Y, Rizzolo LJ. A culture model of development reveals multiple properties of RPE tight junctions. Mol Vis. 1997;3:18.

73. Benedicto I, Lehmann GL, Ginsberg M, Nolan DJ, Bareja R, Elemento O, Salfati Z, Alam NM, Prusky GT, Llanos P, Rabbany SY, Maminishkis A, Miller SS, Rafii S, Rodriguez-Boulan E. Concerted regulation of retinal pigment epithelium basement membrane and barrier function by angiocrine factors. Nat Commun. 2017;8:15374.

74. Grunwald GB. Cadherin cell adhesion molecules in retinal development and Pathology. Prog Retin Eye Res. 1996;15:363–92.

75. Liu X, Mizoguchi A, Takeichi M, Honda Y, Ide C. Developmental changes in the subcellular localization of R-cadherin in chick retinal pigment epithelium. Histochem Cell Biol. 1997;108:35–43.

76. Sandig M, Kalnins VI. Morphological changes in the zonula adhaerens during embryonic development of chick retinal pigment epithelial cells. Cell Tissue Res. 1990;259:455–61.

77. Sun R, Peng S, Chen X, Zhang H, Rizzolo LJ. Diffusible retinal secretions regulate the expression of tight junctions and other diverse functions of the retinal pigment epithelium. Mol Vis. 2008;14:2237–62.

78. Rahner C, Fukuhara M, Peng S, Kojima S, Rizzolo LJ. The apical and basal environments of the retinal pigment epithelium regulate the maturation of tight junctions during development. J Cell Sci. 2004;117(Pt 15):3307–18.

79. Luo Y, Fukuhara M, Weitzman M, Rizzolo LJ. Expression of JAM-A, AF-6, PAR-3 and PAR-6 during the assembly and remodeling of RPE tight junctions. Brain Res. 2006;1110(1):55–63.

80. Ban Y, Wilt SD, Rizzolo LJ. Two secreted retinal factors regulate different stages of development of the outer blood-retinal barrier. Brain Res Dev Brain Res. 2000;119:259–67.

81. Ozanics V, Jakoviec FA. Prenatal development of the eye and its adenexa. In: Jakoviec FA, editor. Ocular anatomy and teratology. Philadelphia: Harper and Row; 1982.

82. Gamm DM, Melvan JN, Shearer RL, Pinilla I, Sabat G, Svendsen CN, Wright LS. A novel serum-free method for culturing human prenatal retinal pigment epithelial cells. Invest Ophthalmol Vis Sci. 2008;49(2):788–99.

83. Flannery JG, O'Day W, Pfeffer BA, Horwitz J, Bok D. Uptake, processing and release of retinoids by cultured human retinal pigment epithelium. Exp Eye Res. 1990;51:717–28.

84. Buchholz DE, Hikita ST, Rowland TJ, Friedrich AM, Hinman CR, Johnson LV, Clegg DO. Derivation of functional retinal pigmented epithelium from induced pluripotent stem cells. Stem Cells. 2009;27(10):2427–34.

85. Idelson M, Alper R, Obolensky A, Ben-Shushan E, Hemo I, Yachimovich-Cohen N, Khaner H, Smith Y, Wiser O, Gropp M, Cohen MA, Even-Ram S, Berman-Zaken Y, Matzrafi L, Rechavi G, Banin E, Reubinoff B. Directed differentiation of human embryonic stem cells into functional retinal pigment epithelium cells. Cell Stem Cell. 2009;5(4):396–408.

86. Sugino IK, Sun Q, Wang J, Nunes CF, Cheewatrakoolpong N, Rapista A, Johnson AC, Malcuit C, Klimanskaya I, Lanza R, Zarbin MA. Comparison of FRPE and human embryonic stem cell-derived RPE behavior on aged human Bruch's membrane. Invest Ophthalmol Vis Sci. 2011;52(8):4979–97.

87. Gullapalli VK, Sugino IK, Van Patten Y, Shah S, Zarbin MA. Impaired RPE survival on aged submacular human Bruch's membrane. Exp Eye Res. 2005;80(2):235–48.

88. Tezel TH, Del Priore LV. Repopulation of different layers of host human Bruch's membrane by retinal pigment epithelial cell grafts. Invest Ophthalmol Vis Sci. 1999;40(3):767–474.

89. Del Priore LV, Geng L, Tezel TH, Kaplan HJ. Extracellular matrix ligands promote RPE attachment to inner Bruch's membrane. Curr Eye Res. 2002;25(2):79–89.

90. Tezel TH, Del Priore LV, Kaplan HJ. Reengineering of aged Bruch's membrane to enhance retinal pigment epithelium repopulation. Invest Ophthalmol Vis Sci. 2004;45(9):3337–48.

91. Sinha D, Phillips J, Joseph Phillips M, Gamm DM. Mimicking retinal development and disease with human pluripotent stem cellsmimicking retinal development and disease. Invest Ophthalmol Vis Sci. 2016;57(5):ORSFf1–9.

92. Tucker BA, Mullins RF, Streb LM, Anfinson K, Eyestone ME, Kaalberg E, Riker MJ, Drack AV, Braun TA, Stone EM. Patient-specific iPSC-derived photoreceptor precursor cells as a means to investigate retinitis pigmentosa. Elife. 2013;2:e00824.

93. Singh D, Wang S-B, Xia T, Tainsh L, Ghiassi-Nejad M, Xu T, Peng S, Adelman RA, Rizzolo LJ. A biodegradable scaffold enhances differentiation of embryonic stem cells into a thick sheet of retinal cells. Biomaterials. 2018;154:158–68.

94. Dermietzel R, Krause D. Molecular anatomy of the

blood-brain barrier as defined by immunocytochemistry. Int Rev Cytol. 1991;127:57–109.

95. Hudspeth AJ, Yee AG. The intercellular junctional complexes of retinal pigment epithelia. Investig Ophthalmol. 1973;12:354–65.

96. Kojima T, Yamamoto T, Murata M, Chiba H, Kokai Y, Sawada N. Regulation of the blood–biliary barrier: interaction between gap and tight junctions in hepatocytes. Med Electron Microsc. 2003;36(3):157–64.

97. Li MWM, Mruk DD, Lee WM, Cheng CY. Connexin 43 is critical to maintain the homeostasis of the blood-testis barrier via its effects on tight junction reassembly. Proc Natl Acad Sci U S A. 2010;107:17998–8003.

98. Mellman I, Nelson WJ. Coordinated protein sorting, targeting and distribution in polarized cells. Nat Rev Mol Cell Biol. 2008;9(11):833–45.

99. Halbleib JM, Nelson WJ. Cadherins in development: cell adhesion, sorting, and tissue morphogenesis. Genes Dev. 2006;20(23):3199–214.

100. Hartsock A, Nelson WJ. Adherens and tight junctions: structure, function and connections to the actin cytoskeleton. Biochim Biophys Acta. 2008;1778(3):660–9.

101. Steed E, Balda MS, Matter K. Dynamics and functions of tight junctions. Trends Cell Biol. 2010;20(3):142–9.

102. Matter K, Aijaz S, Tsapara A, Balda MS. Mammalian tight junctions in the regulation of epithelial differentiation and proliferation. Curr Opin Cell Biol. 2005;17(5):453–8.

103. Caplan MJ, Seo-Mayer P, Zhang L. Epithelial junctions and polarity: complexes and kinases. Curr Opin Nephrol Hypertens. 2008;17(5):506–12.

104. Cereijido M, Contreras RG, Shoshani L, Flores-Benitez D, Larre I. Tight junction and polarity interaction in the transporting epithelial phenotype. Biochim Biophys Acta. 2008;1778(3):770–93.

105. Yeaman C, Grindstaff KK, Nelson WJ. Mechanism of recruiting Sec6/8 (exocyst) complex to the apical junctional complex during polarization of epithelial cells. J Cell Sci. 2004;117(4):559–70.

106. Sasaki H, Matsui C, Furuse K, Mimori-Kiyosue Y, Furuse M, Tsukita S. Dynamic behavior of paired claudin strands within apposing plasma membranes. Proc Natl Acad Sci U S A. 2003;100(7):3971–6.

107. Claude P. Morphological factors influencing transepithelial permeability: a model for the resistance of the zonula occludens. J Membr Biol. 1978;39:219–32.

108. Kniesel U, Wolburg H. Tight junction complexity in the retinal pigment epithelium of the chicken during development. Neurosci Lett. 1993;149:71–4.

109. Caldwell RB, Slapnick SM, McLaughlin BJ. Lanthanum and freeze-fracture studies of retinal pigment epithelial cell junctions in the streptozotocin diabetic rat. Curr Eye Res. 1985;4:215–27.

110. Stevenson BR, Anderson JM, Goodenough DA, Mooseker MS. Tight junction structure and ZO-1 content are identical in two strains of Madin-Darby canine kidney cells which differ in transepithelial resistance. J Cell Biol. 1988;107:2401–8.

111. Paris L, Bazzoni G. The protein interaction network of the epithelial junctional complex: a system-level analysis. Mol Biol Cell. 2008;19(12):5409–21.

112. Cummins PM. Occludin: one protein, many forms. Mol Cell Biol. 2012;32(2):242–50.

113. Venter JC, Adams MD, Myers EW, Li PW, Mural RJ, Sutton GG, Smith HO, Yandell M, Evans CA, Holt RA, Gocayne JD, Amanatides P, Ballew RM, Huson DH, Wortman JR, Zhang Q, Kodira CD, Zheng XH, Chen L, Skupski M, Subramanian G, Thomas PD, Zhang J, Gabor Miklos GL, Nelson C, Broder S, Clark AG, Nadeau J, McKusick VA, Zinder N, Levine AJ, Roberts RJ, Simon M, Slayman C, Hunkapiller M, Bolanos R, Delcher A, Dew I, Fasulo D, Flanigan M, Florea L, Halpern A, Hannenhalli S, Kravitz S, Levy S, Mobarry C, Reinert K, Remington K, Abu-Threideh J, Beasley E, Biddick K, Bonazzi V, Brandon R, Cargill M, Chandramouliswaran I, Charlab R, Chaturvedi K, Deng Z, Di Francesco V, Dunn P, Eilbeck K, Evangelista C, Gabrielian AE, Gan W, Ge W, Gong F, Gu Z, Guan P, Heiman TJ, Higgins ME, Ji RR, Ke Z, Ketchum KA, Lai Z, Lei Y, Li Z, Li J, Liang Y, Lin X, Lu F, Merkulov GV, Milshina N, Moore HM, Naik AK, Narayan VA, Neelam B, Nusskern D, Rusch DB, Salzberg S, Shao W, Shue B, Sun J, Wang Z, Wang A, Wang X, Wang J, Wei M, Wides R, Xiao C, Yan C, Yao A, Ye J, Zhan M, Zhang W, Zhang H, Zhao Q, Zheng L, Zhong F, Zhong W, Zhu S, Zhao S, Gilbert D, Baumhueter S, Spier G, Carter C, Cravchik A, Woodage T, Ali F, An H, Awe A, Baldwin D, Baden H, Barnstead M, Barrow I, Beeson K, Busam D, Carver A, Center A, Cheng ML, Curry L, Danaher S, Davenport L, Desilets R, Dietz S, Dodson K, Doup L, Ferriera S, Garg N, Gluecksmann A, Hart B, Haynes J, Haynes C, Heiner C, Hladun S, Hostin D, Houck J, Howland T, Ibegwam C, Johnson J, Kalush F, Kline L, Koduru S, Love A, Mann F, May D, McCawley S, McIntosh T, McMullen I, Moy M, Moy L, Murphy B, Nelson K, Pfannkoch C, Pratts E, Puri V, Qureshi H, Reardon M, Rodriguez R, Rogers YH, Romblad D, Ruhfel B, Scott R, Sitter C, Smallwood M, Stewart E, Strong R, Suh E, Thomas R, Tint NN, Tse S, Vech C, Wang G, Wetter J, Williams S, Williams M, Windsor S, Winn-Deen E, Wolfe K, Zaveri J, Zaveri K, Abril JF, Guigo R, Campbell MJ, Sjolander KV, Karlak B, Kejariwal A, Mi H, Lazareva B, Hatton T, Narechania A, Diemer K, Muruganujan A, Guo N, Sato S, Bafna V, Istrail S, Lippert R, Schwartz R, Walenz B, Yooseph S, Allen D, Basu A, Baxendale J, Blick L, Caminha M, Carnes-Stine J, Caulk P, Chiang YH, Coyne M, Dahlke C, Mays A, Dombroski M, Donnelly M, Ely D, Esparham S, Fosler C, Gire H, Glanowski S, Glasser K, Glodek A, Gorokhov M, Graham K, Gropman B, Harris M, Heil J, Henderson S, Hoover J, Jennings D, Jordan C, Jordan J, Kasha J, Kagan L, Kraft C, Levitsky A, Lewis M, Liu X, Lopez J, Ma D, Majoros W, McDaniel J, Murphy S, Newman M, Nguyen T, Nguyen N, Nodell M, Pan S, Peck J, Peterson M, Rowe W, Sanders R, Scott J, Simpson M, Smith T, Sprague A, Stockwell T, Turner R, Venter E, Wang M, Wen M, Wu D, Wu M, Xia A, Zandieh A, Zhu X. The sequence of the human genome. Science. 2001;291(5507):1304–51.

114. Van Itallie CM, Colegio OR, Anderson JM. The

cytoplasmic tails of claudins can influence tight junction barrier properties through effects on protein stability. J Membr Biol. 2004;199(1):29–38.

115. Shen L, Weber CR, Turner JR. The tight junction protein complex undergoes rapid and continuous molecular remodeling at steady state. J Cell Biol. 2008;181(4):683–95.

116. Sourisseau T, Georgiadis A, Tsapara A, Ali RR, Pestell R, Matter K, Balda MS. Regulation of PCNA and cyclin D1 expression and epithelial morphogenesis by the ZO-1-regulated transcription factor ZONAB/DbpA. Mol Cell Biol. 2006;26(6):2387–98.

117. Gonzalez-Mariscal L, Tapia R, Chamorro D. Crosstalk of tight junction components with signaling pathways. Biochim Biophys Acta. 2008;1778(3):729–56.

118. Bentzel CJ, Palant CE, Fromm M. Physiological and pathological factors affecting the tight junction. Boca Raton: CRC Press; 1992.

119. Rubin LL, Staddon JM. The cell biology of the blood-brain barrier. Annu Rev Neurosci. 1999;22:11–28.

120. Le Moellic C, Boulkroun S, Gonzalez-Nunez D, Dublineau I, Cluzeaud F, Fay M, Blot-Chabaud M, Farman N. Aldosterone and tight junctions: modulation of claudin-4 phosphorylation in renal collecting duct cells. Am J Physiol Cell Physiol. 2005;289(6):C1513–21.

121. Furuse M, Sasaki H, Tsukita S. Manner of interaction of heterogeneous claudin species within and between tight junction strands. J Cell Biol. 1999;147(4):891–903.

122. Tsukita S, Furuse M. Pores in the wall: claudins constitute tight junction strands containing aqueous pores. J Cell Biol. 2000;149:13–6.

123. Elkouby-Naor L, Ben-Yosef T, Kwang WJ. Functions of claudin tight junction proteins and their complex interactions in various physiological systems. Int Rev Cell Mol Biol. 2010;279:1–32. Academic.

124. Hou J, Renigunta A, Konrad M, Gomes AS, Schneeberger EE, Paul DL, Waldegger S, Goodenough DA. Claudin-16 and claudin-19 interact and form a cation-selective tight junction complex. J Clin Invest. 2008;118(2):619–28.

125. Günzel D, Yu ASL. Claudins and the modulation of tight junction permeability. Physiol Rev. 2013;93(2):525–69.

126. Van Itallie CM, Anderson JM. Claudins and epithelial paracellular transport. Annu Rev Physiol. 2006;68:403–29.

127. Colegio OR, Van Itallie CM, McCrea HJ, Rahner C, Anderson JM. Claudins create charge-selective channels in the paracellular pathway between epithelial cells. Am J Physiol Cell Physiol. 2002;283(1):C142–C7.

128. Hou J, Paul DL, Goodenough DA. Paracellin-1 and the modulation of ion selectivity of tight junctions. J Cell Sci. 2005;118(Pt 21):5109–18.

129. Alexandre MD, Jeansonne BG, Renegar RH, Tatum R, Chen YH. The first extracellular domain of claudin-7 affects paracellular Cl- permeability. Biochem Biophys Res Commun. 2007;357(1):87–91.

130. González-Mariscal L, Domínguez-Calderón A, Raya-Sandino A, Ortega-Olvera JM, Vargas-Sierra O, Martínez-Revollar G. Tight junctions and the regulation of gene expression. Semin Cell Dev Biol. 2014;36:213–23.

131. Peng S, Gan G, Rao VS, Adelman RA, Rizzolo LJ. Effects of proinflammatory cytokines on the claudin-19 rich tight junctions of human retinal pigment epithelium. Invest Ophthalmol Vis Sci. 2012;53(8):5016–28.

132. Burke JM, Hjelmeland LM. Mosaicism of the retinal pigment epithelium: seeing the small picture. Mol Interv. 2005;5(4):241–9.

133. Simon DB, Lu Y, Choate KA, Velazquez H, Al-Sabban E, Praga M, Casari G, Bettinelli A, Colussi G, Rodriguez-Soriano J, McCredie D, Milford D, Sanjad S, Lifton RP. Paracellin-1, a renal tight junction protein required for paracellular Mg2+ resorption. Science. 1999;285(5424):103–6.

134. Muller D, Kausalya PJ, Claverie-Martin F, Meij IC, Eggert P, Garcia-Nieto V, Hunziker W. A novel claudin 16 mutation associated with childhood hypercalciuria abolishes binding to ZO-1 and results in lysosomal mistargeting. Am J Hum Genet. 2003;73(6):1293–301.

135. Konrad M, Schaller A, Seelow D, Pandey AV, Waldegger S, Lesslauer A, Vitzthum H, Suzuki Y, Luk JM, Becker C, Schlingmann KP, Schmid M, Rodriguez-Soriano J, Ariceta G, Cano F, Enriquez R, Juppner H, Bakkaloglu SA, Hediger MA, Gallati S, Neuhauss SC, Nurnberg P, Weber S. Mutations in the tight-junction gene claudin 19 (CLDN19) are associated with renal magnesium wasting, renal failure, and severe ocular involvement. Am J Hum Genet. 2006;79(5):949–57.

136. Naeem M, Hussain S, Akhtar N. Mutation in the tight-junction gene claudin 19 (CLDN19) and familial hypomagnesemia, hypercalciuria, nephrocalcinosis (FHHNC) and severe ocular disease. Am J Nephrol. 2011;34(3):241–8.

137. Claverie-Martín F, García-Nieto V, Loris C, Ariceta G, Nadal I, Espinosa L, Fernández-Maseda Á, Antón-Gamero M, Avila Á, Madrid Á, González-Acosta H, Córdoba-Lanus E, Santos F, Gil-Calvo M, Espino M, García-Martinez E, Sanchez A, Muley R, RenalTube Group. Claudin-19 mutations and clinical phenotype in spanish patients with familial hypomagnesemia with hypercalciuria and nephrocalcinosis. PLoS One. 2013;8(1):e53151.

138. Al-Shibli A, Konrad M, Altay W, Al Masri O, Al-Gazali L, Al Attrach I. Familial hypomagnesemia with hypercalciuria and nephrocalcinosis (FHHNC): report of three cases with a novel mutation in CLDN19 gene. Saudi J Kidney Dis Transpl. 2013;24(2):338–44.

139. Faguer S, Chauveau D, Cintas P, Tack I, Cointault O, Rostaing L, Vargas-Poussou R, Ribes D. Renal, ocular, and neuromuscular involvements in patients with CLDN19 mutations. Clin J Am Soc Nephrol. 2011;6(2):355–60.

140. Liang GH, Weber CR. Molecular aspects of tight junction barrier function. Curr Opin Pharmacol. 2014;19:84–9.

141. Balda MS, Whitney JA, Flores C, González S, Cereijido M, Matter K. Functional dissociation of paracellular permeability and transepithelial electrical resistance and disruption of the apical-basolateral intramembrane diffusion barrier by expression of a mutant tight junction membrane protein. J Cell Biol. 1996;134:1031–49.

142. Ban Y, Rizzolo LJ. Differential regulation of tight junction permeability during development of the retinal pigment epithelium. Am J Physiol. 2000;279:C744–C50.

143. Watson CJ, Rowland M, Warhurst G. Functional modeling of tight junctions in intestinal cell monolayers using polyethylene glycol oligomers. Am J Physiol Cell Physiol. 2001;281(2):C388–97.

144. Van Itallie CM, Holmes J, Bridges A, Gookin JL, Coccaro MR, Proctor W, Colegio OR, Anderson JM. The density of small tight junction pores varies among cell types and is increased by expression of claudin-2. J Cell Sci. 2008;121(Pt 3):298–305.

145. Rochat T, Casale J, Hunninghake GW, Peterson MW. Neutrophil cathepsin G increases permeability of cultured type II pneumocytes. Am J Physiol. 1988;255:C603–11.

146. van Os C, de Jong MD, Slegers JF. Dimensions of polar pathways through rabbit gallbladder epithelium. The effect of phloretin on nonelectrolyte permeability. J Membr Biol. 1974;15:363–82.

147. Saint-Geniez M, Maharaj AS, Walshe TE, Tucker BA, Sekiyama E, Kurihara T, Darland DC, Young MJ, D'Amore PA. Endogenous VEGF is required for visual function: evidence for a survival role on muller cells and photoreceptors. PLoS One. 2008;3(11):e3554.

148. Reuss L. Epithelial transport. In: Hoffman JF, Jamieson JD, editors. Handbook of physiology section 14: cell physiology. New York: Oxford University Press; 1997. p. 309–88.

149. Sugita S, Usui Y, Horie S, Futagami Y, Aburatani H, Okazaki T, Honjo T, Takeuchi M, Mochizuki M. T-cell suppression by programmed cell death 1 ligand 1 on retinal pigment epithelium during inflammatory conditions. Invest Ophthalmol Vis Sci. 2009;50(6):2862–70.

150. Hughes BA, Gallemore RP, Miller SS. Transport mechanisms in the retinal pigment epithelium. In: Marmor MF, Wolfensberger TJ, editors. The retinal pigment epithelium. New York: Oxford University Press; 1998. p. 103–34.

151. Strauss O. The retinal pigment epithelium in visual function. Physiol Rev. 2005;85(3):845–81.

152. Wolburg H, Wolburg-Buchholz K, Liebner S, Engelhardt B. Claudin-1, claudin-2 and claudin-11 are present in tight junctions of choroid plexus epithelium of the mouse. Neurosci Lett. 2001;307(2):77–80.

153. Bunt-Milam AH, Saari JC, Klock IB, Garwin GG. Zonulae adherentes pore size in the external limiting membrane of the rabbit retina. Invest Ophthalmol Vis Sci. 1985;26:1377–80.

154. Takeuchi A, Kricorian G, Marmor MF. Albumin movement out of the subretinal space after experimental retinal detachment. Invest Ophthalmol Vis Sci. 1995;36(7):1298–305.

155. Omri S, Omri B, Savoldelli M, Jonet L, Thillaye-Goldenberg B, Thuret G, Gain P, Jeanny JC, Crisanti P, Behar-Cohen F. The outer limiting membrane (OLM) revisited: clinical implications. Clin Ophthalmol. 2010;4:183–95.

156. de Smet MD, Okada AA. Cystoid macular edema in uveitis. Dev Ophthalmol. 2010;47:136–47.

157. Vinores SA, Derevjanik NL, Ozaki H, Okamoto N, Campochiaro PA. Cellular mechanisms of blood-retinal barrier dysfunction in macular edema. Doc Ophthalmol. 1999;97(3–4):217–28.

158. Iacono P, Battaglia Parodi M, Falcomatà B, Bandello F. Central serous chorioretinopathy treatments: a mini review. Ophthalmic Res. 2015;55(2):76–83.

159. Peng S, Rahner C, Rizzolo LJ. Apical and basal regulation of the permeability of the retinal pigment epithelium. Invest Ophthalmol Vis Sci. 2003;44:808–17.

160. Chang CW, Ye L, Defoe DM, Caldwell RB. Serum inhibits tight junction formation in cultured pigment epithelial cells. Invest Ophthalmol Vis Sci. 1997;38:1082–93.

161. Marchiando AM, Shen L, Graham WV, Weber CR, Schwarz BT, Austin JR, Raleigh DR, Guan Y, Watson AJM, Montrose MH, Turner JR. Caveolin-1–dependent occludin endocytosis is required for TNF-induced tight junction regulation in vivo. J Cell Biol. 2010;189(1):111–26.

162. Oshima T, Laroux FS, Coe LL, Morise Z, Kawachi S, Bauer P, Grisham MB, Specian RD, Carter P, Jennings S, Granger DN, Joh T, Alexander JS. Interferon-gamma and interleukin-10 reciprocally regulate endothelial junction integrity and barrier function. Microvasc Res. 2001;61(1):130–43.

163. Bruewer M, Luegering A, Kucharzik T, Parkos CA, Madara JL, Hopkins AM, Nusrat A. Proinflammatory cytokines disrupt epithelial barrier function by apoptosis-independent mechanisms. J Immunol. 2003;171(11):6164–72.

164. Youakim A, Ahdieh M. Interferon-gamma decreases barrier function in T84 cells by reducing ZO-1 levels and disrupting apical actin. Am J Physiol. 1999;276(5 Pt 1):G1279–88.

165. Coyne CB, Vanhook MK, Gambling TM, Carson JL, Boucher RC, Johnson LG. Regulation of airway tight junctions by proinflammatory cytokines. Mol Biol Cell. 2002;13(9):3218–34.

166. Fish SM, Proujansky R, Reenstra WW. Synergistic effects of interferon gamma and tumour necrosis factor alpha on T84 cell function. Gut. 1999;45(2):191–8.

167. Li R, Maminishkis A, Banzon T, Wan Q, Jalickee S, Chen S, Miller SS. IFN{gamma} regulates retinal pigment epithelial fluid transport. Am J Physiol Cell Physiol. 2009;297(6):C1452–65.

168. Miller SS, Maminishkis A, Li R, Adijanto J. Retinal pigment epithelium: cytokine modulation of epithelial physiology. In: Dartt D, editor. Encyclopedia of the eye, vol. 4. Oxford: Academic; 2010. p. 89–100.

169. Madara JL. Regulation of the movement of solutes across tight junctions. Annu Rev Physiol. 1998;60:143–59.

170. Yang P, McKay BS, Allen JB, Jaffe GJ. Effect of NF-kappa B inhibition on TNF-alpha-induced apoptosis in human RPE cells. Invest Ophthalmol Vis Sci. 2004;45(7):2438–46.

171. Seisenberger S, Peat JR, Hore TA, Santos F, Dean W, Reik W. Reprogramming DNA methylation in the mammalian life cycle: building and breaking epigenetic barriers. Philos Trans R Soc Lond Ser B Biol Sci. 2013;368(1609):20110330.

第 3 章

RPE吞噬作用

Claudia Müller,Silvia C. Finnemann

引言

RPE 在视网膜中形成一个极化的单层结构。其基底外侧附着于一个特殊的基底膜,即 Bruch 膜,并毗邻脉络膜血管系统。其顶端表面上的微绒毛延伸到视网膜下空间,面对神经视网膜的视锥细胞与视杆细胞。RPE 细胞在特异性支持光感受器和普遍性支持神经视网膜功能方面发挥着重要作用,包括定向运输离子、水和代谢产物,吸收光,分泌生长因子和其他信号蛋白,参与视觉周期和吞噬废弃的光感受器外节(POS)片段[1],这些作用对于视觉形成是至关重要的。由于光感受器细胞和 RPE 细胞都是有丝分裂后的非迁移性细胞,在哺乳动物眼球中,二者的相互作用持续存在,单个 RPE 细胞需要持续发挥作用,以维持视功能。

RPE 对 POS 的吞噬清除是其日常工作任务,对维持光感受器的功能十分重要。在实验动物模型中,编码 RPE 吞噬机制相关蛋白的基因发生突变所致的 RPE 吞噬功能缺乏或异常会损害视网膜功能和完整性[2-5],在人类中,会导致视网膜色素变性(RP)[Parinot 和 Nandrot 最新综述 (2016)][6]。此外,受氧化应激和其他可能的年龄相关

性因素影响,RPE 细胞受损,不能有效降解吞噬的 POS, 会导致 RPE 中修饰蛋白和脂类(如细胞质溶酶体)来源的储存细胞器中的脂褐素的沉积[5-8]。过度的脂褐素沉积对人类和实验动物的 RPE 和视网膜有害,与年龄相关性黄斑变性有关[9,10]。

在脊椎动物的视网膜中,光感受器外节不断更新变成对光敏感的外节部分, 这一过程产生损坏的蛋白质和脂质。感光细胞通过持续协调远端外节末端(大多数是老化的)脱落与近端外节新膜盘形成,使两者达到平衡,从而修复并保持其外节的恒定长度[11]。RPE 是通过受体介导的吞噬作用清除脱落的光感受器碎片来参与这一过程[12]。

促进 POS 末端同步脱落的分子机制仍不明确。在视杆细胞 POS 脱落时,POS 末端的质膜会将磷脂酰丝氨酸(PS)外化,发生凋亡的细胞发出"吃掉我"的信号[13]。通过细胞外的桥接配体及其吞噬受体,RPE 细胞识别暴露的 PS。此外,RPE 细胞还能以昼夜节律模式同步增强 PS 外化,以配合其吞噬高峰。因此,外节末端同步脱落不是光感受器细胞自主的活动,而是需要 RPE 的活动。

在哺乳动物中,RPE 对 POS 的清除受到光照和昼夜节律的影响[14]。视锥细胞和视杆细胞都会脱落 POS[12,15-17]。有的哺乳动物的视锥细胞脱落 POS 是在光照开始时发

生,有的是在夜间发生[18-25]。相反,在所有被研究的物种中,视杆细胞都是在光照开始时脱落 POS。由于视杆细胞构成了啮齿动物和人类视网膜中绝大多数的光感受器,在光照开始时,视杆细胞 POS 脱落促进 RPE 吞噬活动和摄取的暴发,随后一段时间,吞噬活动相对不活跃,RPE 细胞的吞噬溶酶体处理被吞噬的 POS[5,14]。RPE 细胞以酶解的方式分解 POS 蛋白和 POS 衍生的脂质,其中一部分用于新陈代谢,另一部分再循环到光感受器[26-30]。

总而言之,光感受器和 RPE 合作、协调,从而保证生命活动中外节功能的维持。脱落的 POS 需要 RPE 细胞吞噬和降解,以维持日常活动,这种独特而巨大的吞噬负荷使 RPE 细胞成为人体中最活跃的吞噬细胞类型。

量化 RPE 吞噬能力的试验方法

研究 RPE 吞噬作用可以通过 RPE 体内原位检测,或者向体外培养的 RPE 细胞中加入试验性吞噬颗粒。这两种方法都有独特的优势,可互补。在下文中我们将讨论每种方法的优势和具体操作。

与原位检测体内 RPE 细胞的吞噬作用相比,在体外培养的 RPE 细胞中进行吞噬检测有以下 3 个明显的优点:①可以在吞噬前或吞噬过程中对 RPE 细胞进行遗传或药理学处理;②将野生型 POS 加入突变型 RPE,反之亦然,以确定一个目的基因改变是否会影响外节段更新过程中 RPE 或光感受器的活动或对两者都有影响;③细胞培养分析可以在试验中分别研究吞噬过程中粒子识别/结合、内化和消化等不同阶段,从而深入了解每个步骤对特定基因和分子的依赖性。培养中的 RPE 细胞可以保持活跃的吞噬能力,特别是对于分离的 POS[31]。然

而,培养中的 RPE 的吞噬活性可能随细胞培养条件的不同而不同。因此,必须坚持严格的培养流程和试验计划。加入 RPE 细胞中进行细胞培养检测吞噬作用的 POS,可以按照已经建立的固定流程从新鲜的猪、牛或大鼠等视网膜中获得[32,33]。大批量 POS 可以人工制备,深低温冷冻分装储存,确保颗粒的质量和数量在不同试验之间的差异最小化。POS 可以在使用前用荧光染料进行共价标记或放射性标记。此外,用特异性 POS 抗体标记固定样本可以检测到 POS,如转导蛋白或视紫红质。最常用的是视紫红质抗体,因为视蛋白是迄今为止 POS 中含量最丰富的蛋白质,目前针对明确的视紫红质抗原表位的可靠的单克隆抗体已有商品化制剂[34,35]。在吞噬发生前,使用 RNA 沉默降低候选蛋白表达水平,或者在吞噬发生前或吞噬过程中使用药理分子,有助于确定特定分子在吞噬过程中的作用。值得注意的是,RPE 细胞需要细胞外分子作为 RPE 表面受体和 POS 之间的固定桥接配体(详见"RPE 细胞对 POS 的识别和结合"和"细胞表面受体和介导 POS 内化的 RPE 信号通路"章节)。这些因子在视网膜中的生理水平较低,在 POS 吞噬检测试验中,必须通过纯化配体蛋白或添加胎牛血清的方式补充这些因子,以促进 POS 的结合和吞噬,胎牛血清是一种可以有效支持 RPE 吞噬作用但分子成分不明确的混合物[31,36]。

通过在合适的 POS 活动和活动后孵化时期(在不连续的脉冲追逐型 POS 吞噬作用测定中)选择性添加结合受体来竞争内化受体桥蛋白,并有效运用啮齿类 RPE 细胞在培养温度高于 17℃时与 POS 结合,在温度低于 25℃时不能够进行内化这一特点,研究 RPE 吞噬过程的特异性结合、内化和降解的不同阶段[37,38]。例如,在20℃下,POS 孵化的结合受体配体只允许 POS 结合,此时研究的就是结合过程本身,在清除

多余的 POS 后,产生预结合 POS 的 RPE 细胞,补充内化受体配体并转换到 37℃,以监控具体的内化步骤。

流式细胞术可以用来量化培养的 RPE 细胞中吞噬的 POS。移除或淬灭结合但未内化的 POS 荧光,可以区分结合和内化的 POS 物质[39,40]。基于流式细胞术的分析可以定量大量 RPE 细胞摄取的 POS,从而深入了解单个细胞的 POS 摄取水平和细胞群中摄取 POS 的细胞占比。

我们倾向于使用免疫荧光显微镜观察固定完整的 RPE 单层来研究 POS 的吞噬,它能识别结合和内吞后的 POS 片段,同时监测细胞形态。非透化固定后,对表面结合的 POS 进行选择性免疫荧光标记,可以区分结合和内化的 POS[41]。当 RPE 细胞生长分化成极化单层立方体形状时,利用共聚焦显微镜可以根据它们与紧密连接标志物 ZO-1 或纤维状肌动蛋白的相对位置来区分表面结合和内吞荧光的 POS。为了完成这一分析,要把整个细胞组成的 x-y 轴图分成两个不重叠的顶端和中心 z 轴图。顶端 z 轴图只用来显示位于紧密连接之上的 POS 信号/顶端微绒毛的纤维状肌动蛋白的标志物染色,这些是结合的 POS。中心 z 轴图只包含位于紧密连接下方的细胞部分或顶端纤维状肌动蛋白标志物,这种分离 z 轴图的最大投影使同一样本中结合和内吞的 POS 可以进行量化和计数(图 3.1)[42]。

除了上述方法和如图 3.1 所示的方法外,还有一些试验性的方法,如基于荧光显微镜或免疫印迹来量化研究 RPE 细胞对 POS 的结合和吞噬功能,可以提供相似的观察角度或者聚焦于 POS 的吞噬体酸化过程[43,44]。

与体外培养 RPE 细胞的 POS 吞噬作用不同,视网膜的 RPE 吞噬活动与光感受器外节的再生长和脱落直接相关。在健康的视网膜上,当光照开始时,视杆细胞 POS 脱落,促使 RPE 立即清除 POS,POS 脱落过程中的任何障碍都会继发性影响 POS 的吞噬。此外,动物模型研究表明,RPE 的吞噬功能异常也会继而影响 POS 的脱落[13]。在动物模型中,RPE 的吞噬摄取可能发现其中一种或者两种细胞都存在异常情况。在体情况下,由于完整的外节和脱落的 POS 直接毗邻 RPE 的顶端表面,在 RPE 细胞吞噬过程中,并不发生真正的 POS 与 RPE 结合。然而,RPE 表面受体对细胞外桥蛋白的识别激活了和 RPE 体外培养一样的信号通路导致内化[5]。在体原位研究 RPE 的吞噬利用了外节段更新高度同步并受到严格的昼夜节律影响这一事实。在视网膜的横断面上,电子显微镜根据形态和位置识别被吞噬的 POS[7,45],而光镜显微镜是根据 POS 标志物的免疫反应性进行识别[46]。计算特定时间点实验动物 RPE 中 POS 吞噬体数量与光照发生的关系,可以量化光照发生时 RPE 的吞噬负荷,这是衡量吞噬能力的一个标准,RPE 中 POS 吞噬体在后续时间点减少可以反映 POS 的消化情况[47]。将实验动物 POS 的吞噬体数量与年龄和品系匹配的对照动物进行并列比较,可以深入了解基因型改变或试验处理对其影响。除了切片观察,RPE 的吞噬作用也可以通过制备 RPE 铺片来观察。取出新鲜视网膜后,可直接观察和检测酸化的 POS 吞噬体[48],也可以在固定和处理后应用 POS 标志物免疫荧光显微镜观察[47,49]。

综上所述,通过对体外培养 RPE 吞噬作用的分析,可以监测和干预结合/识别、内化和消化的不同步骤,确定这些步骤中的参与分子。相比之下,在体内观察 RPE 的吞噬作用,阐明生理条件下一个分子与视网膜结构和功能的相关性,提供了重要补充。

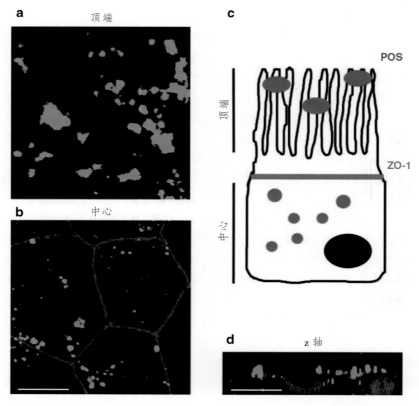

图 3.1　共聚焦显微镜分析吞噬的光感受器外节(POS),以区分结合和内吞的 POS 颗粒。(a)顶端 x–y 共聚焦投影显示 POS(绿色)位于紧密连接之上,表明该区域缺乏 ZO1 标记。这些被量化为结合的 POS。(b)中心 x–y 投影显示紧密连接(ZO1,红色)和内吞的 POS(绿色)。(c)在共聚焦显微镜下,按照紧密连接标志物的相对位置来量化区分结合和内吞的 POS。RPE 细胞核以黑色表示。(d)x–z 共聚焦投影显示相对于细胞核(蓝色),ZO–1 染色的紧密连接(红色)和 POS(绿色)。在紧密连接下方的是内吞的 POS。(Reproduced from Davis et al. 2017.)

RPE 吞噬作用的分子机制

　　RPE 吞噬作用属于一组非炎症清除吞噬机制,体内其他吞噬细胞利用其来清除凋亡细胞和细胞碎片,从蠕虫到人都保持这一机制[38,50,51]。吞噬作用的识别/结合和吞噬步骤需要特定的吞噬细胞表面受体蛋白的参与和下游信号传导。虽然免疫系统的专业吞噬细胞,如巨噬细胞或树突状细胞拥有许多表面受体,可以触发或参与清除吞噬过程,但 RPE 细胞仅拥有和使用有限的分子库进行 POS 吞噬。图 3.2 中的示意图总结了我们目前对 RPE 吞噬 POS 的分子机制的认识。

RPE 细胞对 POS 的识别与结合

　　在 POS 清除过程的识别/结合步骤中,RPE 细胞对光感受器外节远端暴露的磷脂酰丝氨酸(PS)做出反应,这是一个“吃掉我”的信号[13]。POS 识别需要启动 RPE 细胞顶端的主动吞噬机制。整合素受体 αvβ5 是唯一定位在 RPE 细胞顶端的整合素家族受体。一些在体动物实验和细胞培养试验提供了补充证据,表明 αvβ5 是人和啮齿动物的 RPE 细胞中主要的 POS 识别受体[5,52-54]。

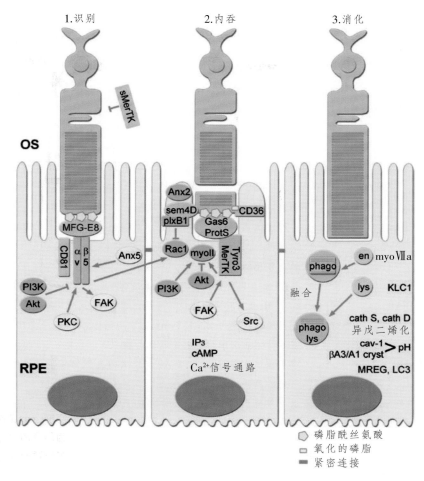

图 3.2 迄今为止已知的参与 RPE 吞噬作用的 3 个不同步骤的分子和机制。在每个不同步骤中，RPE 顶部表面的受体用粉红色、紫色表示，细胞骨架相关蛋白用绿色表示，细胞间信号分子用玫瑰红色表示，降解相关分子用蓝色表示，细胞间配体用灰色表示。相关蛋白分子作用的简介和缩写见表 3.1，蛋白作用在正文详细描述。并非所有参与 RPE 吞噬作用的蛋白都被囊括在内。

αvβ5 整合蛋白的配体结合活性是受到高度调节的。RPE 细胞通过胞质蛋白激酶 C（PKC）依赖性通路来促进 αvβ5 受体锚定于纤维状肌动蛋白细胞骨架，这是 RPE 对 POS 识别功能所必需的[38]。细胞表面的 αvβ5 整合蛋白水平受到其与胞质膜联蛋白 A5 之间相互作用的调节（图 3.2 中的 Anx5）[55]。此外，αvβ5 整合素及其内化之间的反馈机制会影响 αvβ5 的活性，因此 αvβ5 整合素表面水平提高并不会增加 POS 结合比例[56]。αvβ5 的活性最终依赖其质

膜上四次跨膜蛋白共受体 CD81。CD81 并不作为 POS 本身的结合受体发挥作用，但 CD81 抑制或过表达会降低或增加 αvβ5 整合素的颗粒结合[57]。

活化的 αvβ5 受体并不直接与其底物，即携带 PS 的 POS 结合，而是通过细胞外桥蛋白来调节 POS。视网膜下间隙含有分泌的 PS 结合糖蛋白，包括 S 蛋白、Gas6 和乳脂球-EGF8（MFG-E8）。其中，MFG-E8 特异性地桥接 POS 和 RPE 细胞的 αvβ5 整合素受体[36]。MFG-E8 可能是由感光细胞和 RPE

表 3.1　参与 RPE 吞噬的蛋白(图 3.2)

蛋白(缩写)	作用	参考文献
AKT 激酶(Akt)	具有纤维状肌动蛋白募集和 POS 吞噬功能的胞质信号传感器	[80]
膜联蛋白 A5(Anx5)	αvβ5 整合素表面水平的胞质调节剂	[55]
膜联蛋白 A2(Anx2)	在 POS 同步摄取中起作用的胞质信号传感器	[49]
αvβ5 整合素(αvβ5)	RPE 细胞表面识别受体,能够识别产生 PS 的 POS	[5,52-54]
βA3/A1 晶体蛋白	在吞噬体成熟(酸化)中起作用的胞质信号传感器	[108,109]
组织蛋白酶 D、组织蛋白酶 S	在 POS 蛋白(视蛋白)降解中起作用的溶酶体酶	[8,30,102,103]
小窝蛋白-1(cav-1)	在吞噬体成熟(酸化)中起作用的细胞质信号传感器	[47]
CD36	识别氧化磷脂的 RPE 细胞表面受体	[73-77]
CD81	αvβ5 整合素的四次跨膜蛋白共受体	[57]
黏附斑激酶(FAK)	介导 MerTK 激活的胞质信号传感器	[5,36,78]
Gas6、S 蛋白	视网膜下间隙中 MertK/Tyro3 的分泌配体	[67-70]
驱动蛋白-1 轻链 1(KLC1)	在吞噬体转运中起作用的胞质引擎	[101]
黑素调节素(MREG)	在吞噬体成熟(LC3 相关)中起作用的胞质信号传感器	[110,111]
Mer 酪氨酸激酶(MerTK)	触发吞噬和限制 POS 识别的 RPE 细胞表面吞噬受体	[2,3,56,61-64]
乳脂球-EGF8(MFG-E8)	视网膜下间隙中 αvβ5 整合素的分泌配体	[36,58]
肌球蛋白 7a(myoⅦA)	作用于内吞后吞噬体转运的胞质引擎	[97]
非肌肉肌球蛋白 Ⅱ(myoⅡ)	在 POS 内吞中起作用的胞质引擎	[79]
磷酸肌醇 3-激酶(PI3K)	在 POS 内吞中起作用的胞质信号传感器	[80]
丛状蛋白 B1(plxB1)	协调 RPE 吞噬活性且终止的 RPE 细胞表面受体	[96]
蛋白激酶 C(PKC)	调节 αvβ5 整合素与纤维状肌动蛋白锚定的胞质信号传感器	[38]
Rab 护送蛋白-1(REP-1)	在吞噬体-溶酶体融合中起作用的胞质信号传感器	[104]
Rac1 GTP 酶	调节吞噬杯中纤维状肌动蛋白组装的细胞溶质信号传感器	[43]
信号素 4D	视网膜下间隙丛状蛋白 B1 的激活配体	[96]
可溶性 MerTK 细胞外片段(sMerTK)	具有体外抑制作用的 MerTK 诱导受体	[70]
Src 激酶(Src)	在 POS 内吞中起作用的胞质信号传感器	[90]
酪氨酸激酶 Tyro3 受体(Tyro3)	MerTK 旁系同源蛋白;如果是 RPE 表达的,可代替 MerTK	[65,66]

细胞共同分泌到视网膜下间隙的[58]。阻断 αvβ5 整合素以及 αvβ5 或 MFG-E8 缺乏会大大降低 RPE 细胞的 POS 结合。然而，在完整的视网膜中，光感受器外节、POS 和 RPE 顶端表面的 αvβ5 受体始终密切接触，这一结合过程并不真正发生。然而，在光照发生后缺乏 β5 整合素或 MFG-E8 的小鼠 RPE 中没有出现 POS 吞噬体的特征性早高峰，而是在一天中的所有时间都表现为较低但恒定的水平[5,36]。因此，MFG-E8 调节的 POS 与 αvβ5 整合素受体的结合及其连接促进了 POS 内吞的同步峰值。老年 β5 敲除小鼠表现出视力下降和 RPE 中自发荧光脂褐素样物质的沉积，表明了 POS 的节律性清除对视网膜的长期健康和功能的重要性[5]。

细胞表面受体和介导 POS 内化的 RPE 信号通路

αvβ5 整合素的抗体阻断会显著降低 POS 结合，但表面结合颗粒的内化不受影响[53]。αvβ5 下游信号传导是吞噬 αvβ5 结合的 POS 的必要条件，但并非充分条件。因此，POS 吞噬过程的内化步骤除了需要一组不同的表面受体及其下游信号外，还需要 POS 与 αvβ5 整合素结合激活信号传导。

因为有合适的动物模型，关于 POS 吞噬，特别是其具体的内化步骤的研究得以被大大推进。皇家外科学院（RCS）大鼠于 1938 年首次被确认，此后作为遗传性失明的模型被广泛用于研究[3,59]。Mullen 和 LaVail 在 1976 年发现 RCS 大鼠的视网膜变性是由 RPE 清除吞噬作用的缺陷而非光感受器缺陷引起的[3,41,60]。2000 年，RCS 大鼠的致病基因突变被确定为受体酪氨酸激酶 Mer（MerTK）的基因缺失。在 RCS 大鼠中，MERTK 基因的缺失突变会产生转录缩短和 MerTK 蛋白的缺失[61,62]。通过腺病毒将 MerTK 传递至 RCS 大鼠的 RPE 细胞可挽救吞噬细胞缺陷，并改善 RCS 大鼠视网膜完整性[63,64]。靶向突变产生了一种 MerTK 基因敲除的小鼠模型，该模型是 RCS 大鼠的表型复制[2]。在 RCS 大鼠和 MerTK 敲除小鼠模型中，光感受器持续从内节端生长，但 RPE 细胞无法内吞 POS。因此，外节拉长和扭曲，之后外节碎片和可能脱落的 POS 在视网膜下隙积聚，进一步导致感光器受压，最终死亡。值得注意的是，缺乏 MerTK 的小鼠 RPE 中 Tyro3 表达增加，不会导致小鼠发生视网膜变性[65]，Tyro3 是一种受体酪氨酸激酶，其结构和配体结合活性与 MerTK 非常相似[66]。综上所述，这些数据说明MerTK 或等效 RTK 的活性对 RPE 细胞的 POS 吞噬作用非常重要。

与 αvβ5 整合素类似，MerTK 或 Tyro3 不直接与消耗或脱落的 POS 相互作用，而是通过可溶性桥蛋白连接发挥作用。S 蛋白和 Gas6 是一个蛋白质家族的成员，其既具有由 RTK 共享的结合域，又具有 POS 暴露的 PS 的结合域。敲除了 Gas6 或 S 蛋白的小鼠的视网膜表型正常，但这两种配体的缺失会导致感光细胞死亡，这在 MerTK 大鼠和早期快速视网膜变性小鼠中可见[67,68]。这些动物实验数据表示，RTK 配体的功能重叠。事实上，这两种蛋白质都可以引起培养的 RPE 细胞的 MerTK 受体结合、激活和内化 POS[69]。相比之下，其他细胞培养试验提示，S 蛋白和 Gas6 可能会对 MerTK 下游信号发挥明显的调节作用[70]。其他不相关的桥接配体，如 tubby 和 tubby 样蛋白 1、半乳凝素 3 已被发现，但它们的生理意义尚未被验证[71,72]。S 蛋白/Gas6 显然是一起通过 MerTK 参与 POS 的内化作用的，但可能需要更多的试验来阐明它们的作用以及其他参与的分子及机制。

除了 RTK 活性外，RPE 还利用 CD36 受体结合来激活 POS 的内吞，CD36 在吞噬细胞表面的顶端表达[73]。它能够识别氧化的脂质或脂蛋白，在吞噬过程中，CD36 在结合后的步骤中起作用，并且与 POS 结合受体 αvβ5 整合素相互独立[74]。CD36 依赖于高强度光照下视网膜产生的特定氧化磷脂，可能与 CD36 下游的促炎信号传导相关，这提示 CD36 可能提高受损视网膜中的 RPE 吞噬活性，但不影响健康视网膜的昼夜节律性外节更新[75-77]。

RPE 吞噬受体通过结合桥接蛋白调节脱落的 POS 激活胞质信号通路，重组细胞，吞噬颗粒，在这一过程中需要 αvβ5 整合素和 MerTK/Tyro3 下游的信号传导活动。

胞质酪氨酸激酶黏附斑激酶（FAK）是 αvβ5 整合素和 MerTK 结合和内吞机制的重要信号分子。FAK 通过增加磷酸化来增加该受体活性，从而直接或间接调节 MerTK 活性[78]。FAK 居于复合体中，其中 αvβ5 分布于 RPE 的顶端胞膜结构域，即 POS 吞噬作用位点。在 POS 结合过程中，αvβ5 整合素首先会增加 FAK 向顶端复合体的聚集，复合体中的 FAK 的多个酪氨酸基团处发生磷酸化。磷酸化的 FAK 从复合体中解离，进而从顶膜重新分布到 RPE 细胞质中。在啮齿动物的视网膜中，体内 FAK 的磷酸化和活性在光照后立即达到峰值。在光照发生后 2 小时，可以检测到 MerTK 的同步酪氨酸磷酸化。敲除了 β5 整合素和 MFG-E8 的小鼠中没有这些活性峰值，这表明在 POS 清除的日间高峰期间需要 MFG-E8-αvβ5 的信号传导通路来提高 MerTK 活性[5,36]。

与 αvβ5 信号调节 MerTK 一样，反向受体的相互作用也发生在 RPE 细胞中：RPE 细胞使用 MerTK 依赖的反馈机制来限制 αvβ5 整合素与吞噬颗粒的结合[56]，暂时或永久缺乏 MerTK 表达的 RPE 细胞通过表面的 αvβ5 受体结合过量的 POS。在体内和体外 POS 吞噬过程中，一小部分 MerTK 片段被裂解并被可溶性细胞外片段（sMerTK）释放，进一步促进对 RPE 吞噬能力的调节。sMerTK 可能作为诱捕受体，阻断 RPE 细胞的 MerTK 配体，而细胞培养试验发现，sMerTK 主要影响 POS 的结合[70]。

与所有形式的吞噬作用一样，纤维状肌动蛋白细胞骨架重构是 RPE 细胞吞噬粒子的主要过程[51]。RPE 顶端长的微绒毛以纤维状肌动蛋白为基底，伸入视网膜下间隙，与完整的感光器外节接触结合。这些结构可能与表面结合的吞噬颗粒下方新生的纤维状肌动蛋白聚集不同，后者被用于形成吞噬过程所需的、被称为"吞噬杯"的结构。POS 内化需要吞噬杯的闭合，这取决于纤维状肌动蛋白进一步重组和质膜的融合。

在 RPE 细胞吞噬 POS 过程中，αvβ5 整合素和 MerTK 信号传导均有助于纤维状肌动蛋白动力学。纤维状肌动蛋白细胞骨架动力学的主要细胞调节因子是 Rho GTPase 家族，激活的 Rac1 作为该家族成员，可促进纤维状肌动蛋白细胞骨架成分的聚集。MFG-E8 连接的 αvβ5 整合素是通过 FAK 激活 MerTK 和通过 Rac1 募集纤维状肌动蛋白的过程所必需的。这两种途径都是吞噬清除所必需的，但 Rac1 的激活不需要 MerTK[43]。膜联蛋白 A2（图 3.2 中的 Anx2）是一种胞质 Ca^{2+} 和磷脂结合蛋白，同时也是纤维状肌动蛋白动力的调节剂，作用于吞噬杯闭合时吞噬作用的早期阶段[49]。在培养的 RPE 细胞中，膜联蛋白 A2 被招募到新生的吞噬杯中，一旦吞噬小体被内化，膜联蛋白 A2 就会解离。在野生型小鼠中，膜联蛋白 A2 的酪氨酸磷酸化在吞噬活性达到峰值时会增加。在敲除了膜联蛋白 A2 的小鼠中，POS 的吞噬作用稍微减弱，FAK 的激活峰值出现延迟但未消除。这些观察结果表明，膜联蛋白 A2 招募形成吞噬小体会激活 Src 激酶，这是激活 FAK 和下游 MerTK 所必需的过程。

MerTK 直接参与了纤维状肌动蛋白的

细胞骨架重排,因其动员非肌肉肌球蛋白Ⅱ
(图 3.2 中的 myoⅡ) 从 RPE 细胞外围转移
到 POS 内吞位点[79]。Akt 信号通路参与调控
这一过程, 因为在培养的 RPE 细胞中,Akt
抑制不仅增加了吞噬杯的数量, 而且加强
了纤维状肌动蛋白和肌球蛋白Ⅱ向单个吞
噬杯的聚集[80]。Akt 的这一作用是独立的,
PI3 激酶在 POS 内吞中的作用与 Akt 不同:
POS 结合过程中,抑制 PI3 激酶可以减弱纤
维状肌动蛋白与结合的 POS 的联合,并抑
制内吞过程,但不影响肌球蛋白Ⅱ的聚集。
值得注意的是, 与它们在内在化过程中的
相反作用不同,抑制 Akt 或 PI3 激酶都能增
加培养的 RPE 细胞与 POS 的结合。综上所
述, 在 POS 结合过程中,Akt 在 PI3 激酶下
游作用,Akt 在早期对纤维状肌动蛋白组装
和结合微粒下方重排起抑制作用, 这与
PI3-激酶促进 OS 吞噬的作用完全不同。

有研究显示,IP_3/Ca^{2+}细胞内信号系统
的信号介质以及 cAMP 第二信使系统均对
体外 RPE 吞噬进程有调节作用。在培养的
RPE 细胞中, 通过药理学方法升高细胞内
cAMP 水平,可降低 ROS 的吞噬作用,而类
似的 cGMP 水平升高则没有影响[81-83]。刺激
RPE 腺苷 A2 受体,会诱导细胞内 cAMP 的
产生,也会降低培养的 RPE 细胞的 POS内化
过程[84]。在培养的 RPE 细胞吞噬 POS 过程
中,MerTK 的阻断可能会增加 IP_3, 进而激
活结合的 POS 的摄取[78,85,86]。用药理学方法
提高 IP_3 水平足以增加培养的 RCS 大鼠
RPE 细胞的吞噬活性[87]。正如 RTK/IP_3信号
传导所预期的结果,RPE 吞噬作用还涉及
细胞内游离钙离子的增加[88]。已有报道指
出, 在结合的 POS 的区域中,RPE 单分子
层中存在 Ca^{2+}水平的波动[89]。然而,IP_3信号
传导的特异性和基础靶点仍有待发现。

Src 激酶与 MerTK 相互作用,细胞吞噬
发生后以及 MerTK 下游,Src 激酶磷酸化和
活化会增加[90]。在 Src 信号的下游,GDP 解

离抑制剂 α (GDI1)的 MerTK 依赖性酪氨
酸磷酸化可能会调节 Rab GTPase 依赖性
膜动力学改变,如囊泡融合[91]。

在 RPE 吞噬过程中,Src 激酶信号通路
的另一个下游作用是激活 L 型 Ca^{2+}通道[92]。
在培养的 RPE 细胞中, 阻断 L 型通道可以
减弱吞噬作用, 而且阻断 POS 结合受体整
合素会激活 L 型钙离子通道的活性[40]。此
外,MaxiK Ca^{2+}依赖性 K^+(BK)通道、L 型 Ca^{2+}
通道和 bestrophin-1 有助于细胞内 Ca^{2+}稳
态,并影响培养的 RPE 细胞对 POS 的吞噬
作用[93]。小鼠缺乏 BK 或 $Ca_{av}1.3$ L 型 Ca^{2+}通
道导致吞噬节律发生改变和外节缩短,提
示 POS 脱落和外节生长失衡[94]。此外,最近
的一项研究发现,培养的人 RPE 细胞钙离子
峰值频率和粒子摄取显示出 cAMP 依赖性
的昼夜节律[95]。这些信号传导过程是否与已
知的 POS 吞噬机制相关,以及如何关联仍
有待研究。

总之,αvβ5 整合素和 MerTK 通过上述
讨论的复杂信号机制的连接, 导致翻译后
蛋白质活性变化,通过改变蛋白质磷酸化
和 GTP 负荷变化,允许重新排列 POS 摄入
所需的细胞骨架和质膜的重新排列。

在光照开始后, 眼睛的这些过程以同
步和高度协调的方式发生, 促进了特征性
的吞噬作用高峰。重要的是,RPE 细胞在
早晨吞噬活动结束时,升高的信号通路迅
速终止[5,43]。我们只部分了解每天的吞噬高
峰后视网膜中抑制吞噬信号的分子机制。
这些分子机制包括 RPE 表面受体丛状蛋
白 B1(plxnB1;图 3.2 中的 plxB1)通过其在
大鼠视网膜中发现的配体信号素 4D(se-
ma4D;图 3.2 中的 Sem4D)的同步激活,尤
其是在视锥细胞内部或视锥细胞上[96]。在野
生型(非 RCS)吞噬功能缺陷的大鼠视网膜
中, 相比光照发生前 1 小时和光照发生后 3
小时,光照发生后 1 小时的 sema4D 水平及
plxnB1 磷酸化水平降低。在光照发生后1 小

时，缺乏 plxnB1 或 sema4D 的小鼠 RPE 中 POS 数量增加，表明 sema4D/plxnB1 信号通路的生理功能是减弱吞噬高峰。从机制上考虑，plxnB1 信号通路对吞噬作用所需要的纤维状肌动蛋白动力学起抑制作用：在 POS 活动期间，向培养的 RPE 细胞中添加纯化的 Sema4D，可以防止 Rac1 GTPase 的激活，阻止 POS 的内化，但不影响 POS 的结合。

RPE 细胞对吞噬 POS 的加工和降解

RPE 细胞需要迅速和完全消化内化的 POS 物质，以防止未消化的碎片逐渐积聚，这些碎片对 RPE 有毒并可能导致与年龄相关的视网膜功能障碍。吞噬体(图 3.2 中的 phago) 从 RPE 顶端移动到基底部区域后成熟，并与溶酶体(图 3.2 中的 lys)融合，形成吞噬溶酶体(图 3.2 中的 phago lys)并降解其内容物。对这些吞噬溶酶体消化的分子控制机制我们仍然知之甚少。

RPE 细胞内吞后的吞噬体转运既取决于纤维状肌动蛋白，又取决于微管依赖性过程。在 shaker-1 小鼠模型中，RPE 细胞缺乏功能性纤维状肌动蛋白运动肌球蛋白 ⅦA (图 3.2 中的 myo Ⅶa)，吞噬体从富含纤维状肌动蛋白的顶端区域退出存在延迟[97,98]。人类肌球蛋白 ⅦA 突变导致 Usher 1B，这是一种聋盲症[99,100]。

POS 吞噬体离开顶端纤维状肌动蛋白细胞骨架，前往 RPE 细胞的中央和基底区域移动途中，是沿着微管双向移动，同时与驱动蛋白-1 轻链 1(KLC1) 相关联[101]。缺乏 KLC1 会导致吞噬体运输缺陷，可能会降低吞噬体与其他囊泡融合的概率。POS 吞噬体降解受损最终会增加 RPE 和 RPE 沉积物的积累，从而形成促氧化、促炎的细胞环境。

降解内吞的 POS 蛋白和脂质成分需要酶的水解。早期的研究集中在 POS 视蛋白降解上，视蛋白是迄今为止 POS 中最丰富的蛋白。在成熟早期，吞噬体向细胞体运动，

与内体(图 3.2 中的 en)短暂地相互作用，因此在吞噬体-溶酶体融合之前，视蛋白经历了一定的蛋白水解[35]。已经证实，组织蛋白酶 D 和组织蛋白酶 S(图 3.2 中的 cath D、cath S) 的活性和吞噬体酸化对于有效的溶酶体视蛋白降解至关重要[30,45]。在表达 cath D 突变形式的转基因小鼠中，这种突变导致 RPE 细胞的 POS 内化过程受损，自发荧光视蛋白阳性包含物沉积[8]。最终，与 cath D 阳性溶酶体的融合促进了视蛋白的逐步降解[35]。在吞噬溶酶体中，cath D 的同步出现与可检测的视蛋白水平降低和进行性酸化相关[102]。在 RPE 中，cath D 活性是波动的，当吞噬活动达到峰值时，cath D 活性也达到当日最大值[103]。

最近的研究揭示了 POS 脂质消化的重要性。为了处理 POS 脂质，并使代谢中间体循环回到视网膜外层，RPE 细胞通过脂肪酸 β-氧化和生酮途径支持细胞的能量需求，并防止脂质累积导致氧化应激和线粒体功能障碍。POS 吞噬体的成熟和加工过程与酮体生成和 β-羟基丁酸酯(β-HB)的释放有关[27]。受到 POS 刺激后，培养的 RPE 细胞顶端释放的酮体 β-HB 水平增加。小鼠的 RPE/脉络膜外植体主要在光照发生后每日吞噬活动高峰时释放 β-HB。吞噬体处理延迟或吞噬体脂质含量异常的动物模型显示，β-HB 释放存在时间偏移，说明严格的时间调节对维持视网膜长期健康的重要性。

我们对 POS 吞噬体加工控制的理解仍然是有限的，但是有证据表明，其在细胞器融合水平上受到精确调控。Rab 护送蛋白-1(REP-1) 支持 Rab GTP 酶的翻译后异戊二烯修饰，从而控制囊泡的形成、运动、对接和融合。培养的缺乏 REP-1 的 RPE 细胞可以像对照组正常细胞一样进行 POS 内化，但 POS 蛋白清除出现延迟[104]。这提示 REP-1 缺失可以通过 Rab GTP 酶活性异常抑制 POS 特异性吞噬体溶酶体的融合。一

般来说，与溶酶体的融合是确保 POS 吞噬体 pH 值充分降至足以发生酶水解的必要步骤。即使吞噬体中存在 cath D，巴佛洛霉素 A1 对空泡型 ATP 酶（v-ATP 酶）质子泵的抑制也能防止 POS 的降解[102]。酸化受到受信号传导的影响，这种信号传导通过腺苷 A2 受体、P2X7 受体和 CFTR 等受体进行，其是动态的还是受特异性 POS 日清除控制还有待研究[105-107]。支架蛋白小窝蛋白-1（图 3.2 中的 cav-1）促进 POS 吞噬溶酶体的酸化。在体内和细胞培养中，小窝蛋白-1 存在于成熟的 RPE 细胞吞噬溶酶体上，对吞噬溶酶体中 POS 的降解非常重要[47]。在体内特异性删除了小窝蛋白-1 的 RPE 中溶酶体酶水平和活性的节律性发生逆转，并损害了光感受器功能。降低培养的 RPE 细胞中小窝蛋白-1 蛋白水平足以减弱溶酶体的酸化，并降低溶酶体酶和吞噬溶酶体酶的活性。

类似小窝蛋白-1，βA3/A1 晶体蛋白（图 3.2 中的 βA3/A1 cryst）位于溶酶体上，其是降解 POS 所必需的[108]。在特定敲除了 RPE 上 βA3/A1 晶体蛋白的小鼠中，v-ATP 酶的活性降低，溶酶体 pH 值升高，导致未消化的 POS 累积。从机制上来说，βA3/A1 晶体蛋白通过与 v-ATP 酶质子泵成分相互作用并调节其活性来影响溶酶体酸化[109]。

除了每 24 小时完成一次 POS 更新外，RPE 细胞还必须协调 POS 更新过程与其他细胞维护活动。具体来说，通过自噬过程调节的常规的细胞器维护和蛋白质聚集物的降解过程也需要消耗溶酶体。事实上，POS 降解的分子机制与巨噬细胞的自噬机制是部分重叠的，并且通过共同使用溶酶体的两种降解途径相互影响。最近发现，RPE 细胞中 POS 吞噬体和自噬体上共同存在的微管相关蛋白 1 轻链 3（LC3）参与了一种新的 RPE 吞噬分类，属于"LC3 相关吞噬"（LAP）通路[110]。黑色素调节蛋白（MREG）是在 RPE 细胞中协调 POS 转换和巨噬细胞自噬的一种关键蛋白，它是一种细胞内分选蛋白，推测这种蛋白在包括溶酶体成熟和细胞内运输在内的细胞器生物发生中起作用。缺乏 MREG 会导致 cath D 的活性降低，体内和培养的 RPE 细胞对内吞的 POS 的降解延迟[7]。在 RPE 中，MREG 通过与 LC3 相互作用，并协调其与吞噬体的关联来连接并平衡巨噬细胞的自噬和吞噬过程[111]。

综上所述，RPE 细胞严格调控内吞的 POS 的降解，以确保与自噬协调，并在 24 小时内完成并及时应对下一次吞噬高峰。细胞内加工是如何被吞噬细胞表面受体触发及其相关的信号通路尚未明确。

RPE 细胞的 POS 清除吞噬功能缺陷与人类视网膜疾病

在 POS 更新中具有特定分子或工程缺陷的动物模型显示，从 RCS 大鼠的快速早期发病和完全性视网膜变性，到未消化 POS 碎片的逐渐异常积累，随后出现光感受器功能障碍[5]，或者短暂寿命的啮齿动物的视觉功能几乎未受影响[7]等视网膜异常。在人类患者中，遗传性的 POS 吞噬功能障碍以及之后的退化都与遗传性视网膜变性性疾病相关。

视网膜色素变性是一种严重的视网膜退化性疾病，在早期发作的患者中发现了吞噬受体 MerTK 的致病性突变[112]。MerTK 突变也与罕见的视网膜营养不良和严重的视杆视锥细胞营养不良有关[113, 114]。迄今为止，在已发现的 MerTK 突变中，RCS 大鼠中快速和彻底的视网膜变性并没有在人类 RP 中被发现，这表明患者的 POS 吞噬作用有一定程度的保留，可能通过部分活跃的 MerTK，也可能通过其他替代途径。

另一种 RPE、光感受器和脉络膜进行性退化，即无脉络膜症（CHM）是由编码

REP-1 的 CHM 基因突变引起的[115]。CHM 患者的 REP-1 蛋白较少或缺乏[116,117]，并表现出 RPE 中未经加工的 POS 物质积聚和脉络膜中炎症细胞过多[104]。

RPE 细胞是有丝分裂后具有高度吞噬活性和高代谢需求的细胞。随着年龄的增长，人类 RPE 中部分降解和氧化的碎片物质逐渐在自发荧光的脂褐质颗粒中积聚。脂褐素富含氧化脂质，包括对 RPE 具有直接和特异性毒性并对 RPE 吞噬活性有害的类视黄醇衍生物[118,119]。脂褐素源于 POS 吞噬溶酶体和（或）自噬体内容物中不完全降解、氧化产物的长期逐渐积累。尽管尚未明确，但所有证据表明，在老化的人眼中，过量的脂褐素的积累会损害 RPE 的功能和健康，继而影响视力，因为受损的 RPE 细胞对神经视网膜的支持失败。

展望

在理解 POS 吞噬作用方面，技术和概念的进展令人鼓舞，为病理状态下 RPE 的新型治疗方法的发展奠定了基础。具体来说，MerTK 突变相关的视网膜退化已经成为基因和细胞替代疗法以及药物研究的焦点。在 RCS 大鼠和敲除了 MerTK 的小鼠动物模型中，AAV hMerTK 载体治疗可恢复光感受器[120,121]。针对不同形式的 MerTK 相关视网膜营养不良的临床试验正在进行中[122]。各种干细胞，如多能干细胞（hESC）、诱导多能干细胞（iPSC）和成体 RPE 干细胞（RPESC）来源的 RPE 细胞替代疗法也正在开发中[123]。此外，患者特异性诱导 iPSC 衍生的 RPE 模型已经被用于研究，这一模型可用于筛选潜在的新疗法，如在 MerTK–RPE 无意义变体中，通过诱导药物恢复全长蛋白[124]。

在基础研究方面，已经明确光感受器的生长和脱落，脱落 POS 尖端的吞噬、降解和废物的清除必须严密协调，遵循精确的稳态平衡，这对于维持光感受器和 RPE 的正常细胞活动非常重要。在 RPE 细胞和光感受器细胞精细调节这些过程中所涉及的信号传导机制，包括 RPE 细胞如何促进脱落等方面仍有很多问题。关于吞噬体的形成、降解、循环和向视网膜和脉络膜转运的过程仍须进一步研究。期待近年来方法学的进展可以在不久的将来解决这些重要问题。

（刘凡菲 高朋芬 译）

参考文献

1. Strauss O. The retinal pigment epithelium in visual function. Physiol Rev. 2005;85(3):845–81.
2. Duncan JL, LaVail MM, Yasumura D, Matthes MT, Yang H, Trautmann N, et al. An RCS-like retinal dystrophy phenotype in mer knockout mice. Invest Ophthalmol Vis Sci. 2003;44(2):826–38.
3. Dowling JE, Sidman RL. Inherited retinal dystrophy in the rat. J Cell Biol. 1962;14:73–109.
4. Bok D, Hall MO. The role of the pigment epithelium in the etiology of inherited retinal dystrophy in the rat. J Cell Biol. 1971;49(3):664–82.
5. Nandrot EF, Kim Y, Brodie SE, Huang X, Sheppard D, Finnemann SC. Loss of synchronized retinal phagocytosis and age-related blindness in mice lacking αvβ5 integrin. J Exp Med. 2004;200(12):1539–45.
6. Parinot C, Nandrot EF. A comprehensive review of mutations in the MERTK proto-oncogene. Adv Exp Med Biol. 2016;854:259–65.
7. Damek-Poprawa M, Diemer T, Lopes VS, Lillo C, Harper DC, Marks MS, et al. Melanoregulin (MREG) modulates lysosome function in pigment epithelial cells. J Biol Chem. 2009;284(16):10877–89.
8. Rakoczy PE, Zhang D, Robertson T, Barnett NL, Papadimitriou J, Constable IJ, et al. Progressive age-related changes similar to age-related macular degeneration in a transgenic mouse model. Am J Pathol. 2002;161(4):1515–24.
9. Sparrow JR, Boulton M. RPE lipofuscin and its role in retinal pathobiology. Exp Eye Res. 2005;80(5):595–606.
10. Delori FC, Goger DG, Dorey CK. Age-related accumulation and spatial distribution of lipofuscin in RPE of normal subjects. Invest Ophthalmol Vis Sci. 2001;42(8):1855–66.
11. Young RW. The renewal of photoreceptor cell outer segments. J Cell Biol. 1967;33(1):61–72.
12. Young RW, Bok D. Participation of the retinal pigment epithelium in the rod outer segment renewal process. J Cell Biol. 1969;42(2):392–403.
13. Ruggiero L, Connor MP, Chen J, Langen R, Finnemann SC. Diurnal, localized exposure of phosphatidylserine by rod outer segment tips in wild-type

but not Itgb5−/− or Mfge8−/− mouse retina. Proc Natl Acad Sci U S A. 2012;109(21):8145–8.

14. LaVail MM. Rod outer segment disk shedding in rat retina: relationship to cyclic lighting. Science. 1976;194(4269):1071–4.

15. Steinberg RH, Wood I, Hogan MJ. Pigment epithelial ensheathment and phagocytosis of extrafoveal cones in human retina. Philos Trans R Soc Lond Ser B Biol Sci. 1977;277(958):459–74.

16. Anderson DH, Fisher SK. Disc shedding in rod-like and conelike photoreceptors of tree squirrels. Science. 1975;187(4180):953–5.

17. Anderson DH, Fisher SK, Erickson PA, Tabor GA. Rod and cone disc shedding in the rhesus monkey retina: a quantitative study. Exp Eye Res. 1980;30(5):559–74.

18. Bobu C, Craft CM, Masson-Pevet M, Hicks D. Photoreceptor organization and rhythmic phagocytosis in the nile rat Arvicanthis ansorgei: a novel diurnal rodent model for the study of cone pathophysiology. Invest Ophthalmol Vis Sci. 2006;47(7):3109–18.

19. Bobu C, Hicks D. Regulation of retinal photoreceptor phagocytosis in a diurnal mammal by circadian clocks and ambient lighting. Invest Ophthalmol Vis Sci. 2009;50(7):3495–502.

20. Immel JH, Fisher SK. Cone photoreceptor shedding in the tree shrew (Tupaia belangerii). Cell Tissue Res. 1985;239(3):667–75.

21. Fisher SK, Pfeffer BA, Anderson DH. Both rod and cone disc shedding are related to light onset in the cat. Invest Ophthalmol Vis Sci. 1983;24(7):844–56.

22. Young RW. The daily rhythm of shedding and degradation of cone outer segment membranes in the lizard retina. J Ultrastruct Res. 1977;61(2):172–85.

23. Young RW. The daily rhythm of shedding and degradation of rod and cone outer segment membranes in the chick retina. Invest Ophthalmol Vis Sci. 1978;17(2):105–16.

24. O'Day WT, Young RW. Rhythmic daily shedding of outer-segment membranes by visual cells in the goldfish. J Cell Biol. 1978;76(3):593–604.

25. Tabor GA, Fisher SK, Anderson DH. Rod and cone disc shedding in light-entrained tree squirrels. Exp Eye Res. 1980;30(5):545–57.

26. Bibb C, Young RW. Renewal of fatty acids in the membranes of visual cell outer segments. J Cell Biol. 1974;61(2):327–43.

27. Reyes-Reveles J, Dhingra A, Alexander D, Bragin A, Philp NJ, Boesze-Battaglia K. Phagocytosis-dependent ketogenesis in retinal pigment epithelium. J Biol Chem. 2017;292(19):8038–47.

28. Bazan NG, Gordon WC, Rodriguez de Turco EB. Docosahexaenoic acid uptake and metabolism in photoreceptors: retinal conservation by an efficient retinal epithelial cell-mediated recycling process. Adv Exp Med Biol. 1992;318:295–306.

29. Rodriguez de Turco EB, Parkins N, Ershov AV, Bazan NG. Selective retinal pigment epithelial cell lipid metabolism and remodeling conserves photoreceptor docosahexaenoic acid following phagocy-tosis. J Neurosci Res. 1999;57(4):479–86.

30. Rakoczy PE, Mann K, Cavaney DM, Robertson T, Papadimitreou J, Constable IJ. Detection and possible functions of a cysteine protease involved in digestion of rod outer segments by retinal pigment epithelial cells. Invest Ophthalmol Vis Sci. 1994;35(12):4100–8.

31. Mayerson PL, Hall MO. Rat retinal pigment epithelial cells show specificity of phagocytosis in vitro. J Cell Biol. 1986;103(1):299–308.

32. Parinot C, Rieu Q, Chatagnon J, Finnemann SC, Nandrot EF. Large-scale purification of porcine or bovine photoreceptor outer segments for phagocytosis assays on retinal pigment epithelial cells. J Vis Exp. 2014;94:52100.

33. Molday RS, Molday LL. Identification and characterization of multiple forms of rhodopsin and minor proteins in frog and bovine rod outer segment disc membranes. Electrophoresis, lectin labeling, and proteolysis studies. J Biol Chem. 1979;254(11):4653–60.

34. Esteve-Rudd J, Lopes VS, Jiang M, Williams DS. In vivo and in vitro monitoring of phagosome maturation in retinal pigment epithelium cells. Adv Exp Med Biol. 2014;801:85–90.

35. Wavre-Shapton ST, Meschede IP, Seabra MC, Futter CE. Phagosome maturation during endosome interaction revealed by partial rhodopsin processing in retinal pigment epithelium. J Cell Sci. 2014;127(Pt 17):3852–61.

36. Nandrot EF, Anand M, Almeida D, Atabai K, Sheppard D, Finnemann SC. Essential role for MFG-E8 as ligand for αvβ5 integrin in diurnal retinal phagocytosis. Proc Natl Acad Sci U S A. 2007;104(29):12005–10.

37. Mazzoni F, Safa H, Finnemann SC. Understanding photoreceptor outer segment phagocytosis: use and utility of RPE cells in culture. Exp Eye Res. 2014;126:51–60.

38. Finnemann SC, Rodriguez-Boulan E. Macrophage and retinal pigment epithelium phagocytosis: apoptotic cells and photoreceptors compete for αvβ3 and αvβ5 integrins, and protein kinase C regulates αvβ5 binding and cytoskeletal linkage. J Exp Med. 1999;190(6):861–74.

39. Westenskow PD, Moreno SK, Krohne TU, Kurihara T, Zhu S, Zhang ZN, et al. Using flow cytometry to compare the dynamics of photoreceptor outer segment phagocytosis in iPS-derived RPE cells. Invest Ophthalmol Vis Sci. 2012;53(10):6282–90.

40. Karl MO, Kroeger W, Wimmers S, Milenkovic VM, Valtink M, Engelmann K, et al. Endogenous Gas6 and Ca²⁺-channel activation modulate phagocytosis by retinal pigment epithelium. Cell Signal. 2008;20(6):1159–68.

41. Chaitin MH, Hall MO. Defective ingestion of rod outer segments by cultured dystrophic rat pigment epithelial cells. Invest Ophthalmol Vis Sci. 1983;24(7):812–20.

42. Davis RJ, Alam NM, Zhao C, Muller C, Saini JS, Blenkinsop TA, et al. The developmental stage of adult human stem cell-derived retinal pigment epithelium cells influences transplant efficacy for vision

rescue. Stem Cell Reports. 2017;9(1):42–9.

43. Mao Y, Finnemann SC. Essential diurnal Rac1 activation during retinal phagocytosis requires αvβ5 integrin but not tyrosine kinases focal adhesion kinase or Mer tyrosine kinase. Mol Biol Cell. 2012;23(6):1104–14.

44. Guha S, Coffey EE, Lu W, Lim JC, Beckel JM, Laties AM, et al. Approaches for detecting lysosomal alkalinization and impaired degradation in fresh and cultured RPE cells: evidence for a role in retinal degenerations. Exp Eye Res. 2014;126:68–76.

45. Bosch E, Horwitz J, Bok D. Phagocytosis of outer segments by retinal pigment epithelium: phagosome-lysosome interaction. J Histochem Cytochem. 1993;41(2):253–63.

46. Sethna S, Finnemann SC. Analysis of photoreceptor rod outer segment phagocytosis by RPE cells in situ. Methods Mol Biol. 2013;935:245–54.

47. Sethna S, Chamakkala T, Gu X, Thompson TC, Cao G, Elliott MH, et al. Regulation of phagolysosomal digestion by caveolin-1 of the retinal pigment epithelium is essential for vision. J Biol Chem. 2016;291(12):6494–506.

48. Mao Y, Finnemann SC. Live imaging of lysotracker-labelled phagolysosomes tracks diurnal phagocytosis of photoreceptor outer segment fragments in rat RPE tissue ex vivo. Adv Exp Med Biol. 2016;854:717–23.

49. Law AL, Ling Q, Hajjar KA, Futter CE, Greenwood J, Adamson P, et al. Annexin A2 regulates phagocytosis of photoreceptor outer segments in the mouse retina. Mol Biol Cell. 2009;20(17):3896–904.

50. Penberthy KK, Ravichandran KS. Apoptotic cell recognition receptors and scavenger receptors. Immunol Rev. 2016;269(1):44–59.

51. Mao Y, Finnemann SC. Regulation of phagocytosis by Rho GTPases. Small GTPases. 2015;6(2):89–99.

52. Miceli MV, Newsome DA, Tate DJ Jr. Vitronectin is responsible for serum-stimulated uptake of rod outer segments by cultured retinal pigment epithelial cells. Invest Ophthalmol Vis Sci. 1997;38(8):1588–97.

53. Finnemann SC, Bonilha VL, Marmorstein AD, Rodriguez-Boulan E. Phagocytosis of rod outer segments by retinal pigment epithelial cells requires αvβ5 integrin for binding but not for internalization. Proc Natl Acad Sci U S A. 1997;94(24):12932–7.

54. Lin H, Clegg DO. Integrin αvβ5 participates in the binding of photoreceptor rod outer segments during phagocytosis by cultured human retinal pigment epithelium. Invest Ophthalmol Vis Sci. 1998;39(9):1703–12.

55. Yu C, Munoz LE, Boeltz S, Finnemann SC. Contribution of annexin A5 to diurnal phagocytosis by the retinal pigment epithelium. ARVO Annual Meeting Abstract. Invest Ophthalmol Vis Sci. 2016;57(12):237.

56. Nandrot EF, Silva KE, Scelfo C, Finnemann SC. Retinal pigment epithelial cells use a MerTK-dependent mechanism to limit the phagocytic particle binding activity of αvβ5 integrin. Biol Cell. 2012;104(6):326–41.

57. Chang Y, Finnemann SC. Tetraspanin CD81 is required for the αvβ5-integrin-dependent particle-binding step of RPE phagocytosis. J Cell Sci. 2007;120(Pt 17):3053–63.

58. Burgess BL, Abrams TA, Nagata S, Hall MO. MFG-E8 in the retina and retinal pigment epithelium of rat and mouse. Mol Vis. 2006;12:1437–47.

59. Bourne MC, Campbell DA, Tansley K. Hereditary degeneration of the rat retina. Br J Ophthalmol. 1938;22(10):613–23.

60. Mullen RJ, LaVail MM. Inherited retinal dystrophy: primary defect in pigment epithelium determined with experimental rat chimeras. Science. 1976;192(4241):799–801.

61. D'Cruz PM, Yasumura D, Weir J, Matthes MT, Abderrahim H, LaVail MM, et al. Mutation of the receptor tyrosine kinase gene Mertk in the retinal dystrophic RCS rat. Hum Mol Genet. 2000;9(4):645–51.

62. Nandrot E, Dufour EM, Provost AC, Pequignot MO, Bonnel S, Gogat K, et al. Homozygous deletion in the coding sequence of the c-mer gene in RCS rats unravels general mechanisms of physiological cell adhesion and apoptosis. Neurobiol Dis. 2000;7(6 Pt B):586–99.

63. Feng W, Yasumura D, Matthes MT, LaVail MM, Vollrath D. Mertk triggers uptake of photoreceptor outer segments during phagocytosis by cultured retinal pigment epithelial cells. J Biol Chem. 2002;277(19):17016–22.

64. Vollrath D, Feng W, Duncan JL, Yasumura D, D'Cruz PM, Chappelow A, et al. Correction of the retinal dystrophy phenotype of the RCS rat by viral gene transfer of Mertk. Proc Natl Acad Sci U S A. 2001;98(22):12584–9.

65. Vollrath D, Yasumura D, Benchorin G, Matthes MT, Feng W, Nguyen NM, et al. Tyro3 modulates Mertk-associated retinal degeneration. PLoS Genet. 2015;11(12):e1005723.

66. Lew ED, Oh J, Burrola PG, Lax I, Zagorska A, Traves PG, et al. Differential TAM receptor-ligand-phospholipid interactions delimit differential TAM bioactivities. Elife. 2014;3:e03385.

67. Prasad D, Rothlin CV, Burrola P, Burstyn-Cohen T, Lu Q, Garcia de Frutos P, et al. TAM receptor function in the retinal pigment epithelium. Mol Cell Neurosci. 2006;33(1):96–108.

68. Burstyn-Cohen T, Lew ED, Traves PG, Burrola PG, Hash JC, Lemke G. Genetic dissection of TAM receptor-ligand interaction in retinal pigment epithelial cell phagocytosis. Neuron. 2012;76(6):1123–32.

69. Hall MO, Obin MS, Heeb MJ, Burgess BL, Abrams TA. Both protein S and Gas6 stimulate outer segment phagocytosis by cultured rat retinal pigment epithelial cells. Exp Eye Res. 2005;81(5):581–91.

70. Law AL, Parinot C, Chatagnon J, Gravez B, Sahel JA, Bhattacharya SS, et al. Cleavage of Mer tyrosine kinase (MerTK) from the cell surface contributes to the regulation of retinal phagocytosis. J Biol Chem. 2015;290(8):4941–52.

71. Caberoy NB, Zhou Y, Li W. Tubby and tubby-like protein 1 are new MerTK ligands for phagocytosis. EMBO J. 2010;29(23):3898–910.

72. Caberoy NB, Alvarado G, Bigcas JL, Li W. Galectin-3 is a new MerTK-specific eat-me signal. J Cell Physiol. 2012;227(2):401–7.

73. Ryeom SW, Sparrow JR, Silverstein RL. CD36 participates in the phagocytosis of rod outer segments by retinal pigment epithelium. J Cell Sci. 1996;109(Pt 2):387–95.

74. Finnemann SC, Silverstein RL. Differential roles of CD36 and αvβ5 integrin in photoreceptor phagocytosis by the retinal pigment epithelium. J Exp Med. 2001;194(9):1289–98.74.

75. Sun M, Finnemann SC, Febbraio M, Shan L, Annangudi SP, Podrez EA, et al. Light-induced oxidation of photoreceptor outer segment phospholipids generates ligands for CD36-mediated phagocytosis by retinal pigment epithelium: a potential mechanism for modulating outer segment phagocytosis under oxidant stress conditions. J Biol Chem. 2006;281(7):4222–30.

76. Picard E, Houssier M, Bujold K, Sapieha P, Lubell W, Dorfman A, et al. CD36 plays an important role in the clearance of oxLDL and associated age-dependent sub-retinal deposits. Aging (Albany NY). 2010;2(12):981–9.

77. Gnanaguru G, Choi AR, Amarnani D, D'Amore PA. Oxidized lipoprotein uptake through the CD36 receptor activates the NLRP3 inflammasome in human retinal pigment epithelial cells. Invest Ophthalmol Vis Sci. 2016;57(11):4704–12.

78. Finnemann SC. Focal adhesion kinase signaling promotes phagocytosis of integrin-bound photoreceptors. EMBO J. 2003;22(16):4143–54.

79. Strick DJ, Feng W, Vollrath D. Mertk drives myosin II redistribution during retinal pigment epithelial phagocytosis. Invest Ophthalmol Vis Sci. 2009;50(5):2427–35.

80. Bulloj A, Duan W, Finnemann SC. PI 3-kinase independent role for AKT in F-actin regulation during outer segment phagocytosis by RPE cells. Exp Eye Res. 2013;113:9–18.

81. Edwards RB, Bakshian S. Phagocytosis of outer segments by cultured rat pigment epithelium. Reduction by cyclic AMP and phosphodiesterase inhibitors. Invest Ophthalmol Vis Sci. 1980;19(10):1184–8.

82. Hall MO, Abrams TA, Mittag TW. The phagocytosis of rod outer segments is inhibited by drugs linked to cyclic adenosine monophosphate production. Invest Ophthalmol Vis Sci. 1993;34(8):2392–401.

83. Edwards RB, Flaherty PM. Association of changes in intracellular cyclic AMP with changes in phagocytosis in cultured rat pigment epithelium. Curr Eye Res. 1986;5(1):19–26.

84. Gregory CY, Abrams TA, Hall MO. Stimulation of A2 adenosine receptors inhibits the ingestion of photoreceptor outer segments by retinal pigment epithelium. Invest Ophthalmol Vis Sci. 1994;35(3):819–25.

85. Heth CA, Schmidt SY. Protein phosphorylation in retinal pigment epithelium of Long-Evans and Royal College of Surgeons rats. Invest Ophthalmol Vis Sci. 1992;33(10):2839–47.

86. Heth CA, Marescalchi PA. Inositol triphosphate generation in cultured rat retinal pigment epithelium.

Invest Ophthalmol Vis Sci. 1994;35(2):409–16.

87. Heth CA, Marescalchi PA, Ye L. IP3 generation increases rod outer segment phagocytosis by cultured Royal College of Surgeons retinal pigment epithelium. Invest Ophthalmol Vis Sci. 1995;36(6):984–9.

88. Wimmers S, Karl MO, Strauss O. Ion channels in the RPE. Prog Retin Eye Res. 2007;26(3):263–301.

89. Kindzelskii AL, Elner VM, Elner SG, Yang D, Hughes BA, Petty HR. Toll-like receptor 4 (TLR4) of retinal pigment epithelial cells participates in transmembrane signaling in response to photoreceptor outer segments. J Gen Physiol. 2004;124(2):139–49.

90. Shelby SJ, Colwill K, Dhe-Paganon S, Pawson T, Thompson DA. MERTK interactions with SH2-domain proteins in the retinal pigment epithelium. PLoS One. 2013;8(2):e53964.

91. Shelby SJ, Feathers KL, Ganios AM, Jia L, Miller JM, Thompson DA. MERTK signaling in the retinal pigment epithelium regulates the tyrosine phosphorylation of GDP dissociation inhibitor alpha from the GDI/CHM family of RAB GTPase effectors. Exp Eye Res. 2015;140:28–40.

92. Strauss O, Buss F, Rosenthal R, Fischer D, Mergler S, Stumpff F, et al. Activation of neuroendocrine L-type channels (alpha1D subunits) in retinal pigment epithelial cells and brain neurons by pp60(c-src). Biochem Biophys Res Commun. 2000;270(3):806–10.

93. Strauss O, Reichhart N, Gomez NM, Muller C. Contribution of ion channels in calcium signaling regulating phagocytosis: maxiK, cav1.3 and bestrophin-1. Adv Exp Med Biol. 2016;854:739–44.

94. Müller C, Mas Gomez N, Ruth P, Strauss O. CaV1.3 L-type channels, maxiK Ca(2+)-dependent K(+) channels and bestrophin-1 regulate rhythmic photoreceptor outer segment phagocytosis by retinal pigment epithelial cells. Cell Signal. 2014;26(5):968–78.

95. Ikarashi R, Akechi H, Kanda Y, Ahmad A, Takeuchi K, Morioka E, et al. Regulation of molecular clock oscillations and phagocytic activity via muscarinic Ca²⁺ signaling in human retinal pigment epithelial cells. Sci Rep. 2017;7:44175.

96. Bulloj A, Maminishkis A, Mizui M, Finnemann SC. Semaphorin4D-PlexinB1 signaling attenuates photoreceptor outer segment phagocytosis by reducing Rac1 activity of RPE cells. Mol Neurobiol. 2017;55(5):4320–32.

97. Gibbs D, Kitamoto J, Williams DS. Abnormal phagocytosis by retinal pigmented epithelium that lacks myosin VIIa, the Usher syndrome 1B protein. Proc Natl Acad Sci U S A. 2003;100(11):6481–6.

98. Udovichenko IP, Gibbs D, Williams DS. Actin-based motor properties of native myosin VIIa. J Cell Sci. 2002;115(Pt 2):445–50.

99. Weil D, Blanchard S, Kaplan J, Guilford P, Gibson F, Walsh J, et al. Defective myosin VIIA gene responsible for Usher syndrome type 1B. Nature. 1995;374(6517):60–1.

100. Petit C. Usher syndrome: from genetics to pathogenesis. Annu Rev Genomics Hum Genet. 2001;2:271–97.

101. Jiang M, Esteve-Rudd J, Lopes VS, Diemer T,

Lillo C, Rump A, et al. Microtubule motors transport phagosomes in the RPE, and lack of KLC1 leads to AMD-like pathogenesis. J Cell Biol. 2015;210(4):595–611.

102. Deguchi J, Yamamoto A, Yoshimori T, Sugasawa K, Moriyama Y, Futai M, et al. Acidification of phagosomes and degradation of rod outer segments in rat retinal pigment epithelium. Invest Ophthalmol Vis Sci. 1994;35(2):568–79.

103. Kim IT, Kwak JS. Degradation of phagosomes and diurnal changes of lysosomes in rabbit retinal pigment epithelium. Korean J Ophthalmol. 1996;10(2):82–91.

104. Gordiyenko NV, Fariss RN, Zhi C, MacDonald IM. Silencing of the CHM gene alters phagocytic and secretory pathways in the retinal pigment epithelium. Invest Ophthalmol Vis Sci. 2010;51(2):1143–50.

105. Guha S, Baltazar GC, Coffey EE, Tu LA, Lim JC, Beckel JM, et al. Lysosomal alkalinization, lipid oxidation, and reduced phagosome clearance triggered by activation of the P2X7 receptor. FASEB J. 2013;27(11):4500–9.

106. Liu J, Lu W, Guha S, Baltazar GC, Coffey EE, Laties AM, et al. Cystic fibrosis transmembrane conductance regulator contributes to reacidification of alkalinized lysosomes in RPE cells. Am J Physiol Cell Physiol. 2012;303(2):C160–9.

107. Liu J, Lu W, Reigada D, Nguyen J, Laties AM, Mitchell CH. Restoration of lysosomal pH in RPE cells from cultured human and ABCA4$^{(-/-)}$ mice: pharmacologic approaches and functional recovery. Invest Ophthalmol Vis Sci. 2008;49(2):772–80.

108. Zigler JS Jr, Zhang C, Grebe R, Sehrawat G, Hackler L Jr, Adhya S, et al. Mutation in the betaA3/A1-crystallin gene impairs phagosome degradation in the retinal pigmented epithelium of the rat. J Cell Sci. 2011;124(Pt 4):523–31.

109. Valapala M, Wilson C, Hose S, Bhutto IA, Grebe R, Dong A, et al. Lysosomal-mediated waste clearance in retinal pigment epithelial cells is regulated by CRYBA1/betaA3/A1-crystallin via v-ATPase-mTORC1 signaling. Autophagy. 2014;10(3):480–96.

110. Kim JY, Zhao H, Martinez J, Doggett TA, Kolesnikov AV, Tang PH, et al. Noncanonical autophagy promotes the visual cycle. Cell. 2013;154(2):365–76.

111. Frost LS, Lopes VS, Bragin A, Reyes-Reveles J, Brancato J, Cohen A, et al. The Contribution of melanoregulin to microtubule-associated protein 1 Light Chain 3 (LC3) associated phagocytosis in retinal pigment epithelium. Mol Neurobiol. 2015;52(3):1135–51.

112. Gal A, Li Y, Thompson DA, Weir J, Orth U, Jacobson SG, et al. Mutations in MERTK, the human orthologue of the RCS rat retinal dystrophy gene, cause retinitis pigmentosa. Nat Genet. 2000;26(3):270–1.

113. Thompson DA, McHenry CL, Li Y, Richards JE, Othman MI, Schwinger E, et al. Retinal dystrophy due to paternal isodisomy for chromosome 1 or chromosome 2, with homoallelism for mutations in RPE65 or MERTK, respectively. Am J Hum Genet. 2002;70(1):224–9.

114. McHenry CL, Liu Y, Feng W, Nair AR, Feathers KL, Ding X, et al. MERTK arginine-844-cysteine in a patient with severe rod-cone dystrophy: loss of mutant protein function in transfected cells. Invest Ophthalmol Vis Sci. 2004;45(5):1456–63.

115. Seabra MC, Brown MS, Goldstein JL. Retinal degeneration in choroideremia: deficiency of rab geranylgeranyl transferase. Science. 1993;259(5093):377–81.

116. MacDonald IM, Mah DY, Ho YK, Lewis RA, Seabra MC. A practical diagnostic test for choroideremia. Ophthalmology. 1998;105(9):1637–40.

117. Sergeev YV, Smaoui N, Sui R, Stiles D, Gordiyenko N, Strunnikova N, et al. The functional effect of pathogenic mutations in Rab escort protein 1. Mutat Res. 2009;665(1–2):44–50.

118. Vives-Bauza C, Anand M, Shiraz AK, Magrane J, Gao J, Vollmer-Snarr HR, et al. The age lipid A2E and mitochondrial dysfunction synergistically impair phagocytosis by retinal pigment epithelial cells. J Biol Chem. 2008;283(36):24770–80.

119. Lakkaraju A, Finnemann SC, Rodriguez-Boulan E. The lipofuscin fluorophore A2E perturbs cholesterol metabolism in retinal pigment epithelial cells. Proc Natl Acad Sci U S A. 2007;104(26):11026–31.

120. LaVail MM, Yasumura D, Matthes MT, Yang H, Hauswirth WW, Deng WT, et al. Gene therapy for MERTK-associated retinal degenerations. Adv Exp Med Biol. 2016;854:487–93.

121. Conlon TJ, Deng WT, Erger K, Cossette T, Pang JJ, Ryals R, et al. Preclinical potency and safety studies of an AAV2-mediated gene therapy vector for the treatment of MERTK associated retinitis pigmentosa. Hum Gene Ther Clin Dev. 2013;24(1):23–8.

122. Ghazi NG, Abboud EB, Nowilaty SR, Alkuraya H, Alhommadi A, Cai H, et al. Treatment of retinitis pigmentosa due to MERTK mutations by ocular subretinal injection of adeno-associated virus gene vector: results of a phase I trial. Hum Genet. 2016;135(3):327–43.

123. Yvon C, Ramsden CM, Lane A, Powner MB, da Cruz L, Coffey PJ, et al. Using stem cells to model diseases of the outer retina. Comput Struct Biotechnol J. 2015;13:382–9.

124. Ramsden CM, Nommiste B, Lane AR, Carr AF, Powner MB, Smart MJK, et al. Rescue of the MERTK phagocytic defect in a human iPSC disease model using translational read-through inducing drugs. Sci Rep. 2017;7(1):51.

第 4 章

RPE离子通道

Nadine Reichhart，Olaf Strauβ

引言

从生命诞生之初，感光器官的演化就包含了色素细胞和感光细胞的功能联动。而在脊椎动物的视网膜中，这种紧密的联动又催生出光感受器与 RPE 细胞之间复杂且精密的协作[1-4]。为此，RPE 细胞需要具备一些特殊功能，如跨 RPE 上皮转运离子与水分子，维持视网膜下腔 K+缓冲，又如对日常脱落的光感受器外节的吞噬作用，以及分泌神经滋养因子、生长因子或免疫调节因子等多种细胞因子。而上述所有 RPE 功能，都离不开离子机制以及多种离子通道的密切合作[5,6]。上述任意一种 RPE 功能紊乱，都将导致光感受器的退化，甚至是失明，所以探究正常和疾病状态下离子通道的活动，对于进一步理解 RPE 的生理病理至关重要。本章将全面介绍 RPE 的各种离子通道及其在 RPE 功能中的作用，从而建立 RPE 离子机制的分子模型。

总体来看，离子通道在许多疾病中都被视为重要靶点，该领域研究者把这类离子通道相关疾病统称为"离子通道病"[7-10]。离子通道主要通过两种方式参与疾病形成，一是离子通道功能缺失或新增，二是细胞或组织的离子通道功能亢进。前者多为遗传病，其基因突变要么直接影响离子通道，要么间接影响通道调节蛋白，从而导致离子通道功能失调。典型案例包括长 QT 综合征（心肌细胞电压门控 Ca^{2+}/K^+/Na^+通道）[9,10]、强直性肌营养不良（Cl^-通道）[7]、囊性纤维化（ATP 门控Cl^-通道）[11]。后者的典型例子，如肿瘤细胞通过 Ca^{2+} 通道驱动生长因子分泌来促进自身生长[12]，又如 $P2X_7$ATP 受体通道上调的免疫相关疾病[13,14]。大量研究表明，在多种疾病中，离子通道都扮演了至关重要的角色，那么我们有理由判断，离子通道在 RPE 相关疾病中也发挥了突出作用。

RPE 功能的离子机制

上皮转运

在眼内压的驱动下，水分子源源不断地从眼前节移动到视网膜，与此同时，视网膜神经元自身的代谢活动也在局部产生水分子，从而导致大量的细胞外液聚集在视网膜。当光照改变时，视网膜神经元的活性与视网膜细胞外液的容量也随之变化。在视网膜外层，RPE 通过不断地跨上皮水分子转运，使细胞外液容量始终维持在较低水平，而在人类视网膜中，这一速度可达 $10.1\mu L/(cm^2 \cdot h)$[3,15]。借由离子转运调节这一机制，细胞外液容量能够随光线变化而动态代偿。具体表现为,光线短暂照射视网膜后,细胞外液容量也随之短暂上升,而后快速回落[16]。水分子转运所需的驱动力源于Cl⁻跨视网膜色素上皮转运所产生的浓度梯度,该浓度梯度又反过来推动水分子通过水通道蛋白跨越 RPE(图 4.1)[17-25]。Cl⁻的跨上皮转运属于需要消耗 ATP 的主动转运,而 ATP 又是 Na⁺/K⁺-ATP 酶进行转运活动的能量来源。位于 RPE 细胞顶端的 Na⁺/K⁺-ATP 酶,负责把 Na⁺从胞内运出至细胞间隙,而把 K⁺从顶部细胞膜运入胞内。随后,位于顶部的 K⁺通道又把 K⁺重新运至面向光感受器的细胞外间隙,即视网膜下腔。至此,RPE 细胞内外的 Na⁺浓度梯度建立完成。而后,位于细胞膜顶部的 Na⁺/2Cl⁻/K⁺同向转运体利用前述离子梯度,把视网膜下腔的 Na⁺、K⁺、Cl⁻跨顶膜转运到 RPE 中。又因为 Na⁺和 K⁺通过 Na⁺/K⁺-ATP 酶以及顶部 K⁺通道跨顶膜离开 RPE 细胞,所以 Na⁺/2Cl⁻/K⁺同向转运体最终导致 Cl⁻在 RPE 胞内聚积,浓度为 40~60mmol/L[15,26,27]。最终,胞内高 Cl⁻浓度驱使 Cl⁻跨基底侧膜流出至 RPE 血液侧,从而完成 Cl⁻的跨上皮转运。

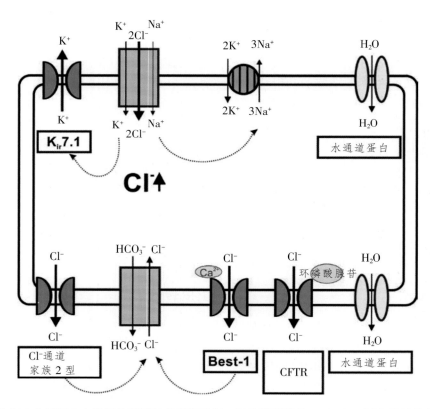

图 4.1   Cl⁻与水分子跨上皮转运的顶端及基底端机制。细胞膜顶端的 Na⁺/2Cl⁻/K⁺同向转运体利用 Na⁺/K⁺-ATP 酶所产生的由胞外向胞内的 Na⁺梯度,使 Cl⁻在细胞内聚积。K⁺通过内向整流 K⁺通道 Kir7.1 重新进入胞外,从而保持跨细胞顶膜低 K⁺梯度,进而促进这一转运过程。Cl⁻通过基底侧膜的多种 Cl⁻通道离开细胞,其中,Cl⁻通道家族 2 型(ClC-2)提供基础电导;由胞内信使调控的 bestrophin-1(BEST-1)与囊性纤维化穿膜传导调节蛋白(CFTR)可以调节 Cl⁻的转运。Cl⁻的转运又会形成渗透压差,从而驱动水分子通过水通道跨越 RPE。

参与跨上皮离子转运的 RPE 相关离子通道

顶膜机制

发生在 RPE 顶膜的关键转运活动都由 $Na^+/2Cl^-/K^+$ 同向转运体所介导。位于 RPE 顶膜的 Na^+/K^+-ATP 酶能抵消 RPE 中的 Na^+ 摄取，同时为跨上皮离子转运供能[28]。为了使 Cl^- 能在胞内聚积，K^+ 必须离开细胞（以满足电荷平衡），这一过程的实现又依赖于 RPE 顶膜的高 K^+ 电导。而高 K^+ 电导支持 Na^+/K^+-ATP 酶和 $Na^+/2Cl^-/K^+$ 同向转运体的正常运转。Na^+/K^+-ATP 酶负责把 Na^+ 从 RPE 细胞内运出，同时使 K^+ 在胞内聚积。然而，K^+ 又源源不断地从顶膜 K^+ 通道流出至视网膜下腔，加之 K^+ 通道的转运速率要高于 Na^+/K^+-ATP 酶，因此顶膜的 K^+ 跨膜梯度始终保持在较低的水平。也正因如此，较小的 K^+ 梯度能促进 Na^+/K^+-ATP 酶的转运活动。事实上，非特异性的顶膜 K^+ 通道阻断剂，如 Ba^{2+}，能抑制 RPE 的跨上皮转运[20,29-30]。同理，顶膜 K^+ 通道也支持 $Na^+/2Cl^-/K^+$ 同向转运体的正常活动，只不过后者的运转也依赖于 Na^+/K^+-ATP 酶供能。上述 K^+ 通道在 RPE 静息电位上显示出强大电导，从而形成外向 K^+ 电流。这也正是内向整流 K^+ 通道的特点，同时也是 Kir7.1 在 RPE 中表达的有力证据。

基底侧膜机制

如前所述，Cl^- 的跨上皮转运在很大程度上依赖 Cl^- 的 RPE 基底侧膜流出通路[31-33]。而这一流出通路则由位于基底侧膜的各种 Cl^- 通道的活动所形成。截至目前，学界已发现了 $ClC-2$[34,35]、Ano2（钙激活 Cl^- 通道的一种，anoctamin-2 或 TMEM16B）、bestrophin-1、囊性纤维化穿膜传导调节蛋白（CFTR）等多种 Cl^- 通道。各种不同的 Cl^- 通道一方面提供了 Cl^- 基础电导，另一方面也提供了能适应不同代谢需求的 Cl^- 流出通路。文献指出，小鼠 RPE 细胞敲除 $ClC-2$ 后表现为无跨上皮电位，因此 $ClC-2$ 被认为可能负责 Cl^- 的基础转运活动[34]。又因为 Cl^- 和水分子的跨上皮转运与 pH 值调节[36]以及乳酸转运[37]相关联，所以 pH 值依赖的 $ClC-2$ 通道可能能够完成该任务[34]。上述其他 Cl^- 通道都是由不同的胞内第二信使激活，也正因此，这些 Cl^- 通道能适应视网膜的不同代谢需求。研究表明，RPE 细胞内有两种主要的第二信使，即 cAMP 和 Ca^{2+}。试验表明，运用 IBMX 毛喉素（一种腺苷酸环化酶激动剂）会升高胞内 cAMP 浓度，从而导致 Cl^- 跨上皮转运增强[38-43]。学界普遍认为，RPE 中 cAMP 依赖的 Cl^- 通道 CFTR 的激活，就属于上述机制[44]。另有研究发现，胞内游离 Ca^{2+} 的增多也会刺激 Cl^- 的跨 RPE 转运。比如，给予胞外 ATP 会激活嘌呤能受体，从而增加胞内游离 Ca^{2+} 浓度，同时激活 Cl^- 跨 RPE 转运。而 Ca^{2+} 依赖的 Cl^- 通道就是上述现象的关键部分[45,46]。现已确认，RPE 上存在两种 Ca^{2+} 依赖的 Cl^- 通道，分别是 bestrophin-1 和 anoctamin-2[49-50]。下文从 bestrophin-1 入手，谈谈此类通道[51]。bestrophin-1 基因，曾被命名为 VMD2 基因，现名 BEST-1 基因，被认为是 Best 卵黄样黄斑营养不良的致病基因[47,48]，其特征是眼电图的明适应比显著降低。由于眼电图的光峰来源于 RPE 基底侧膜去极化，而后者又是基底侧膜 Cl^- 电导升高的结果，因此 bestrophin-1 极有可能是 Ca^{2+} 依赖的 Cl^- 通道[32,33,52]。bestrophin-1 在异源蛋白表达系统中的作用是 Ca^{2+} 依赖的 Cl^- 通道[47,48,51]。然而，无论是敲除 bestrophin-1 基因的 RPE 细胞，还是敲入沉默突变的小鼠模型，其 Cl^- 膜电导都未发生改变[53,54]。综上所述，内源性表达的 bestrophin-1 或许并未直接参与 Ca^{2+} 依赖 Cl^- 电导。另一个提供 Ca^{2+} 依赖的基底侧膜 Cl^- 电导的潜在通道是 anoctamin-2（又称为 Ano-2，或 TMEM16B）[49,50]。Ano-2 位于 RPE 基底侧膜，其功能在分离的小鼠或人源细胞中被阐明。值得一提的是，这份名单或许并不完整。比如,早期研究发现,ClC 家族中也有相当一部分 Cl⁻通道在 RPE 中表达[35,55]。然而,其功能相关性有待进一步证明。

多项研究表明,Cl⁻跨上皮转运往往伴随着由 RPE 顶侧转向基底侧的 K⁺跨上皮转运[15,17,20,24,29,56-59]。K⁺在 Na^+/K^+-ATP 酶的作用下,从顶端进入 RPE。提供跨基底侧膜流出途径的 K⁺通道,或许就是所谓的 M 型电流(毒蕈碱激活电流)[60]。这些离子通道属于弱外向整流通道,通常在接近 RPE 静息膜电位时被激活。Hughes 及其团队发现了 KCNQ4 和 KCNQ5 通道的表达与活性[61-63]。最重要的是,KCNQ4 与 KCNQ5 都位于 RPE 基底侧膜,因此,它们很可能是参与 K⁺跨上皮转运的 K⁺通道。这些通道的另一个作用可能是维持视网膜下 K⁺稳态,详见下文。

容量依赖机制

水分子的跨 RPE 转运需要高效的容量调节,而在顶膜,是由对容量变化敏感的 $Na^+/2Cl^-/K^+$同向转运体来实现的[17,64]。但在基底侧膜,容量敏感的 Cl⁻通道有助于稳定细胞体积。独立研究团队的数据表明,bestrophin-1 直接调节或通过允许 Cl⁻的流入来间接调节细胞容量[65,66]。

视网膜下腔的 K⁺缓冲作用

光通过光转导级联改变光感受器的膜电位[67]。光照后,光感受器的膜电位取决于细胞内外 K⁺浓度差。因此,光感的精准传导离不开稳定的细胞外 K⁺浓度。然而,光感受器的照明变化,主要导致细胞外 K⁺浓度变化[3,29,56,68-70]。在黑暗中,光感受器外节的阳离子通道处于开放状态,此处的阳离子内流与内节的 K⁺外流相抵消。当光线照射光感受器外节时,此处的阳离子通道关闭,而内节的 K⁺外流减弱。因此,视网膜下腔的胞外 K⁺浓度从 5mmol/L 降至 2mmol/L。当由明转暗时,上述过程发生逆转,从而导致视网膜下腔的 K⁺浓度升高。当胞外 K⁺浓度随光照改变而发生变化时,RPE 顶膜的各项转运活动就会做出相应改变,以代偿这些变化[58,71](图 4.2)。而上述代偿,又是通过顶膜的电压依赖性 K⁺电导调节而实现的,其电信号反映在眼电图上则表现为 c 波[3]。

这些细胞顶部的代偿机制,只是维持视网膜下腔 K⁺稳态的一部分。根据 Dornonville de LaCour 的模型推测,视网膜下腔 K⁺变化的代偿是与 K⁺跨 RPE 转运相耦联的[58,71]。这是一项持续性的活动,K⁺源源不断地从 RPE 顶侧转运至基底侧。当视网膜受光照时,视网膜下腔 K⁺浓度随之下降,继而导致顶膜超极化以及顶部 K⁺电导增加[72],最终导致顶膜 K⁺流出,从而代偿了视网膜下腔 K⁺浓度的降低。与此同时,基底侧膜出现短时延迟超极化及 K⁺电导减少。综上所述,视网膜下腔 K⁺浓度的减少被跨膜 K⁺转运的减少所代偿。由明转暗的过程则恰好相反,视网膜下腔的 K⁺浓度增加,而顶膜电导减少,从而导致顶膜去极化,进而导致顶膜 K⁺电导降低以及 K⁺从顶膜流出减少。而基底膜电导,特别是基底侧膜 K⁺外流增加,会促进 K⁺跨 RPE 转运。又因为位于基底侧膜的外向整流 K⁺通道 KCNQ4 和 KCNQ5 都会随着去极化而增强其电导,所以它们都是该功能的理想候选者。由于 Cl⁻在 RPE 跨膜转运中从基底侧膜流出,导致基底侧膜去极化,因此 K⁺的跨膜转运在功能上与 Cl⁻相关[17,73]。

离子通道与视网膜下腔 K⁺稳态维持

参与维持视网膜下腔 K⁺浓度的离子通道必须在较大电压范围内才显示出 K⁺对内、对外的传导性,而这正是内向整流钾离子通道(即 Kir 通道家族)的特点。除此之外,内向整流通道应仅具备较弱的整流能力,同时应具备随胞外 K⁺浓度降低而增加电导的独特能力。事实上,这种内向整流通道

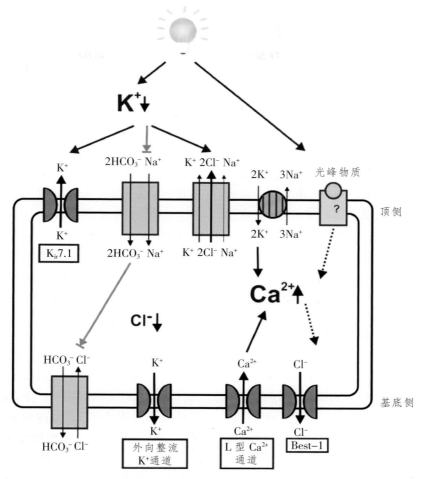

图 4.2　光依赖性离子转运机制。光照刺激光感受器会导致视网膜下腔 K$^+$浓度降低。而这一过程又通过顶膜的 Kir7.1 将部分跨上皮转运的 K$^+$转运回去以代偿。K$^+$从位于 RPE 顶膜的 Na$^+$/2Cl$^-$/K$^+$同向转运体运入,又从位于基底侧膜的 KCNQ 电压依赖性 K$^+$通道运出,一条跨 RPE 的 K$^+$运输通路就此建立。光照视网膜会释放出一种未知的光峰物质,与 RPE 顶膜的受体结合后,在 L 型 Ca^{2+}通道的帮助下,导致胞内游离 Ca^{2+}增加。而增加的游离 Ca^{2+}又反过来激活 Ca^{2+}依赖性 Cl$^-$通道 BEST-1 或 Ano2,从而导致 Cl$^-$的跨膜转运增强,以及基底侧跨膜负电位升高,进而形成眼电图。

的表达是从许多物种的 RPE 膜片钳试验中发现的[74-79]。Hughes 及其团队确定了 Kir7.1 这一内向整流通道的分子特征[80-82]。此外,Kir7.1 位于 RPE 顶膜,也佐证了其功能[83]。据文献报道,Kir7.1 基因突变能导致雪花样玻璃体视网膜病变,这证明 Kir7.1 对于 RPE 正常功能及视网膜稳定的重要性[84]。

Ca^{2+}信号与 RPE 功能调节

Ca^{2+}对蛋白质有极高的亲和力,因此,胞内游离 Ca^{2+}浓度比胞外低 10 000 倍。Ca^{2+}与蛋白质的高亲和力能令蛋白质发生构象变化,也正因如此,它能被用于调节蛋白质功能[85]。胞内游离 Ca^{2+}的浓度变化可作为膜结合受体的第二信使，将胞外信号转化为细胞功能的改变。Ca^{2+} 作为第二信使，可以刺激细胞增殖、凋亡、分泌、神经递质的释放、吞噬作用、细胞收缩、细胞运动。诚然，许多 RPE 细胞的功能都是由细胞内变化增多调节的，如离子和水分子跨上皮转运的调节、吞噬作用或者细胞分泌[4,6,86]。总的来说，RPE 中存在含有高浓度 Ca^{2+} 的黑素体[87]。再者，RPE 进一步表达 NQX1 Na^+/Ca^{2+} 交换体，负责排出 Ca^{2+}[88,89]。而 NQX1 同时也在心脏上表达，负责心肌 Ca^{2+} 稳态，这也提示 RPE 有产生 Ca^{2+} 信号的能力。此外，Ca^{2+}-ATP 酶可保持胞质 Ca^{2+} 浓度处于低位[90]。RPE 通过瞬时受体电位通道（TRPC，经典型亚型）而表现出较高的基础 Ca^{2+} 电导，因此其维持胞内 Ca^{2+} 浓度所需的代谢能量相对较高，但其生理意义未知。

在介绍完 Ca^{2+} 的生理作用后，相信许多读者都有这样的疑问：为何一个简单的 Ca^{2+} 能够调控众多功能各异的反应。其由 Ca^{2+} 各异的时空模式编码而成[85]。不同的 Ca^{2+} 转运机制以及来源共同创造了用于控制不同细胞功能的特定模式[92]（图 4.3）。胞内 Ca^{2+} 库能在有限的时间极快地促使 Ca^{2+} 浓度升高。这些 Ca^{2+} 库一部分是内质网 Ca^{2+} 库，通过不同介质的刺激来释放 Ca^{2+}，如肌醇-1,4,5-三磷酸酯（即 IP3）或环 ADP-核糖，二者都是 G 蛋白耦联膜结合受体活化的磷脂酶的反应产物。另一部分则是特化的线粒体，除了作为 Ca^{2+} 库，它们还参与 Ca^{2+} 信号的时空模式的形成。持续时间较长的 Ca^{2+} 信号是由胞外 Ca^{2+} 通过细胞膜上的 Ca^{2+} 传导通道流入细胞而产生的。Ca^{2+} 库中 Ca^{2+} 的释放，则通过与细胞膜 Ca^{2+} 通道直接相连的 Ca^{2+} 库中 Ca^{2+} 感受蛋白 Stim-1，与 Ca^{2+} 内流直接耦联（即 Ca^{2+} 库操纵的 Ca^{2+} 内流，SOCE）[93,94]。Ca^{2+} 库中 Ca^{2+} 浓度下降会激活 Stim-1。在 G-蛋白、丝氨酸/苏氨酸或酪氨酸蛋白激酶的作用下，膜电位的变化也会激活 Ca^{2+} 通道。一旦某个 Ca^{2+} 传导通道激活后，进入细胞的 Ca^{2+} 数量就取决于电化学驱动力。

SOCE 的机制已在 RPE 中详细描述。胞内 IP3 浓度的升高会通过消耗 Ca^{2+} 库触发 SOCE，继而激活 Ca^{2+} 依赖性 Cl^- 通道[95,96]。这一机制对于 Cl^- 跨 RPE 转运十分重要。至于 SOCE 相关离子通道，RPE 在功能上表达 Orai-1 和 Stim-2 通道[97]。而 Ca^{2+} 依赖性 Cl^- 通道 bestrophin-1 似乎也发挥了额外的作用。一部分的 bestrophin-1 在对 IP3 敏感的胞内 Ca^{2+} 库膜上表达[97]。有研究发现，在 bestrophin-1 敲除的细胞中，ATP 触发 Ca^{2+} 浓度升高的程度要么减弱，要么完全不升高[98]。另有研究发现，siRNA 沉默 bestrophin-1 后，胞内 Ca^{2+} 库释放出的 Ca^{2+} 进一步减少[97]。综上所述，bestrophin-1 在胞内钙库中起到了 Cl^- 通道的作用，它能转运阴离子，从而易化 Ca^{2+} 在 Ca^{2+} 库中的进出。

对于 Ca^{2+} 流入细胞所产生的 Ca^{2+} 信号，一种重要的调节方式是膜电位。简单来说，膜电位越负，所产生的 Ca^{2+} 信号振幅越大[85]。另一方面，许多 Ca^{2+} 通道都是电压依赖的，即去极化时激活；膜电位越正，则 Ca^{2+} 信号越大。此外，与 Ca^{2+} 传导离子通道相交互的非 Ca^{2+} 传导离子通道可以通过膜电位来决定 Ca^{2+} 信号的振幅或持续时间。当胞内 Ca^{2+} 浓度升高时，Ca^{2+} 激活的 K^+ 通道就会使细胞膜超极化。如果此时 Ca^{2+} 信号来源于电压依赖性 Ca^{2+} 通道，那么 Ca^{2+} 依赖性 K^+ 通道的激活就会导致 Ca^{2+} 信号的终止。此外，如果 K^+ 通道激活的 Ca^{2+} 信号来源于非电压依赖 Ca^{2+} 通道，那么去极化就会导致 Ca^{2+} 信号的进一步增强。后文将详细介绍，RPE 上表达电压依赖性 L 型 Ca^{2+} 通道以及 Ca^{2+} 依赖性 K^+ 通道（maxiK）[86,99-106]。在 RPE 中，上述二者的功能是紧密相关的。比如，若使用特异性阻断剂阻滞 maxiK，则 L 型通道活动增强[106]。而对于 L 型 Ca^{2+} 通道介导的 Ca^{2+} 信

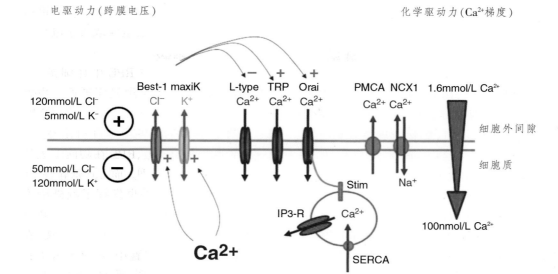

图 4.3　驱动力、Ca^{2+}来源及 Ca^{2+}通道共同构成胞内 Ca^{2+}信号通路。产生 Ca^{2+}信号的驱动力,其实来自 Cl^-和 K通道活动所产生的跨膜电位(左),以及胞内外 Cl^-和 K^+浓度梯度,再加上胞内外陡峭的 Ca^{2+}浓度梯度(右)。正因为陡峭的 Ca^{2+}梯度,需要多种 Ca^{2+}转运机制才能保持胞内 Ca^{2+}低浓度,如 Ca^{2+}-ATP 酶泵和细胞膜的 Na^+/Ca^{2+}交换体,它们能把 Ca^{2+}从胞质中运出。而 Ca^{2+}-ATP 酶泵则能把 Ca^{2+}泵入胞质内钙库,从而进一步支持细胞膜转运体的正常运转。Ca^{2+}库的离子通道和(或)细胞膜的 Ca^{2+}通道激活后,会增加胞质内游离 Ca^{2+}。细胞膜 Ca^{2+}通道有电压依赖的,也有非电压依赖性的。激活电压依赖 Ca^{2+}通道(即 L 型 Ca^{2+}通道)会增加胞内游离 Ca^{2+},从而激活 Ca^{2+}依赖性 K 通道(即 maxiK),并终止电压依赖性 Ca^{2+}通道的活动。另一方面,非电压依赖性 Ca^{2+}通道(即 TRP)的激活,会以相同方式启动 maxiK,只不过会导致 Ca^{2+}入驱动力增加以及较大的 Ca^{2+}信号。从胞质 Ca^{2+}库中释放出的 Ca^{2+}会通过 Stim-1 交互作用激活 Ca^{2+}传导 Orai 通道。(From Strauss.[92])

号,bestrophin-1 也起调节作用[53,107-110]。bestrophin-1 能直接结合 L 型 Ca^{2+}通道的β-亚单位,从而调节其生物物理学特性,如电压依赖性或表面表达[107,108,110]。bestrophin-1 的存在,使得 L 型 Ca^{2+}通道的整体活性降低。除此之外,Ca^{2+}依赖性 Cl^-通道也能通过调节膜电压影响 Ca^{2+}通道,然而这一作用取决于不同细胞内各异的 Cl^-浓度,甚至同一细胞内的 Cl^-分布也不均匀。RPE 细胞胞内 Cl^-浓度普遍较高,达到了 $40\sim60$ mmol/L。因此,在 RPE 中,Cl^-通道的激活导致细胞膜去极化,从而通过电压依赖性 Ca^{2+}通道提高 Ca^{2+}电导。虽然考虑 L 型 Ca^{2+}通道以及 Ca^{2+}依赖性 Cl^-通道都位于 RPE 基底侧膜,它们之间的相互作用虽然可能存在,但仍需要进一步试验证明[49,107]。

小结

RPE 表达了大量各异的 Ca^{2+}转运体与通道。K^+和 Cl^-的电化学梯度允许通过 K^+和 Cl^-通道来间接调节 Ca^{2+}转运的机制。其复杂的相互作用导致了特异性 Ca^{2+}信号,从而允许 Ca^{2+}作为第二信使,为 RPE 各项复杂功能做出精准调节。在后文中,我们将详细介绍 Ca^{2+}传导离子通道及其对 RPE 功能的调节。

RPE 的分泌作用

RPE 能分泌众多各异的生长因子或细胞因子[4,111]。这些因子使得 RPE 能与相邻组织发生相互作用,比如,位于 RPE 顶部的光感受器、脉络膜毛细血管内皮、系统免疫细胞。在诸多因子中,血管内皮生长因子 A(VEGF-A)[111-113] 和色素上皮衍生因子(PEDF)[114,115]又是最关键的两种因子。VEGF-A 分泌去 RPE 基底侧,进入脉络膜毛细血管的内皮细胞。VEGF-A 的持续分泌,既能维持脉络膜内皮稳定,又能维持其窗孔结构[112]。而 PEDF 作为一种神经营养因子,被分泌到 RPE 顶端,负责维持光感受器与视网膜神经元的结构和功能的完整性[114,115]。正如许多分泌组织或突触前膜,Ca^{2+} 信号在基因表达变化的背景下,负责调节外泌过程及分泌过程。截至目前,已经发现两种 Ca^{2+} 传导离子通道可以增加细胞内游离 Ca^{2+},从而促 VEGF-A 释放(图 4.4),一种是 L 型 Ca^{2+} 通道,一种是 TRPV2 通道。

L 型 Ca^{2+} 通道

起初,L 型通道因其电流持久且由低电压激活而得名[116]。这类通道属于一个由 4 种基因组成的家族,该家族负责编码孔形成 α 亚单位,而后者又决定了通道的生物机械及药理特性。其中,$Ca_V1.1$(旧称 α1S 亚单位)主要表达在骨骼肌细胞,$Ca_V1.2$(旧称 α1C 亚单位)主要在平滑肌细胞和神经元表达,$Ca_V1.3$(旧称 α1D 亚单位)主要在神经内分泌细胞表达,$Ca_V1.4$ 亚单位(旧称 α1D)特异性表达于光感受器末端[116]。有关 RPE 相关离子通道最早期的研究提出 L 型 Ca^{2+} 通道的存在,而这一观点现已由众多研究团队在多种族 RPE 细胞上证实[86,100,102-104,117]。现已确认,RPE 上的 L 型 Ca^{2+} 通道为 $Ca_V1.3$ 亚单位[86,100,104],该亚单位也在神经内分泌细胞,如胰岛 β 细胞表达。

综上所述,L 型通道是负责 RPE 分泌调控的合理候选。L 型 Ca^{2+} 通道特异性阻滞剂,如二氢吡啶衍生物,可以用来简单地观察 L 型通道对细胞功能的影响[116]。事实上,VEGF-A 的基础分泌就取决于该通道的活性,而通过测量二氢吡啶类药物存在时 RPE 细胞上清液中 VEGF-A 的浓度,可直观观测这一论断[86,118,119]。此外,促进 VEGF-A 分泌的刺激物,在某种程度上是通过激活 RPE 上的 L 型通道而实现的。比如,碱性成纤维细胞生长因子或成纤维细胞生长因子 2(bFGF)可以通过激活 L 型通道来上调胞内游离 Ca^{2+} 浓度,并促进 VEGF-A 分泌[120]。其机制可能涉及 L 型通道蛋白与 bFGF 受体(FGFR2)的直接交互作用。RPE 细胞上的 FGFR2 激活后,导致 FGFR2 与 $Ca_V1.3$ 亚单位直接结合,进一步导致 $Ca_V1.3$ 亚单位酪氨酸磷酸化,反过来使得 L 型通道的电压依赖性及活化阈值向 RPE 细胞静息电位靠近,最终增加 L 型通道活性及胞内游离 Ca^{2+}[120]。而抑制酪氨酸激酶和 L 型通道都会弱化 bFGF 对 VEGF-A 分泌的刺激作用。酪氨酸激酶对电压依赖性的改变其实是 RPE 细胞 L 型通道活性的重要调节机制。Src 激酶激活的酪氨酸激酶是维持 L 型通道基础活动所必需的[100],若缺少持续的磷酸化,L 型通道就会快速失活。L 型通道活性的调节以及相对应的 VEGF-A 的分泌,可能也参与了脉络膜新生血管(CNV)的形成,而 CNV 正是湿性 AMD 最严重的并发症。当对从 CNV 膜分离得到的新鲜 RPE 组织的离子通道进行研究时发现,其动力特征存在异常,且活性偏高[121]。并且,CNV 组织细胞因具有高活性 L 型通道,VEGF-A 分泌水平更高。综上所述,若环境富含各种生长因子与细胞外基质蛋白,意味着酪氨酸磷酸化水平以及 L 型通道活性更高,最终造成分泌速率升高。L 型通道依赖性细胞分泌活动,不但影响了 RPE 作用下的外层

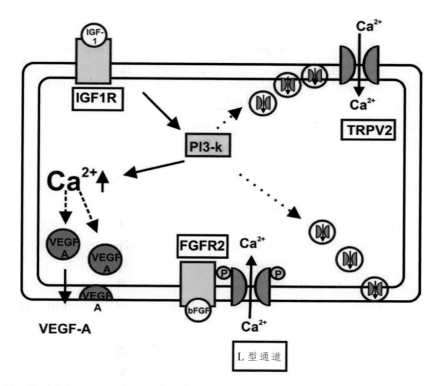

图 4.4　L 型 Ca²⁺通道与 TRPV2 对 RPE 分泌功能的调节。胞内 Ca²⁺增多会触发 VEGF-A 从 RPE 细胞释放至胞外。潜在的 Ca²⁺信号通常是由 L 型 Ca²⁺通道或者 TRPV2 的激活所产生的。L 型 Ca²⁺通道通常由酪氨酸激酶激活。碱性成纤维细胞生长因子(bFGF)通过直接作用于 bFGF 受体(即 FGFR2)来促进 VEGF-A 的分泌。bFGF 还可作用于 L 型 Ca²⁺通道蛋白,并使其磷酸化,从而促进 VEGF-A 分泌。胰岛素样生长因子(IGF-1)通过激活 PI3 激酶,可使细胞膜表面 TRPV2 通道蛋白表达增加,同时促使 TRPV2 通道活化,以促进 VEGF-A 分泌。bFGF,碱性成纤维细胞生长因子或纤维细胞生长因子 2;FGFR2,成纤维细胞生长因子的受体;IGFIR,胰岛素样生长因子受体 L 型通道,L 型电压依赖性 Ca²⁺通道;PI3-k,磷脂酰肌醇-3-激酶;TR-PV2,瞬时受体电位通道香草亚型-2;VEGF-A,血管内皮生长因子 A。

视网膜血管新生活动,还可能影响 RPE 控制下用于维持眼部免疫赦免的局部免疫反应。又因为起调节分泌作用的 $Ca_{V}1.3$ 亚型主要在 RPE 上表达,这更说明了这些 Ca²⁺通道可能涉及上述生理功能[122,123]。将 RPE 细胞暴露于活化补体成分时,激活内源表达离子通道,可使作为第二信使的胞内游离 Ca²⁺增多。尽管未经充分研究,但由雷诺丁受体激活的 L 型 Ca²⁺通道似乎在前述生理活动中起重要作用。用富含补体的人血清处理 RPE 细胞后,其胞内游离 Ca²⁺浓度升高,而这一作用可被二氢吡啶类药物阻滞。关于由补体驱动的 VEGF-A 分泌活动的分析发现,补体依赖的 L 型通道激活是一类重要的促细胞分泌通路[124-126]。

TRPV2 通道

　　人体大量表达各种隶属于瞬时受体电位(TRP)通道家族的 Ca²⁺传导离子通道[127]。依据其激活机制,这些 TRP 通道都属于多模态通道,主要参与感受细胞的信号转导,也参与调节多种不同细胞功能。此外,RPE 表达多种 TRP 通道,尤其是 TRPV2 通道(瞬时受体电位通道香草亚型-2)颇受关注[128-130]。

在 RPE 中,TRPV2 的主要作用是升高胞内游离Ca^{2+}以应对各种外界刺激。比如,血管紧张素-2-受体亚型 1 激活,引发包括磷酸酯酶 C 激活、IP3 生成、PI3 激酶激活在内的信号级联,继而激活 TRPV2 通路,从而导致Ca^{2+}信号形成[128]。IGF-1 也通过相同通路激活 RPE 上的 TRPV2 通道[129,130]。IGF-1 不仅导致 TRPV2 通道活性升高,也导致 RPE 细胞膜上 TRPV2 通道数量增多[130]。有趣的是,IGF-1 同时也能强烈地促进 RPE 分泌 VEGF-A,其效力甚至强过 bGFG。使用阻滞剂或者 siRNA 阻滞 TRPV2 后发现,IGF-1 依赖的TRPV2 通道激活,的确能促使 RPE 细胞分泌 VEGF-A[129]。除此之外,TRPV2 可能通过其激活机制,对视网膜退行性变有一定影响。此外,IGF-1 信号可能在 AMD 的发病机制中起重要作用[131-134]。相比同龄对照组,AMD 患者眼中的光感受器的 IGF-1 表达上调[132]。正因为 RPE 细胞上表达 IGF-1 受体,我们合理推测,光感受器分泌的 IGF-1 作为信号传递给了 RPE。又因为 IGF-1 能通过激活 TR-PV2 促进 VEGF-A 分泌,这一来自光感受器的信号可能是 CNV 发病的启动因素之一。其次,TRPV2 通道属于热敏感通道[129],但这一特征可能不是 RPE 上的 TRPV2 通道的生理特点,因为后者主要参与AngⅡ 或 IGF-1 信号通路。然而,TRPV2 的热敏感性可能在一定程度上解释激光疗法对外层视网膜的疗效。具体来说,未直接暴露于激光光束下而距激光足够近的 RPE 细胞能被加热到足以激活 TRPV2 通道的程度,从而导致生长因子,如 VEGF-A 或细胞因子的释放。这一过程造成的促血管环境,甚至强于 AMD 中的促血管新生环境。利用激光处理视网膜后,IGF-1 的存在使得 RPE 细胞膜上的 TRPV2 通道数量增多,而激光造成的热量能更强烈地影响 RPE 功能。

小结

RPE 作为一种分泌细胞,表达Ca^{2+}传导离子通道。目前已报道有两种主要的Ca^{2+}传导离子通道负责调节 VEGF-A 的分泌,分别是 L 型通道$Ca_V1.3$与 TRPV2。二者由不同信号通路激活,从而将各种特定的胞外刺激与 VEGF-A 的分泌相耦联。

RPE 上皮转运

上皮转运的基本机制及相关离子通道如前所述。在 RPE 中,Cl^-跨上皮转运的关键作用之一,就是形成基底侧膜Cl^-电导。而增加基底侧膜Cl^-电导又会促进其跨上皮转运。因此,调控 RPE 跨膜转运的关键,就是对基底侧膜Cl^-通道的调节。而后者又取决于Ca^{2+}依赖的Cl^-通道。在 RPE 中,控制Ca^{2+}依赖性Cl^-通道的Ca^{2+}信号包括胞浆Ca^{2+}库释放的Ca^{2+}以及Ca^{2+}通道来源的Ca^{2+}。在膜片钳试验中,用记录电极将 IP3 直接注入胞内,即可通过胞内Ca^{2+}库与 SOCE 双重途径激活 RPE 细胞的Ca^{2+}依赖性Cl^-通道[95,96]。这一现象可能解释胞外 ATP 如何上调Cl^-跨RPE 转运[45,46]。ATP 结合 P2Y 受体,导致Ca^{2+}从胞内Ca^{2+}库流出。然而,允许Ca^{2+}内流,从而形成持续信号的离子通道尚未明确。有学者认为其是 L 型Ca^{2+}通道,因为其电压依赖性能在胞内 IP3 的影响下向更高离子活性的方向变化[135],从而导致胞内游离Ca^{2+}增多。因为小鼠 DC-ERG 类似于人眼电图,使得这一假设在活体试验中被证实[3,53,136]。DC-ERG 主要测量光峰的振幅,而光峰则起始于角膜与眼球后极之间的负电位[136]。而这一负电位又取决于Cl^-跨RPE 基底侧膜的流出[32,33,52,137](图 4.2)。基因敲除 L 型Ca^{2+}通道$Ca_V1.3$的小鼠,其 DC-ERG 的振幅要小于野生型小鼠[138]。因此,我们有理由认为,L 型通道的激活,对于增加基底侧膜Cl^-电导,是必不可少的。基底侧膜 Cl⁻电导的另一个调节蛋白是 bestrophin-1[53,54,109,139],它可以直接作用于 L 型通道蛋白并减弱其活性[107,108,110]。除此之外,bestrophin-1 也可干扰胞内 Ca²⁺库的 Ca²⁺稳态,从而间接调节 Cl⁻的跨上皮转运[97,98,140]。而这一假说,也在小鼠 DC-ERG 检测中得到印证,具体来说,在敲除了 bestrophin-1 的小鼠中,其视网膜电图的光峰振幅要大于野生型小鼠[53]。鉴于 bestrophin-1 属于 L-型通道的抑制剂,敲除前者应当升高 Cl⁻跨上皮转运活性。又考虑到 Best 卵黄样黄斑营养不良的诊断特征之一就是眼电图光峰下降,而其病因正是 bestrophin-1 基因突变,因此上述 bestrophin-1 蛋白对 Cl⁻电导的调节机制可能在黄斑退行性病变中有重要影响[47,48]。然而,对具体发病机制仍需要进一步探究。

小结

CFTR 与 Ca²⁺依赖性 Cl⁻通道 anoctamin-2 负责调节 Cl⁻跨上皮转运。其调节 Ca²⁺信号通路的潜在机制又涉及嘌呤能受体的激动,以及胞内 Ca²⁺库和 SOCE 中的 Ca²⁺释放。参与离子跨上皮转运的离子通道可能有 bestrophin-1 以及 L 型通道。

RPE 的吞噬作用

RPE 最重要的功能之一就是处理每天新陈代谢的光感受体外节[1,2,4,141]。新外节从光感受器纤毛基底部形成,而被破坏的顶部则被 RPE 吞噬。这一过程受节律调节,主要发生在清晨睁眼后[142,143]。离子通道通过调节液体容量而直接参与这一过程(图 4.5)。在参与这一过程的离子通道中,bestrophin-1 或许是最关键的[65,66]。RPE 之所以能在细胞液体容量增加时增强 Cl⁻的电导,正是因为 bestrophin-1 的存在。bestrophin-1 的具体作用,有可能是参与形成容量依赖性 Cl⁻通道,也有可能是

参与调节容量依赖性 Cl⁻通道。虽然对其具体机制尚无定论,但学界目前多倾向于前者。

在 RPE 的吞噬过程中,离子机制可能也对光感受器与 RPE 之间的互动起调节作用。通过嘌呤能受体发挥 ATP 依赖性信号传导,以及 RPE 的 ATP 释放,可能在刺激自分泌和旁分泌中有重要作用[144-146]。在上述过程中,P2Y 受体的激活起到尤为重要的作用。其激活后的 RPE 胞内效应,可调节并预热溶酶体系统,使其达到能消化被吞噬物质的要求。如前所述,直接参与了 P2Y 信号通路的离子通道有 Ano2。而 Cl⁻通道 CFTR 在此过程中起到双重作用,既参与了 RPE 释放 ATP[147],又参与了溶酶体酸性环境的建立[148]。

离子通道在吞噬作用的调节过程中或许还有另一个作用,即控制吞噬作用的节律[99](图 4.5)。分析 maxiK 敲除小鼠发现,其细胞吞噬活动在早晨的峰值提前[99]。另一方面,$Ca_V1.3$ 敲除小鼠的细胞吞噬活动在早晨的峰值减弱,但在午后有较高的静息活性[99]。值得注意的是,$Ca_V1.3$ 的 mRNA 表达水平也随时间而变化,其午后的转录水平高于晨间,这意味着晨间较高的细胞吞噬活动需要较低的 $Ca_V1.3$ 活性。有关整合素在吞噬作用中的调节作用的研究,可能为上述假设提供了机制上的联系。研究发现,在 $\alpha_V\beta5$ 整合素敲除小鼠中,细胞吞噬作用的昼夜节律完全丧失,具体表现为晨间高峰消失,日间活性增加[149]。体外研究表明,水溶性玻连蛋白是 $\alpha_V\beta5$ 的一种配体,它能通过 src 激酶依赖的磷酸化抑制 RPE 中 L 型通道的活性[150],不过对其具体机制仍需要进一步论证。ATP 信号通路在 RPE 中的作用,意味着有另一种离子通道,即 P2X 受体的参与。P2X 受体是一种主要在 RPE 上表达的 ATP-门控 Ca²⁺通道[151]。如果吞噬作用需要 ATP 信号,那么激活 P2X

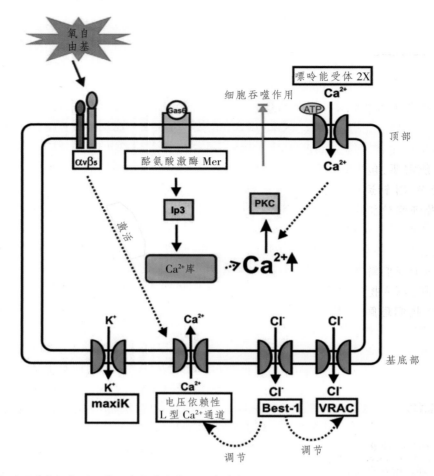

图 4.5 离子通道在调节吞噬作用中的潜在作用。直接激活的作用:Gas6 激活 MerTK 是触发 RPE 摄取光感受体外节的最关键因素之一。MerTK 激活后,导致 IP3 的产生,而胞内 Ca^{2+} 库的 IP3 受体离子通道的激活也参与这一过程。容量调节:摄入大量的被吞噬物质需要高效的细胞容量调节机制,而容量调节的基础就是细胞膜电导的升高,而后者又是由 bestrophin-1 作为离子通道直接提供的,或者由其作为容量激活型离子通道的调节蛋白而间接提供。昼夜节律:基因敲除小鼠实验表明,L 型通道与 Ca^{2+} 依赖性 maxiK 通道都参与吞噬作用的节律调节。L 型通道可进一步激活 $\alpha_v\beta5$ 整合素,并可能受到 bestrophin-1 调节。一个未经证实的猜测是,ATP 受体 P2X 其实是一种配体门控 Ca^{2+} 通道。Gas6,生长停滞特异性基因 6;IP3,肌醇-1,4,5-三磷酸;PKC,蛋白激酶 C。

受体而产生的 Ca^{2+} 信号可能在控制吞噬作用的离子机制中有重要作用。

bestrophin-1 与 $Ca_V1.3$ 钙通道之间的相互作用,以及二者在吞噬作用中的作用,都指明了 RPE 具有某种生理功能,正是这种功能的失调导致了 Best 卵黄状黄斑变性的发生[99]。或许,正是吞噬作用的调节紊乱,导致脂褐素在 RPE 中堆积,并最终导致视网膜变性。

小结

目前,学界对于吞噬作用中离子通道所扮演的角色还知之甚少,可能仅了解到有容量调节的直接作用以及节律调节的间接作用。

结论

　　离子通道的激活或失活允许或调节了几乎所有的细胞功能。体内外研究表明，RPE 表达了大量离子通道，而这刚好符合 RPE 的功能需要，包括但不限于 RPE 周围环境 K+ 稳态、Cl- 转运驱动的水分子跨上皮转运，以及细胞分泌和细胞吞噬作用。分析这些离子通道在 RPE 中的作用，不仅能帮助我们更好地理解其功能，获得新的见解，更有助于我们解读视网膜退行性病变的病理机制。深入挖掘 RPE 离子通道的功能，有助于我们理解 RPE 的作用，从而为疾病的治疗手段提供新的靶点。

（梅壤生　马红婕　译）

参考文献

1. Bok D. The retinal pigment epithelium: a versatile partner in vision. J Cell Sci Suppl. 1993;17:189–95.
2. Sparrow JR, Hicks D, Hamel CP. The retinal pigment epithelium in health and disease. Curr Mol Med. 2010;10(9):802–23.
3. Steinberg RH. Interactions between the retinal pigment epithelium and the neural retina. Doc Ophthalmol. 1985;60(4):327–46.
4. Strauss O. The retinal pigment epithelium in visual function. Physiol Rev. 2005;85(3):845–81.
5. Reichhart N, Strauss O. Ion channels and transporters of the retinal pigment epithelium. Exp Eye Res. 2014;126:27–37. https://doi.org/10.1016/j.exer.2014.05.005.
6. Wimmers S, Karl MO, Strauss O. Ion channels in the RPE. Prog Retin Eye Res. 2007;26(3):263–301. https://doi.org/10.1016/j.preteyeres.2006.12.002.
7. Jentsch TJ, Pusch M. CLC chloride channels and transporters: structure, function, physiology, and disease. Physiol Rev. 2018;98(3):1493–590. https://doi.org/10.1152/physrev.00047.2017.
8. Jurkat-Rott K, Lerche H, Weber Y, Lehmann-Horn F. Hereditary channelopathies in neurology. Adv Exp Med Biol. 2010;686:305–34. https://doi.org/10.1007/978-90-481-9485-8_18.
9. Lehmann-Horn F, Jurkat-Rott K. Voltage-gated ion channels and hereditary disease. Physiol Rev. 1999;79(4):1317–72. https://doi.org/10.1152/physrev.1999.79.4.1317.
10. Skinner JR, Winbo A, Abrams D, Vohra J, Wilde AA. Channelopathies that lead to sudden cardiac death: clinical and genetic aspects. Heart Lung Circ. 2019;28(1):22–30. https://doi.org/10.1016/j.hlc.2018.09.007.
11. Mehta A. CFTR: more than just a chloride channel. Pediatr Pulmonol. 2005;39(4):292–8. https://doi.org/10.1002/ppul.20147.
12. Mergler S, Drost A, Bechstein WO, Neuhaus P, Wiedenmann B. Ca(2+) channel properties in neuroendocrine tumor cell cultures investigated by whole-cell patch-clamp technique. Ann N Y Acad Sci. 2004;1014:137–9.
13. De Marchi E, Orioli E, Dal Ben D, Adinolfi E. P2X7 receptor as a therapeutic target. Adv Protein Chem Struct Biol. 2016;104:39–79. https://doi.org/10.1016/bs.apcsb.2015.11.004.
14. Savio LEB, de Andrade Mello P, da Silva CG, Coutinho-Silva R. The P2X7 receptor in inflammatory diseases: Angel or Demon? Front Pharmacol. 2018;9:52. https://doi.org/10.3389/fphar.2018.00052.
15. Hughes BA, Gallemore RP, Miller SS. Transport mechanisms in the retinal pigment epithelium. In: Marmor MF, Wolfensberger TJ, editors. The retinal pigment epithelium. New York, Oxford: Oxford University Press; 1998. p. 103–34.
16. Li JD, Gallemore RP, Dmitriev A, Steinberg RH. Light-dependent hydration of the space surrounding photoreceptors in chick retina. Invest Ophthalmol Vis Sci. 1994;35(6):2700–11.
17. Bialek S, Miller SS. K+ and Cl- transport mechanisms in bovine pigment epithelium that could modulate subretinal space volume and composition. J Physiol. 1994;475(3):401–17.
18. DiMattio J, Degnan KJ, Zadunaisky JA. A model for transepithelial ion transport across the isolated retinal pigment epithelium of the frog. Exp Eye Res. 1983;37(5):409–20.
19. Edelman JL, Lin H, Miller SS. Potassium-induced chloride secretion across the frog retinal pigment epithelium. Am J Physiol. 1994;266(4 Pt 1):C957–66.
20. Gallemore RP, Hernandez E, Tayyanipour R, Fujii S, Steinberg RH. Basolateral membrane Cl- and K+ conductances of the dark-adapted chick retinal pigment epithelium. J Neurophysiol. 1993;70(4):1656–68.
21. Hu JG, Gallemore RP, Bok D, Frambach DA. Chloride transport in cultured fetal human retinal pigment epithelium. Exp Eye Res. 1996;62(4):443–8.
22. Joseph DP, Miller SS. Apical and basal membrane ion transport mechanisms in bovine retinal pigment epithelium. J Physiol. 1991;435:439–63.
23. La Cour M. Cl- transport in frog retinal pigment epithelium. Exp Eye Res. 1992;54(6):921–31.
24. Miller SS, Edelman JL. Active ion transport pathways in the bovine retinal pigment epithelium. J Physiol. 1990;424:283–300.
25. Hamann S. Molecular mechanisms of water transport in the eye. Int Rev Cytol. 2002;215:395–431.
26. Wiederholt M, Zadunaisky JA. Decrease of intracel-

lular chloride activity by furosemide in frog retinal pigment epithelium. Curr Eye Res. 1984;3(4):673–5.

27. Yamashita H, Yamamoto T. Changes in distribution of chloride ions in embryonic chicken retinal pigment epithelium. Jpn J Ophthalmol. 1990;34(1):22–9.

28. Frambach DA, Roy CE, Valentine JL, Weiter JJ. Precocious retinal adhesion is affected by furosemide and ouabain. Curr Eye Res. 1989;8(6):553–6.

29. Griff ER, Shirao Y, Steinberg RH. Ba2+ unmasks K+ modulation of the Na+-K+ pump in the frog retinal pigment epithelium. J Gen Physiol. 1985;86(6):853–76.

30. Hughes BA, Shaikh A, Ahmad A. Effects of Ba2+ and Cs+ on apical membrane K+ conductance in toad retinal pigment epithelium. Am J Physiol. 1995;268(5 Pt 1):C1164–72.

31. Gallemore RP, Griff ER, Steinberg RH. Evidence in support of a photoreceptoral origin for the "light-peak substance". Invest Ophthalmol Vis Sci. 1988;29(4):566–71.

32. Gallemore RP, Steinberg RH. Effects of DIDS on the chick retinal pigment epithelium. I. Membrane potentials, apparent resistances, and mechanisms. J Neurosci. 1989;9(6):1968–76.

33. Gallemore RP, Steinberg RH. Effects of DIDS on the chick retinal pigment epithelium. II. Mechanism of the light peak and other responses originating at the basal membrane. J Neurosci. 1989;9(6):1977–84.

34. Bosl MR, Stein V, Hubner C, Zdebik AA, Jordt SE, Mukhopadhyay AK, Davidoff MS, Holstein AF, Jentsch TJ. Male germ cells and photoreceptors, both dependent on close cell-cell interactions, degenerate upon ClC-2 Cl(-) channel disruption. EMBO J. 2001;20(6):1289–99.

35. Wills NK, Weng T, Mo L, Hellmich HL, Yu A, Wang T, Buchheit S, Godley BF. Chloride channel expression in cultured human fetal RPE cells: response to oxidative stress. Invest Ophthalmol Vis Sci. 2000;41(13):4247–55.

36. Keller SK, Jentsch TJ, Janicke I, Wiederholt M. Regulation of intracellular pH in cultured bovine retinal pigment epithelial cells. Pflugers Arch. 1988;411(1):47–52.

37. Hamann S, la Cour M, Lui GM, Bundgaard M, Zeuthen T. Transport of protons and lactate in cultured human fetal retinal pigment epithelial cells. Pflugers Arch. 2000;440(1):84–92.

38. Hughes BA, Miller SS, Farber DB. Adenylate cyclase stimulation alters transport in frog retinal pigment epithelium. Am J Physiol. 1987;252(4 Pt 1):C385–95.

39. Hughes BA, Miller SS, Joseph DP, Edelman JL. cAMP stimulates the Na+-K+ pump in frog retinal pigment epithelium. Am J Physiol. 1988;254(1 Pt 1):C84–98.

40. Hughes BA, Miller SS, Machen TE. Effects of cyclic AMP on fluid absorption and ion transport across frog retinal pigment epithelium. Measurements in the open-circuit state. J Gen Physiol. 1984;83(6):875–99.

41. Hughes BA, Segawa Y. cAMP-activated chloride currents in amphibian retinal pigment epithelial cells. J Physiol. 1993;466:749–66.

42. Miller S, Farber D. Cyclic AMP modulation of ion transport across frog retinal pigment epithelium. Measurements in the short-circuit state. J Gen Physiol. 1984;83(6):853–74.

43. Nao-i N, Gallemore RP, Steinberg RH. Effects of cAMP and IBMX on the chick retinal pigment epithelium. Membrane potentials and light-evoked responses. Invest Ophthalmol Vis Sci. 1990;31(1):54–66.

44. Blaug S, Quinn R, Quong J, Jalickee S, Miller SS. Retinal pigment epithelial function: a role for CFTR? Doc Ophthalmol. 2003;106(1):43–50.

45. Maminishkis A, Jalickee S, Blaug SA, Rymer J, Yerxa BR, Peterson WM, Miller SS. The P2Y(2) receptor agonist INS37217 stimulates RPE fluid transport in vitro and retinal reattachment in rat. Invest Ophthalmol Vis Sci. 2002;43(11):3555–66.

46. Peterson WM, Meggyesy C, Yu K, Miller SS. Extracellular ATP activates calcium signaling, ion, and fluid transport in retinal pigment epithelium. J Neurosci. 1997;17(7):2324–37.

47. Hartzell HC, Qu Z, Yu K, Xiao Q, Chien LT. Molecular physiology of bestrophins: multifunctional membrane proteins linked to best disease and other retinopathies. Physiol Rev. 2008;88(2):639–72. https://doi.org/10.1152/physrev.00022.2007.

48. Johnson AA, Guziewicz KE, Lee CJ, Kalathur RC, Pulido JS, Marmorstein LY, Marmorstein AD. Bestrophin 1 and retinal disease. Prog Retin Eye Res. 2017;58:45–69. https://doi.org/10.1016/j.preteyeres.2017.01.006.

49. Keckeis S, Reichhart N, Roubeix C, Strauss O. Anoctamin2 (TMEM16B) forms the Ca2+-activated Cl- channel in the retinal pigment epithelium. Exp Eye Res. 2017;154:139–50. https://doi.org/10.1016/j.exer.2016.12.003.

50. Schreiber R, Kunzelmann K. Expression of anoctamins in retinal pigment epithelium (RPE). Pflugers Arch. 2016;468(11–12):1921–9. https://doi.org/10.1007/s00424-016-1898-2.

51. Sun H, Tsunenari T, Yau KW, Nathans J. The vitelliform macular dystrophy protein defines a new family of chloride channels. Proc Natl Acad Sci U S A. 2002;99(6):4008–13.

52. Gallemore RP, Steinberg RH. Light-evoked modulation of basolateral membrane Cl- conductance in chick retinal pigment epithelium: the light peak and fast oscillation. J Neurophysiol. 1993;70(4):1669–80.

53. Marmorstein LY, Wu J, McLaughlin P, Yocom J, Karl MO, Neussert R, Wimmers S, Stanton JB, Gregg RG, Strauss O, Peachey NS, Marmorstein AD. The light peak of the electroretinogram is dependent on voltage-gated calcium channels and antagonized by bestrophin (best-1). J Gen Physiol. 2006;127(5):577–89. https://doi.org/10.1085/jgp.200509473.

54. Zhang Y, Stanton JB, Wu J, Yu K, Hartzell HC, Peachey NS, Marmorstein LY, Marmorstein AD. Suppression of Ca2+ signaling in a mouse model of Best disease. Hum Mol Genet. 2010;19(6):1108–18. https://doi.org/10.1093/hmg/ddp583.

55. Weng TX, Godley BF, Jin GF, Mangini NJ, Kennedy BG, Yu AS, Wills NK. Oxidant and antioxidant modulation of chloride channels expressed in human retinal pigment epithelium. Am J Physiol Cell Physiol. 2002;283(3):C839–49.

56. Bialek S, Joseph DP, Miller SS. The delayed basolateral membrane hyperpolarization of the bovine retinal pigment epithelium: mechanism of generation. J Physiol. 1995;484(Pt 1):53–67.

57. Dornonville de la Cour M. Ion transport in the retinal pigment epithelium. A study with double barrelled ion-selective microelectrodes. Acta Ophthalmol Suppl. 1993;(209):1–32.

58. la Cour M. The retinal pigment epithelium controls the potassium activity in the subretinal space. Acta Ophthalmol Suppl. 1985;173:9–10.

59. Quinn RH, Miller SS. Ion transport mechanisms in native human retinal pigment epithelium. Invest Ophthalmol Vis Sci. 1992;33(13):3513–27.

60. Takahira M, Hughes BA. Isolated bovine retinal pigment epithelial cells express delayed rectifier type and M-type K+ currents. Am J Physiol. 1997;273(3 Pt 1):C790–803.

61. Pattnaik BR, Hughes BA. Effects of KCNQ channel modulators on the M-type potassium current in primate retinal pigment epithelium. Am J Physiol Cell Physiol. 2012;302(5):C821–33. https://doi.org/10.1152/ajpcell.00269.2011.

62. Zhang X, Hughes BA. KCNQ and KCNE potassium channel subunit expression in bovine retinal pigment epithelium. Exp Eye Res. 2013;116:424–32.

63. Zhang X, Yang D, Hughes BA. KCNQ5/K(v)7.5 potassium channel expression and subcellular localization in primate retinal pigment epithelium and neural retina. Am J Physiol Cell Physiol. 2011;301(5):C1017–26. https://doi.org/10.1152/ajpcell.00185.2011.

64. Adorante JS, Miller SS. Potassium-dependent volume regulation in retinal pigment epithelium is mediated by Na,K,Cl cotransport. J Gen Physiol. 1990;96(6):1153–76.

65. Fischmeister R, Hartzell C. Volume-sensitivity of the bestrophin family of chloride channels. J Physiol. 2005;562(Pt 2):477–91.

66. Milenkovic A, Brandl C, Milenkovic VM, Jendryke T, Sirianant L, Wanitchakool P, Zimmermann S, Reiff CM, Horling F, Schrewe H, Schreiber R, Kunzelmann K, Wetzel CH, Weber BH. Bestrophin 1 is indispensable for volume regulation in human retinal pigment epithelium cells. Proc Natl Acad Sci U S A. 2015;112(20):E2630–9. https://doi.org/10.1073/pnas.1418840112.

67. Baylor D. How photons start vision. Proc Natl Acad Sci U S A. 1996;93(2):560–5.

68. Griff ER. Potassium-evoked responses from the retinal pigment epithelium of the toad Bufo marinus. Exp Eye Res. 1991;53(2):219–28.

69. Schneck ME, Fortune B, Adams AJ. The fast oscillation of the electrooculogram reveals sensitivity of the human outer retina/retinal pigment epithelium to glucose level. Vis Res. 2000;40(24):3447–53.

70. Steinberg RH, Linsenmeier RA, Griff ER. Three light-evoked responses of the retinal pigment epithelium. Vis Res. 1983;23(11):1315–23.

71. la Cour M, Lund-Andersen H, Zeuthen T. Potassium transport of the frog retinal pigment epithelium: autoregulation of potassium activity in the subretinal space. J Physiol. 1986;375:461–79.

72. Oakley B 2nd. Potassium and the photoreceptor-dependent pigment epithelial hyperpolarization. J Gen Physiol. 1977;70(4):405–25.

73. Linsenmeier RA, Steinberg RH. A light-evoked interaction of apical and basal membranes of retinal pigment epithelium: c-wave and light peak. J Neurophysiol. 1983;50(1):136–47.

74. Hughes BA, Steinberg RH. Voltage-dependent currents in isolated cells of the frog retinal pigment epithelium. J Physiol. 1990;428:273–97.

75. Strauss O, Richard G, Wienrich M. Voltage-dependent potassium currents in cultured human retinal pigment epithelial cells. Biochem Biophys Res Commun. 1993;191(3):775–81.

76. Strauss O, Weiser T, Wienrich M. Potassium currents in cultured cells of the rat retinal pigment epithelium. Comp Biochem Physiol A Physiol. 1994;109(4):975–83.

77. Strauss O, Wienrich M. Cultured retinal pigment epithelial cells from RCS rats express an increased calcium conductance compared with cells from non-dystrophic rats. Pflugers Arch. 1993;425(1–2):68–76.

78. Tao Q, Rafuse PE, Kelly ME. Potassium currents in cultured rabbit retinal pigment epithelial cells. J Membr Biol. 1994;141(2):123–38.

79. Wen R, Lui GM, Steinberg RH. Whole-cell K+ currents in fresh and cultured cells of the human and monkey retinal pigment epithelium. J Physiol. 1993;465:121–47.

80. Shimura M, Yuan Y, Chang JT, Zhang S, Campochiaro PA, Zack DJ, Hughes BA. Expression and permeation properties of the K(+) channel Kir7.1 in the retinal pigment epithelium. J Physiol. 2001;531(Pt 2):329–46.

81. Yang D, Pan A, Swaminathan A, Kumar G, Hughes BA. Expression and localization of the inwardly rectifying potassium channel Kir7.1 in native bovine retinal pigment epithelium. Invest Ophthalmol Vis Sci. 2003;44(7):3178–85.

82. Yuan Y, Shimura M, Hughes BA. Regulation of inwardly rectifying K+ channels in retinal pigment epithelial cells by intracellular pH. J Physiol. 2003;549(Pt 2):429–38.

83. Kusaka S, Inanobe A, Fujita A, Makino Y, Tanemoto M, Matsushita K, Tano Y, Kurachi Y. Functional Kir7.1 channels localized at the root of apical processes in rat retinal pigment epithelium. J Physiol. 2001;531(Pt 1):27–36.

84. Pattnaik BR, Tokarz S, Asuma MP, Schroeder T, Sharma A, Mitchell JC, Edwards AO, Pillers DA. Snowflake vitreoretinal degeneration (SVD) mutation R162W provides new insights into Kir7.1 ion channel structure and function. PLoS One. 2013;8(8):e71744. https://doi.org/10.1371/journal.

pone.0071744.

85. Berridge MJ, Bootman MD, Roderick HL. Calcium signalling: dynamics, homeostasis and remodelling. Nat Rev Mol Cell Biol. 2003;4(7):517–29.

86. Rosenthal R, Strauss O. Ca2+-channels in the RPE. Adv Exp Med Biol. 2002;514:225–35.

87. Drager UC. Calcium binding in pigmented and albino eyes. Proc Natl Acad Sci U S A. 1985;82(19):6716–20.

88. Fijisawa K, Ye J, Zadunaisky JA. A Na+/Ca2+ exchange mechanism in apical membrane vesicles of the retinal pigment epithelium. Curr Eye Res. 1993;12(3):261–70.

89. Mangini NJ, Haugh-Scheidt L, Valle JE, Cragoe EJ Jr, Ripps H, Kennedy BG. Sodium-calcium exchanger in cultured human retinal pigment epithelium. Exp Eye Res. 1997;65(6):821–34.

90. Kennedy BG, Mangini NJ. Plasma membrane calcium-ATPase in cultured human retinal pigment epithelium. Exp Eye Res. 1996;63(5):547–56.

91. Wimmers S, Strauss O. Basal calcium entry in retinal pigment epithelial cells is mediated by TRPC channels. Invest Ophthalmol Vis Sci. 2007;48(12):5767–72. https://doi.org/10.1167/iovs.07-0412.

92. Strauss O. Transport mechanisms of the retinal pigment epithelium to maintain of visual function. Heat Mass Transf. 2014;50:303–13.

93. Berna-Erro A, Jardin I, Salido GM, Rosado JA. Role of STIM2 in cell function and physiopathology. J Physiol. 2017;595(10):3111–28. https://doi.org/10.1113/JP273889.

94. Rosado JA, Diez R, Smani T, Jardin I. STIM and Orai1 variants in store-operated calcium entry. Front Pharmacol. 2015;6:325. https://doi.org/10.3389/fphar.2015.00325.

95. Strauss O, Steinhausen K, Mergler S, Stumpff F, Wiederholt M. Involvement of protein tyrosine kinase in the InsP3-induced activation of Ca2+-dependent Cl- currents in cultured cells of the rat retinal pigment epithelium. J Membr Biol. 1999;169(3):141–53.

96. Strauss O, Wiederholt M, Wienrich M. Activation of Cl- currents in cultured rat retinal pigment epithelial cells by intracellular applications of inositol-1,4,5-triphosphate: differences between rats with retinal dystrophy (RCS) and normal rats. J Membr Biol. 1996;151(2):189–200.

97. Gomez NM, Tamm ER, Straubeta O. Role of bestrophin-1 in store-operated calcium entry in retinal pigment epithelium. Pflugers Arch. 2013;465(4):481–95. https://doi.org/10.1007/s00424-012-1181-0.

98. Neussert R, Muller C, Milenkovic VM, Strauss O. The presence of bestrophin-1 modulates the Ca2+ recruitment from Ca2+ stores in the ER. Pflugers Arch. 2010;460(1):163–75. https://doi.org/10.1007/s00424-010-0840-2.

99. Muller C, Mas Gomez N, Ruth P, Strauss O. CaV1.3 L-type channels, maxiK Ca(2+)-dependent K(+) channels and bestrophin-1 regulate rhythmic photoreceptor outer segment phagocytosis by retinal pigment epithelial cells. Cell Signal. 2014;26(5):968–78. https://doi.org/10.1016/j.cellsig.2013.12.021.

100. Strauss O, Buss F, Rosenthal R, Fischer D, Mergler S, Stumpff F, Thieme H. Activation of neuroendocrine L-type channels (alpha1D subunits) in retinal pigment epithelial cells and brain neurons by pp60(c-src). Biochem Biophys Res Commun. 2000;270(3):806–10.

101. Strauss O, Wienrich M. Ca(2+)-conductances in cultured rat retinal pigment epithelial cells. J Cell Physiol. 1994;160(1):89–96.

102. Ueda Y, Steinberg RH. Voltage-operated calcium channels in fresh and cultured rat retinal pigment epithelial cells. Invest Ophthalmol Vis Sci. 1993;34(12):3408–18.

103. Ueda Y, Steinberg RH. Dihydropyridine-sensitive calcium currents in freshly isolated human and monkey retinal pigment epithelial cells. Invest Ophthalmol Vis Sci. 1995;36(2):373–80.

104. Wimmers S, Coeppicus L, Rosenthal R, Strauss O. Expression profile of voltage-dependent Ca2+ channel subunits in the human retinal pigment epithelium. Graefes Arch Clin Exp Ophthalmol. 2008;246(5):685–92. https://doi.org/10.1007/s00417-008-0778-7.

105. Wimmers S, Coeppicus L, Strauss O. Cloning and molecular characterization of L type Ca2+ channels in the retinal pigment epithelium. Invest Ophthalmol Vis Sci. 2004;45:e-abstract 3688.

106. Wimmers S, Halsband C, Seyler S, Milenkovic V, Strauss O. Voltage-dependent Ca2+ channels, not ryanodine receptors, activate Ca2+-dependent BK potassium channels in human retinal pigment epithelial cells. Mol Vis. 2008;14:2340–8.

107. Milenkovic VM, Krejcova S, Reichhart N, Wagner A, Strauss O. Interaction of bestrophin-1 and Ca2+ channel beta-subunits: identification of new binding domains on the bestrophin-1 C-terminus. PLoS One. 2011;6(4):e19364. https://doi.org/10.1371/journal.pone.0019364.

108. Reichhart N, Milenkovic VM, Halsband CA, Cordeiro S, Strauss O. Effect of bestrophin-1 on L-type Ca2+ channel activity depends on the Ca2+ channel beta-subunit. Exp Eye Res. 2010;91(5):630–9. https://doi.org/10.1016/j.exer.2010.08.001.

109. Rosenthal R, Bakall B, Kinnick T, Peachey N, Wimmers S, Wadelius C, Marmorstein A, Strauss O. Expression of bestrophin-1, the product of the VMD2 gene, modulates voltage-dependent Ca2+ channels in retinal pigment epithelial cells. FASEB J. 2006;20(1):178–80. https://doi.org/10.1096/fj.05-4495fje.

110. Yu K, Xiao Q, Cui G, Lee A, Hartzell HC. The best disease-linked Cl- channel hBest1 regulates Ca V 1 (L-type) Ca2+ channels via src-homology-binding domains. J Neurosci. 2008;28(22):5660–70. https://doi.org/10.1523/JNEUROSCI.0065-08.2008.

111. Strauss O. Pharmacology of the retinal pigment epithelium, the interface between retina and body system. Eur J Pharmacol. 2016;787:84–93. https://doi.org/10.1016/j.ejphar.2016.03.066.

112. Blaauwgeers HG, Holtkamp GM, Rutten H, Witmer AN, Koolwijk P, Partanen TA, Alitalo K, Kroon ME, Kijlstra A, van Hinsbergh VW, Schlingemann RO. Polarized vascular endothelial growth factor secretion by human retinal pigment epithelium and localization of vascular endothelial growth factor receptors on the inner choriocapillaris. Evidence for a trophic paracrine relation. Am J Pathol. 1999;155(2):421–8.

113. Witmer AN, Vrensen GF, Van Noorden CJ, Schlingemann RO. Vascular endothelial growth factors and angiogenesis in eye disease. Prog Retin Eye Res. 2003;22(1):1–29.

114. Cao W, Tombran-Tink J, Elias R, Sezate S, Mrazek D, McGinnis JF. In vivo protection of photoreceptors from light damage by pigment epithelium-derived factor. Invest Ophthalmol Vis Sci. 2001;42(7):1646–52.

115. Dawson DW, Volpert OV, Gillis P, Crawford SE, Xu H, Benedict W, Bouck NP. Pigment epithelium-derived factor: a potent inhibitor of angiogenesis. Science. 1999;285(5425):245–8.

116. Striessnig J. Pharmacology, structure and function of cardiac L-type Ca(2+) channels. Cell Physiol Biochem. 1999;9(4–5):242–69.

117. Sakai H, Saito T. Na+ and Ca2+ channel expression in cultured newt retinal pigment epithelial cells: comparison with neuronal types of ion channels. J Neurobiol. 1997;32(4):377–90.

118. Rosenthal R, Strauss O. Investigations of RPE cells of choriodal neovascular membranes from patients with age-related macula degeneration. Adv Exp Med Biol. 2003;533:107–13.

119. Strauss O, Heimann H, Foerster MH, Agostini H, Hansen LL, Rosenthal R. Activation of L-type Ca2+ channels is necessary for growth factor-dependent stimulation of VEGF secretion by RPE cells. Invest Ophthalmol Vis Sci. 2003;(44):e-abstract 3926.

120. Rosenthal R, Thieme H, Strauss O. Fibroblast growth factor receptor 2 (FGFR2) in brain neurons and retinal pigment epithelial cells act via stimulation of neuroendocrine L-type channels (Ca(v)1.3). FASEB J. 2001;15(6):970–7.

121. Rosenthal R, Heimann H, Agostini H, Martin G, Hansen LL, Strauss O. Ca2+ channels in retinal pigment epithelial cells regulate vascular endothelial growth factor secretion rates in health and disease. Mol Vis. 2007;13:443–56.

122. Busch C, Annamalai B, Abdusalamova K, Reichhart N, Huber C, Lin Y, Jo EAH, Zipfel PF, Skerka C, Wildner G, Diedrichs-Mohring M, Rohrer B, Strauss O. Anaphylatoxins activate Ca2+, Akt/PI3-kinase, and FOXO1/FoxP3 in the retinal pigment epithelium. Front Immunol. 2017;8:703. https://doi.org/10.3389/fimmu.2017.00703.

123. Genewsky A, Jost I, Busch C, Huber C, Stindl J, Skerka C, Zipfel PF, Rohrer B, Strauss O. Activation of endogenously expressed ion channels by active complement in the retinal pigment epithelium. Pflugers Arch. 2015;467(10):2179–91. https://doi.org/10.1007/s00424-014-1656-2.

124. Kunchithapautham K, Bandyopadhyay M, Dahrouj M, Thurman JM, Rohrer B. Sublytic membrane-attack-complex activation and VEGF secretion in retinal pigment epithelial cells. Adv Exp Med Biol. 2012;723:23–30. https://doi.org/10.1007/978-1-4614-0631-0_4.

125. Kunchithapautham K, Rohrer B. Sublytic membrane-attack-complex (MAC) activation alters regulated rather than constitutive vascular endothelial growth factor (VEGF) secretion in retinal pigment epithelium monolayers. J Biol Chem. 2011;286(27):23717–24. https://doi.org/10.1074/jbc.M110.214593.

126. Rohrer B, Kunchithapautham K, Genewsky A, Strauss O. Prolonged SRC kinase activation, a mechanism to turn transient, sublytic complement activation into a sustained pathological condition in retinal pigment epithelium cells. Adv Exp Med Biol. 2014;801:221–7. https://doi.org/10.1007/978-1-4614-3209-8_29.

127. Nilius B, Szallasi A. Transient receptor potential channels as drug targets: from the science of basic research to the art of medicine. Pharmacol Rev. 2014;66(3):676–814. https://doi.org/10.1124/pr.113.008268.

128. Barro-Soria R, Stindl J, Muller C, Foeckler R, Todorov V, Castrop H, Strauss O. Angiotensin-2-mediated Ca2+ signaling in the retinal pigment epithelium: role of angiotensin-receptor-associated-protein and TRPV2 channel. PLoS One. 2012;7(11):e49624. https://doi.org/10.1371/journal.pone.0049624.

129. Cordeiro S, Seyler S, Stindl J, Milenkovic VM, Strauss O. Heat-sensitive TRPV channels in retinal pigment epithelial cells: regulation of VEGF-A secretion. Invest Ophthalmol Vis Sci. 2010;51(11):6001–8. https://doi.org/10.1167/iovs.09-4720.

130. Reichhart N, Keckeis S, Fried F, Fels G, Strauss O. Regulation of surface expression of TRPV2 channels in the retinal pigment epithelium. Graefes Arch Clin Exp Ophthalmol. 2015;253(6):865–74. https://doi.org/10.1007/s00417-014-2917-7.

131. Kondo T, Vicent D, Suzuma K, Yanagisawa M, King GL, Holzenberger M, Kahn CR. Knockout of insulin and IGF-1 receptors on vascular endothelial cells protects against retinal neovascularization. J Clin Invest. 2003;111(12):1835–42.

132. Rosenthal R, Wohlleben H, Malek G, Schlichting L, Thieme H, Bowes Rickman C, Strauss O. Insulin-like growth factor-1 contributes to neovascularization in age-related macular degeneration. Biochem Biophys Res Commun. 2004;323:1203–8.

133. Slomiany MG, Rosenzweig SA. Autocrine effects of IGF-1 induced VEGF and IGFBP-3 secretion in retinal pigment epithelial cell line ARPE-19. Am J Physiol Cell Physiol. 2004;287(3):C746–53.

134. Slomiany MG, Rosenzweig SA. IGF-1-induced VEGF and IGFBP-3 secretion correlates with increased HIF-1 alpha expression and activity in retinal pigment epithelial cell line D407. Invest Ophthalmol Vis Sci. 2004;45(8):2838–47.

135. Mergler S, Strauss O. Stimulation of L-type Ca(2+) channels by increase of intracellular InsP3 in rat

retinal pigment epithelial cells. Exp Eye Res. 2002;74(1):29–40.

136. Arden GB, Constable PA. The electro-oculogram. Prog Retin Eye Res. 2006;25(2):207–48. https://doi. org/10.1016/j.preteyeres.2005.11.001.

137. Fujii S, Gallemore RP, Hughes BA, Steinberg RH. Direct evidence for a basolateral membrane Cl-conductance in toad retinal pigment epithelium. Am J Physiol. 1992;262(2 Pt 1):C374–83.

138. Wu J, Marmorstein AD, Striessnig J, Peachey NS. Voltage-dependent calcium channel CaV1.3 subunits regulate the light peak of the electroretinogram. J Neurophysiol. 2007;97(5):3731–5. https:// doi.org/10.1152/jn.00146.2007.

139. Marmorstein AD, Marmorstein LY, Rayborn M, Wang X, Hollyfield JG, Petrukhin K. Bestrophin, the product of the Best vitelliform macular dystrophy gene (VMD2), localizes to the basolateral plasma membrane of the retinal pigment epithelium. Proc Natl Acad Sci U S A. 2000;97(23):12758–63.

140. Strauss O, Neussert R, Muller C, Milenkovic VM. A potential cytosolic function of bestrophin-1. Adv Exp Med Biol. 2012;723:603–10. https://doi. org/10.1007/978-1-4614-0631-0_77.

141. Mazzoni F, Safa H, Finnemann SC. Understanding photoreceptor outer segment phagocytosis: use and utility of RPE cells in culture. Exp Eye Res. 2014;126:51–60. https://doi.org/10.1016/j. exer.2014.01.010.

142. Besharse JC, Hollyfield JG, Rayborn ME. Photoreceptor outer segments: accelerated membrane renewal in rods after exposure to light. Science. 1977;196(4289):536–8.

143. Young RW, Bok D. Participation of the retinal pigment epithelium in the rod outer segment renewal process. J Cell Biol. 1969;42(2):392–403.

144. Mitchell CH. Release of ATP by a human retinal pigment epithelial cell line: potential for autocrine stimulation through subretinal space. J Physiol. 2001;534(Pt 1):193–202.

145. Mitchell CH, Reigada D. Purinergic signalling in the subretinal space: a role in the communication between the retina and the RPE. Purinergic Signal. 2008;4(2):101–7. https://doi.org/10.1007/ s11302-007-9054-2.

146. Sanderson J, Dartt DA, Trinkaus-Randall V, Pintor J, Civan MM, Delamere NA, Fletcher EL, Salt TE, Grosche A, Mitchell CH. Purines in the eye: recent evidence for the physiological and pathological role of purines in the RPE, retinal neurons, astrocytes, Muller cells, lens, trabecular meshwork, cornea and lacrimal gland. Exp Eye Res. 2014;127:270–9. https://doi.org/10.1016/j.exer.2014.08.009.

147. Reigada D, Mitchell CH. Release of ATP from retinal pigment epithelial cells involves both CFTR and vesicular transport. Am J Physiol Cell Physiol. 2005;288(1):C132–40. https://doi.org/10.1152/ ajpcell.00201.2004.

148. Liu J, Lu W, Guha S, Baltazar GC, Coffey EE, Laties AM, Rubenstein RC, Reenstra WW, Mitchell CH. Cystic fibrosis transmembrane conductance regulator contributes to reacidification of alkalinized lysosomes in RPE cells. Am J Physiol Cell Physiol. 2012;303(2):C160–9. https://doi.org/10.1152/ ajpcell.00278.2011.

149. Finnemann SC, Bonilha VL, Marmorstein AD, Rodriguez-Boulan E. Phagocytosis of rod outer segments by retinal pigment epithelial cells requires alpha(v)beta5 integrin for binding but not for internalization. Proc Natl Acad Sci U S A. 1997;94(24):12932–7.

150. Karl MO, Kroeger W, Wimmers S, Milenkovic VM, Valtink M, Engelmann K, Strauss O. Endogenous Gas6 and Ca2+-channel activation modulate phagocytosis by retinal pigment epithelium. Cell Signal. 2008;20(6):1159–68. https://doi.org/10.1016/j. cellsig.2008.02.005.

151. Ryan JS, Baldridge WH, Kelly ME. Purinergic regulation of cation conductances and intracellular Ca2+ in cultured rat retinal pigment epithelial cells. J Physiol. 1999;520(Pt 3):745–59.

第 5 章

RPE与血管内皮生长因子

Alexa Karina Klettner

血管内皮生长因子

　　血管内皮生长因子（VEGF）家族由 VEGF-A、VEGF-F、胎盘生长因子等多个成员组成[1]，目前的 VEGF 通常指代 VEGF-A，本章也仅涉及 VEGF-A。1983 年，人类首次发现 VEGF（当时称之为血管通透性因子）[2]，并于 1989 年将其成功克隆[3,4]，VEGF 被认为是血管生成中最重要的促血管生长因子[5]。早期研究表明，VEGF 对于发育中的胚胎血管形成具有重要意义，即使是 VEGF 中的单个等位基因丢失，也是致命的[6,7]。VEGF 基因由 8 个外显子和 7 个内含子组成，因选择性剪接（及酶切）而产生了一系列异构体亚型。这些异构体亚型由它们所含的氨基酸数量来命名，其中最丰富的是 $VEGF_{121}$、$VEGF_{165}$、$VEGF_{186}$ 和 $VEGF_{206}$[8]。值得注意的是，人们还发现了其他几种亚型的存在[9]。这些亚型在溶解度、硫酸乙酰肝素蛋白聚糖（HS）和 VEGF 共受体神经纤毛蛋白结合能力方面存在差异。虽然 $VEGF_{165}$ 具有中等溶解度，但这种较长的亚型被隔离在细胞外基质中，可被纤溶酶或基质金属蛋白酶切割，从而产生诸如 $VEGF_{111}$ 或 $VEGF_{113}$ 的短亚型[10]。此外，人们也发现拮抗 VEGF 的亚型——$VEGF_{xxxb}$ 家族的存在，它

们可在外显子 8 中选择性剪切[9]。

　　VEGF 表达在不同的水平上受到严格调控（图 5.1）。根据细胞类型，VEGF 可在缺氧、氧化应激或细胞因子作用下诱导产生，其中缺氧是主要的诱导因素[11]。也有研究提出了自分泌调节作用[15-17]。而不同的调控途径取决于刺激情况，并且在组成型表达和诱导型表达之间也存在差异（见下文）。在转录水平上，VEGF 启动子区域是特殊的，因为它并不包含识别起始序列的 TATA 盒，而是一个富含 GC 的区域。此外，5'UTR 区域很长，具有多种启动子结合位点，包括但不限于 SP-1、AP-1、AP-2、Stat3、NFkB 或低氧诱导因子（HIF）1α[8,18,19]。除了由真核起始因子介导的经典途径外，VEGF 的翻译还可以由内部核糖体结合位点（IRES）介导，这使得核糖体能够独立于 7-甲基鸟苷帽和真核起始因子进行翻译，例如，在缺氧条件下[20,21]。转录后的 VEGF，受到其 mRNA 半衰期的调节。由于其不稳定性因素，VEGF 容易通过内切酶进行 mRNA 降解。然而，在缺氧条件下，RNA 结合蛋白 HuR 能够保护 mRNA，使其维持稳定，免于降解[22-24]。最终，VEGF 的分泌在内质网和高尔基体中受到调节，ORP1 50 和 αB-晶体蛋白等伴侣蛋白参与其中[25-27]。丝裂原活化蛋白激酶（MAPK）p38、细胞外信号调节激酶（ERK）1/2 和 c-Jun N

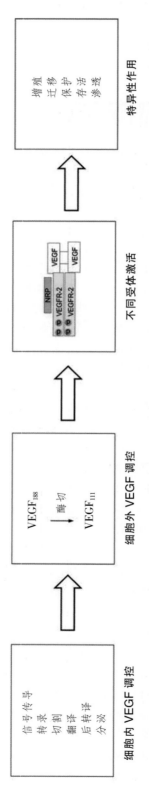

图 5.1　VEGF 及其作用在多种水平上受到调控，包括诱导调控，诱导不同细胞的 VEGF 反应。VEGF 表达差异性剪接亚型的细胞内调控，通过细胞外分裂产生更多亚型，以及随后的特异性受体激活，诱导不同细胞的 VEGF 反应。

细胞内 VEGF 调控

信号及其传导
转录
切割
翻译
后转译
分泌

细胞外 VEGF 调控

$VEGF_{188}$

↓ 酶切

$VEGF_{111}$

不同受体激活

NRP
VEGFR-2　VEGF
VEGFR-2　VEGF

特异性作用

增殖
迁移
保护
存活
渗透

末端激酶(JNK)是 VEGF 调控信号转导的重要因子[17,28]。

为了发挥其功能,VEGF 与其受体 VEGFR-1 和 VEGFR-2 结合。此外,神经纤毛蛋白还充当其共受体。相比 VEGFR-2,VEGFR-1 对 VEGF 表现出更高的亲和力,但其信号转导活性略弱[29]。目前,VEGFR-1 的功能尚未明确,大多数学者认为它是血管生成的负调节因子之一[30]。VEGF 主要通过 VEGFR-2 受体来发挥其血管生成的特性。VEGFR-2 受体与 VEGF 结合后发生二聚化,进一步导致特定的酪氨酸残基磷酸化,其磷酸化模式取决于 VEGF 亚型,从而引起不同的细胞反应[31]。这两种受体都在外层视网膜中表达,VEGFR-1 在光感受器内节和脉络膜毛细血管层中表达,而 VEGFR-2 在视网膜色素上皮(RPE)和面向 RPE 一侧的脉络膜毛细血管层内皮细胞中表达[32-35]。另一方面,神经纤毛蛋白是缺乏细胞内活性的跨膜糖蛋白,被认为是调节 VEGF 受体反应的共受体,这可能与受体的内化有关[36-38]。

视网膜色素上皮源性 VEGF 在健康视网膜中的功能

在人眼中,许多不同的细胞均可产生 VEGF,如 Müller 细胞、星形胶质细胞、神经元细胞等。但在外层视网膜中,VEGF 的主要来源是 RPE[39]。RPE 细胞能够分泌大量 VEGF,其中 VEGF$_{165}$ 分泌得最多,其次是 VEGF$_{121}$,VEGF$_{189}$ 含量较低[40-43]。

发育

VEGF 在视网膜血管系统和神经视网膜发育中起主要作用,其主要来源于星形胶质细胞和 Müller 细胞,而不是 RPE[44-47]。研究证实,RPE 对神经视网膜的发育至关重要[48],且其作为 VEGF 的来源在脉络膜发育中同样不可或缺[49,50]。RPE 中 VEGF 表达的减少确实会导致脉络膜毛细血管完全消失,进而导致视力丧失[49,50]。VEGF 在 RPE 中的表达与脉络膜的增殖活性相关,VEGF 的 mRNA 仅存在于 RPE 中,在 RPE 和脉络膜血管内皮细胞中均发现 VEGF 蛋白,这提示 VEGF 具有旁分泌的作用[51,52]。同样,在人类的发育阶段,VEGFR-2 在血管内皮细胞,而非 RPE 细胞中表达[42,47,53,54]。在胚胎发育第 10~12 天,而非第 16~18 天,视网膜色素上皮源性 VEGF 出现缺失,小鼠脉络膜血管系统也显示缺陷,强调了视网膜色素上皮源性 VEGF 在脉络膜发育中的时间依赖性[55]。此外,在这个时间窗内,还可以观察到光感受器功能的丧失。值得注意的是,在脉络膜发育过程中,RPE 的 VEGF 表达并不依赖于转录因子 HIF1α[49]。

成人视网膜

视网膜色素上皮源性 VEGF 的主要作用是维持脉络膜毛细血管层。光感受器对氧气和营养物质有很高的需求,这些养分可从脉络膜毛细血管层中获得。脉络膜毛细血管层的内皮是有孔的,对营养物质和其他低分子量蛋白具有高度渗透性[56]。RPE 细胞保护脉络膜血管内皮细胞和毛细血管窗孔,其中发挥主要作用的是 VEGF[57]。RPE 细胞主要在基底侧分泌 VEGF(同时也有顶端分泌)[12,32,58],而邻近的内皮细胞在面对 RPE 的一侧表达 VEGFR-2[32,42]。如果视网膜色素上皮源性 VEGF 受到抑制,不管是通过抗 VEGF 化合物,还是条件性敲除 RPE 特异性 VEGF,脉络膜毛细血管的窗孔将会消失,随之萎缩[59-61]。值得注意的是,可溶性 VEGF 是必需的,因为随着时间的推移,仅表达 VEGF$_{188}$ 的小鼠会出现脉络膜毛细血管萎缩,光感受器细胞也随之死亡[57]。研究表明,VEGF 可以保护内皮细胞免受各种损伤,如饥饿或氧化应激[62,63]。VEGF 对成人视力来说也是必不可少的,研究发现,在成年小鼠中,RPE 特异性敲除 VEGF 会导致视力快速丧失、视锥细胞功能障碍和脉络膜毛细血管消融[59]。事实上,VEGF 对视网膜的神经元细胞具有直接保护作用,如保护神经节细胞、光感受器[35,64-66]。视网膜色素上皮源性 VEGF 还具有自分泌功能。成人 RPE 细胞表达 VEGFR-2[42],且 VEGF 可能参与 RPE 增殖和迁移[67-69]。此外,VEGF 可以充当 RPE 细胞的生存因子,保护它们免受氧化应激损害(图 5.2)。这种保护作用通过 VEGFR-2 信号通路介导,还涉及磷脂酰肌醇 3 激酶(PI3K)和 Akt 的激活[33]。长期使用抗 VEGF 治疗可改变体内 RPE 的超微结构,如导致微绒毛、黑色素颗粒或基底内褶减少[49,53]。对于长期抑制 VEGF 是否会导致 RPE 细胞的直接损伤和死亡,目前仍存在争议,但在体外长期抗 VEGF 治疗中发现,RPE 细胞凋亡增加,但细胞活力并未普遍降低[53,70]。VEGF 抑制似乎还会诱导 RPE 出现暂时性损伤[53]。我们的研究也发现,长期抗 VEGF 治疗并不会改变线粒体的超微结构,也不会诱导细胞早衰[70]。在解释用抗 VEGF 制剂取得的结果时也需要注意,因为它们的作用可能与其本身抗 VEGF 特性无

关。例如,已有研究表明,抗 VEGF 制剂贝伐单抗和阿柏西普可以降低 RPE 细胞的吞噬能力,但这可能更多地与它们的 Fc 片段有关,而与抗 VEGF 的结合能力无关[68,69,71]。

RPE 的屏障特性是其重要功能之一[72]。由于目前一些研究相互矛盾,VEGF 对 RPE 细胞通透性的确切影响仍存在争议。人们认为 VEGF 能够加固 RPE 细胞屏障[73],例如,VEGF 通过调节紧密连接蛋白的表达[74],使其无法发挥作用[75],从而破坏 RPE 细胞的屏障功能[76,77]。近期,有人提出 VEGF 在 RPE 补体调节中的作用,有研究证实 VEGF 可以增加 RPE 中的补体因子 H(CFH)和 CD46 表达,而 VEGF 抑制反而会降低它们的表达,甚至还会导致 C3d 沉积物增加[78]。

虽然 VEGF 长期缺失对视网膜的影响尚有争议[53,59,79],但 VEGF 生理功能的丧失,可能是许多 AMD 患者长期接受抗 VEGF 治疗后,出现视网膜进行性萎缩的原因之一[80]。

视网膜色素上皮源性 VEGF 在视网膜疾病中的作用

VEGF 是导致糖尿病视网膜病变、AMD、早产儿视网膜病变、视网膜静脉阻塞等一

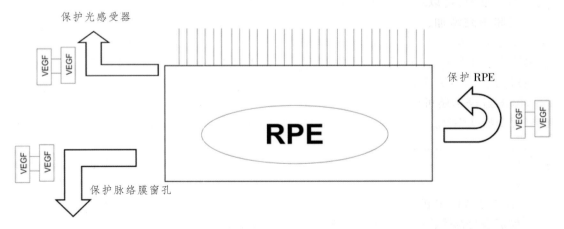

图 5.2 RPE 在顶端及基底侧构成性分泌 VEGF。顶端分泌的视网膜色素上皮源性 VEGF 保护光感受器和 RPE,基底侧分泌的 VEGF 保护毛细血管窗孔和脉络膜血管内皮细胞。

系列视网膜疾病的主要病理因素[81,82,83]。与脉络膜新生血管紧密联系的 RPE 细胞表达高水平的 VEGF[84,85]，并且在 AMD 患者视网膜下血管膜中，增殖的 RPE 细胞 VEGF 的表达也升高[86]。在转基因小鼠中，RPE 细胞产生过量的 VEGF 也可导致脉络膜新生血管形成，这更有力地表明视网膜色素上皮源性 VEGF 在脉络膜新生血管发生、发展中的重要性[87,88]。但应该注意的是，仅 VEGF 表达升高这一个条件，可能不足以诱发病理改变，还需要更多因素以及 RPE 或 Bruch 膜的破坏[87,89]。在糖尿病视网膜病变中，Müller 细胞是病理性 VEGF 的主要来源[90]。然而，一些研究表明，RPE 衍生的 VEGF 也可能是糖尿病性黄斑水肿屏障功能障碍的原因之一[91,92]，这会直接降低 RPE 细胞的液体吸收能力[93]。

虽然人们普遍认为 VEGF 是 RPE 和视网膜的生存因子，即使其不是必需的，但也是非常重要的（见上文）[33,59]，但也有研究显示，VEGF 上调可对视网膜细胞造成不良影响，这表明 VEGF 不仅在渗出型 AMD 病理中起着作用，也在萎缩 AMD 中发挥作用。在小鼠中，VEGF 的过表达可导致 RPE 屏障破坏和巨噬细胞积聚[76]。屏障的破坏也可能成为新生血管形成的切入点。在 VEGF 过表达的小鼠中，可以看到与 RPE 变性伴随的视网膜萎缩增加，这与视循环缺陷和视紫红质含量减少有关[76]。同样，在光诱导的视网膜损伤模型中，VEGF 参与屏障功能破坏及继发性光感受器变性[77]。此外，小鼠中的 VEGF 过表达还可以激活炎症小体介导的光感受器变性[94]。

RPE 中 VEGF 的调控

RPE 是 VEGF 的主要来源，VEGF 由 RPE 构成性分泌[32]。在发育水平上，RPE 分化的主要调控因子是小眼畸形相关转录因子（MITF）[95]。MITF 也参与 RPE 的 VEGF 表达[96]，VEGF 的表达和分泌是 RPE 细胞分化的重要标志[96,97]。此外，RPE 分泌 VEGF 存在两极差异，与细胞顶端相比，分泌到基底侧的 VEGF 含量更高[32,58]。如上所述，VEGF 在多个水平上受到调控，且这种调控存在刺激依赖性。由于 RPE 细胞构成性表达 VEGF，因此可经不同途径参与 VEGF 生理性分泌及诱导性分泌（图 5.3）。

构成性 VEGF

RPE 中 VEGF 的构成性表达主要由转录因子 NF-κB 介导，还有一小部分由转录因子 SP-1 介导，而 HIF1α 和 Stat3 均不参与其中[17]。考虑到信号转导途径，我们可以发现 p38 通路介导部分构成性 VEGF 的表达。有趣的是，p38 通路似乎独立于转录因子 NF-κB，通过我们的模型系统发现，对两者的抑制将干扰 VEGF 分泌[17]。此外，p38 主要参与基底侧分泌，而不是顶端分泌，而转录因子 NF-κB 和 SP-1 参与顶端和基底侧的分泌[58]。RPE 中的构成性 VEGF 分泌似乎存在着某种正向自动调节机制，抑制 VEGFR-2 会减少 RPE 顶端[58]VEGF 分泌[17]。这一机制实际上就可以解释为什么一些阻止 VEGF 与其受体结合的 VEGF 抑制剂，如贝伐单抗、雷珠单抗和岩藻多糖，同时可以降低 RPE 中 VEGF 的表达[16,98]。VEGFR-2 通过 PI3K，而非磷酸激酶 C（PKC）介导调节 VEGF 分泌信号转导途径[17]。有趣的是，有研究认为，VEGF 的保护作用是由 VEGFR-2 和 PI3K 介导的[66]。也有研究显示，构成性 VEGF 表达还受到 RPE 中 L 型、高电压激活的 Ca^{2+} 通道的调节[99]。这些通道也可能参与高温和 IGF-1 介导的 VEGF 上调（见下文）[100]。

缺氧

缺氧是 VEGF 上调最基本的刺激因

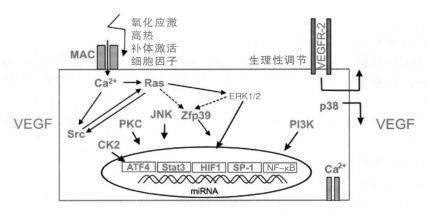

图 5.3 RPE 中 VEGF 调节途径。RPE 中的构成性 VEGF 调控可以由转录因子 SP-1、NF-κB、Ca²⁺通道、PI3K、MAPK p38(基底侧)和自分泌 VEGFR-2 激活(顶端)介导(绿色),而不同的刺激可以通过多种转录因子(如 ATF4、Stat3 或 HIF1α)以及激酶(如 CK2、JNK、ERK1/2、Src 或 PKC)、Ca²⁺内流和 mRNA 去稳定剂(如 Zfp39)的下调(红色)诱导 VEGF 产生。请注意的是,这些都是经典途径,而参与生理性调节的途径也可能导致 VEGF 病理性升高。更多具体信息请参考正文。

素[43,101]。在试验中,我们通过低氧或氯化钴化学反应模拟缺氧环境。氯化钴可以增加 RPE 中 VEGF 的表达[102]。缺氧诱导的 VEGF 升高是由转录因子 HIF1α(经 PI3K/Akt)、NF-κB 以及 p38 MAPK 通路的激活和易位来介导的[103-105]。HIF1α 是缺氧相关基因的主要转录因子,同时也参与高血糖介导的 VEGF 调节。有趣的是,VEGF 和 HIF1α 受到同一组 miRNA 调控,这些 miRNA 与两个基因的 3'UTR 结合,导致 VEGF 和 HIF1α 之间的串扰,从而相互正向调节[106]。miRNA 是非编码 RNA 分子,可以通过与特定的 miRNA 反应元件结合来影响 mRNA 的稳定性和翻译能力[107]。此外,缺氧可通过 Wnt/β-catenin 途径上调 VEGF,也可能是通过 T 细胞因子(TCF)-4 结合元件,或缺氧诱导因子来实现的[14]。此外,有研究证实,dsRNA 活化蛋白激酶(PKR)也可能通过 PI3K/Akt 信号通路参与缺氧介导的 VEGF 上调[108]。CXC-趋化因子受体 4(CXCR4)也参与其中,且很可能是 NF-κB 的下游[109]。此外,PKC 也参与缺氧介导的 VEGF 上调[110]。近期一项研究显示,在缺氧条件下,C9 mRNA 能够诱导

VEGF 产生,而 C9 蛋白起抑制作用,这表明 C9mRNA 具备直接调控作用[111]。

氧化应激和高血糖症

氧化应激是 RPE 中 VEGF 分泌的重要促进因素[12,112]。有趣的是,在极化的 RPE 细胞顶端具有更强诱导性 VEGF 分泌能力,提示其对光感受器的保护作用[12]。氧化应激和高糖状态均可诱导外泌体中 VEGF 的分泌[113],这与外泌体中抗 VEGF 治疗药物的释放条件一致[114]。在氧化应激诱导的 VEGF 上调中,MAPK ERK1/2 参与 VEGF 短期上调[115,116]。另有研究证实,NF-κB 与氧化应激诱导的 VEGF 上调也存在关联[113,117]。氧化磷脂在老年人眼的 RPE 中堆积,经由转录因子 ATF4,并通过蛋白激酶 CK2 介导刺激 VEGF 表达[118]。非折叠蛋白反应是内质网(ER)应激的一种形式,当 ER 蛋白质超载或折叠紊乱时,恢复 ER 稳态,其中 ATF4 是这一反应中的促成因子[119]。ER 应激可通过转录因子 OASIS 诱导 RPE 中 VEGF 产生[120]。此外,ER 应激[122]也调控淀粉样物质 β 诱导的 VEGF [121]。淀粉样物质 β 诱导的

VEGF 上调可能与线粒体活性氧和 TLR-4 的激活有关(见下文)[123,124]。晚期糖基化终末产物(RAGE)受体同时可作为淀粉样物质 β 受体，其介导的 VEGF 上调有赖于 NF-κB[125]。

VEGF 是糖尿病视网膜病变的重要病理因素之一。高糖可以增加 RPE 细胞中 VEGF 的释放[113,126,127]。但有趣的是，葡萄糖浓度的急剧下降也可能诱导 VEGF 分泌[127]。转录因子 HIF1α、NF-κB 以及 Stat，均与高葡萄糖损伤后 VEGF 的增加有关[110,128,129]。此外，PKC 有可能也参与高糖下的 VEGF 调控[110]。由于细胞培养基的高葡萄糖含量可能导致 ROS 生成增多，这种 VEGF 的增加也有可能与氧化应激相关[113]。胰岛素样生长因子(IGF)-1 是 RPE 中 VEGF 的诱导剂[130]，它受到生长抑素的抑制[131]，通过 Ca^{2+} 通道[100]、HIF1α[132] 和 MAPK ERK1/2 介导 VEGF 上调[133]。同时，胰岛素本身也能提高 VEGF 转录水平[134]。

炎症

VEGF 与炎症也具有相关性。RPE 细胞表达 Toll 样受体(TLR)来检测病原体相关分子模式(PAMP)或危险相关分子模式(DAMP)[135]。TLR 是固有免疫中病原体检测的核心。TLR 的激活诱导促炎因子的表达和分泌，引起炎症反应，同时增强适应性免疫系统的激活。在 TLR 中，TLR-2 结合革兰阳性菌的肽聚糖，TLR-3 能够感应病毒标志物双链 RNA，TLR-4 结合革兰阴性菌上的脂多糖[136,137]。RPE 细胞能够表达中等水平的 TLR-2，TLR-2 受到肺炎衣原体激活，可在 RPE 细胞中诱导 VEGF 反应[138]。此外，RPE 细胞能够表达大量的 TLR-3，其激活后可诱导 VEGF[140]等促炎因子释放[139]。在此情况下，MAPK 并未参与 VEGF 的调控。TLR-4 的激活可通过 NF-κB 诱导 VEGF 的分泌[123]。细胞因子，如 TNF-α 也可以诱导 RPE 细胞

分泌 VEGF，这一过程通过 Wnt/β-连环蛋白介导，可能与氧化应激诱导的 VEGF 增加相关，而 NF-κB 并未参与这种特定的上调[14]。然而，TNF-α 的影响还可能与细胞的分化存在关联，另有研究表明，TNF-α 诱导的 VEGF 增加仅见于非极化细胞，在极化细胞中，VEGF 分泌反而减少[141]。

另一方面，细胞转化生长因子-β(TGF-β)在视网膜中具有免疫调节[142]和促血管生成作用，并由 RPE 细胞大量构成性分泌[70,143]。不同亚型的 TGF-β 通过头蛋白合成诱导 RPE 中 VEGF 表达[28,144]。有趣的是，当细胞受到 TGF-β2 和 TNF-α 刺激时，VEGF 表达将随之增加，这很可能在转录水平上调控[28]。虽然各核心的 MAPK 亚族(p38、ERK1/2 和主要参与 TGF-β2 的 JNK) 均参与 TGF-β 诱导的 VEGF 上调，但主要以 p38 通路为主，特别是当 TNF-α 参与时。NF-κB 和 PKC 是 TGF-β1 和 TGF-β2 之间差异的体现，因为它们仅参与由 TGF-β2 引起的 VEGF 上调[28,144]。此外，TGF-β2 和凝血酶在 VEGF 诱导中呈现出协同作用[145]。凝血酶在出血部位形成并升高，如在视网膜缺血、增殖性糖尿病视网膜病变中[146,147]。尽管 ERK1/2、p38、JNK、NFкB、PI3K、PTK 和 PKC 等途径均参与凝血酶介导的 VEGF 上调，但以 JNK 途径为主[145]。凝血酶还能与 TNF-α 发挥协同作用，但与 TNF-α 不同的是，凝血酶在极化和非极化细胞中均可以诱导 VEGF 产生[148]。

有趣的是，年龄相关炎性标志物 miR-146a 在老年人的 RPE 或脉络膜中上调，这可以降低 RPE 细胞中 VEGF 的表达[149]。炎症小体是固有免疫系统的关键介质，它可诱导 RPE 中促炎细胞因子的分泌，通过调控 IL-18 来减少 VEGF 生成，但其对 IL-18 没有依赖性[150,151]。

研究证明，补体因子也能诱导 VEGF 分泌，如补体因子 5a[152]、补体因子 3a[153]或亚溶解型 C5b-9 膜攻击复合物[116,154,155]。对于

亚溶解型 C5b-9 介导的 VEGF 增加,Ras、ERK1/2 和 Src 均有参与,而 p38 却未在其中。此外,降低不稳定蛋白 zfp36 可增加 VEGF mRNA 的稳定性[116]。

高温效应

多项研究表明,VEGF 分泌具有温度依赖性。高热可以通过 p38/ JNK[156]以及 PI3K、Ca^{2+}通道[100]来诱导 VEGF 的表达和分泌。相应的,低温可减少 RPE 中 VEGF 分泌,但对色素上皮衍生因子(PEDF)(一种抗血管生成细胞因子)的表达没有影响[157,158]。有意思的是,虽然激光热效应会诱导 VEGF 表达,但对随后的氧化应激介导的 VEGF 调控呈现出一定的保护作用[159]。

更多因素被证实可以诱导 RPE 中 VEGF 的表达,如维 A 酸[160,161]、溶酶体应激[41]、细胞之间的断联[162]或衰老[163]等。但同样,也需要更多的研究来阐明这些上调因子的调节途径。

结论

视网膜色素上皮源性 VEGF 在视网膜的生理和病理中发挥着多种作用。虽然目前 VEGF 抑制剂是一种成熟的治疗方法,且被广泛应用于多种疾病[164-166],但其长期抑制 VEGF 的后果尚未明确,有待进一步评价。今后的研究对象不限于老年人群,且涵盖工作年龄段人群和婴幼儿[167-169]。

VEGF 的调控机制复杂,且高度依赖于刺激剂,这为靶向治疗提供了新的途径。我们可以通过靶向某一病理刺激因子,而非广泛地抗 VEGF,而尽可能地保留 VEGF 的生理功能。总而言之,探索之路任重道远,有待更深入的研究来阐明不同 VEGF 调控途径中的作用机制。

(李晓洁　马红婕　译)

参考文献

1. Witmer AN, Vrensen GF, Van Noorden CJ, Schlingemann RO. Vascular endothelial growth factors and angiogenesis in eye disease. Prog Retin Eye Res. 2003;22:1–2.
2. Senger DR, Galli SJ, Dvorak AM, Perruzzi CA, Harvey VS, Dvorak HF. Tumor cells secrete a vascular permeability factor that promotes accumulation of ascites fluid. Science. 1983;219:983–5.
3. Keck PJ, Hauser SD, Krivi G, Sanzo K, Warren T, Feder J, Connolly DT. Vascular permeability factor, an endothelial cell mitogen related to PDGF. Science. 1989;246:1309–12.
4. Leung DW, Cachianes G, Kuang WJ, Goeddel DV, Ferrara N. Vascular endothelial growth factor is a secreted angiogenic mitogen. Science. 1989;246:1306–9.
5. Ferrara N. VEGF-A: a critical regulator of blood vessel growth. Eur Cytokine Netw. 2009;20:158–63.
6. Carmeliet P, Ferreira V, Breier G, Pollefeyt S, Kieckens L, Gertsenstein M, Fahrig M, Vandenhoeck A, Harpal K, Eberhardt C, Declercq C, Pawling J, Moons L, Collen D, Risau W, Nagy A. Abnormal blood vessel development and lethality in embryos lacking a single VEGF allele. Nature. 1996;380:435–9.
7. Ferrara N, Carver-Moore K, Chen H, Dowd M, Lu L, O'Shea KS, Powell-Braxton L, Hillan KJ, Moore MW. Heterozygous embryonic lethality induced by targeted inactivation of the VEGF gene. Nature. 1996;380:439–42.
8. Tischer E, Mitchell R, Hartman T, Silva M, Gospodarowicz D, Fiddes JC, Abraham JA. The human gene for vascular endothelial growth factor. Multiple protein forms are encoded through alternative exon splicing. J Biol Chem. 1991;266:11947–54.
9. Dehghanian F, Hojati Z, Kay M. New insights into VEGF-A alternative splicing: key regulatory switching in the pathological process. Avicenna J Med Biotechnol. 2014;6:192–9.
10. Lee S, Jilani SM, Nikolova GV, Carpizo D, Iruela-Arispe ML. Processing of VEGF-A by matrix metalloproteinases regulates bioavailability and vascular patterning in tumors. J Cell Biol. 2005;169:681–91.
11. Aiello LP, Northrup JM, Keyt BA, Takagi H, Iwamoto MA. Hypoxic regulation of vascular endothelial growth factor in retinal cells. Arch Ophthalmol. 1995;113:1538–44.
12. Kannan R, Zhang N, Sreekumar PG, Spee CK, Rodriguez A, Barron E, Hinton DR. Stimulation of apical and basolateral VEGF-A and VEGF-C secretion by oxidative stress in polarized retinal pigment epithelial cells. Mol Vis. 2006;12:1649–59.
13. Klettner A, Roider J. Mechanisms of pathological VEGF production in the retina and modification with VEGF-antagonists. In: Stratton RD, Hauswirth WW, Gardner TW, editors. Oxidative stress in

on retinal and choroidal disorders. Springer; 2012. p. 277–306.

14. Wang H, Han X, Wittchen ES, Hartnett ME. TNF-α mediates choroidal neovascularization by upregulating VEGF expression in RPE through ROS-dependent β-catenin activation. Mol Vis. 2016;22:116–28.

15. Deudero JJ, Caramelo C, Castellanos MC, Neria F, Fernández-Sánchez R, Calabia O, Peñate S, González-Pacheco FR. Induction of hypoxia-inducible factor 1alpha gene expression by vascular endothelial growth factor. J Biol Chem. 2008;283:11435–44.

16. Klettner A, Roider J. Comparison of bevacizumab, ranibizumab, and pegaptanib in vitro: efficiency and possible additional pathways. Invest Ophthalmol Vis Sci. 2008;49:4523–7.

17. Klettner A, Westhues D, Lassen J, Bartsch S, Roider J. Regulation of constitutive vascular endothelial growth factor secretion in retinal pigment epithelium/choroid organ cultures: p38, nuclear factor κB, and the vascular endothelial growth factor receptor-2/phosphatidylinositol 3 kinase pathway. Mol Vis. 2013;19:281–91.

18. Forsythe JA, Jiang BH, Iyer NV, Agani F, Leung SW, Koos RD, Semenza GL. Activation of vascular endothelial growth factor gene transcription by hypoxia-inducible factor 1. Mol Cell Biol. 1996;16:4604–13.

19. Pagès G, Pouysségur J. Transcriptional regulation of the Vascular Endothelial Growth Factor gene—a concert of activating factors. Cardiovasc Res. 2005;65:564–73.

20. Akiri G, Nahari D, Finkelstein Y, Le SY, Elroy-Stein O, Levi BZ. Regulation of vascular endothelial growth factor (VEGF) expression is mediated by internal initiation of translation and alternative initiation of transcription. Oncogene. 1998;17:227–36.

21. Huez I, Créancier L, Audigier S, Gensac MC, Prats AC, Prats H. Two independent internal ribosome entry sites are involved in translation initiation of vascular endothelial growth factor mRNA. Mol Cell Biol. 1998;18:6178–90.

22. Levy AP, Levy NS, Goldberg MA. Post-transcriptional regulation of vascular endothelial growth factor by hypoxia. J Biol Chem. 1996;271:2746–53.

23. Levy NS, Chung S, Furneaux H, Levy AP. Hypoxic stabilization of vascular endothelial growth factor mRNA by the RNA-binding protein HuR. J Biol Chem. 1998;273:6417–23.

24. Yoo PS, Mulkeen AL, Cha CH. Post-transcriptional regulation of vascular endothelial growth factor: implications for tumor angiogenesis. World J Gastroenterol. 2006;12:4937–42.

25. Abcouwer SF, Marjon PL, Loper RK, Vander Jagt DL. Response of VEGF expression to amino acid deprivation and inducers of endoplasmic reticulum stress. Invest Ophthalmol Vis Sci. 2002;43:2791–8.

26. Kase S, He S, Sonoda S, Kitamura M, Spee C, Wawrousek E, Ryan SJ, Kannan R, Hinton DR. alphaB-crystallin regulation of angiogenesis by modulation of VEGF. Blood. 2010;115:3398–406.

27. Ozawa K, Kondo T, Hori O, Kitao Y, Stern DM, Eisenmenger W, Ogawa S, Ohshima T. Expression of the oxygen-regulated protein ORP150 accelerates wound healing by modulating intracellular VEGF transport. J Clin Invest. 2001;108:41–50.

28. Bian ZM, Elner SG, Elner VM. Regulation of VEGF mRNA expression and protein secretion by TGF-beta2 in human retinal pigment epithelial cells. Exp Eye Res. 2007;84:812–22.

29. Waltenberger J, Claesson-Welsh L, Siegbahn A, Shibuya M, Heldin CH. Different signal transduction properties of KDR and Flt1, two receptors for vascular endothelial growth factor. J Biol Chem. 1994;269:26988–95.

30. Rahimi N. VEGFR-1 and VEGFR-2: two non-identical twins with a unique physiognomy. Front Biosci. 2006;11:818–29.

31. Chen TT, Luque A, Lee S, Anderson SM, Segura T, Iruela-Arispe ML. Anchorage of VEGF to the extracellular matrix conveys differential signaling responses to endothelial cells. J Cell Biol. 2010;188:595–609.

32. Blaauwgeers HG, Holtkamp GM, Rutten H, Witmer AN, Koolwijk P, Partanen TA, Alitalo K, Kroon ME, Kijlstra A, van Hinsbergh VW, Schlingemann RO. Polarized vascular endothelial growth factor secretion by human retinal pigment epithelium and localization of vascular endothelial growth factor receptors on the inner choriocapillaris. Evidence for a trophic paracrine relation. Am J Pathol. 1999;155:421–8.

33. Byeon SH, Lee SC, Choi SH, Lee HK, Lee JH, Chu YK, Kwon OW. Vascular endothelial growth factor as an autocrine survival factor for retinal pigment epithelial cells under oxidative stress via the VEGF-R2/PI3K/Akt. Invest Ophthalmol Vis Sci. 2010;51:1190–7.

34. Kim I, Ryan AM, Rohan R, Amano S, Agular S, Miller JW, Adamis AP. Constitutive expression of VEGF, VEGFR-1, and VEGFR-2 in normal eyes. Invest Ophthalmol Vis Sci. 1999;40:2115–21.

35. Saint-Geniez M, Maharaj AS, Walshe TE, Tucker BA, Sekiyama E, Kurihara T, Darland DC, Young MJ, D'Amore PA. Endogenous VEGF is required for visual function: evidence for a survival role on Müller cells and photoreceptors. PLoS One. 2008;3:e3554.

36. Bachelder RE, Crago A, Chung J, Wendt MA, Shaw LM, Robinson G, Mercurio AM. Vascular endothelial growth factor is an autocrine survival factor for neuropilin-expressing breast carcinoma cells. Cancer Res. 2001;61:5736–40.

37. Grünewald FS, Prota AE, Giese A, Ballmer-Hofer K. Structure-function analysis of VEGF receptor activation and the role of coreceptors in angiogenic signaling. Biochim Biophys Acta. 2010;1804:567–80.

38. Wang L, Zeng H, Wang P, Soker S, Mukhopadhyay D. Neuropilin-1-mediated vascular permeability factor/vascular endothelial growth factor-dependent endothelial cell migration. J Biol Chem. 2003;278:48848–60.

39. Klettner A. Physiological functions of VEGF in the retina and its possible implications of prolonged anti-VEGF therapy. In: Parker ML, editor. Vascular endothelial growth factor: biology, regulation and clinical significance. Nova Publishing; 2013. p. 117–36.

40. Adamis AP, Shima DT, Yeo KT, Yeo TK, Brown LF, Berse B, D'Amore PA, Folkman J. Synthesis and secretion of vascular permeability factor/vascular endothelial growth factor by human retinal pigment epithelial cells. Biochem Biophys Res Commun. 1993;193:631–8.

41. Bergmann M, Holz F, Kopitz J. Lysosomal stress and lipid peroxidation products induce VEGF-121 and VEGF-165 expression in ARPE-19 cells. Graefes Arch Clin Exp Ophthalmol. 2011;249:1477–83.

42. Saint-Geniez M, Maldonado AE, D'Amore PA. VEGF expression and receptor activation in the choroid during development and in the adult. Invest Ophthalmol Vis Sci. 2006;47:3135–42.

43. Watkins WM, McCollum GW, Savage SR, Capozzi ME, Penn JS, Morrison DG. Hypoxia-induced expression of VEGF splice variants and protein in four retinal cell types. Exp Eye Res. 2013;116:240–6.

44. Gerhardt H, Golding M, Fruttiger M, Ruhrberg C, Lundkvist A, Abramsson A, Jeltsch M, Mitchell C, Alitalo K, Shima D, Betsholtz C. VEGF guides angiogenic sprouting utilizing endothelial tip cell filopodia. J Cell Biol. 2003;161:1163–77.

45. Scott A, Powner MB, Gandhi P, Clarkin C, Gutmann DH, Johnson RS, Ferrara N, Fruttiger M. Astrocyte-derived vascular endothelial growth factor stabilizes vessels in the developing retinal vasculature. PLoS One. 2010;5:e11863.

46. Stone J, Itin A, Alon T, Pe'er J, Gnessin H, Chan-Ling T, Keshet E. Development of retinal vasculature is mediated by hypoxia-induced vascular endothelial growth factor (VEGF) expression by neuroglia. J Neurosci. 1995;15:4738–47.

47. Yi X, Mai LC, Uyama M, Yew DT. Time-course expression of vascular endothelial growth factor as related to the development of the retinochoroidal vasculature in rats. Exp Brain Res. 1998;118:155–60.

48. Raymond SM, Jackson IJ. The retinal pigmented epithelium is required for development and maintenance of the mouse neural retina. Curr Biol. 1995;5:1286–95.

49. Marneros AG, Fan J, Yokoyama Y, Gerber HP, Ferrara N, Crouch RK, Olsen BR. Vascular endothelial growth factor expression in the retinal pigment epithelium is essential for choriocapillaris development and visual function. Am J Pathol. 2005;167:1451–9.

50. Zhao S, Overbeek PA. Regulation of choroid development by the retinal pigment epithelium. Mol Vis. 2001;7:277–82.

51. Lutty GA, Hasegawa T, Baba T, Grebe R, Bhutto I, McLeod DS. Development of the human choriocapillaris. Eye (Lond). 2010;24:408–15.

52. Zhao J, Song Y, Wang Y, Zhang X. Regulation effect of vascular endothelial growth factor on human fetal choroid vascularization. Yan Ke Xue Bao. 2000;16:11–4.

53. Ford KM, Saint-Geniez M, Walshe T, Zahr A, D'Amore PA. Expression and role of VEGF in the adult retinal pigment epithelium. Invest Ophthalmol Vis Sci. 2011;52:9478–87.

54. Gogat K, Le Gat L, Van Den Berghe L, Marchant D, Kobetz A, Gadin S, Gasser B, Quéré I, Abitbol M, Menasche M. VEGF and KDR gene expression during human embryonic and fetal eye development. Invest Ophthalmol Vis Sci. 2004;45:7–14.

55. Le YZ, Bai Y, Zhu M, Zheng L. Temporal requirement of RPE-derived VEGF in the development of choroidal vasculature. J Neurochem. 2010;112:1584–92.

56. Nickla DL, Wallman J. The multifunctional choroid. Prog Retin Eye Res. 2010;29:144–68.

57. Saint-Geniez M, Kurihara T, Sekiyama E, Maldonado AE, D'Amore PA. An essential role for RPE-derived soluble VEGF in the maintenance of the choriocapillaris. Proc Natl Acad Sci U S A. 2009;106:18751–6.

58. Klettner A, Kaya L, Flach J, Lassen J, Treumer F, Roider J. Basal and apical regulation of VEGF-A and placenta growth factor in the RPE/choroid and primary RPE. Mol Vis. 2015;21:736–48.

59. Kurihara T, Westenskow PD, Bravo S, Aguilar E, Friedlander M. Targeted deletion of Vegfa in adult mice induces vision loss. J Clin Invest. 2012;122:4213–7.

60. Peters S, Heiduschka P, Julien S, Ziemssen F, Fietz H, Bartz-Schmidt KU, Tübingen Bevacizumab Study Group, Schraermeyer U. Ultrastructural findings in the primate eye after intravitreal injection of bevacizumab. Am J Ophthalmol. 2007;143:995–1002.

61. Shimomura Y, Hirata A, Ishikawa S, Okinami S. Changes in choriocapillaris fenestration of rat eyes after intravitreal bevacizumab injection. Graefes Arch Clin Exp Ophthalmol. 2009;247:1089–94.

62. el-Remessy AB, Bartoli M, Platt DH, Fulton D, Caldwell RB. Oxidative stress inactivates VEGF survival signaling in retinal endothelial cells via PI 3-kinase tyrosine nitration. J Cell Sci. 2005;118:243–52.

63. Gerber HP, McMurtrey A, Kowalski J, Yan M, Keyt BA, Dixit V, Ferrara N. Vascular endothelial growth factor regulates endothelial cell survival through the phosphatidylinositol 3′-kinase/Akt signal transduction pathway. Requirement for Flk-1/KDR activation. J Biol Chem. 1998;273:30336–43.

64. Brar VS, Sharma RK, Murthy RK, Chalam KV. Bevacizumab neutralizes the protective effect of vascular endothelial growth factor on retinal ganglion cells. Mol Vis. 2010;16:1848–53.

65. Kilic U, Kilic E, Järve A, Guo Z, Spudich A, Bieber K, Barzena U, Bassetti CL, Marti HH, Hermann DM. Human vascular endothelial growth factor protects axotomized retinal ganglion cells in vivo by activating ERK-1/2 and Akt pathways. J Neurosci. 2006;26:12439–46.

66. Suzuki M, Ozawa Y, Kubota S, Hirasawa M, Miyake S, Noda K, Tsubota K, Kadonosono K, Ishida S. Neuroprotective response after photodynamic therapy: role of vascular endothelial growth factor.

J Neuroinflammation. 2011;8:176.

67. Kehler AK, Andersen C, Andreasen JR, Vohra R, Junker N, Poulsen KA, Kolko M. Interaction between VEGF and calcium-independent phospholipase A2 in proliferation and migration of retinal pigment epithelium. Curr Eye Res. 2012;37:500–7.

68. Klettner A, Möhle F, Roider J. Intracellular bevacizumab reduces phagocytotic uptake in RPE cells. Graefes Arch Clin Exp Ophthalmol. 2010;248:819–24.

69. Klettner A, Tahmaz N, Dithmer M, Richert E, Roider J. Effects of aflibercept on primary RPE cells: toxicity, wound healing, uptake and phagocytosis. Br J Ophthalmol. 2014;98:1448–52.

70. Schottler J, Randoll N, Lucius R, Caliebe A, Roider J, Klettner A. Long-term treatment with anti-VEGF does not induce cell aging in primary retinal pigment epithelium. Exp Eye Res. 2018;171:1–11.

71. Dithmer M, Hattermann K, Pomarius P, Aboul Naga SH, Meyer T, Mentlein R, Roider J, Klettner A. The role of Fc-receptors in the uptake and transport of therapeutic antibodies in the retinal pigment epithelium. Exp Eye Res. 2016;145:187–205.

72. Rizzolo LJ. Barrier properties of cultured retinal pigment epithelium. Exp Eye Res. 2014;126:16–26.

73. Miura Y, Klettner A, Roider J. VEGF antagonists decrease barrier function of retinal pigment epithelium in vitro: possible participation of intracellular glutathione. Invest Ophthalmol Vis Sci. 2010;51:4848–55.

74. Ghassemifar R, Lai CM, Rakoczy PE. VEGF differentially regulates transcription and translation of ZO-1alpha+ and ZO-1alpha- and mediates transepithelial resistance in cultured endothelial and epithelial cells. Cell Tissue Res. 2006;323:117–25.

75. Peng S, Adelman RA, Rizzolo LJ. Minimal effects of VEGF and anti-VEGF drugs on the permeability or selectivity of RPE tight junctions. Invest Ophthalmol Vis Sci. 2010;51:3216–25.

76. Ablonczy Z, Dahrouj M, Marneros AG. Progressive dysfunction of the retinal pigment epithelium and retina due to increased VEGF-A levels. FASEB J. 2014;28:2369–79.

77. Cachafeiro M, Bemelmans AP, Samardzija M, Afanasieva T, Pournaras JA, Grimm C, Kostic C, Philippe S, Wenzel A, Arsenijevic Y. Hyperactivation of retina by light in mice leads to photoreceptor cell death mediated by VEGF and retinal pigment epithelium permeability. Cell Death Dis. 2013;4:e781.

78. Keir LS, Firth R, Aponik L, Feitelberg D, Sakimoto S, Aguilar E, Welsh GI, Richards A, Usui Y, Satchell SC, Kuzmuk V, Coward RJ, Goult J, Bull KR, Sharma R, Bharti K, Westenskow PD, Michael IP, Saleem MA, Friedlander M. VEGF regulates local inhibitory complement proteins in the eye and kidney. J Clin Invest. 2017;127:199–214.

79. Ueno S, Pease ME, Wersinger DM, Masuda T, Vinores SA, Licht T, Zack DJ, Quigley H, Keshet E, Campochiaro PA. Prolonged blockade of VEGF family members does not cause identifiable dam-

age to retinal neurons or vessels. J Cell Physiol. 2008;217:13–22.

80. Gemenetzi M, Lotery AJ, Patel PJ. Risk of geographic atrophy in age-related macular degeneration patients treated with intravitreal anti-VEGF agents. Eye. 2016;31:1–9.

81. Miller JW, Le Couter J, Strauss EC, Ferrara N. Vascular endothelial growth factor a in intraocular vascular disease. Ophthalmology. 2013;120:106–14.

82. Cornel S, Adriana ID, Mihaela TC, Speranta S, Algerino S, Mehdi B, Jalaladin HR. Anti-vascular endothelial growth factor indications in ocular disease. Rom J Ophthalmol. 2015;59:235–42.

83. Wu AL, Wu WC. Anti-VEGF for ROP and pediatric retinal diseases. Asia Pac J Ophthalmol (Phila). 2018;7:145–51.

84. Amin R, Puklin JE, Frank RN. Growth factor localization in choroidal neovascular membranes of age-related macular degeneration. Invest Ophthalmol Vis Sci. 1994;35:3178–88.

85. Kvanta A, Algvere PV, Berglin L, Seregard S. Subfoveal fibrovascular membranes in age-related macular degeneration express vascular endothelial growth factor. Invest Ophthalmol Vis Sci. 1996;37:1929–34.

86. Ikeda Y, Yonemitsu Y, Onimaru M, Nakano T, Miyazaki M, Kohno R, Nakagawa K, Ueno A, Sueishi K, Ishibashi T. The regulation of vascular endothelial growth factors (VEGF-A, -C, and -D) expression in the retinal pigment epithelium. Exp Eye Res. 2006;83:1031–40.

87. Schwesinger C, Yee C, Rohan RM, Joussen AM, Fernandez A, Meyer TN, Poulaki V, Ma JJ, Redmond TM, Liu S, Adamis AP, D'Amato RJ. Intrachoroidal neovascularization in transgenic mice overexpressing vascular endothelial growth factor in the retinal pigment epithelium. Am J Pathol. 2001;158:1161–72.

88. Spilsbury K, Garrett KL, Shen WY, Constable IJ, Rakoczy PE. Overexpression of vascular endothelial growth factor (VEGF) in the retinal pigment epithelium leads to the development of choroidal neovascularization. Am J Pathol. 2000;157:135–44.

89. Oshima Y, Oshima S, Nambu H, Kachi S, Hackett SF, Melia M, Kaleko M, Connelly S, Esumi N, Zack DJ, Campochiaro PA. Increased expression of VEGF in retinal pigmented epithelial cells is not sufficient to cause choroidal neovascularization. J Cell Physiol. 2004;201:393–400.

90. Le YZ. VEGF production and signaling in Müller glia are critical to modulating vascular function and neuronal integrity in diabetic retinopathy and hypoxic retinal vascular diseases. Vis Res. 2017;139:108–14.

91. Ponnalagu M, Subramani M, Jayadev C, Shetty R, Das D. Retinal pigment epithelium-secretome: a diabetic retinopathy perspective. Cytokine. 2017;95:126–35.

92. Xu HZ, Song Z, Fu S, Zhu M, Le YZ. RPE barrier breakdown in diabetic retinopathy: seeing is believing. J Ocul Biol Dis Infor. 2011;4:83–92.

93. Dahrouj M, Alsarraf O, McMillin JC, Liu Y, Crosson CE, Ablonczy Z. Vascular endothelial growth factor modulates the function of the retinal pigment

epithelium in vivo. Invest Ophthalmol Vis Sci. 2014;55:2269–75.

94. Marneros AG. Increased VEGF-A promotes multiple distinct aging diseases of the eye through shared pathomechanisms. EMBO Mol Med. 2016;8:208–31.

95. Nguyen M, Arnheiter H. Signaling and transcriptional regulation in early mammalian eye development: a link between FGF and MITF. Development. 2000;127:3581–91.

96. Ford KM, D'Amore PA. Molecular regulation of vascular endothelial growth factor expression in the retinal pigment epithelium. Mol Vis. 2012;18:519–27.

97. Miura Y, Klettner A, Noelle B, Hasselbach H, Roider J. Change of morphological and functional characteristics of retinal pigment epithelium cells during cultivation of retinal pigment epithelium-choroid perfusion tissue culture. Ophthalmic Res. 2010;43:122–33.

98. Dithmer M, Fuchs S, Shi Y, Schmidt H, Richert E, Roider J, Klettner A. Fucoidan reduces secretion and expression of vascular endothelial growth factor in the retinal pigment epithelium and reduces angiogenesis in vitro. PLoS One. 2014;9:e89150.

99. Rosenthal R, Heimann H, Agostini H, Martin G, Hansen LL, Strauss O. Ca2+ channels in retinal pigment epithelial cells regulate vascular endothelial growth factor secretion rates in health and disease. Mol Vis. 2007;13:443–56.

100. Cordeiro S, Seyler S, Stindl J, Milenkovic VM, Strauss O. Heat-sensitive TRPV channels in retinal pigment epithelial cells: regulation of VEGF-A secretion. Invest Ophthalmol Vis Sci. 2010;51:6001–8.

101. Levy AP, Levy NS, Goldberg MA. Hypoxia-inducible protein binding to vascular endothelial growth factor mRNA and its modulation by the von Hippel-Lindau protein. J Biol Chem. 1996;271:25492–7.

102. Wang B, Zou Y, Yuan ZL, Xiao JG. Genistein suppressed upregulation of vascular endothelial growth factor expression by cobalt chloride and hypoxia in rabbit retinal pigment epithelium cells. J Ocul Pharmacol Ther. 2003;19:457–64.

103. Park H, Lee DS, Yim MJ, Choi YH, Park S, Seo SK, Choi JS, Jang WH, Yea SS, Park WS, Lee CM, Jung WK, Choi IW. 3,3′-Diindolylmethane inhibits VEGF expression through the HIF-1α and NF-κB pathways in human retinal pigment epithelial cells under chemical hypoxic conditions. Int J Mol Med. 2015;36:301–8.

104. Xiao Q, Zeng S, Ling S, Lv M. Up-regulation of HIF-1alpha and VEGF expression by elevated glucose concentration and hypoxia in cultured human retinal pigment epithelial cells. J Huazhong Univ Sci Technolog Med Sci. 2006;26:463–5.

105. Yang XM, Wang YS, Zhang J, Li Y, Xu JF, Zhu J, Zhao W, Chu DK, Wiedemann P. Role of PI3K/Akt and MEK/ERK in mediating hypoxia-induced expression of HIF-1alpha and VEGF in laser-induced rat choroidal neovascularization. Invest

Ophthalmol Vis Sci. 2009;50:1873–9.

106. Ling S, Birnbaum Y, Nanhwan MK, Thomas B, Bajaj M, Ye Y. MicroRNA-dependent cross-talk between VEGF and HIF1α in the diabetic retina. Cell Signal. 2013;25:2840–7.

107. Bartel DP. MicroRNAs: target recognition and regulatory functions. Cell. 2009;136:215–33.

108. Zhu M, Liu X, Wang S, Miao J, Wu L, Yang X, Wang Y, Kang L, Li W, Cui C, Chen H, Sang A. PKR promotes choroidal neovascularization via upregulating the PI3K/Akt signaling pathway in VEGF expression. Mol Vis. 2016;22:1361–74.

109. Seong H, Ryu J, Jeong JY, Chung IY, Han YS, Hwang SH, Park JM, Kang SS, Seo SW. Resveratrol suppresses vascular endothelial growth factor secretion via inhibition of CXC-chemokine receptor 4 expression in ARPE-19 cells. Mol Med Rep. 2015;12:1479–84.

110. Young TA, Wang H, Munk S, Hammoudi DS, Young DS, Mandelcorn MS, Whiteside CI. Vascular endothelial growth factor expression and secretion by retinal pigment epithelial cells in high glucose and hypoxia is protein kinase C-dependent. Exp Eye Res. 2005;80:651–62.

111. Hollborn M, Ackmann C, Kuhrt H, Doktor F, Kohen L, Wiedemann P, Bringmann A. Osmotic and hypoxic induction of the complement factor C9 in cultured human retinal pigment epithelial cells: regulation of VEGF and NLRP3 expression. Mol Vis. 2018;24:518–35.

112. Sreekumar PG, Kannan R, de Silva AT, Burton R, Ryan SJ, Hinton DR. Thiol regulation of vascular endothelial growth factor-A and its receptors in human retinal pigment epithelial cells. Biochem Biophys Res Commun. 2006;346:1200–6.

113. Maisto R, Oltra M, Vidal-Gil L, Martínez-Gil N, Sancho-Pellúz J, Filippo CD, Rossi S, D Amico M, Barcia JM, Romero FJ. ARPE-19-derived VEGF-containing exosomes promote neovascularization in HUVEC: the role of the melanocortin receptor 5. Cell Cycle. 2019;18:413–24.

114. Aboul Naga SH, Dithmer M, Chitadze G, Kabelitz D, Lucius R, Roider J, Klettner A. Intracellular pathways following uptake of bevacizumab in RPE cells. Exp Eye Res. 2015;131:29–41.

115. Klettner A, Roider J. Constitutive and oxidative-stress-induced expression of VEGF in the RPE are differently regulated by different mitogen-activated protein kinases. Graefes Arch Clin Exp Ophthalmol. 2009;247:1487–92.

116. Kunchithapautham K, Rohrer B. Sublytic membrane-attack-complex (MAC) activation alters regulated rather than constitutive vascular endothelial growth factor (VEGF) secretion in retinal pigment epithelium monolayers. J Biol Chem. 2011;286:23717–24.

117. Luo X, Gu S, Zhang Y, Zhang J. Kinsenoside ameliorates oxidative stress-induced RPE cell apoptosis and inhibits angiogenesis via Erk/p38/NF-κB/VEGF signaling. Front Pharmacol. 2018;9:240.

118. Pollreisz A, Afonyushkin T, Oskolkova OV, Gruber F, Bochkov VN, Schmidt-Erfurth U. Retinal pig-

ment epithelium cells produce VEGF in response to oxidized phospholipids through mechanisms involving ATF4 and protein kinase CK2. Exp Eye Res. 2013;116:177–84.

119. Sano R, Reed JC. ER stress-induced cell death mechanisms. Biochim Biophys Acta. 2013;1833:3460–70.

120. Miyagi H, Kanemoto S, Saito A, Asada R, Iwamoto H, Izumi S, Kido M, Gomi F, Nishida K, Kiuchi Y, Imaizumi K. Transcriptional regulation of VEGFA by the endoplasmic reticulum stress transducer OASIS in ARPE-19 cells. PLoS One. 2013;8:e55155.

121. Yoshida T, Ohno-Matsui K, Ichinose S, Sato T, Iwata N, Saido TC, Hisatomi T, Mochizuki M, Morita I. The potential role of amyloid beta in the pathogenesis of age-related macular degeneration. J Clin Invest. 2005;115:2793–800.

122. Matsui A, Kaneko H, Kachi S, Ye F, Hwang SJ, Takayama K, Nagasaka Y, Sugita T, Terasaki H. Expression of vascular endothelial growth factor by retinal pigment epithelial cells induced by amyloid-β is depressed by an endoplasmic reticulum stress inhibitor. Ophthalmic Res. 2015;55:37–44.

123. Chen L, Bai Y, Zhao M, Jiang Y. TLR4 inhibitor attenuates amyloid-β-induced angiogenic and inflammatory factors in ARPE-19 cells: implications for age-related macular degeneration. Mol Med Rep. 2016;13:3249–56.

124. Wu L, Tan X, Liang L, Yu H, Wang C, Zhang D, Kijlstra A, Yang P. The role of mitochondria-associated reactive oxygen species in the amyloid β induced production of angiogenic factors by ARPE-19 cells. Curr Mol Med. 2017;17:140–8.

125. Ma W, Lee SE, Guo J, Qu W, Hudson BI, Schmidt AM, Barile GR. RAGE ligand upregulation of VEGF secretion in ARPE-19 cells. Invest Ophthalmol Vis Sci. 2007;48:1355–61.

126. Cai Y, Li X, Wang YS, Shi YY, Ye Z, Yang GD, Dou GR, Hou HY, Yang N, Cao XR, Lu ZF. Hyperglycemia promotes vasculogenesis in choroidal neovascularization in diabetic mice by stimulating VEGF and SDF-1 expression in retinal pigment epithelial cells. Exp Eye Res. 2014;123:87–96.

127. Sone H, Kawakami Y, Okuda Y, Kondo S, Hanatani M, Suzuki H, Yamashita K. Vascular endothelial growth factor is induced by long-term high glucose concentration and up-regulated by acute glucose deprivation in cultured bovine retinal pigmented epithelial cells. Biochem Biophys Res Commun. 1996;221:193–8.

128. Chang ML, Chiu CJ, Shang F, Taylor A. High glucose activates ChREBP-mediated HIF-1α and VEGF expression in human RPE cells under normoxia. Adv Exp Med Biol. 2014;801:609–21.

129. Li X, Cai Y, Wang YS, Shi YY, Hou W, Xu CS, Wang HY, Ye Z, Yao LB, Zhang J. Hyperglycaemia exacerbates choroidal neovascularisation in mice via the oxidative stress-induced activation of STAT3 signalling in RPE cells. PLoS One. 2012;7:e47600.

130. Punglia RS, Lu M, Hsu J, Kuroki M, Tolentino MJ, Keough K, Levy AP, Levy NS, Goldberg MA, D'Amato RJ, Adamis AP. Regulation of vascular endothelial growth factor expression by insulin-like growth factor I. Diabetes. 1997;46:1619–26.

131. Sall JW, Klisovic DD, O'Dorisio MS, Katz SE. Somatostatin inhibits IGF-1 mediated induction of VEGF in human retinal pigment epithelial cells. Exp Eye Res. 2004;79:465–76.

132. Slomiany MG, Rosenzweig SA. Autocrine effects of IGF-I-induced VEGF and IGFBP-3 secretion in retinal pigment epithelial cell line ARPE-19. Am J Physiol Cell Physiol. 2004;287:C746–53.

133. Smith LE, Shen W, Perruzzi C, Soker S, Kinose F, Xu X, Robinson G, Driver S, Bischoff J, Zhang B, Schaeffer JM, Senger DR. Regulation of vascular endothelial growth factor-dependent retinal neovascularization by insulin-like growth factor-1 receptor. Nat Med. 1999;5:1390–5.

134. Lu M, Amano S, Miyamoto K, Garland R, Keough K, Qin W, Adamis AP. Insulin-induced vascular endothelial growth factor expression in retina. Invest Ophthalmol Vis Sci. 1999;40:3281–6.

135. Kumar MV, Nagineni CN, Chin MS, Hooks JJ, Detrick B. Innate immunity in the retina: toll-like receptor (TLR) signaling in human retinal pigment epithelial cells. J Neuroimmunol. 2004;153:7–15.

136. Akira S, Takeda K, Kaisho T. Toll-like receptors: critical proteins linking innate and acquired immunity. Nat Immunol. 2001;2:675–80.

137. Takeda K, Kaisho T, Akira S. Toll-like receptors. Annu Rev Immunol. 2003;21:335–76.

138. Fujimoto T, Sonoda KH, Hijioka K, Sato K, Takeda A, Hasegawa E, Oshima Y, Ishibashi T. Choroidal neovascularization enhanced by Chlamydia pneumoniae via Toll-like receptor 2 in the retinal pigment epithelium. Invest Ophthalmol Vis Sci. 2010;51:4694–702.

139. Ebihara N, Chen L, Tokura T, Ushio H, Iwatsu M, Murakami A. Distinct functions between toll-like receptors 3 and 9 in retinal pigment epithelial cells. Ophthalmic Res. 2007;39:155–63.

140. Klettner A, Koinzer S, Meyer T, Roider J. Toll-like receptor 3 activation in retinal pigment epithelium cells—mitogen-activated protein kinase pathways of cell death and vascular endothelial growth factor secretion. Acta Ophthalmol. 2013;91:e211–8.

141. Terasaki H, Kase S, Shirasawa M, Otsuka H, Hisatomi T, Sonoda S, Ishida S, Ishibashi T, Sakamoto T. TNF-α decreases VEGF secretion in highly polarized RPE cells but increases it in non-polarized RPE cells related to crosstalk between JNK and NF-κB pathways. PLoS One. 2013;8:e69994.

142. Sugita S, Futagami Y, Smith SB, Naggar H, Mochizuki M. Retinal and ciliary body pigment epithelium suppress activation of T lymphocytes via transforming growth factor beta. Exp Eye Res. 2006;83:1459–71.

143. Kvanta A. Expression and secretion of transforming growth factor-beta in transformed and nontransformed retinal pigment epithelial cells. Ophthalmic Res. 1994;26:361–7.

144. Nagineni CN, Samuel W, Nagineni S, Pardhasaradhi K, Wiggert B, Detrick B, Hooks JJ. Transforming growth factor-beta induces expression of vascular

endothelial growth factor in human retinal pigment epithelial cells: involvement of mitogen-activated protein kinases. J Cell Physiol. 2003;197:453–62.

145. Bian ZM, Elner SG, Elner VM. Thrombin-induced VEGF expression in human retinal pigment epithelial cells. Invest Ophthalmol Vis Sci. 2007;48:2738–46.

146. Bastiaans J, van Meurs JC, Mulder VC, Nagtzaam NM, Smits-te Nijenhuis M, Dufour-van den Goorbergh DC, van Hagen PM, Hooijkaas H, Dik WA. The role of thrombin in proliferative vitreoretinopathy. Invest Ophthalmol Vis Sci. 2014;55:4659–66.

147. Sagripanti A, Romani A, Ferretti A, Ragone MC, Baicchi U, Carpi A, Nardi M. Blood coagulation parameters in retinal arterial occlusion. Graefes Arch Clin Exp Ophthalmol. 1999;237:480–3.

148. Terasaki H, Shirasawa M, Otsuka H, Yamashita T, Uchino E, Hisatomi T, Sonoda S, Sakamoto T. Different effects of thrombin on VEGF secretion, proliferation, and permeability in polarized and non-polarized retinal pigment epithelial cells. Curr Eye Res. 2015;40:936–45.

149. Hao Y, Zhou Q, Ma J, Zhao Y, Wang S. miR-146a is upregulated during retinal pigment epithelium (RPE)/choroid aging in mice and represses IL-6 and VEGF-A expression in RPE cells. J Clin Exp Ophthalmol. 2016;7:562.

150. Doyle SL, Campbell M, Ozaki E, Salomon RG, Mori A, Kenna PF, Farrar GJ, Kiang AS, Humphries MM, Lavelle EC, O'Neill LA, Hollyfield JG, Humphries P. NLRP3 has a protective role in age-related macular degeneration through the induction of IL-18 by drusen components. Nat Med. 2012;18:791–8.

151. Mohr LK, Hoffmann AV, Brandstetter C, Holz FG, Krohne TU. Effects of inflammasome activation on secretion of inflammatory cytokines and vascular endothelial growth factor by retinal pigment epithelial cells. Invest Ophthalmol Vis Sci. 2015;56:6404–13.

152. Cortright DN, Meade R, Waters SM, Chenard BL, Krause JE. C5a, but not C3a, increases VEGF secretion in ARPE-19 human retinal pigment epithelial cells. Curr Eye Res. 2009;34:57–61.

153. Long Q, Cao X, Bian A, Li Y. C3a increases VEGF and decreases PEDF mRNA levels in human retinal pigment epithelial cells. Biomed Res Int. 2016;2016:6958752.

154. Li W, Chen S, Ma M, Qian J, Ma X. Complement 5b-9 complex-induced alterations in human RPE cell physiology. Med Sci Monit. 2010;16:BR17–23.

155. Lueck K, Wasmuth S, Williams J, Hughes TR, Morgan BP, Lommatzsch A, Greenwood J, Moss SE, Pauleikhoff D. Sub-lytic C5b-9 induces functional changes in retinal pigment epithelial cells consistent with age-related macular degeneration. Eye. 2011;25:1074–82.

156. Faby H, Hillenkamp J, Roider J, Klettner A. Hyperthermia-induced upregulation of vascular endothelial growth factor in retinal pigment epithelial cells is regulated by mitogen-activated protein kinases. Graefes Arch Clin Exp Ophthalmol. 2014;252:1737–45.

157. Coassin M, Duncan KG, Bailey KR, Singh A, Schwartz DM. Hypothermia reduces secretion of vascular endothelial growth factor by cultured retinal pigment epithelial cells. Br J Ophthalmol. 2010;94:1678–83.

158. Takeyama M, Yoneda M, Gosho M, Iwaki M, Zako M. Decreased VEGF-A and sustained PEDF expression in a human retinal pigment epithelium cell line cultured under hypothermia. Biol Res. 2015;48:42.

159. Iwami H, Pruessner J, Shiraki K, Brinkmann R, Miura Y. Protective effect of a laser-induced sublethal temperature rise on RPE cells from oxidative stress. Exp Eye Res. 2014;124:37–47.

160. Chen JT, Liang JB, Chou CL, Shyu RC, Lu DW. Retinoic acid induces VEGF gene expression in human retinal pigment epithelial cells (ARPE-19). J Ocul Pharmacol Ther. 2005;21:413–9.

161. Tokarz P, Piastowska-Ciesielska AW, Kaarniranta K, Blasiak J. All-trans retinoic acid modulates DNA damage response and the expression of the VEGF-A and MKI67 genes in ARPE-19 cells subjected to oxidative stress. Int J Mol Sci. 2016;17:E898.

162. Farjood F, Vargis E. Physical disruption of cell-cell contact induces VEGF expression in RPE cells. Mol Vis. 2017;23:431–46.

163. Marazita MC, Dugour A, Marquioni-Ramella MD, Figueroa JM, Suburo AM. Oxidative stress-induced premature senescence dysregulates VEGF and CFH expression in retinal pigment epithelial cells: implications for age-related macular degeneration. Redox Biol. 2016;7:78–87.

164. Eldweik L, Mantagos IS. Role of VEGF inhibition in the treatment of retinopathy of prematurity. Semin Ophthalmol. 2016;31:163–8.

165. Schmidt-Erfurth U, Chong V, Loewenstein A, Larsen M, Souied E, Schlingemann R, Eldem B, Monés J, Richard G, Bandello F, European Society of Retina Specialists. Guidelines for the management of neovascular age-related macular degeneration by the European Society of Retina Specialists (EURETINA). Br J Ophthalmol. 2014;98:1144–67.

166. Schmidt-Erfurth U, Garcia-Arumi J, Bandello F, Berg K, Chakravarthy U, Gerendas BS, Jonas J, Larsen M, Tadayoni R, Loewenstein A. Guidelines for the management of diabetic macular edema by the European Society of Retina Specialists (EURETINA). Ophthalmologica. 2017;237:185–222.

167. Kniggendorf VF, Novais EA, Kniggendorf SL, Xavier C, Cole ED, Regatieri CV. Effect of intravitreal anti-VEGF on choroidal thickness in patients with diabetic macular edema using spectral domain OCT. Arq Bras Oftalmol. 2016;79:155–8.

168. Quinn GE, Darlow BA. Concerns for development after bevacizumab treatment of ROP. Pediatrics. 2016;137:e20160057.

169. Rofagha S, Bhisitkul RB, Boyer DS, Sadda SR, Zhang K, SEVEN-UP Study Group. Seven-year outcomes in ranibizumab-treated patients in ANCHOR, MARINA, and HORIZON: a multicenter cohort study (SEVEN-UP). Ophthalmology. 2013;120:2292–9.

第 6 章

RPE与免疫系统

Barbara Detrick,John J. Hooks

引言

RPE 细胞不仅在视觉系统中扮演着不可或缺的角色，还是参与眼部免疫的重要细胞。随着研究的深入，人们越来越强调RPE细胞在调节眼的健康和疾病中的重要性。近年来，我们对眼部免疫微环境的认识也呈指数级增长。RPE 细胞可参与人体固有免疫和适应性免疫，其含有大量调节免疫反应的免疫因子[1]。已有充足的证据表明，RPE 细胞的免疫激活可能在视网膜感染、自身免疫、视网膜退行性疾病，如老年性黄斑变性(AMD)及糖尿病性视网膜病变等多种疾病中产生深远的影响。根据目前所掌握的文献知识，我们对 RPE 细胞通过调节免疫导致视力受损的可能机制进行分析。

RPE 细胞：在眼固有免疫中的作用

免疫系统包括两大分支，即固有免疫和适应性免疫。固有免疫是对任何一种侵害或病原体产生的即时免疫反应，是一种非特异性的、持续较短的保护性免疫，然而它可以对适应性免疫的结局产生决定性影响。固有免疫一旦启动，将激活系列免疫因子，如微生物传感器(Toll 样受体)、NOD 样受体(NLR)、RIG-1 样解旋酶、某些关键细胞类型、细胞因子、趋化因子以及一系列补体等，所有这些因素都会直接辅助宿主清除外来的侵害(表 6.1)。

在过去的几十年里，免疫学领域取得了巨大进展，我们能够更好地理解免疫反应如何影响人体的疾病与健康，一些相关新疗法也得到发展[2]。在本章中，我们并不想向大家展示免疫学领域所有新的发现或进展，而是重点叙述那些与视网膜相关的进展，这样能够更好地揭示眼部疾病的发病机制，以及潜在的治疗策略。此综述也包含未透彻研究的领域。

固有免疫的组成

Toll 样受体

Toll 样受体(TLR)是在演化过程中高度保守的固有免疫识别分子家族，负责感知微生物的特定分子模式。TLR 一旦识别，就会启动一系列信号转导级联，引起快速而猛烈的炎症反应，表现为细胞的激活和细胞因子的产生，如促炎因子、T 细胞分化因子、1 型干扰素和趋化因子。TLR 自 1980年被发现以来，已被证实存在于人体的大部分细胞中[3]。目前，根据 TLR 配体的不同，

表 6.1 RPE 细胞参与固有免疫

RPE 细胞成分	引发的免疫反应
免疫传感器(Toll 样受体,NOD 样受体)	–产生细胞因子/趋化因子
	–促炎症反应
	–TLR3 调节光感受器和 RPE
	–产生 VEGF
	–细胞死亡或受到保护
细胞因子	–IL-6,IL-1β,激活炎症反应
	–IFN-β、IL-11、TGF-β,抑制免疫反应
	–IL-6,MCP-1,血管生成
趋化因子	–CXCL9,CXCL10,趋化 T 细胞和 NK 细胞
	–CXCL8,趋化中性粒细胞
	–MCP-1,趋化单核细胞、树突状细胞和记忆 T 细胞
产生生长因子	–VEGF,诱导产生新生血管
	–PDGF
补体成分	–CD46,CD55,CD59,下调补体活性
	–C3a 和 C5a 受体,诱导炎症反应
	–与 AMD 和其他萎缩性疾病有关

将 TLR 家族分为 10 种[3],每种 TLR 在细胞内都有独特的区域和表达方式。比如,TLR3、TLR7 和 TLR9 位于细胞内囊泡,而其他 TLR(TLR2、TLR4、TLR5、TLR6)位于细胞膜上。一般来说,位于细胞膜上的 TLR 能识别细菌产物(如 TLR4 识别革兰阴性菌的脂质 A),而细胞内的 TLR 能够检测到病毒或细菌的核酸(如 TLR3 与病毒复制过程中形成的双链 RNA 相互作用)。

早在 10 多年前,人们就发现 RPE 细胞存在大量 TRL[4],这一点并不难理解,因为只有这样,RPE 细胞才能对视网膜产生快速的防御性保护作用。对 TLR 基因表达进行分析,证实在人类 RPE 细胞中存在着 TLR1~7、TLR9、TLR10。值得一提的是,TLR3 作为一种重要的防御病毒感染的分子,在 RPE 细胞上呈现高表达。TLR3 能够识别 dsRNA 序列,即一种病毒复制的中间产物,或 dsRNA 的类似物:聚肌胞苷酸(Poly I:C)。对 TLR3 信号转导分析显示,RPE 细胞可分泌多种促炎因子,包括 IL-6、IL-8(CXCL8)、MCP-1、ICAM-1、CXCL9、CXCL10 和 VEGF[5],这些分子将信号传递给免疫细胞和视网膜的固有细胞,激活并启动炎症反应。IFN-β 是一种重要的免疫抑制因子,可以被 TLR3 选择性上调。其与 RPE 细胞间特有的相互作用,详见后文。

近年来,人们对视网膜 TLR 的关注越来越多,研究表明,TLR 在多种视网膜疾病中发挥潜在的作用。比如,TLR 的多态性与 AMD 有关[6,7],研究发现,siRNA 通过 TLR3 信号通路治疗 AMD[8,9],导致 VEGF 的表达被抑制,揭示了 siRNA 分子抑制 AMD 中新生血管的机制。最近针对 TLR 缺陷的研究也同样显示出 TLR 的重要性。据报道,在糖尿病性视网膜病变小鼠模型中,TLR7 缺失可抑制炎症反应,缓解糖尿病性视网膜病变[10]。

一些研究者已经发现,RPE 细胞中 TLR3 的激活与 RPE 细胞损伤有关,可能导致 AMD 和其他视网膜疾病[11,12]。Klettner 等发现,RPE 细胞中 TLR3 激活后导致的细胞死亡,一部分是通过 JNK 介导的[13,14]。同样,也有研究证明了 TLR3 信号通路的保护作用,Patel 等已经证明,TLR3 信号通过 STAT3 依赖机制使 RPE 细胞免受氧化应激损伤[15,16]。总之,研究表明 RPE 细胞在固有免疫中的重要地位,并且强调了 TLR 信号可通过多种途径参与免疫应答。未来的研究需要更加明确 TLR 在人类眼部疾病中的作用,从而找出更精准调控其功能的策略[12]。

细胞因子

细胞因子是一种潜在的、可以调节细胞功能的低分子量蛋白质，通常由多种类型细胞产生，具有瞬时性和局灶性。自 60 年前首次被发现以来，细胞因子的定义如今扩展到可以发挥多重生物活性功能的多效能蛋白，包括造血、免疫、传染病、肿瘤发生、内环境稳态、细胞生长发育等方面。由于细胞因子的广泛多效性，人们逐渐认识到其作为一种强效因子，在机体健康和疾病的方方面面起着调控作用，对多种免疫性疾病具有潜在的治疗价值。在免疫学方面，细胞因子作为中介，成为连接固有免疫和适应性免疫的桥梁；作为分子，其既参与炎症反应，又参与抗炎过程；而作为调控因子，其影响着多种疾病的进程。

人体内有大量能够产生细胞因子的细胞，每个细胞都被程序化设置，随时预备生成细胞因子信号。在视网膜内，RPE 细胞是细胞因子的主要来源，可以刺激诱导生成多种促炎因子，主要包括 IL-6、IL-8、MCP-1、CXCL9 和 CXCL10（这里将重点阐述）。RPE 细胞产生的免疫抑制因子将在免疫调节部分进行讨论。

在 20 世纪 80 年代早期和中期，IL-6 首次被描述为一种能够使 T 细胞激活和 B 细胞分化的淋巴细胞刺激因子。40 年后的今天，我们发现 IL-6 具有更广泛的功效，从急慢性炎症到血管性疾病。也正因其多效性，IL-6 已经成为临床干预的主要靶点[17]。

在眼中，多种细胞可以产生 IL-6。而在一些感染因子、其他细胞因子（IL-1β、TNF-α 和 IFN）和 TLR 连接蛋白的刺激下，RPE 细胞可以产生大量的 IL-6[18,19]。正如我们在身体其他部位发现的，RPE 细胞释放的 IL-6 可能是视网膜急、慢性炎症反应的重要作用因子。基于对一些系统性疾病的研究分析显示，IL-6 的持续分泌与自身免疫的发生发展有关[20,21]。通过探查自身免疫性视网膜病变（AIR）患者体内的细胞因子标志物，可以更好地了解 AIR 的发病机制。近期，研究证实，在 AIR 患者血清中，IL-6 和 CXCL9 水平升高，且升高水平与疾病的严重程度相关，这些研究为 IL-6 和 CXCL9 可能参与 AIR 的病理过程提供了证据[22]。先前的一项研究利用流式细胞免疫分型技术分析了同一队列的受试者，与正常人和葡萄膜炎患者相比，AIR 患者血浆中 B 淋巴细胞水平异常[23]。这两项研究均提示，在 AIR 中，免疫反应可能发挥一定的作用。尽管如此，还需要进一步的研究证实免疫应答在这一罕见疾病中的作用，从而对诊断和治疗策略提供更准确的指导。

趋化因子是一类可扩散的小分子（8~14kDa）蛋白超家族，由多种细胞分泌，在炎症、感染和自身免疫性疾病的应答反应时产生[24]。趋化因子通过调节中性粒细胞、巨噬细胞和淋巴细胞向病变部位的迁移来参与炎症反应。视网膜中趋化因子的表达与许多视网膜疾病密切相关。多项研究证实，在视网膜内，RPE 细胞可大量分泌 IL-8、MCP-1、CXCL9 和 CXCL10。IL-8 通常被认为是损伤后炎症早期介质之一，是一种潜在的中性粒细胞趋化剂和激活剂，能促进内皮细胞的迁移和增殖，是眼内新生血管形成的强效刺激因子。另一种可以诱导单核细胞、记忆 T 细胞、树突细胞迁移至炎症部位，并与新生血管生成相关的趋化因子是 CCL2（MCP-1）。与 IL-8 类似，这种趋化因子也与许多视网膜疾病有关。最近，Chan 等在一个动物模型中证实了 CCL2 与 AMD 的发生有关，他们的研究表明缺乏 CCL2 的小鼠会患上一种类似人类 AMD 的视网膜疾病[25]。

在研究免疫应答中干扰素的免疫调节作用时发现另一组趋化因子。CXCL9 和 CXCL10 是干扰素诱导的趋化因子，通过与

T 细胞和 NK 细胞表面的受体 CXCR3 相互作用，诱导这些细胞迁移至炎症部位并激活。Detrick 等在一种退行性视网膜疾病-试验性冠状病毒视网膜病变（ECOR）中首次描述了这两种趋化因子，随后 Nawaz 等也在人类糖尿病性视网膜病变的视网膜内皮细胞上检测到了 CXCL9 和 CXCL10[26,27]。Rutar 等曾报道在啮齿动物的变性疾病模型中研究趋化因子的其他信号通路，发现 CXCL10 存在于该模型系统中，并对由趋化因子介导的炎症反应起主导作用[28,29]。

慢性炎症和 VEGF 的过度表达是 AMD 及其他玻璃体视网膜疾病中脉络膜新生血管生成的重要标志，RPE 是该类疾病病理学的关键位点。部分学者曾报道，体外研究发现，用细胞因子，如 IL-1β、TNF-α 和 IFN-γ 刺激 RPE 细胞，可以引起 VEGF 水平升高[30,31]。这些研究强调了被免疫激活的 RPE 细胞的巨大影响力，以及炎症细胞因子上调的不良影响。基于此，抑制 VEGF 生成已经成为一种针对性的治疗策略，目前抗 VEGF 是公认的治疗 AMD 的金标准。关于 AMD 和抗 VEGF 治疗的详细描述，请参阅参考文献[32]。

随着研究的深入，这些新的研究成果将加深我们对疾病的了解和认识，为治疗和干预提供新的手段。

补体

补体系统是一个由多种蛋白质、调节因子和受体组成的系统，复杂而精密，是固有免疫和适应性免疫不可或缺的组成部分。近年来，与补体系统相关的研究重新成为热点。在免疫赦免的眼内，补体系统通过视网膜神经保护机制，在视网膜稳态中发挥关键作用。在不断清除入侵病原体的过程中，蛋白水解级联受到严格的动态调控，并通过其补体调节蛋白持续监测炎症反应[32]。

RPE 细胞表面可生成和表达很多补体成分，如 C3a 和 C5a 受体。当 C5a 与 RPE 细胞膜上 C5a 受体结合时，TLR4 被激活，从而产生促炎细胞因子，如 IL-1β、IL-6、IL-8、MCP-1 和 GM-CSF[33,34]。补体系统以这种方式驱动视网膜的炎症反应。

此外，如上所述，补体系统通过 3 种主要的膜补体调节蛋白（CD46、CD55 和CD59）来下调其活性。在补体级联反应的早期，CD46 和 CD55 抑制 C3 和 C5 转化酶的活性，而 CD59 则在补体通路的晚期阻断 C9 和攻膜复合物（MAC）。这 3 种调节蛋白均在 RPE 细胞上表达[35]。促炎细胞因子，如 IL-1β 和 TNF-α，可以增强 CD46 和 CD59 的表达，从而避免 RPE 受到补体介导的细胞溶解。因此，RPE 细胞在启动炎症反应和抑制补体介导的炎症反应之间维持一种精妙的平衡。

大量有力的研究表明，AMD 和 Stargardt 病可能与补体系统调节异常有关[36,37]。这些激动人心的研究发现了一个可把补体调节蛋白的基因多态性与 MAC 的形成联系起来的强效遗传学组件。在 AMD 的形成过程中，玻璃膜疣和 RPE 细胞中都发现了 MAC 和 C5a 的积聚[34,35]。这些研究加深了我们目前对病变的理解，即慢性炎症和补体调节蛋白的失调可以诱发炎症，从而引发视网膜退行性病变。载脂蛋白 E（APoE）是另一个 RPE 相关因子，被证实与脂质代谢和神经退行性病变有关。补体活化导致 APoE 在 RPE 细胞内积聚，在 AMD 的 RPE 细胞和玻璃膜疣中通常可以检测到 ApoE[38]。

RPE 细胞：岗哨细胞和固有免疫

RPE 细胞具有许多固有免疫应答所需的成分，在遇到感染性损伤时可以第一时间做出反应。当回顾有关视网膜感染性疾病的文献时，发现 RPE 细胞是多种致病因子的防御场所，在全身性巨细胞病毒感染、巨细胞病毒性视网膜病变、试验性冠状病毒视网膜病变（ECOR）中的冠状病毒、艾滋病中的 HIV 以及与结核分枝杆菌和弓形虫相关的眼部感染，都是如此[39-43]。综上所述，RPE 细胞提供了抵御病原入侵的第一道防线，通过大量的 TLR 分子与免疫细胞相互作用，从而产生可溶性介质来清除病原体[5]。然而，对于很多感染性疾病，适应性免疫的激活是不可或缺的。

RPE 和小胶质细胞相互作用

小胶质细胞是大脑和视网膜组织内的固有巨噬细胞，可以参与一系列免疫活动，如产生促炎/抗炎细胞因子和分子。因此，小胶质细胞是重要的免疫调节细胞，能够对多种预警信号做出快速应答。大量研究已经证实，大脑中的小胶质细胞的活化与多种神经退行性和炎症性疾病相关，在视网膜退行性和炎症性病变中，小胶质细胞被激活也不足为奇。

因此，RPE 细胞和视网膜小胶质细胞均参与炎症反应和退行性病变。研究表明，视网膜内 RPE 细胞和小胶质细胞存在相互作用，特别是通过细胞因子生成[15]。据我们所知，RPE 细胞被 TLR3 激活后，可以产生多种强效细胞因子[5]。Klettner 等发现，被 TLR3 激活的 RPE 细胞上清液可上调小胶质细胞产生 IL-1β、IL-6 和 Cox-2，这为 RPE 细胞可能作为小胶质细胞的炎症信使提供了证据。

目前，这些初步研究已经扩展到 RPE 与小胶质细胞之间的交互作用。Jo 等研究证实，在糖尿病性视网膜病变鼠类模型中，这两种细胞之间的相互作用决定了血-视网膜外屏障的完整性[44]。这种相互作用主要通过已有的 IL-6 和小胶质细胞产生的 TNF-α 介导完成。在类似于 AMD 的大鼠光氧化损伤模型中，小胶质细胞产生的 IL-1β 与 RPE 细胞中趋化因子 CCL2、CXCL1 和

CXCL10 的表达增强有关，从而强调这些趋化因子在 AMD 中的潜在重要性。在体外研究中使用人 ARPE-19 细胞证实，小胶质细胞的激活触发了 RPE 细胞的炎性活化，从而导致溶酶体失稳[45]。总之，这些发现证实了视网膜内 RPE 细胞和小胶质细胞之间存在着重要的免疫协作关系，强调了进一步探索这些细胞间的相互关系及其在多种视网膜疾病中潜在作用的必要性。

RPE 细胞参与免疫调节

视网膜炎症反应是宿主对视网膜损伤的一种极其重要的应答反应（图 6.1）。免疫系统的调节显然是一个关键的研究领域。事实上，识别肿瘤细胞如何通过 PD-L1 通路进行免疫逃逸的研究已经衍生出一种治疗癌症的新策略。通过抑制免疫介导的炎症反应来实现眼部微环境调节的机制并不鲜见。70 多年前，Peter Medawar 等发现，在大脑、眼部和妊娠子宫中存在免疫赦免[46]。如今，我们知道免疫赦免的范围已经扩展至前房和视网膜，其主要通过一系列调节机制的协同作用来抑制免疫炎症反应及维持组织完整性[47,48]。这些机制包含了血-视网膜屏障、淋巴引流系统缺失、免疫抑制细胞因子和调节性 T 细胞的存在。控制不必要的炎症反应不是一种免疫惰性行为，而是一种非常积极响应的过程，可以保护眼睛避免因炎症反应而受损。现在，我们认识到 RPE 细胞在这一动态调节通路中扮演着重要角色。

眼睛已经进化到可以通过抑制机制来下调免疫反应，其中 RPE 细胞参与的一条途径是通过产生细胞因子抑制不必要的炎症反应。RPE 细胞的免疫保护作用概述参见图 6.2 至图 6.4。RPE 细胞主要释放 TGF-β、IL-11、IFN-β 三种抑制因子，其中 IFN-β 高表达[5,6]。众所周知，IFN 参与众多免疫反

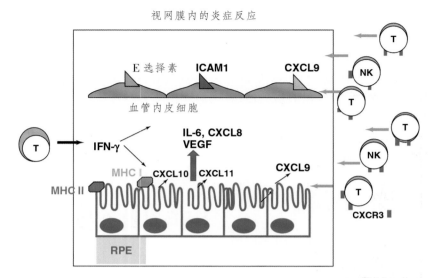

视网膜内的炎症反应

IFN-γ 诱导趋化因子(CXCL9、CXCL10、CXCL11)趋化 T 细胞和 NK 细胞迁移至炎症部位

图 6.1 视网膜内的炎症反应,活化 T 细胞产生的 IFN-γ 诱导 RPE 细胞表达 MHC Ⅰ 类和 Ⅱ 类分子,并产生促炎细胞因子,如 IL-6、CXCL8(趋化中性粒细胞)、CXCL9、CXCL10、CXCL11(趋化 T 细胞)。CXCL9 也可由视网膜血管内皮细胞产生。

应,诱导 1 型 IFN 基因的表达是固有免疫的重要组成部分[4]。由于 RPE 细胞通过上调 IRF-7 持续高表达 IFN-β,我们进一步研究了这些分子在视网膜微环境中的功能(图 6.2)。体外和体内研究表明,IFN-β 作为一种免疫抑制因子,可以阻断免疫反应,从而保护视网膜组织免受过度损伤和视力丧失[6]。IFN-β 通过下调 CXCL9 和黏附分子 ICAM-1 这两种方式提供保护作用,从而强化血-视网膜屏障,减少眼部炎症[49]。

IL-11 是细胞因子 IL-6 家族中的重要成员,由 RPE 细胞分泌[50],这种多效性细胞因子具有抗炎、细胞保护作用[51]。在正常条件下,RPE 细胞不产生 IL-11,经过 TGF-β、IL-1β、TNF-α 干预后,IL-11 的基因表达上调并且可以观察到蛋白合成 (图 6.3)。因此,在炎症过程中,RPE 细胞通过分泌 IL-11 限制炎症反应,继而对 RPE 和其他视网膜细胞提供保护[52]。

TGF-β 是一种强效多功能细胞因子,可以抑制眼部炎症反应[53]。研究证实,TGF-β 可以下调抗原提呈细胞(APC)的功能,并抑制多种参与眼部免疫赦免的 T 细胞功能。一些研究证实,TGF-β 与视网膜疾病相关,如视网膜脱离、增殖性玻璃体视网膜病变和脉络膜新生血管。如上所述,TGF-β 主要源于 RPE 细胞,且能反作用于 RPE 细胞,导致 VEGF、PDGF 和血氧合酶的释放[20,54,55]。

补体和 PD-L1 的 RPE 细胞受体调节免疫反应的模式如前所述(图 6.4)。

RPE 细胞:在眼部适应性免疫中的作用

与固有免疫不同,适应性免疫具有高度特异性和免疫记忆,并能对第二次抗原刺激做出迅速而有效的免疫应答。适应性免疫包括抗体介导和细胞介导的免疫反应(表 6.2)。抗原的加工和提呈是适应性免疫的标志。限于篇幅,对适应性免疫反应过程

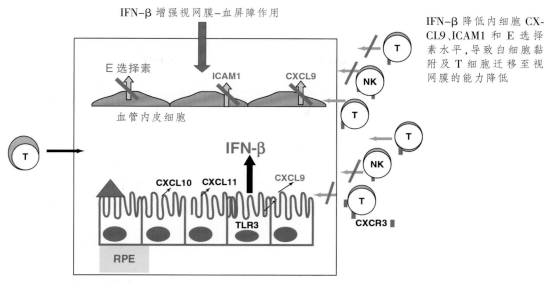

图 6.2　IFN-β 抑制 CXCL9 表达,抑制 T 细胞和自然杀伤(NK)细胞迁移。RPE 细胞通过激活 RPE 细胞内的 TLR3 产生高水平的 IFN-β。IFN-β 降低内皮细胞上的 CXCL9、ICAM-1 和 E 选择素水平,从而导致视网膜-血屏障功能剧增,同时降低白细胞黏附,抑制 T 细胞迁移至视网膜。

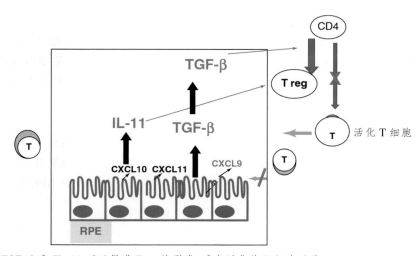

图 6.3　TGF-β 和 IL-11 可以促进 Treg 的形成,减少活化的 T 细胞迁移。当被激活时,RPE 细胞产生另外两种抗炎细胞因子,即 TGF-β 和 IL-11。TGF-β 刺激 CD4+ T 细胞向 Treg 细胞分化。这些细胞抑制效应 T 细胞的活化和增殖。IL-11 为 Treg 细胞提供保护。

中的所有补体及其相互作用无法详细阐述, 下文将简述早期试验如何确定 RPE 为抗原提呈细胞(APC),请读者跟随我们一起回顾[56]。

主要组织相容性复合物(MHC)分为 I 和 II 类分子,其作为一个识别系统可以区分

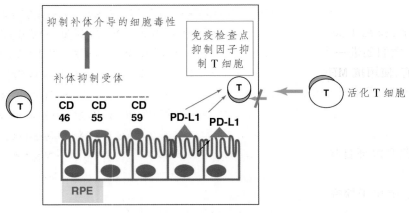

RPE 细胞受体下调 T 细胞和补体

图 6.4　RPE 细胞受体下调 T 细胞和补体。激活的 RPE 细胞表达 3 种补体抑制性受体。CD46 是一种补体调节蛋白,可使补体 C3b 和 C4b 失活;CD55 是一种补体促衰变因子,间接阻断 MAC 的形成;CD59 直接阻断 MAC 的生成。激活的 RPE 细胞也表达免疫检查点抑制因子 PD-L1,T 细胞与 RPE 细胞上该受体的相互作用可抑制 T 细胞活性。

表 6.2　RPE 细胞参与适应性免疫

RPE 细胞成分	引发的免疫反应
MHC Ⅰ 类分子	−抗原提呈作用
	−受 IFN 调控
	−参与 T 细胞和 NK 细胞的杀伤
MHC Ⅱ 类分子和共刺激因子（CD80、CD86）	−抗原提呈作用
	−受 IFN-γ 调控
细胞因子	−见表 6.1
RPE 细胞因子受体	−刺激 RPE 的促炎症反应,产生免疫调节细胞因子及 VEGF
趋化因子	−见表 6.1
PD-L1（程序化死亡配体）	−免疫耐受
	−T 细胞调控

自身组织和异体组织,与抗原肽结合,提呈给相应的 T 细胞,启动抗原识别的第一步。携带 MHC 分子的细胞被称为 APC。固有 APC 遍布全身,包括视网膜。MHC 分子根据细胞类型不同,可能需要 IFN-γ 的激活,

T 细胞和 NK 细胞均可作为 INF-γ 的来源。

由于抗原提呈是适应性免疫的核心,我们实验室探索了视网膜内 MHC 分子的表达和功能。正常视网膜组织中,MHC Ⅰ 类和 Ⅱ 类分子不表达,但我们发现,在葡萄膜炎、视网膜色素变性、交感性眼炎患者的视网膜组织中,RPE 细胞表达 MHC Ⅰ 类和 Ⅱ 类分子,浸润 T 细胞中含有 IL-2 和 IFN-γ[57-59]。体外试验证实,IFN-γ 干预可以使正常 RPE 细胞上调 MHC Ⅰ 类和 Ⅱ 类分子的表达,从而使 RPE 细胞成为视网膜内的固有 APC 细胞[60,61]。一系列体外研究发现,活化的 RPE 细胞可以处理和提呈视网膜抗原和非视网膜抗原(卡介苗)[60]。这些发现是我们认识 RPE 细胞在炎症、感染和退行性疾病中的重要作用的基础。为进一步评估 RPE 细胞在体内的作用,我们开发了以下两种动物模型。

一直以来,动物模型是揭示疾病的基本病理机制的极其有价值的工具。试验性自身免疫性葡萄膜炎(EAU)是首个被用来探究视网膜炎症的动物模型之一,与人类 T 细胞介导的葡萄膜炎非常相似[62]。利用该动

物模型,我们跟踪 RPE 细胞上表达的 MHC Ⅱ 类分子,找到了炎症细胞侵入视网膜的通道[63]。我们还进一步观察到,在诱导 EAU 发生之前,使用抗 MHC Ⅱ 类分子抗体,RPE 细胞上 MHC Ⅱ 类分子的表达被抑制,疾病的严重程度有所减轻,EAU 的发生发展明显延缓。总之,这些研究有助于我们确定 RPE 细胞在眼部自身免疫和炎症反应中的关键作用。

另一个用于探究视网膜变性疾病基本机制的动物模型是试验性冠状病毒性视网膜病变(ECOR)[1]。这是第一个病毒诱导的视网膜变性动物模型,能够了解病毒的持续时间、病毒诱导组织损伤的遗传易感性以及病毒如何触发自身免疫应答。ECOR 是一种视网膜变性疾病,有 3 个基本元素:病毒、基因和免疫[64-66]。我们的早期研究证实,将小鼠肝炎病毒(MHV)的 JHM 亲神经株接种到 BALB/c 小鼠的玻璃体或前房,可导致两种不同的视网膜病理模式:疾病的早期阶段(第 1~8 天),以视网膜血管炎和血管周围炎为主要特征;疾病的晚期阶段(第 10 天之后),以视网膜退行性改变为主要特征,视网膜各层组织结构紊乱,内、外节大面积缺失;而且,RPE 细胞形态异常,可见局部 RPE 细胞肿胀、增殖、萎缩[67,68]。在整个感染过程中,我们也注意到 RPE 细胞是第一种被病毒感染的细胞[64,65,69,70],这并不意外,因为 RPE 细胞是许多病原微生物的绝佳宿主。对视网膜基因水平和蛋白表达分析发现,细胞因子和趋化因子早期表达上调,包括 IL-6、TNF-α、IFN、CXCL9、CXCL10 和 ICAM-1[26,71]。血清中也检测到 IFN-γ 的存在,并可上调 RPE 细胞上 MHC Ⅰ 类和 Ⅱ 类分子的表达。

宿主的基因结构是决定病毒感染预后的关键因素,在 ECOR 模型中我们也观察到了这一点[72]。BALB/c 小鼠并不是啮齿动物中唯一的小鼠易感系,CD-1 小鼠也被大量用于冠状病毒感染研究。在疾病的早期阶段(第 1~8 天),两种品系的小鼠均显示病毒在视网膜内感染并复制,与典型的视网膜血管炎相关。然而,在疾病的晚期阶段(第 10~140 天),仅 BALB/c 小鼠表现出视网膜退行性改变。与之相反,耐药株 CD-1 小鼠的视网膜逐渐恢复正常结构。我们发现,这两个小鼠品系之间存在两个关键差异。首先,在固有免疫强度方面存在明显差异,在第 2 天和第 3 天,在 BALB/c 小鼠视网膜中,通过基因表达检测到 IFN-γ、CXCL9 和 CXCL10 表达明显升高,在血清中也发现同样升高的情况[26]。当 CXCL9 和 CXCL10 与 T 细胞和 NK 细胞表面受体 CXCR3 结合后,免疫细胞迁移到靶组织,即视网膜。第二个显著差异是 BALB/c 小鼠的视网膜退行性病变与抗视网膜自身抗体的存在有关,后者可以直接作用于神经视网膜和 RPE 细胞。然而,在正常对照或模拟注射的 BALB/c 小鼠血清中均未检测到此类抗体。然而,CD-1 小鼠不会产生抗视网膜自身抗体[66],这些小鼠的 CXCL9 和 CXCL10 因子水平也明显低于 BALB/c 小鼠。因此,无法产生抗视网膜自身抗体的小鼠最终也不能发展成视网膜变性。这些研究揭示了自身免疫在 ECOR 发病机制中的作用,并阐明过强的固有免疫应答如何强化适应性免疫反应,从而导致视网膜变性的发生。这种动物模型综合了人类视网膜退行性疾病的关键要素,成为探索视网膜变性过程病理机制的理想模型。

免疫学工具在 RPE 临床新发现的转化应用

随着新的强大技术的出现,转化医学在人类免疫学领域的应用研究,已经在基础和临床免疫,包括视觉科学等方面有了重大进展。最初,我们对 RPE 细胞的研究是通过单克隆抗体识别 RPE 细胞表面特有的抗原表位来实现的[73]。我们将一个演化保守且仅特异性表达在 RPE 细胞表面的抗原表位命名为 RPE65[73,74];后来,该类因子成为遗传学研究的热点。Leber 先天性黑蒙被证实与 RPE65 基因的突变有关;近期,有研究将表达 RPE65 cDNA 的腺病毒载体成功地应用于 12 例患儿[75,76]。

展望和临床应用

综上所述,RPE 细胞在视网膜免疫中起着举足轻重的作用。它协调着固有免疫和适应性免疫,并拥有限制这些反应的分子。在视网膜内,通过细胞因子产生、TLR 激活、补体调节因子和 APC 特性等来调节免疫和止血,这些都是 RPE 细胞发挥作用的关键元素。进一步研究免疫相关因素及其复杂调控网络和对应拮抗剂,将为认识人类视网膜疾病的病理机制提供更多的线索,从而指导治疗。

(李双农　译)

参考文献

1. Detrick B, Hooks JJ. Immune regulation in the retina. Immunol Res [Internet]. 2010;47(1–3):153–61. https://doi.org/10.1007/s12026-009-8146-1. https://www.ncbi.nlm.nih.gov/pubmed/20082152.
2. Detrick B, Schmitz JL, Hamilton RG. Manual of molecular and clinical laboratory immunology. 8th ed. Washington, DC: ASM Press; 2016.
3. Hunter CA, Jones SA. IL-6 as a keystone cytokine in health and disease. Nat Immunol [Internet]. 2015;16(5):448–57. https://doi.org/10.1038/ni.3153. http://www.nature.com/ni/journal/v16/n5/abs/ni.3153.html?foxtrotcallback=true.
4. Sabroe I, Parker LC, Dower SK, Whyte MK. The role of TLR activation in inflammation. J Pathol [Internet]. 2008;214(2):126–35. https://www.ncbi.nlm.nih.gov/pubmed/18161748.
5. Kumar MV, Nagineni CN, Chin MS, Hooks JJ, Detrick B. Innate immunity in the retina: toll-like receptor (TLR) signaling in human retinal pigment epithelial cells. J Neuroimmunol [Internet]. 2004;153(1–2):7–15. https://www.ncbi.nlm.nih.gov/pubmed/15265658.
6. Hooks JJ, Nagineni CN, Hooper LC, Hayashi K, Detrick B. IFN-beta provides immuno-protection in the retina by inhibiting ICAM-1 and CXCL9 in retinal pigment epithelial cells. J Immunol [Internet]. 2008;180(6):3789–96. https://www.ncbi.nlm.nih.gov/pubmed/18322185.
7. Edwards AO, Chen D, Fridley BL, James KM, Wu Y, Abercasis G, et al. Toll-like receptor polymorphisms and age-related macular degeneration. Invest Ophthalmol Vis Sci [Internet]. 2008;49(4):1652–9. https://doi.org/10.1167/iovs.07-1378. https://www.ncbi.nlm.nih.gov/pubmed/18385087.
8. Cho Y, Wang JJ, Chew EY, Ferris FL, Mitchell P, Chan CC, Tuo J. Toll-like receptor polymorphisms and age-related macular degeneration: replication in three case-control samples. Invest Ophthalmol Vis Sci [Internet]. 2009;50(12):5614–8. https://doi.org/10.1167/iovs.09-3688. https://www.ncbi.nlm.nih.gov/pubmed/19628747.
9. Kleinman ME, Yamaada K, Takeda A, Chandrasekaran V, Nozaki M, Baffi JZ, et al. Sequence- and target-independent angiogenesis suppression by siRNA via TLR3. Nature [Internet]. 2008;452(7187):591–7. https://doi.org/10.1038/nature06765. https://www.ncbi.nlm.nih.gov/pubmed/18368052.
10. Kleinman ME, Ambati J. A window to innate neuro-immunity: toll-like receptor-mediated cell responses in the retina. Adv Exp Med Biol. 2012;723:3–9. https://doi.org/10.1007/978-1-4614-0631-0_1.
11. Liao YR, Li ZJ, Zeng P, Lan YQ. TLR7 deficiency contributes to attenuated diabetic retinopathy via inhibition of inflammatory response. Biochem Biophys Res Commun [Internet]. 2017;493:1136–42. https://doi.org/10.1016/j.bbrc.2017.08.085. pii: S0006-291X(17): 1644–3. https://www.ncbi.nlm.nih.gov/pubmed/28843858.
12. Yang Z, Stratton C, Francis PJ, Kleinman ME, Tan PL, Gibbs D, et al. Toll-like receptor 3 and geographic atrophy in age-related macular degeneration. New Engl J Med [Internet]. 2008;359(14):1456–63. https://doi.org/10.1056/NEJMoa0802437. https://www.ncbi.nlm.nih.gov/pubmed/18753640.
13. Wörnle M, Merkle M, Wolf A, Ribeiro A, Himmelein S, Kemt M, et al. Inhibition of TLR3-mediated proinflammatory effects by Alkylphosphocholines in human retinal pigment epithelial cells. Invest Ophthalmol Vis Sci [Internet]. 2011;52(9):6536–44. https://doi.org/10.1167/iovs.10-6993. https://www.ncbi.nlm.nih.gov/pubmed?holding=jhumlib_fft_ndi&otool=jhumlib&term=IOVS+2011+52%3A6536-6544.
14. Klettner A, Koinzer S, Meyer T, Roider J. Toll-like receptor 3 activation in retinal pigment epithelium cells—mitogen-activated protein kinase pathways of cell death and vascular endothelial growth factor secretion. Acta Ophthalmol [Internet]. 2013;91(3):e211–8. https://doi.org/10.1111/aos.12031. https://www.ncbi.nlm.nih.gov/pubmed/23387336.
15. Klettner A, Hamann T, Schlüter K, Lucius R, Roider J. Retinal pigment epithelium cells alter the

pro-inflammatory response of retinal microglia to TLR-3 stimulation. Acta Ophthalmol [Internet]. 2014;92(8):e621–9. https://doi.org/10.1111/aos.12472. https://www.ncbi.nlm.nih.gov/pubmed/24930695.

16. Patel AK, Hackam AS. Toll-like receptor 3 (TLR3) protects retinal pigmented epithelium (RPE) cells from oxidative stress through a STAT3-dependent mechanism. Mol Immunol [Internet]. 2013;54(2):122–31. https://doi.org/10.1016/j.molimm.2012.11.005. https://www.ncbi.nlm.nih.gov/pubmed/23267850.

17. Patel AK, Hackam AS. A novel protective role for the innate immunity Toll-Like Receptor 3 (TLR3) in the retina via Stat3. Mol Cell Neurosci [Internet]. 2014;63:38–48. https://doi.org/10.1016/j.mcn.2014.09.004. https://www.ncbi.nlm.nih.gov/pubmed/25264029.

18. Lai S, Fishman EK, Lai H, Pannu H, Detrick B. Serum IL-6 levels are associated with significant coronary stenosis in cardiovascularly asymptomatic inner-city black adults in the US. Inflamm Res [Internet]. 2009;58(1):15–21. https://doi.org/10.1007/s00011-008-8150-2. https://www.ncbi.nlm.nih.gov/pubmed?holding=jhumlib_fft_ndi&otool=jhumlib&term=Lai+S+Inflamm+Res+2009+58%3A15-21.

19. Nagineni CN, Detrick B, Hooks JJ. Toxoplasma gondii infection induces gene expression and secretion of interleukin 1 (IL-1), IL-6, granulocyte-macrophage colony-stimulating factor, and intercellular adhesion molecule 1 by human retinal pigment epithelial cells. Infect Immun [Internet]. 2000;68(1):407–10. https://doi.org/10.1128/IAI.68.1.407-410.2000. http://iai.asm.org/content/68/1/407.short.

20. Nagineni CN, Cherukuri KS, Kutty V, Detrick B, Hooks JJ. Interferon-gamma differentially regulates TGF-beta1 and TGF-beta2 expression in human retinal pigment epithelial cells through JAK-STAT pathway. J Cell Physiol [Internet]. 2007;210(1):192–200. https://www.ncbi.nlm.nih.gov/pubmed/17013806.

21. Hirano T. Interleukin 6 in autoimmune and inflammatory diseases: a personal memoir. Proc Jpn Acad Ser B Phys Biol Sci [Internet]. 2010;86(7):717–30. https://www.ncbi.nlm.nih.gov/pubmed/20689230.

22. Detrick B, Gangapuutra S, Palsgrove DN, Heaney CD, Hooks JJ, Sen HN. Elevated serum levels of IL-6 and CXCL9 in autoimmune retinopathy (AIR) patients. J Neuroimmunol. 2018;316:74–9. https://doi.org/10.1016/j.jneuroim.2017.12.014.

23. Stansky E, Biancotto A, Dagur PK, Gangaputra S, Chaigne-Delalande B, Nussenblatt R, et al. B cell anomalies in autoimmune retinopathy (AIR). Invest Ophthalmol Vis Sci [Internet]. 2017;58(9):3600–7. https://doi.org/10.1167/iovs.17-21704. https://www.ncbi.nlm.nih.gov/labs/articles/28715846.

24. Griffith JW, Sokol CL, Luster AD. Chemokines and chemokine receptors: positioning cells for host defense and immunity. Annu Rev Immunol [Internet]. 2014;32:659–702. https://doi.org/10.1146/annurev-immunol-032713-120145. https://www.ncbi.nlm.nih.gov/pubmed/24655300.

25. Chan CC, Ross RJ, Shen D, Ding X, Majumdar Z, Bojanowski CM, et al. Ccl2/Cx3cr1-Deficient mice: an animal model for age-related macular degeneration. Ophthalmic Res [Internet]. 2008;40(3–4):124–8. https://www.karger.com/Article/Abstract/119862.

26. Detrick B, Lee MT, Chin MS, Hooper LC, Chan CC, Hooks JJ. Experimental coronavirus retinopathy (ECOR): retinal degeneration susceptible mice have an augmented interferon and chemokine (CXCL9, CXCL10) response early after virus infection. J Neuroimmunol [Internet]. 2008;193(1–2):28–37. https://doi.org/10.1016/j.jneuroim.2007.09.032. https://www.ncbi.nlm.nih.gov/pmc/articles/PMC2562577.

27. Nawaz MI, Van Raemdonck K, Mohammad G, Kangave D, Van Damme J, Abu El-Asrar AM, et al. Autocrine CCL2, CXCL4, CXCL9 and CXCL 10 signal in retinal endothelial cells and are enhanced in diabetic retinopathy. Exp Eye Res [Internet]. 2013;109:67–76. https://doi.org/10.1016/j.exer.2013.01.008. https://www.ncbi.nlm.nih.gov/pubmed/23352833.

28. Rutar M, Natoli R, Chia RX, Valter K, Provis JM. Chemokine-mediated inflammation in the degenerating retina is coordinated by Müller cells, activated microglia, and retinal pigment epithelium. J Neuroinflamm [Internet]. 2015;12:8. https://doi.org/10.1186/s12974-014-0224-1. https://jneuroinflammation.biomedcentral.com/articles/10.1186/s12974-014-0224-1.

29. Natoli R, Fernando N, Madigan M, Chu-Tan JA, Valter K, Provis J, et al. Microglia-derived IL1β promotes chemokine expression by Müller cells and RPE in focal retinal degeneration. Mol Neurodegener [Internet]. 2017;12:31. https://doi.org/10.1186/s13024-017-0175-y. https://molecularneurodegeneration.biomedcentral.com/articles/10.1186/s13024-017-0175-y.

30. Nagineni CN, Kommineni VK, William A, Detrick B, Hooks JJ. Regulation of VEGF expression in human retinal cells by cytokines: implications for the role of inflammation in age-related macular degeneration. J Cell Physiol [Internet]. 2012;227(1):116–26. https://doi.org/10.1002/jcp.27708. http://onlinelibrary.wiley.com/doi/10.1002/jcp.22708.

31. Nagineni CN, Raju R, Nagineni KK, Kommineni VK, Cherukuri A, Kutty RK, et al. Resveratrol suppresses expression of VEGF by human retinal pigment epithelial cells: potential nutraceutical for age-related macular degeneration. Aging Dis [Internet]. 2014;5(2):88–100. https://doi.org/10.14366/AD.2014.050088. https://www.ncbi.nlm.nih.gov/pubmed/24729934.

32. Miller JW. Beyond VEGF—the Weisenfeld lecture. Invest Ophthalmol Vis Sci. 2016;57:6911–8.

33. Fukuoka Y, Strainic M, Medof ME. Differential cytokine expression of human retinal pigment epithelial cells in response to stimulation by C5a. Clin Exp Immunol [Internet]. 2003;131(2):248–53. https://doi.org/10.1046/j.1365-2249.2003.02087.x. https://www.ncbi.nlm.nih.gov/pmc/articles/PMC1808636.

34. Zhu Y, Dai B, Li Y, Peng H. C5a and toll-like receptor 4 crosstalk in retinal pigment epithelial cells. Mol Vis [Internet]. 2015;21:1122–9. https://www.ncbi.nlm.nih.gov/pubmed/26487798. PMC 4588711.

35. Yang P, Tyrrell J, Han I, Jaffe GJ. Expression and modulation of RPE cell membrane complement regulatory proteins. Invest Ophthalmol Vis Sci [Internet]. 2009;50(7):3473–81. https://doi.org/10.1167/iovs.08-3111. http://iovs.arvojournals.org/article.aspx?articleid=2165307.

36. Hageman GS, Anderson DH, Johnson LV, Hancox LS, et al. A common haplotype in the complement regulatory gene factor H (HF1/CFH) predisposes individuals to age-related macular degeneration. Proc Natl Acad Sci U S A. 2005;102:7227–32.

37. Lenis TL, Sarfare S, Jiang Z, Lloyd MB, Bok D, Radu RA. Complement modulation in the retinal pigment epithelium rescues photoreceptor degeneration in a mouse model of Stargardt disease. Proc Natl Acad Sci U S A [Internet]. 2017;114(15):3987–92. https://doi.org/10.1073/pnas.1620299114. http://www.pnas.org/content/114/15/3987.

38. Yang P, Skiba NP, Tewkesbury GM, Treboschi M, Basciu P, Jaffe GJ. Complement-mediated regulation of apolipoprotein E in cultured human RPE cells. Invest Ophthalmol Vis Sci [Internet]. 2017;58(7):3073–85. https://doi.org/10.1167/iovs.16-20083. https://www.ncbi.nlm.nih.gov/pubmed/28632844.

39. Detrick B, Rhame J, Wang Y, Nagineni CN, Hooks JJ. Cytomegalovirus replication in human retinal pigment epithelial cells. Altered expression of viral early proteins. Invest Ophthalmol Vis Sci [Internet]. 1996;37(5):814–25. https://www.ncbi.nlm.nih.gov/pubmed/8603866.

40. Hooks JJ, Chin MS, Srinivasan K, Momma Y, Hooper LC, Nagineni CN, et al. Human cytomegalovirus induced cyclooxygenase-2 in human retinal pigment epithelial cells augments viral replication through a prostaglandin pathway. Microbes Infect [Internet]. 2006;8(8):2236–44. https://www.ncbi.nlm.nih.gov/pubmed/16782382.

41. Detrick B, Nagineni CN, Grillone LR, Anderson KP, Henry SP, Hooks JJ. Inhibition of human cytomegalovirus replication in a human retinal epithelial cell model by antisense oligonucleotides. Invest Ophthalmol Vis Sci [Internet]. 2001;42(1):163–9. https://www.ncbi.nlm.nih.gov/pubmed/11133862.

42. Rao NA, Saraswathy S, Smith RE. Tuberculous Uveitis: distribution of mycobacterium tuberculosis in retinal pigment epithelium. Arch Ophthalmol [Internet]. 2006;124(12):1777–9. https://doi.org/10.1001/archopht.124.12.1777. https://www.ncbi.nlm.nih.gov/pubmed/17159041.

43. Smith JR, Todd S, Ashander LM, Charitou T, Ma Y, Yeh S, et al. Retinal pigment epithelial cells are a potential reservoir for ebola virus in the human eye. Transl Vis Sci Technol [Internet]. 2017;6(4):12. https://doi.org/10.1167/tvst.4.12. https://www.ncbi.nlm.nih.gov/pmc/articles/PMC5512973.

44. Jo DH, Yun JH, Cho CS, Kim JH, Kim JH, Cho CH. Interaction between microglia and retinal pigment epithelial cells determines the integrity of outer blood-retinal barrier in diabetic retinopathy. Glia. 2019;67(2):321–31. https://doi.org/10.1002/glia.23542.

45. Nebel C, Aslanidis A, Rashid K, Langmann T. Activated microglia trigger inflammasome activation and lysosomal destabilization in human RPE cells. Biochem Biophys Res Commun. 2017;484:681–6.

46. Medawar PB. Immunity to homologous grafted skin; the fate of skin homografts transplanted to the brain, to subcutaneous tissue, and other anterior chamber of the eye. Br J Exp Pathol [Internet]. 1948;29(1):58–69. https://www.ncbi.nlm.nih.gov/pubmed/18865105.

47. Forrester JV, Xu H, Lambe T, Cornall R. Immune privilege or privileged immunity? Mucosal Immunol [Internet]. 2008;1:372–81. https://search.proquest.com/docview/1782984727?pq-origsite=gscholar.

48. Dick AD. Doyne lecture 2016: intraocular health and the many faces of inflammation. Eye (Lond) [Internet]. 2017;31:87–96. https://doi.org/10.1038/eye.2016.17. https://www.ncbi.nlm.nih.gov/pubmed/27636226.

49. Morrell CN, Srivastava K, Swaim AM, Lee MT, Chen J, Nagineni CN, et al. Beta interferon suppresses the development of experimental cerebral malaria. Infect Immun [Internet]. 2011;79(4):1750–8. https://doi.org/10.1128/IAI.00810-10. http://iai.asm.org/content/79/4/1750.short.

50. Nagineni CN, Kommineni VK, William A, Hooks JJ, Detrick B. IL-11 expression in retinal and corneal cells is regulated by interferon-gamma. Biochem Biophys Res Commun [Internet]. 2010;391(1):287–92. https://doi.org/10.1016/j.bbrc.2009.11.051. https://www.ncbi.nlm.nih.gov/pubmed/19913506.

51. Gurfein BT, Zhang Y, Lopez CB, Argaw AT, Zameer A, Moran TM, et al. IL-11 regulates autoimmune demyelination. J Immunol [Internet]. 2009;183(7):4229–40. https://doi.org/10.4049/jimmunol.0900622. https://www.ncbi.nlm.nih.gov/pubmed/19734214.

52. Xu DH, Zhu Z, Wakefield MR, Xiao H, Bai Q, Fang Y. The role of IL-11 in immunity and cancer. Cancer Lett [Internet]. 2016;373(2):156–73. https://doi.org/10.1016/j.canlet.2016.01.004. https://www.ncbi.nlm.nih.gov/pubmed/26826523.

53. Sugita S. Role of ocular pigment epithelial cells in immune privilege. Arch Immunol Ther Exp (Warsz) [Internet]. 2009;57(4):263–8. https://doi.org/10.1007/s00005-009-0030-0. https://www.ncbi.nlm.nih.gov/pubmed/19568919.

54. Nagineni CN, Samuel W, Nagineni S, Pardhasaradhi K, Wiggert B, Detrick B, et al. Transforming growth factor-beta indices expression of vascular endothelial growth factor in human retinal pigment epithelial cells: involvement in mitogen-activated protein kinases. J Cell Physiol [Internet]. 2003;197:453–62. https://doi.org/10.1002/jcp.10378. http://onlinelibrary.wiley.com/doi/10.1002/jcp.10378/full.

55. Nagineni CN, Kutty V, Detrick B, Hooks JJ. Expression of PDGF and their receptors in human retinal pigment epithelial cells and fibroblasts: regulation by TGF-beta. J Cell Physiol [Internet]. 2005;203(1):35–43. https://www.ncbi.nlm.nih.gov/pubmed/15368539.

56. Roche PA, Furuta K. The ins and outs of MHC Class

II—mediated antigen processing and presentation. Nat Rev Immunol. 2015;15:203–16.

57. Detrick B, Rodrigues M, Chan CC, Tso MO, Hooks JJ. Expression of HLA-DR antigen on retinal pigment epithelial cells in retinitis pigmentosa. Am J Ophthalmol [Internet]. 1986;101(5):584–90. https://www.ncbi.nlm.nih.gov/pubmed/3518466.

58. Chan CC, Detrick B, Nussenblatt RB, Palestine AG, Fujikawa LS, Hooks JJ. HLA-DR antigens on retinal pigment epithelial cells from patients with uveitis. Arch Ophthalmol [Internet]. 1986;104(5):725–9. https://www.ncbi.nlm.nih.gov/pubmed/3518683.

59. Hooks JJ, Chan CC, Detrick B. Identification of the lymphokines, interferon-gamma and interleukin-2 in inflammatory eye diseases. Invest Ophthalmol Vis Sci [Internet]. 1988;29(9):1444–51. https://www.ncbi.nlm.nih.gov/pubmed/3138201.

60. Percopo CM, Hooks JJ, Shinohara T, Caspi R, Detrick B. Cytokine-mediated activation of a neuronal retinal resident cell provokes antigen presentation. J Immunol [Internet]. 1990;145(12):4101–7. https://www.ncbi.nlm.nih.gov/pubmed/2147935.

61. Hamel CP, Detrick B, Hooks JJ. Evaluation of Ia expression in rat ocular tissues following inoculation with interferon-gamma. Exp Eye Res [Internet]. 1990;50(2):173–82. https://www.ncbi.nlm.nih.gov/pubmed/2107092.

62. Caspi RR. Understanding autoimmunity in the eye: from animal models to novel therapies. Discov Med [Internet]. 2014;17(93):155–62. https://www.ncbi.nlm.nih.gov/pmc/articles/PMC4573559.

63. Wetzig R, Hooks JJ, Percopo CM, Nussenblatt R, Chan CC, Detrick B. Anti-Ia antibody diminishes ocular inflammation in experimental autoimmune uveitis. Curr Eye Res [Internet]. 1988;7(8):809–18. https://www.ncbi.nlm.nih.gov/pubmed/3263258.

64. Robbins SG, Hamel CP, Detrick B, Hooks JJ. Murine coronavirus induces an acute and long-lasting disease of the retina. Lab Invest [Internet]. 1990;62(4):417–26. https://www.ncbi.nlm.nih.gov/pubmed/2159082.

65. Robbins SC, Detrick B, Hooks JJ. Ocular tropisms of murine coronavirus (strain JHM) after inoculation by various routes. Invest Ophthalmol Vis Sci [Internet]. 1991;32(6):1883–93. https://www.ncbi.nlm.nih.gov/pubmed/1851734.

66. Hooks JH, Percopo C, Wang Y, Detrick B. Retina and retinal pigment epithelial cell autoantibodies are produced during murine coronavirus retinopathy. J Immunol [Internet]. 1993;151(6):3381–9. https://www.ncbi.nlm.nih.gov/pubmed/8397257.

67. Robbins SC, Wiggert B, Kutty G, Chader GJ, Detrick B, Hooks JJ. Redistribution and reduction of interphotoreceptor retinoid-binding protein during ocular coronavirus infection. Invest Ophthalmol Vis Sci [Internet]. 1992;33(1):60–7. https://www.ncbi.nlm.nih.gov/pubmed/1309730.

68. Vinores SA, Wang Y, Vinores MA, Derevjanik NL, Shi A, Klein DA, et al. Blood-retinal barrier breakdown in experimental coronavirus retinopathy: association with viral antigen, inflammation, and VEGF in sensitive and resistant strains. J Neuroimmunol [Internet]. 2001;119(2):175–82. https://www.ncbi.nlm.nih.gov/pubmed/11585619.

69. Komurasaki Y, Nagineni CN, Wang Y, Hooks JJ. Virus RNA persists within the retina in coronavirus-induced retinopathy. Virology [Internet]. 1996;222(2):446–50. https://doi.org/10.1006/viro.1996.0442. http://www.sciencedirect.com/science/article/pii/S0042682296904420.

70. Wang Y, Detrick B, Hooks JJ. Coronavirus (JHM) replication within the retina: analysis of cell tropism in mouse retinal cell cultures. Virology [Internet]. 1993;193(1):124–37. https://www.ncbi.nlm.nih.gov/pubmed/8382393.

71. Hooks JJ, Wang Y, Detrick B. The critical role of IFN-gamma in experimental coronavirus retinopathy. Invest Ophthalmol Vis Sci [Internet]. 2003;44(8):3402–8. https://www.ncbi.nlm.nih.gov/pubmed/12882788.

72. Wang Y, Burnier M, Detrick B, Hooks JJ. Genetic predisposition to coronavirus-induced retinal disease. Invest Ophthalmol Vis Sci [Internet]. 1996;37(1):250–4. https://www.ncbi.nlm.nih.gov/pubmed/8550331.

73. Hooks JJ, Detrick B, Percopo C, Hamel C, Siraganian RP. Development and characterization of monoclonal antibodies directed against the retinal pigment epithelial cell. Invest Ophthalmol Vis Sci [Internet]. 1989;30(10):2106–13. https://www.ncbi.nlm.nih.gov/pubmed/2477341.

74. Hamel CP, Tsilou E, Pfeffer BA, Hooks JJ, Detrick B, Redmond TM. Molecular cloning and expression of RPE65, a novel retinal pigment epithelium-specific microsomal protein that is post-transcriptionally regulated in vitro. J Biol Chem [Internet]. 1993;268(21):15751–7. https://www.ncbi.nlm.nih.gov/pubmed/8340400.

75. Morimura H, Fishman GA, Grover SA, Fulton AB, Berson EL, Dryja TP. Mutations in the RPE65 gene in patients with autosomal recessive retinitis pigmentosa or Leber congenital amaurosis. Proc Natl Acad Sci U S A [Internet]. 1998;95(6):3088–93. https://www.ncbi.nlm.nih.gov/pubmed/9501220.

76. Bainbridge JW, Smith AJ, Barker SS, Robbie S, Henderson R, Balaggan K, et al. Effect of gene therapy on visual function in Leber's congenital amaurosis. N Engl J Med [Internet]. 2008;358:2231–9. https://doi.org/10.1056/NEJMoa0802268. http://www.nejm.org/doiI/full/10.1056/NEJMoa0802268#t=article.

第 **2** 部分

RPE 与疾病

第 7 章

RPE与近视进展

Yan Zhang，Christine F. Wildsoet

引言

近视是最常见的屈光不正之一，也是全世界范围内导致视力受损和失明的主要原因[1-3]。当眼球的屈光状态或聚焦能力与其眼轴长度不匹配时，就会导致屈光不正，这体现了在复杂的发育过程中眼内各组织结构间的相互作用，包括共同提供屈光度的角膜和晶状体，以及整个眼球长度的主要决定因素——前房和玻璃体[4,5]。近视指的是眼轴相对过长，远处物体的成像落在视网膜前的情况。大多数近视是轴性近视而不是屈光性近视，是玻璃体腔过度延伸的产物[5,6]。虽然这种由屈光不正导致的视物模糊可以通过光学设备来矫正，但眼轴的过度增长会增加许多眼部疾病的发病风险，包括白内障、视网膜脱离、近视性黄斑病变、青光眼和脉络膜新生血管，其中许多疾病可导致不可逆转的视力丧失，目前没有证据证实近视有安全阈值[7,8]。

尽管在不同地区和民族之间存在差异[9-12]，近年来，近视的患病率和严重程度在全球范围内迅速上升。据估算，2010年全球近视患病率仅为28%，预计到2050年将增至50%[10]。据报道，在东亚的一些族群中，近视的患病率已经达到了80%~95%[9,13,14]。虽然也

有一种倾向将上述数据视作亚洲问题，但西方国家也不能幸免于近视流行[12,15]。例如，美国的一项研究报道指出，在30年的时间里，近视的患病率从25%上升到42%[12]。全球高度近视患病率也在增加，预计将从2010年的4%上升到2050年的10%[10]。由于继发眼部并发症的风险与近视程度成正比，后者的数据代表了一个主要的公共卫生问题。事实上，无论是在社会还是经济层面上，近视现在都是一个严重的公共卫生问题[2,13,16,17]。

近视流行的根源是什么？人们普遍认为，近视可能是基因-环境相互作用的产物，而非由遗传或环境因素单方面决定[18-22]。关于家族性非综合征型（单纯型）近视和综合征型近视的研究揭示了遗传因素在近视发病中的作用。连锁研究已经定位了24个基因位点，并在一些基因中发现了突变。最近，全基因组关联研究（GWAS）已被用于筛选近视候选基因。许多已认定的候选基因与生物过程有关，可能通过影响视网膜-巩膜信号级联调节眼球局部的生长，如视网膜神经传递、离子转运、细胞外基质（ECM）和结缔组织重塑[23-25]。尽管如此，GWAS研究中的发现只能解释近视中约3%的变异[26]。另一方面，流行病学研究为环境因素的影响提供了令人信服的证据，如过度的近距离工作导致近视进展，而户外活动可以预

防近视[27-30]。然而，人们对影响近视的因素知之甚少，基因和环境因素之间的相互作用，在一定程度上解释了预测人类近视的复杂性。

从公共卫生的角度来看，尽管人们已普遍认识到近视患病率剧增的严重性，但预防近视和(或)减缓其进展，从而控制近视流行的可选方案屈指可数，且总体疗效非常有限[31]。目前，治疗干预仅限于减缓近视进展，从而控制近视水平和并发症的发生风险[32]。普通的光学用具(眼镜、角膜接触镜)和屈光手术虽然能够使患者恢复清晰的远视力，但它们并不能控制近视的进展。一些特殊设计的多焦点眼镜和角膜接触镜已被证明可以延缓近视的进展[33,34]。还有一种特殊的角膜接触镜——角膜塑形镜，在夜间佩戴后可使角膜形变而产生类似多焦点的变化，也被证明可以减缓近视的进展[35-37]。在控制近视进展的药物治疗方面，眼部药物的临床试验仅限于两种毒蕈碱样受体拮抗剂——阿托品和哌仑西平，一些研究已证实这两种药物都可以延缓近视进展[38-42]，但关于它们治疗作用的潜在机制及作用部位仍然存在争议。第三种药物——7-甲基黄嘌呤的情况也是如此，它在丹麦已被获批作为口服药物使用[43]。上述治疗方式的局限性和副作用包括：角膜接触镜处理不当引起的眼部感染，角膜塑形镜造成的角膜改变，以及局部应用传统的较高浓度阿托品导致的失效和反弹效应[31]。除了常规的光学和药物干预措施外，流行病学研究结果显示，户外活动可以明显降低近视的发病率，在一定程度上延缓近视进展，对其机制仍需进一步了解，以便将其作为行为建议[27,29,30]。

高度近视患者 RPE 变化及相关病理研究

在文献报道中，轻中度近视患者鲜有RPE 的病理改变，但在高度近视患者中[通常定义为<-5/-6 屈光度(D)]却显著增加[44-46]。由于近视的主要眼部变化是玻璃体后腔的扩大，因此，高度近视的病理改变也主要限于眼后段，包括视网膜、RPE、Bruch 膜、脉络膜和巩膜。在近视性黄斑病变中，RPE 的改变包括 RPE 萎缩或丢失，是常见的特征性眼底表现之一[45]。漆裂纹是高度近视的另一个常见眼底特征，人们认为它是由 Bruch 膜的机械性线状断裂引起的，在斑块状脉络膜视网膜萎缩中，使用新型成像技术，如扫频源光学相干断层扫描(SS-OCT)可检测到 Bruch膜上的缺损(图 7.1)[45,47]。这些发现也与更经典的高度近视眼的组织学研究中 RPE 丢失和Bruch 膜缺损的观察结果一致[48]。

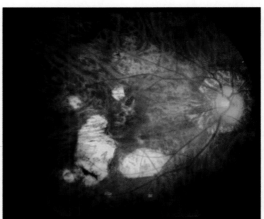
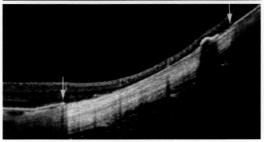

图 7.1　近视患者的眼底照片显示多处斑片状脉络膜视网膜萎缩病灶。同一患者的 OCT 图像显示萎缩区域存在 RPE 缺损（箭头之间）。[Images courtesy of Professor Kyoko Ohno-Matsui (Tokyo Medical and Dental University, Tokyo, Japan).]

RPE 在眼生长调节和近视中的作用:试验研究

眼球生长的局部调节和 RPE 的中继作用

虽然在高度近视眼中常可观察到 RPE 的改变,但这种改变常继发于玻璃体腔扩大后引起的眼后段组织牵拉。RPE 对高度近视并发症以及近视的发生和早期进展的作用还不是很清楚。

关于近视患者的视网膜、RPE、脉络膜和巩膜等关键眼组织的研究一直受到取材的限制[49-51]。作为替代品,研究人员选取了许多不同的近视动物模型,包括鸡、豚鼠、树鼩、狨和猴,最近的一些研究也涉及了老鼠和斑马鱼[19,52-59]。与早期广泛使用的模型相比,后来的这些模型具有特征明确的基因组优势,可获取转基因动物。

使用动物模型的研究为视觉环境因素在眼球生长调节和近视进展中的作用提供了令人信服的证据。大多数动物在出生时就表现为屈光不正,在正常情况下,这些屈光不正可以通过主动的、依赖于视觉的正视化过程来消除,其中涉及眼球关键组成部分的协调生长作用,一些在试验中使用光学离焦透镜或弥散镜片控制幼年动物的视觉体验的研究为此提供了证据。所有干预都扰乱了正视化过程,最终导致屈光不正。具体而言,远视性光学离焦(佩戴负透镜)和形觉剥夺(佩戴弥散镜片)是刺激眼球过度伸长、导致近视的有力方法,而近视性离焦(佩戴正透镜)在大多数模型中会减缓眼球延伸。这些试验为一些旨在挖掘潜在机制的动物模型研究提供了价值。有两条证据链表明,这些改变眼球的生长模式,在很大程度上是由眼球自身局部控制的

(图 7.2)[19,60-67]。涉及神经节的神经损伤研究为眼球的局部控制提供了最有力的证据;具体来说,尽管视网膜–大脑的连接受到破坏,但负性透镜和弥散镜片导致的眼球增长和近视并不会受影响[63,65,67]。其他证据来自操纵视网膜局部影像的研究;在这些病例中,眼球的生长变化仅限于受影响的玻璃体腔[60,64,68]。对这些观察结果的解释依赖于这样的假设,即神经视网膜通过一个或多个局部分子信号级联,直接或间接导致眼球壁外两层——脉络膜和巩膜发生形态学变化,最终决定玻璃体腔的大小和眼球的长度。通过操控视网膜图像并使之产生视网膜内的神经活动,可以改变生长调节信号,导致屈光不正(图 7.2)[19,69-73]。

RPE 是位于神经视网膜和脉络膜之间含有色素的六边形上皮细胞层 (图 7.3)。RPE 细胞通过紧密连接的连接小带,形成血–视网膜屏障的关键组件,该屏障严格调节视网膜与脉络膜之间的离子和水,以及包括营养物质和废物在内的许多分子的交换(图 7.4)。鉴于 RPE 的极性,需要对其进行定向标记;顶端膜是指与光感受器外节交错的微绒毛面,而基底膜是指面向脉络膜和毗邻 Bruch 膜的表面。RPE 的许多功能表现出方向性,包括生长因子和细胞因子的分泌,神经递质受体、离子通道和转运体在顶端膜和基底膜上的分布也是不对称的[74-78]。RPE 的独特位置(视网膜和脉络膜之间)及其屏障功能,使其既对视网膜的动态平衡和功能起重要作用,又对维持脉络膜形态和生理至关重要[77,79-81]。在眼球生长调节和近视过程中,RPE 作为中继站,将视网膜来源的生长调节信号传递给脉络膜和巩膜。因此,其很有可能在眼球生长调节和屈光不正的进展中发挥关键作用,然而这种可能性直到最近才成为关注的焦点,这一知识领域仍在进一步发展[72]。

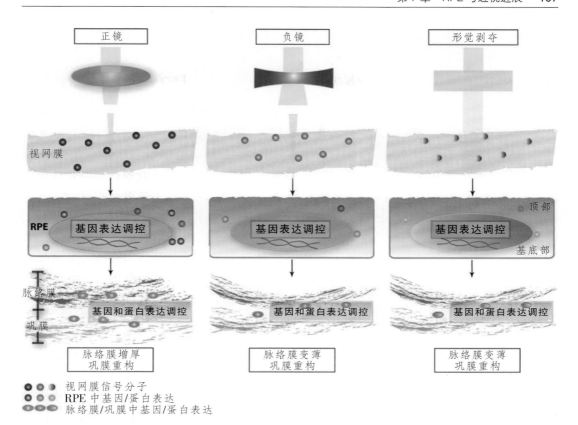

图 7.2　视网膜–巩膜生长调节信号级联示意图(正镜诱导的远视、负镜诱导的近视和形觉剥夺诱导的近视)。RPE,视网膜色素上皮。

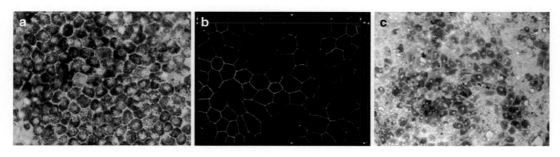

图 7.3　原代培养的人胎儿 RPE 细胞(a,b)和原代培养的鸡 RPE 细胞(c)。(b)免疫组织化学显示原代培养的人胎儿 RPE 细胞融合形成紧密连接(ZO1 标记)。

生长因子与眼生长调控

RPE 分泌多种生长因子,对于维持视网膜和脉络膜的结构完整性和功能至关重要[81]。色素上皮衍生因子(PEDF)和转化生长因子–β(TGF–β)是主要由 RPE 顶端(靠近视网膜一侧)分泌的生长和神经营养因子,而血管内皮生长因子(VEGF)主要从 RPE 基底部(靠近脉络膜一侧)分泌,据此推测 RPE 有维持脉络膜毛细血管存活和窗孔形

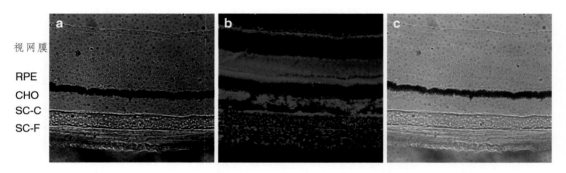

图 7.4　鸡眼球后壁的组织学切片中视网膜、RPE、脉络膜(CHO)和双层巩膜(软骨层,SC-C;纤维层,SC-F)的光学显微镜下图像(a),经 DAPI 核染色后图像(b),以及合成图(c)。

态的作用[77,79,82-84]。RPE 还存在一些生长因子的受体,提示它的一些功能受自分泌直接调节[85-87]。某些生长因子也可能导致病理变化,RPE 通过差异性地调节某些因子的合成和分泌来对变化和损伤做出反应[88,89]。目前只有少量关于 RPE 衍生的生长因子在眼球生长调节和近视中的作用的研究,其他研究更多地集中在多功能生长因子上,包括 TGF-β、骨形态发生蛋白(BMP)、碱性成纤维细胞生长因子(bFGF)和胰岛素样生长因子(IGF)等。

转化生长因子-β

转化生长因子-β(TGF-β)可能是近视研究中涉及最多的生长因子。它们属于结构相关的多功能生长因子超家族,除了 TGF-β 的异构体外,还包括 BMP、生长分化因子(GDF)、激活素、抑制素、胚胎形态发生素和抗米勒管激素(AMH)[90,91]。在眼球以外,TGF-β 可由多种细胞分泌,参与多种生理和病理过程,包括胚胎发育、器官形成、免疫调节、癌症进展、伤口愈合和细胞外基质重塑[90,91]。TGF-β 有 3 种亚型:TGF-β1、TGF-β2 和 TGF-β3;它们都以二聚体前体蛋白的形式分泌,随后在靶组织中释放活性的 TGF-β[92]。已知的参与 TGF-β 活化的分子包括基质金属蛋白酶 2(MMP2)、MMP9、凝血酶反应蛋白 1(THBS1)和整合

素[92-95]。配体与 TGF-β 受体结合后形成异四聚体受体复合体,然后受体的磷酸化导致下游典型或非典型信号通路的激活,诱导目标基因的表达[90,96]。

关于 TGF-β 在眼球生长调节和近视中的作用的研究包括鸡和哺乳动物模型,采用不同的视觉干预操作,关注的重点是 TGF-β 和(或)其受体在各种眼组织中的基因和蛋白表达的变化[97-109]。巩膜成纤维细胞是许多体内和体外研究的焦点,这些研究将 TGF-β 与细胞增殖、蛋白多糖的合成和分泌、胶原的产生、细胞收缩和细胞表型改变联系在一起[100,101,110-112]。一项外源性 TGF-β 对眼球生长影响的动物实验表明,碱性成纤维细胞生长因子(bFGF)可以抑制鸡形觉剥夺性近视的形成,而结膜下注射 TGF-β1 可以抑制这种作用[113]。

鸡、树鼩和猕模型都被用来研究 RPE 来源的 TGF-β 在眼球生长调节中的作用。表 7.1 总结了有关 TGF-β 亚型和 RPE 的主要研究结果。在雏鸡中,3 种 TGF-β 亚型和 3 种 TGF-β 受体(TGFBR1、TGFBR2,TGFBR3)都在 RPE 细胞中表达,这也显示出 TGF-β 基因表达具有亚型特异性和离焦变化敏感性[109]。具体而言,短期暴露于近视离焦(例如,使用+10D 镜片)导致 TGF-β2 选择性上调,在暴露 2 小时和 48 小时后,分别上调 3.5 倍和 7.5 倍。2 小时的短期处

表 7.1　眼球生长调节动物模型 RPE 及邻近复合体中 TGF-β 表达变化的主要研究结果总结

动物	视觉处理	眼部组织	TGF-β 亚型	方法	主要结果	参考文献
鸡	12 天 FD	视网膜–RPE–脉络膜	TGF-β2	蛋白(ELISA)	↑	Seko 等[107]
鸡	10 天 FD	视网膜–RPE–脉络膜	TGF-β1	tRNA(PCR)	↓	Honda 等[100]
		视网膜–RPE–脉络膜	TGF-β1、TGF-β2、TGF-β3、TGF-β5	蛋白,活化形式(WB)	↓	
鸡	+7D 或 −7D 镜片处理 15 分钟、30 分钟、120 分钟	视网膜–RPE	TGF-β2	mRNA(qPCR)	NS	Simon 等[108]
鸡	+10D 或 −10D 镜片处理 2 小时或 48 小时	RPE	TGF-β1、TGF-β2、TGF-β3	mRNA(qPCR)	−10D 处理 NS +10D 处理 TGF-β2↑	Zhang 等[109]
树鼩	−5D 镜片处理 6 小时或 24 小时	RPE 视网膜–RPE	TGF-β1、TGF-β2 TGF-β1、TGF-β2	mRNA(qPCR) mRNA(qPCR)	↓TGF-β2 24 小时 NS	He 等[114]

FD,形觉剥夺;WB,Western 印迹;NS,治疗组与对照组比较无显著变化;↑,治疗组较对照组升高;↓,治疗组较对照组降低。

理用于识别改变眼球生长的启动基因,此时尚未能检测到眼球生长的改变。处理后48 小时差异性表达的基因则可能参与了维持眼球生长模式改变的过程,因为此时可以检测到生长的改变。由于强加的近视离焦抑制了眼球的生长,这些结果表明 RPE 衍生的 TGF-β2 可能是眼球延伸的抑制因子。在近视防控领域,TGF-β2 是一个令人感兴趣的基因。在树鼩中,使用−5D 镜片 24 小时可使 RPE 中的 TGF-β1 基因表达下调 1.4 倍,但不影响 TGF-β2 基因的表达。有趣的是,在同一研究中,视网膜–RPE 复合体中 TGF-β1 基因的表达并无差异,这可能反映了该基因在视网膜中的表达是相反的。然而,在一项关于狨的基因芯片研究中,在视网膜–RPE 复合体样本中检测到 TGF-β 诱达(TGFBI)基因表达的差异[115]。

目前仍然缺乏 RPE 来源的 TGF-β 抑制眼球生长的直接证据,部分原因是早期相关研究的设计使其结果不确定。TGF-β 是一种分泌型蛋白质,分为活性和非活性两种类型,但在之前的研究中,当选择蛋白质表达分析方法时,通常没有考虑到这些特性,并且主要是在眼部组织复合体上进行的,并非针对 RPE,基因表达测定也是如此。

碱性成纤维细胞生长因子

最近一些研究对碱性成纤维细胞生长因子(BMP)在眼球生长调节和近视进展中的作用进行了探索。如前所述,BMP 属于 TGF-β 超家族。作为这个超家族中最大的亚家族,它包含 20 多个成员,根据它们的序列相似性和已知功能,通常被进一步划分为 4 个亚家族[116,117]。它们的名字——骨形态发生蛋白反映了人们最初对它们作为参与异位骨形成的蛋白质的认识,尽管现在已知 BMP 在许多生命过程中发挥重要作用,包括胚胎发生、出生后的内环境稳定、干细胞调节和再生,以及各种病理事件,包括新生血管和某些癌症[88,118-123]。BMP 是以前体蛋白的形式合成的,无论有无前结构域,均以二聚体的形式分泌,或者被包装成囊泡从细胞中释放[124]。分泌的 BMP 可以直接作用于邻近细胞,被释放到血液中,或与细胞外的拮抗剂蛋白结合,如 noggin 蛋白。BMP 信号通路通过两种不同类型的丝氨酸/苏氨酸激酶受体,即 I 型和 II 型受体,和 Smad 蛋白一起,在激活的受体复合体向核传递信号的过程中发挥着重要的作用[118,124]。

在胚胎发育过程中,BMP 及其受体在眼组织中广泛表达,其作用多种多样,包括晶状体诱导、睫状体形态发生、RPE 特化、视网膜构建模式、视网膜顶盖投射和视网膜干细胞分化等[125-137]。在出生后的眼球中,BMP 在维持生理稳态方面起着重要的作用,与许多眼部疾病有关[25,88,121,122,138-140]。到目前为止,BMP 和 BMP 受体的表达模式已经在鸡、树鼩和豚鼠这 3 个常用的近视动物模型中被描述[99,141-146]。在 3 种模型常用的视觉操作中,在一个或多个眼球后部组织中都检测到了与眼球生长调节作用一致的 BMP 基因和(或)蛋白表达的变化[99,141,142,145-149]。与眼球生长调节可能与 BMP2 的相关性更大,在培养的鸡巩膜成纤维细胞中,BMP2 可以诱导 4 种 DNA 结合蛋白(ID)抑制物的基因表达;在培养的人巩膜成纤维细胞中,BMP2 对胶原、糖胺聚糖(GAG)和聚集蛋白聚糖的合成,以及 MMP2、TIMP2 和软骨形成相关基因的表达均有影响,因此它也影响细胞增殖、细胞外基质(ECM)的合成和降解[142,150-152]。有趣的是,在机械压力作用下(这与活体内眼压升高的情况类似),人巩膜成纤维细胞中 BMP2 基因的表达上调[153]。总而言之,这些结果表明,BMP2 在巩膜重塑和眼球生长调节中发挥关键作用。

关于鸡和树鼩模型的研究为 BMP 参与连接视网膜与脉络膜、巩膜的眼球生长调节信号通路提供了最直接的证据[114,143,145,146]。表 7.2 总结了与 RPE 相关的 BMP 基因表达的研究的主要结果。对鸡进行短期正镜或负镜处理的试验,显示与 RPE、离焦、视觉依赖相关的 BMP 基因表达改变[145,146]。其中 BMP2 基因表达的变化最为明显,BMP 家族的另外两个成员——BMP4 和 BMP7 也显示出类似的改变,这种改变与试验中诱导的眼球生长变化一致,都是基因双向表达。具体来说,就像近视进展一样,BMP 在生长加速的眼球中表达下调,在生长缓慢(抗近视)的眼球中表达上调。其他相关的基因表达研究并没有发现离焦引起的视网膜的改变,与 RPE 的变化相比,脉络膜 BMP 基因的表达只有小幅改变[144]。这些观察结果强烈表明,RPE 来源的 BMP 作为生长抑制因子,在离焦驱动的眼生长调节中起着关键作用。除此之外,他们还通过另外两项研究检查了包括 RPE 在内的眼组织复合体中的基因表达。对于其中一项研究,在形觉剥夺 6 小时和 3 天后,视网膜-RPE 中 BMP2 基因的表达下调,这与负透镜诱导的结果类似,两种处理方法都导致眼球加速生长[143]。在另一项涉及视网膜-RPE-脉络膜的早期研究中,在诱导近视和远视的条件下,BMP2 基因的双向表达与前文所述仅涉及 RPE 的研究类似[154]。虽然 RPE 来源的 BMP 在哺乳动物眼球生长调节中的类似作用尚待证实,但据最近一项关于树鼩的研究报道,在-5D 透镜处理 24 小时后,视网膜-RPE 中 BMP2 基因的表达下调[114]。最近

表 7.2　眼球生长调节动物模型 RPE 及邻近复合体中 BMP 表达变化的主要研究结果总结

动物	视觉处理	眼部组织	BMP 亚型	方法	主要结果	参考文献
鸡	6 小时或 3 天 FD	视网膜–RPE	BMP2	mRNA（微阵列，qPCR）	↓	McGlinn 等[143]
鸡	+15D 或 –15D 镜片处理 6 小时和 3 天	视网膜–RPE	BMP2	mRNA（微阵列，qPCR）	–15D↓	Stone 等[155]
鸡	+10D 或 –10D 镜片处理 2 小时或 48 小时	RPE	BMP2	mRNA（qPCR）	+10D↑ –10D↓	Zhang 等[146]
鸡	+10D 或 –10D 镜片处理 2 小时或 48 小时	RPE	BMP4、BMP7	mRNA（qPCR）	+10D↑ –10D↓	Zhang 等[146]
鸡	+10D 或 –10D 镜片处理 1、2、3 天	视网膜–RPE–脉络膜	BMP2	mRNA（RNA 测序）	+10D↑ –10D↓	Riddell 等[154]
树鼩	–5D 镜片处理 6 小时或 24 小时	RPE 视网膜–RPE	BMP2、BMP4 BMP2、BMP4	mRNA（qPCR） mRNA（qPCR）	NS ↓	He 等[114]

FD，形觉剥夺；WB，Western 印迹；NS，治疗组与对照组比较无显著变化；↑，治疗组较对照组升高，↓，治疗组较对照组降低。

我们证实了 BMP2 在正常的豚鼠RPE 中的表达（未发表的研究），这是一系列研究的第一步，未来有可能为近视控制开辟新的治疗途径。

其他生长因子

除了 TGF-β 和 BMP，另外两种生长因子——IGF 和 bFGF 也引起了近视研究人员的关注。目前，人们对它们的信号通路知之甚少，包括 RPE 是否是其重要的参与者，是作为合成的场所，还作为靶点都未明确。一些与 RPE 有关的研究总结如下。

胰岛素样生长因子(IGF)是胰岛素家族中的多肽生长因子，由 IGF1 和 IGF2 两个成员组成，在生长发育和疾病中发挥重要作用[156-158]。IGF 和 IGF 受体(IGF1R 和 IGF2R)在眼组织中也有广泛表达[159-162]。例如，IGF 受体已在鸡所有眼后段组织中被检测到，如视网膜、RPE、脉络膜和巩膜等[161,162]。IGF 及其受体也与动物模型中眼球生长的改变有关。例如，在鸡模型中，佩戴正镜和玻璃体内注射 IGF1 4 小时后，IGF1R 在 RPE 中受到不同的调节，以诱导近视眼生长[161-163]。树鼩佩戴负性镜片 24 小时后，尽管没有检测到 IGF1 基因表达的变化，但发现视网膜–RPE 中 IGF2 的表达存在差异[114]。在体外试验中，培养的人 RPE 细胞同时表达 IGF 及其受体，并能分泌 IGF 到培养基中，这些结果支持 RPE 在 IGF 介导的眼球生长调节中所起的作用[164-166]。

RPE 是合成 bFGF 及其受体,并分泌 bFGF 的眼组织之一[167]。一项关于鸡的研究发现,视网膜和脉络膜等眼组织也表达 bFGF 及其受体,但由于所使用的技术和 RPE 密集色素沉着,该研究无法描绘出 bFGF 受体的表达特征[168]。由于玻璃体腔和结膜下注射 bFGF 都能有效地抑制形觉剥夺引起的眼球过度伸长,视网膜、RPE、脉络膜和巩膜都是潜在的作用部位[113,169]。其他研究观察到,在形觉剥夺 2 周后,鸡巩膜中的 bFGF 减少,间接支持 bFGF 是眼球生长的重要调节因子。然而,在同一项研究中,在视网膜-RPE-脉络膜复合体中没有发现 bFGF 的变化,使得关于 bFGF 来源于 RPE 的观点存在争议。其他关于豚鼠的研究结果也并不支持 bFGF 来源于 RPE。例如,球周注射 bFGF 能抑制镜片诱导的近视,其机制与改变巩膜胶原和整合素的表达有关,在试验(镜片)诱导的近视眼分离和培养的巩膜成纤维细胞中,bFGF 的表达减少[110,170]。因此,bFGF 在生长过程中作为"停止"信号的作用在鸡和豚鼠模型中得到的结果是一致的,但对于生长调节信号通路的细节,包括介导 bFGF 作用的细胞,有待进一步研究。

神经递质与眼生长调节

众所周知,许多神经递质与眼球生长调节有关,RPE 既表达其中一些神经递质的受体,又合成和分泌一些神经递质[72,171]。因此,RPE 可能参与了神经递质相关的眼生长调节和近视的发生。视网膜神经递质,包括多巴胺(DA)、乙酰胆碱(Ach)、胰高血糖素和血管活性肠肽(VIP)是近视研究中涉及最多的分子。下文对针对 DA 和 Ach 的相关研究进行综述。

多巴胺

多巴胺是关于眼球生长调节和近视进展研究得最多的神经递质之一[172-174]。多巴胺在中枢神经系统和视网膜中广泛表达,在发育中发挥重要作用。在出生后的视网膜中,多巴胺与视网膜运动和水平细胞缝隙连接的解耦联有关,两者都会影响视觉敏感性[175-177]。多巴胺能受体是 G 蛋白偶联受体(D1~D5)的一个大家族,根据其生物化学和药理学特性可分为两个亚家族:D1 样受体(D1,D5)和 D2 样受体(D2~D4)。支持多巴胺在调节眼球生长中作用的证据主要来自两个方面的研究:①在进行视觉操作以加速眼球生长的动物模型中,视网膜中多巴胺及其代谢物的水平降低;②局部应用外源性多巴胺受体激动剂可抑制近视引起的眼轴过度拉长。最近有关野生型和转基因小鼠模型的研究提供了进一步的证据[52,173,179-197]。关于鸡、豚鼠、树鼩和猴的研究表明,多巴胺水平降低能够诱导近视发生,这些研究报道了形觉剥夺或镜片诱导近视模型的多巴胺持续减少[181,183,187,188,196]。当视网膜多巴胺和二羟基苯乙酸(DOPAC,一种多巴胺的代谢物)水平恢复到与对侧眼相当的水平时,形觉剥夺性近视得到恢复,这为多巴胺水平与眼球生长发育的关系提供了间接证据[198]。有趣的是,玻璃体内低浓度的 DOPAC,与在饲养过程中使用低光照强度导致的鸡的近视进展有关[199]。关于鸡、豚鼠、树鼩和猴的研究均支持,多巴胺激动剂可以通过玻璃体腔注射、结膜下注射或应用于眼球表面来抑制近视的进展[180,184-186,189-192,194,195,197]。虽然视网膜多巴胺受体是后续效应的潜在作用部位,但众所周知,RPE 也表达 D1 样和 D2 样受体[176,200,201]。此外,RPE 似乎是一个药物比较容易达到的靶点。例如,玻璃体腔和结膜下注射放射性标记的螺环酮(一种 D2 受体拮抗剂)均可到达 RPE[192]。其他体外研究进一步支持 RPE 是多巴胺能对眼球生长调节的作用部位。在培养的 RPE 细胞的顶端膜或基底膜应用多巴胺均可以产生超极化等生理反应[202]。在另一项体外研究中,多巴胺受体激动剂——阿扑吗啡能显著抑制 RPE 细胞对巩膜软骨细胞的生长刺激作用[203]。尽管如此，关于多巴胺抗近视作用的信号通路仍有许多悬而未决的问题，因为另外两项研究发现，RPE 既可合成多巴胺，又可分泌多巴胺[204,205]。

乙酰胆碱

乙酰胆碱（Ach）是一种普遍存在且重要的神经递质，在视网膜发育和功能中起着关键作用[206,207]。视网膜胆碱能细胞由几个无长突细胞亚群组成，这些细胞的突触与视网膜中的其他神经递质形成网络，包括多巴胺能细胞[208-210]。Ach 受体可分为两大类，即 M 受体（mAChR）和烟碱型乙酰胆碱受体（nAChR）[211,212]。mAChR 广泛分布于眼部，是 G 蛋白偶联受体家族的代表，哺乳动物中有 5 种受体亚型（M1-M5）[211,212]。体外研究表明，mAChR 激动剂可以激活 RPE 中的细胞内信号通路，这与 mAChR 在视网膜上的报道是一致的[206,209,213-216]。与多巴胺能减少形觉剥夺性近视眼中视网膜的改变不同，视网膜 Ach 及其代谢产物胆碱的水平似乎不受近视进展的影响[188]。另一方面，无论是针对人类还是动物模型的干预研究均表明，抗毒蕈碱药物能有效控制近视进展。动物研究通常采用玻璃体腔或结膜下注射给药，而人体试验则采用局部滴眼给药，药物也仅限于非选择性拮抗剂——阿托品和 M1 受体拮抗剂——吡伦西平[195,217-225]。在最近的人体试验中，阿托品的局部应用浓度远低于早期研究中使用的浓度（例如，0.01% 和 0.1% 比 1%）[42]，有学者基于药代动力学原理，反对在视网膜和 RPE 等眼内组织应用阿托品。另一项关于鸡的形觉剥夺性近视模型的研究对 18 种抗胆碱药物进行了对比，当向玻璃体腔中注射较高剂量时才能达到治疗效果，这对视网膜或 RPE 参与 M 受体介导的机制提出了挑战[226]，从而引发了最近对可能涉及非 M 受体机制的猜测[227-229]。所有这些研究（包括体外研究）的结论一致认为脉络膜和（或）巩膜可能是抗毒蕈碱药物抗近视作用的作用部位，尽管对其机制仍不清楚[217,230,231]。

最后，应该指出的是，玻璃体内注射 nAchR 拮抗剂会影响鸡眼球的生长[232]。由于在视网膜和 RPE 中均可发现 nAchR，它们也可能是这种复杂反应模式的调节位点。

胰高血糖素与血管活性肠肽

胰高血糖素和血管活性肠肽（VIP）是分泌素–胰高血糖素多肽超家族的一部分，其在中枢和外周神经系统中作为神经递质或神经调节剂，通过 G 蛋白偶联受体发挥作用[233]。胰高血糖素和 VIP 免疫反应阳性神经元均已在鸡视网膜中被发现[234-236]。此外，RPE 还表达胰高血糖素受体 mRNA，胰高血糖素和 VIP 均可刺激 RPE 的细胞内活性[237-240]。

关于胰高血糖素在眼球生长调节中的作用的证据主要来自对鸡的研究。在最早期研究中，经过形觉剥夺或负镜处理后，鸡的胰高血糖素无长突细胞中的即早期基因（IEG）ZENK 表达降低，而在经过正镜处理后，其表达增加[241]。在后续研究中，经过负镜处理后，视网膜胰高血糖素 mRNA 的表达下调，而在正镜处理后其表达上调[237,242]。此外，视网膜前胰高血糖素原 mRNA 水平在形觉剥夺和负镜处理后也有所改变[237,243]。最后，研究发现，使用负镜后，视网膜胰高血糖素肽的水平降低[244]。这些研究表明，胰高血糖素可能作为眼球生长的停止信号，这与药理学研究的结果一致，在这些研究中，玻璃体内注射的胰高血糖素激动剂能抑制试验诱导的近视的发生[244-246]。尽管目前没有直接的证据，但是我们可以合理地假设，RPE 是视网膜和外源性胰高血糖素的靶点，是这些眼生长效应的信号中继器。

关于 VIP 的研究要少得多，在其中一

项研究中,VIP 水平在形觉剥夺猴的视网膜中显著增加,另一项研究发现,VIP 基因在树鼩视网膜和视网膜 RPE 中上调,而在佩戴负透镜的树鼩的 RPE 中下调[114,247,248]。玻璃体内注射的 VIP 受体拮抗剂也能抑制鸡的形觉剥夺性近视[249]。然而,在小鼠模型中,VIP 和胰高血糖素在形觉剥夺性近视中的作用都没有得到证实[250]。

离子、离子通道与眼生长调控

RPE 在调节视网膜下腔和脉络膜的离子组成和体积中发挥着重要作用,从而维持组织内环境稳定。如前所述,RPE 是高度极化的单层上皮细胞,这些细胞通过紧密连接限制了离子和液体在细胞间的运动。RPE 细胞之间的阻力是跨细胞阻力的 10 倍,这也是衡量紧密连接的有效性的标准之一。已经证实,离子通道和其他功能相关分子在 RPE 上的极化表达与跨 RPE 液体单向转运的方向一致,从顶端到基底,同时伴随着离子转运[75,80,81,251]。位于 RPE 顶膜上的 Na^+-HCO_3^- 和 Na^+-K^+-$2Cl^-$ 同向转运体,以及 Na^+-K^+ATP 酶通过摄取 Cl^- 以调节细胞内 pH 值。Cl^- 和 K^+ 一同从 RPE 基底膜上的离子通道被排出到脉络膜中。基底膜也表达囊性纤维化跨膜传导调节因子(CFTR)[81,252]。这种离子运动驱使水从视网膜下腔进入脉络膜。

关于离子通道在眼生长调节中的作用,以及 RPE 可能参与其中的研究仅限于鸡模型[69,72]。在因形觉剥夺而近视的眼球中,局限于外层视网膜-RPE 区域的视网膜和脉络膜组织内都发现 Na^+ 和 Cl^- 水平显著升高,K^+ 水平也升高[253]。在从诱导性近视中恢复的眼中,K^+、Na^+ 和 Cl^- 会随着屈光状态的恢复达到正常水平,而在恢复期间,视网膜、RPE 和脉络膜都表现出增厚和水肿[253,254]。这些发现指出了 RPE 中离子和液体运动在屈光不正调节中的潜在作用,相关药理学研究提供了更直接的证据。玻璃体内注射非

特异性 K^+ 子通道抑制剂氯化钡,可以抑制负镜或正镜引起的光学离焦的眼球的代偿性生长反应,而选择性 Na^+-K^+-Cl^- 协同转运子抑制剂布美他尼选择性地抑制了对负镜的反应[255]。另一项研究发现,佩戴负镜可对 RPE 中几种 Cl^- 转运体和通道进行调节,戴镜一天后基因和蛋白的表达即可下调[256]。

在近视的进展和恢复过程中,调节上述 RPE 离子转运和液体运动的信号分子仍未确定,尽管有两项体外研究表明多巴胺和 Ach 是可能的候选者。在其中一项研究中,多巴胺在鸡视网膜-RPE-脉络膜组织中,能调节 RPE 基底膜 Cl^- 电导[202],而在另一研究中,mAchR 激动剂能促使培养的人 RPE 细胞内钙的快速增加[213]。

试验性近视中 RPE 的形态变化

关于近视生长相关的 RPE 形态变化,有两项相关研究,分别关于鸡和袋鼠[257,258]。RPE 作为巩膜的三层衬里之一,当近视导致巩膜扩张时,RPE 必然随之扩张。在形觉剥夺 1~2 周造成近视的鸡中,RPE 细胞并不是通过分裂来增加细胞数量,而是通过使单个细胞被拉伸变薄,来保持能覆盖扩大的玻璃体腔,同时保持它们的六边形状[258]。同样,在袋鼠中,经过形觉剥夺处理的眼球的 RPE 细胞比正常对照眼大,其外形几乎不受影响[257]。多核 RPE 细胞在形觉剥夺导致扩大的眼球中重新分布是这项研究的一个独特发现,对照眼中大部分 RPE 位于腹侧的视网膜,而试验眼的 RPE 则主要位于周边部的视网膜。与大多数哺乳动物和灵长类动物不同,袋鼠的眼球终身都在生长。尽管如此,这些有限的研究表明,RPE 主要是通过被动拉伸来适应在近视中不断扩大的玻璃体腔,这可能会对 RPE 细胞的长期健康和病理风险产生影响,尤其是在高度近视的眼球中[45]。最后,值得注意的是,对培养的 RPE 细胞施加机械应力可以诱导大鼠

RPE 产生VEGF,并激活人 RPE 中的 MMP-2[259,260]。这些结果提出了一种可能性,RPE 在眼球扩张过程中所遭受的机械力可能通过对 RPE 活性的影响而间接影响眼球的生长。

结论

总之,RPE 位于视网膜和脉络膜之间的关键位置,这可以部分说明 RPE 可能在眼球局部的生长调节中发挥重要作用,从而影响近视的进展。对生长因子合成和分泌、神经递质受体的表达和激活、跨 RPE 的离子交换和液体运动的观察,与 RPE 在眼球生长调节中的作用相一致。进一步阐明眼生长调节信号通路和 RPE 作为信号转接的作用,可能给近视控制带来新的治疗思路。更好地了解 RPE 在疾病进展不同阶段的形态和功能变化,以及关键的中介因子有助于对近视的并发症(包括近视性黄斑病变)进行管理。

致谢

感谢 Kyoko Ohno-Matsui 教授(Tokyo Medical and Dental University,日本东京)提供了脉络膜视网膜萎缩的近视患者的眼底和 OCT 图片,Sara Yasmin Azmoun(University of California, 加利福尼亚州伯克利市)协助撰写文章,以及美国国立眼科研究所基金项目 R01 EY012392 (C. F. W.), K08 EY023609 (Y. Z.) 和 K12 EY017269 (Y. Z.)。

(张静琳 李双农 译)

参考文献

1. Bourne RR, Stevens GA, White RA, Smith JL, Flaxman SR, Price H, Jonas JB, Keeffe J, Leasher J, Naidoo K, Pesudovs K, Resnikoff S, Taylor HR. Causes of vision loss worldwide, 1990-2010: a systematic analysis. Lancet Glob Health. 2013;1(6):e339–49.
2. Ono K, Hiratsuka Y, Murakami A. Global inequality in eye health: country-level analysis from the Global Burden of Disease Study. Am J Public Health. 2010;100(9):1784–8.
3. Pascolini D, Mariotti SP. Global estimates of visual impairment: 2010. Br J Ophthalmol. 2012;96(5):614–8.
4. Curtin BJ, editor. The myopias: basic science and clinical management. Philadelphia: Harper & Row Publishers; 1985.
5. Whitmore WG. Congenital and developmental myopia. Eye (Lond). 1992;6(Pt 4):361–5.
6. McBrien NA, Millodot M. A biometric investigation of late onset myopic eyes. Acta Ophthalmol. 1987;65(4):461–8.
7. Flitcroft DI. The complex interactions of retinal, optical and environmental factors in myopia aetiology. Prog Retin Eye Res. 2012;31(6):622–60.
8. Holden BA, Jong M, Davis S, Wilson D, Fricke T, Resnikoff S. Nearly 1 billion myopes at risk of myopia-related sight-threatening conditions by 2050—time to act now. Clin Exp Optom. 2015;98(6):491–3.
9. Dolgin E. The myopia boom. Nature. 2015;519(7543):276–8.
10. Holden BA, Fricke TR, Wilson DA, Jong M, Naidoo KS, Sankaridurg P, Wong TY, Naduvilath TJ, Resnikoff S. Global prevalence of myopia and high myopia and temporal trends from 2000 through 2050. Ophthalmology. 2016;123(5):1036–42.
11. Jung SK, Lee JH, Kakizaki H, Jee D. Prevalence of myopia and its association with body stature and educational level in 19-year-old male conscripts in Seoul, South Korea. Invest Ophthalmol Vis Sci. 2012;53(9):5579–83.
12. Vitale S, Sperduto RD, Ferris FL 3rd. Increased prevalence of myopia in the United States between 1971-1972 and 1999-2004. Arch Ophthalmol. 2009;127(12):1632–9.
13. Pan CW, Ramamurthy D, Saw SM. Worldwide prevalence and risk factors for myopia. Ophthalmic Physiol Opt. 2012;32(1):3–16.
14. Wu PC, Huang HM, Yu HJ, Fang PC, Chen CT. Epidemiology of myopia. Asia Pac J Ophthalmol (Phila). 2016;5(6):386–93.
15. Rose K, Smith W, Morgan I, Mitchell P. The increasing prevalence of myopia: implications for Australia. Clin Exp Ophthalmol. 2001;29(3):116–20.
16. Fricke TR, Holden BA, Wilson DA, Schlenther G, Naidoo KS, Resnikoff S, Frick KD. Global cost of correcting vision impairment from uncorrected refractive error. Bull World Health Organ. 2012;90(10):728–38.
17. Holden B, Sankaridurg P, Smith E, Aller T, Jong M, He M. Myopia, an underrated global challenge to vision: where the current data takes us on myopia control. Eye (Lond). 2014;28(2):142–6.
18. Ramamurthy D, Lin Chua SY, Saw SM. A review of environmental risk factors for myopia during early life, childhood and adolescence. Clin Exp Optom. 2015;98(6):497–506.

19. Wallman J, Winawer J. Homeostasis of eye growth and the question of myopia. Neuron. 2004;43(4):447–68.

20. Wojciechowski R. Nature and nurture: the complex genetics of myopia and refractive error. Clin Genet. 2011;79(4):301–20.

21. Wojciechowski R, Cheng CY. Involvement of multiple molecular pathways in the genetics of ocular refraction and myopia. Retina. 2018;38(1):91–101.

22. Young TL, Metlapally R, Shay AE. Complex trait genetics of refractive error. Arch Ophthalmol. 2007;125(1):38–48.

23. Fan Q, Verhoeven VJ, Wojciechowski R, Barathi VA, Hysi PG, Guggenheim JA, Hohn R, Vitart V, Khawaja AP, Yamashiro K, Hosseini SM, Lehtimaki T, Lu Y, Haller T, Xie J, Delcourt C, Pirastu M, Wedenoja J, Gharahkhani P, Venturini C, Miyake M, Hewitt AW, Guo X, Mazur J, Huffman JE, Williams KM, Polasek O, Campbell H, Rudan I, Vatavuk Z, Wilson JF, Joshi PK, McMahon G, St Pourcain B, Evans DM, Simpson CL, Schwantes-An TH, Igo RP, Mirshahi A, Cougnard-Gregoire A, Bellenguez C, Blettner M, Raitakari O, Kahonen M, Seppala I, Zeller T, Meitinger T, Ried JS, Gieger C, Portas L, van Leeuwen EM, Amin N, Uitterlinden AG, Rivadeneira F, Hofman A, Vingerling JR, Wang YX, Wang X, Tai-Hui Boh E, Ikram MK, Sabanayagam C, Gupta P, Tan V, Zhou L, Ho CE, Lim W, Beuerman RW, Siantar R, Tai ES, Vithana E, Mihailov E, Khor CC, Hayward C, Luben RN, Foster PJ, Klein BE, Klein R, Wong HS, Mitchell P, Metspalu A, Aung T, Young TL, He M, Parssinen O, van Duijn CM, Jin Wang J, Williams C, Jonas JB, Teo YY, Mackey DA, Oexle K, Yoshimura N, Paterson AD, Pfeiffer N, Wong TY, Baird PN, Stambolian D, Wilson JE, Cheng CY, Hammond CJ, Klaver CC, Saw SM, Rahi JS, Korobelnik JF, Kemp JP, Timpson NJ, Smith GD, Craig JE, Burdon KP, Fogarty RD, Iyengar SK, Chew E, Janmahasatian S, Martin NG, MacGregor S, Xu L, Schache M, Nangia V, Panda-Jonas S, Wright AF, Fondran JR, Lass JH, Feng S, Zhao JH, Khaw KT, Wareham NJ, Rantanen T, Kaprio J, Pang CP, Chen LJ, Tam PO, Jhanji V, Young AL, Doring A, Raffel LJ, Cotch MF, Li X, Yip SP, Yap MK, Biino G, Vaccargiu S, Fossarello M, Fleck B, Yazar S, Tideman JW, Tedja M, Deangelis MM, Morrison M, Farrer L, Zhou X, Chen W, Mizuki N, Meguro A, Makela KM. Meta-analysis of gene-environment-wide association scans accounting for education level identifies additional loci for refractive error. Nat Commun. 2016;7:11008.

24. Hysi PG, Young TL, Mackey DA, Andrew T, Fernandez-Medarde A, Solouki AM, Hewitt AW, Macgregor S, Vingerling JR, Li YJ, Ikram MK, Fai LY, Sham PC, Manyes L, Porteros A, Lopes MC, Carbonaro F, Fahy SJ, Martin NG, van Duijn CM, Spector TD, Rahi JS, Santos E, Klaver CC, Hammond CJ. A genome-wide association study for myopia and refractive error identifies a susceptibility locus at 15q25. Nat Genet. 2010;42(10):902–5.

25. Verhoeven VJ, Hysi PG, Wojciechowski R, Fan Q, Guggenheim JA, Hohn R, MacGregor S, Hewitt AW, Nag A, Cheng CY, Yonova-Doing E, Zhou X, Ikram MK, Buitendijk GH, McMahon G, Kemp JP, Pourcain BS, Simpson CL, Makela KM, Lehtimaki T, Kahonen M, Paterson AD, Hosseini SM, Wong HS, Xu L, Jonas JB, Parssinen O, Wedenoja J, Yip SP, Ho DW, Pang CP, Chen LJ, Burdon KP, Craig JE, Klein BE, Klein R, Haller T, Metspalu A, Khor CC, Tai ES, Aung T, Vithana E, Tay WT, Barathi VA, Chen P, Li R, Liao J, Zheng Y, Ong RT, Doring A, Evans DM, Timpson NJ, Verkerk AJ, Meitinger T, Raitakari O, Hawthorne F, Spector TD, Karssen LC, Pirastu M, Murgia F, Ang W, Mishra A, Montgomery GW, Pennell CE, Cumberland PM, Cotlarciuc I, Mitchell P, Wang JJ, Schache M, Janmahasatian S, Igo RP Jr, Lass JH, Chew E, Iyengar SK, Gorgels TG, Rudan I, Hayward C, Wright AF, Polasek O, Vatavuk Z, Wilson JF, Fleck B, Zeller T, Mirshahi A, Muller C, Uitterlinden AG, Rivadeneira F, Vingerling JR, Hofman A, Oostra BA, Amin N, Bergen AA, Teo YY, Rahi JS, Vitart V, Williams C, Baird PN, Wong TY, Oexle K, Pfeiffer N, Mackey DA, Young TL, van Duijn CM, Saw SM, Bailey-Wilson JE, Stambolian D, Klaver CC, Hammond CJ. Genome-wide meta-analyses of multiancestry cohorts identify multiple new susceptibility loci for refractive error and myopia. Nat Genet. 2013;45(3):314–8.

26. Hysi PG, Wojciechowski R, Rahi JS, Hammond CJ. Genome-wide association studies of refractive error and myopia, lessons learned, and implications for the future. Invest Ophthalmol Vis Sci. 2014;55(5):3344–51.

27. He M, Xiang F, Zeng Y, Mai J, Chen Q, Zhang J, Smith W, Rose K, Morgan IG. Effect of time spent outdoors at school on the development of myopia among children in China: a randomized clinical trial. JAMA. 2015;314(11):1142–8.

28. Huang HM, Chang DS, Wu PC. The association between near work activities and myopia in children-a systematic review and meta-analysis. PLoS One. 2015;10(10):e0140419.

29. Rose KA, Morgan IG, Ip J, Kifley A, Huynh S, Smith W, Mitchell P. Outdoor activity reduces the prevalence of myopia in children. Ophthalmology. 2008;115(8):1279–85.

30. Sherwin JC, Reacher MH, Keogh RH, Khawaja AP, Mackey DA, Foster PJ. The association between time spent outdoors and myopia in children and adolescents: a systematic review and meta-analysis. Ophthalmology. 2012;119(10):2141–51.

31. Leo SW. Current approaches to myopia control. Curr Opin Ophthalmol. 2017;28(3):267–75.

32. Walline JJ, Lindsley K, Vedula SS, Cotter SA, Mutti DO, Twelker JD. Interventions to slow progression of myopia in children. Cochrane Database Syst Rev. 2011;(12):CD004916.

33. Aller TA, Liu M, Wildsoet CF. Myopia control with bifocal contact lenses: a randomized clinical trial. Optom Vis Sci. 2016;93(4):344–52.

34. Cheng D, Woo GC, Schmid KL. Bifocal lens control of myopic progression in children. Clin Exp Optom. 2011;94(1):24–32.

35. Cho P, Cheung SW. Protective role of orthokeratology

in reducing risk of rapid axial elongation: a reanalysis of data from the ROMIO and TO-SEE studies. Invest Ophthalmol Vis Sci. 2017;58(3):1411–6.

36. Swarbrick HA, Alharbi A, Watt K, Lum E, Kang P. Myopia control during orthokeratology lens wear in children using a novel study design. Ophthalmology. 2015;122(3):620–30.

37. Walline JJ, Jones LA, Sinnott LT. Corneal reshaping and myopia progression. Br J Ophthalmol. 2009;93(9):1181–5.

38. Chia A, Chua WH, Cheung YB, Wong WL, Lingham A, Fong A, Tan D. Atropine for the treatment of childhood myopia: safety and efficacy of 0.5%, 0.1%, and 0.01% doses (Atropine for the Treatment of Myopia 2). Ophthalmology. 2012;119(2):347–54.

39. Siatkowski RM, Cotter SA, Crockett RS, Miller JM, Novack GD, Zadnik K. Two-year multicenter, randomized, double-masked, placebo-controlled, parallel safety and efficacy study of 2% pirenzepine ophthalmic gel in children with myopia. J AAPOS. 2008;12(4):332–9.

40. Tan DT, Lam DS, Chua WH, Shu-Ping DF, Crockett RS. One-year multicenter, double-masked, placebo-controlled, parallel safety and efficacy study of 2% pirenzepine ophthalmic gel in children with myopia. Ophthalmology. 2005;112(1):84–91.

41. Tran HDM, Tran YH, Tran TD, Jong M, Coroneo M, Sankaridurg P. A review of myopia control with atropine. J Ocul Pharmacol Ther. 2018;34(5):374–9.

42. Yam JC, Jiang Y, Tang SM, Law AKP, Chan JJ, Wong E, Ko ST, Young AL, Tham CC, Chen LJ, Pang CP. Low-concentration atropine for myopia progression (LAMP) study: a randomized, double-blinded, placebo-controlled trial of 0.05%, 0.025%, and 0.01% atropine eye drops in myopia control. Ophthalmology. 2019;126(1):113–24.

43. Trier K, Munk Ribel-Madsen S, Cui D, Brogger Christensen S. Systemic 7-methylxanthine in retarding axial eye growth and myopia progression: a 36-month pilot study. J Ocul Biol Dis Infor. 2008;1(2–4):85–93.

44. Liu HH, Xu L, Wang YX, Wang S, You QS, Jonas JB. Prevalence and progression of myopic retinopathy in Chinese adults: the Beijing Eye Study. Ophthalmology. 2010;117(9):1763–8.

45. Ohno-Matsui K, Lai TY, Lai CC, Cheung CM. Updates of pathologic myopia. Prog Retin Eye Res. 2016;52:156–87.

46. Vongphanit J, Mitchell P, Wang JJ. Prevalence and progression of myopic retinopathy in an older population. Ophthalmology. 2002;109(4):704–11.

47. Ohno-Matsui K, Jonas JB, Spaide RF. Macular Bruch membrane holes in highly myopic patchy chorioretinal atrophy. Am J Ophthalmol. 2016;166:22–8.

48. Jonas JB, Xu L. Histological changes of high axial myopia. Eye (Lond). 2014;28(2):113–7.

49. Jonas JB, Ohno-Matsui K, Holbach L, Panda-Jonas S. Retinal pigment epithelium cell density in relationship to axial length in human eyes. Acta Ophthalmol. 2017;95(1):e22–8.

50. Shin YJ, Nam WH, Park SE, Kim JH, Kim HK. Aqueous humor concentrations of vascular endothelial growth factor and pigment epithelium-derived factor in high myopic patients. Mol Vis. 2012;18:2265–70.

51. Zhuang H, Zhang R, Shu Q, Jiang R, Chang Q, Huang X, Jiang C, Xu G. Changes of TGF-beta2, MMP-2, and TIMP-2 levels in the vitreous of patients with high myopia. Graefes Arch Clin Exp Ophthalmol. 2014;252(11):1763–7.

52. Pardue MT, Faulkner AE, Fernandes A, Yin H, Schaeffel F, Williams RW, Pozdeyev N, Iuvone PM. High susceptibility to experimental myopia in a mouse model with a retinal on pathway defect. Invest Ophthalmol Vis Sci. 2008;49(2):706–12.

53. Schaeffel F, Burkhardt E, Howland HC, Williams RW. Measurement of refractive state and deprivation myopia in two strains of mice. Optom Vis Sci. 2004;81(2):99–110.

54. Sherman SM, Norton TT, Casagrande VA. Myopia in the lid-sutured tree shrew (Tupaia glis). Brain Res. 1977;124(1):154–7.

55. Troilo D, Judge SJ. Ocular development and visual deprivation myopia in the common marmoset (Callithrix jacchus). Vis Res. 1993;33(10):1311–24.

56. Troilo D, Wallman J. The regulation of eye growth and refractive state: an experimental study of emmetropization. Vis Res. 1991;31(7–8):1237–50.

57. Veth KN, Willer JR, Collery RF, Gray MP, Willer GB, Wagner DS, Mullins MC, Udvadia AJ, Smith RS, John SW, Gregg RG, Link BA. Mutations in zebrafish lrp2 result in adult-onset ocular pathogenesis that models myopia and other risk factors for glaucoma. PLoS Genet. 2011;7(2):e1001310.

58. Wiesel TN, Raviola E. Myopia and eye enlargement after neonatal lid fusion in monkeys. Nature. 1977;266(5597):66–8.

59. Wildsoet CF, Pettigrew JD. Kainic acid-induced eye enlargement in chickens: differential effects on anterior and posterior segments. Invest Ophthalmol Vis Sci. 1988;29(2):311–9.

60. Diether S, Schaeffel F. Local changes in eye growth induced by imposed local refractive error despite active accommodation. Vis Res. 1997;37(6):659–68.

61. Hodos W, Kuenzel WJ. Retinal-image degradation produces ocular enlargement in chicks. Invest Ophthalmol Vis Sci. 1984;25(6):652–9.

62. Norton TT, Essinger JA, McBrien NA. Lid-suture myopia in tree shrews with retinal ganglion cell blockade. Vis Neurosci. 1994;11(1):143–53.

63. Troilo D, Gottlieb MD, Wallman J. Visual deprivation causes myopia in chicks with optic nerve section. Curr Eye Res. 1987;6(8):993–9.

64. Wallman J, Gottlieb MD, Rajaram V, Fugate-Wentzek LA. Local retinal regions control local eye growth and myopia. Science. 1987;237(4810):73–7.

65. Wildsoet C. Neural pathways subserving negative lens-induced emmetropization in chicks—insights from selective lesions of the optic nerve and ciliary nerve. Curr Eye Res. 2003;27(6):371–85.

66. Wildsoet C, Wallman J. Choroidal and scleral mechanisms of compensation for spectacle lenses in chicks. Vis Res. 1995;35(9):1175–94.

67. Wildsoet CF, Pettigrew J. Experimental myopia and

anomalous eye growth patterns unaffected by optic nerve section in chickens: evidence for local control of eye growth. Clin Vis Sci. 1988;3:99–107.

68. Smith EL 3rd, Hung LF, Huang J, Arumugam B. Effects of local myopic defocus on refractive development in monkeys. Optom Vis Sci. 2013;90(11):1176–86.

69. Crewther DP. The role of photoreceptors in the control of refractive state. Prog Retin Eye Res. 2000;19(4):421–57.

70. Nickla DL, Wallman J. The multifunctional choroid. Prog Retin Eye Res. 2010;29(2):144–68.

71. Rada JA, Shelton S, Norton TT. The sclera and myopia. Exp Eye Res. 2006;82(2):185–200.

72. Rymer J, Wildsoet CF. The role of the retinal pigment epithelium in eye growth regulation and myopia: a review. Vis Neurosci. 2005;22(3):251–61.

73. Stone RA, Khurana TS. Gene profiling in experimental models of eye growth: clues to myopia pathogenesis. Vis Res. 2010;50(23):2322–33.

74. Pfeffer BA, Flanders KC, Guerin CJ, Danielpour D, Anderson DH. Transforming growth factor beta 2 is the predominant isoform in the neural retina, retinal pigment epithelium-choroid and vitreous of the monkey eye. Exp Eye Res. 1994;59(3):323–33.

75. Reichhart N, Strauss O. Ion channels and transporters of the retinal pigment epithelium. Exp Eye Res. 2014;126:27–37.

76. Rizzolo LJ, Peng S, Luo Y, Xiao W. Integration of tight junctions and claudins with the barrier functions of the retinal pigment epithelium. Prog Retin Eye Res. 2011;30(5):296–323.

77. Saint-Geniez M, Kurihara T, Sekiyama E, Maldonado AE, D'Amore PA. An essential role for RPE-derived soluble VEGF in the maintenance of the choriocapillaris. Proc Natl Acad Sci U S A. 2009;106(44):18751–6.

78. Tanihara H, Inatani M, Honda Y. Growth factors and their receptors in the retina and pigment epithelium. Prog Retin Eye Res. 1997;16:271–301.

79. Blaauwgeers HG, Holtkamp GM, Rutten H, Witmer AN, Koolwijk P, Partanen TA, Alitalo K, Kroon ME, Kijlstra A, van Hinsbergh VW, Schlingemann RO. Polarized vascular endothelial growth factor secretion by human retinal pigment epithelium and localization of vascular endothelial growth factor receptors on the inner choriocapillaris. Evidence for a trophic paracrine relation. Am J Pathol. 1999;155(2):421–8.

80. Marmor M, Wolfensberger T, editors. The retinal pigment epithelium: function and disease. New York: Oxford University Press; 1998.

81. Strauss O. The retinal pigment epithelium in visual function. Physiol Rev. 2005;85(3):845–81.

82. Becerra SP, Fariss RN, Wu YQ, Montuenga LM, Wong P, Pfeffer BA. Pigment epithelium-derived factor in the monkey retinal pigment epithelium and interphotoreceptor matrix: apical secretion and distribution. Exp Eye Res. 2004;78(2):223–34.

83. Hirsch L, Nazari H, Sreekumar PG, Kannan R, Dustin L, Zhu D, Barron E, Hinton DR. TGF-

84. Wang Y, Subramanian P, Shen D, Tuo J, Becerra SP, Chan CC. Pigment epithelium-derived factor reduces apoptosis and pro-inflammatory cytokine gene expression in a murine model of focal retinal degeneration. ASN Neuro. 2013;5(5):e00126.

85. Byeon SH, Lee SC, Choi SH, Lee HK, Lee JH, Chu YK, Kwon OW. Vascular endothelial growth factor as an autocrine survival factor for retinal pigment epithelial cells under oxidative stress via the VEGF-R2/PI3K/Akt. Invest Ophthalmol Vis Sci. 2010;51(2):1190–7.

86. Campochiaro PA, Hackett SF, Vinores SA, Freund J, Csaky C, LaRochelle W, Henderer J, Johnson M, Rodriguez IR, Friedman Z, et al. Platelet-derived growth factor is an autocrine growth stimulator in retinal pigmented epithelial cells. J Cell Sci. 1994;107(Pt 9):2459–69.

87. Obata H, Kaji Y, Yamada H, Kato M, Tsuru T, Yamashita H. Expression of transforming growth factor-beta superfamily receptors in rat eyes. Acta Ophthalmol Scand. 1999;77(2):151–6.

88. Mathura JR Jr, Jafari N, Chang JT, Hackett SF, Wahlin KJ, Della NG, Okamoto N, Zack DJ, Campochiaro PA. Bone morphogenetic proteins-2 and -4: negative growth regulators in adult retinal pigmented epithelium. Invest Ophthalmol Vis Sci. 2000;41(2):592–600.

89. Matsumoto M, Yoshimura N, Honda Y. Increased production of transforming growth factor-beta 2 from cultured human retinal pigment epithelial cells by photocoagulation. Invest Ophthalmol Vis Sci. 1994;35(13):4245–52.

90. Akhurst RJ, Hata A. Targeting the TGFbeta signalling pathway in disease. Nat Rev Drug Discov. 2012;11(10):790–811.

91. Massague J. TGFbeta signalling in context. Nat Rev Mol Cell Biol. 2012;13(10):616–30.

92. Shi M, Zhu J, Wang R, Chen X, Mi L, Walz T, Springer TA. Latent TGF-beta structure and activation. Nature. 2011;474(7351):343–9.

93. Jenkins G. The role of proteases in transforming growth factor-beta activation. Int J Biochem Cell Biol. 2008;40(6–7):1068–78.

94. Munger JS, Huang X, Kawakatsu H, Griffiths MJ, Dalton SL, Wu J, Pittet JF, Kaminski N, Garat C, Matthay MA, Rifkin DB, Sheppard D. The integrin alpha v beta 6 binds and activates latent TGF beta 1: a mechanism for regulating pulmonary inflammation and fibrosis. Cell. 1999;96(3):319–28.

95. Schultz-Cherry S, Ribeiro S, Gentry L, Murphy-Ullrich JE. Thrombospondin binds and activates the small and large forms of latent transforming growth factor-beta in a chemically defined system. J Biol Chem. 1994;269(43):26775–82.

96. Shi Y, Massague J. Mechanisms of TGF-beta signaling from cell membrane to the nucleus. Cell. 2003;113(6):685–700.

97. Gao H, Frost MR, Siegwart JT Jr, Norton TT. Patterns of mRNA and protein expression during minus-lens

compensation and recovery in tree shrew sclera. Mol Vis. 2011;17:903–19.

98. Guo L, Frost MR, He L, Siegwart JT Jr, Norton TT. Gene expression signatures in tree shrew sclera in response to three myopiagenic conditions. Invest Ophthalmol Vis Sci. 2013;54(10):6806–19.

99. He L, Frost MR, Siegwart JT Jr, Norton TT. Gene expression signatures in tree shrew choroid in response to three myopiagenic conditions. Vis Res. 2014;102:52–63.

100. Honda S, Fujii S, Sekiya Y, Yamamoto M. Retinal control on the axial length mediated by transforming growth factor-beta in chick eye. Invest Ophthalmol Vis Sci. 1996;37(12):2519–26.

101. Jobling AI, Nguyen M, Gentle A, McBrien NA. Isoform-specific changes in scleral transforming growth factor-beta expression and the regulation of collagen synthesis during myopia progression. J Biol Chem. 2004;279(18):18121–6.

102. Jobling AI, Wan R, Gentle A, Bui BV, McBrien NA. Retinal and choroidal TGF-beta in the tree shrew model of myopia: isoform expression, activation and effects on function. Exp Eye Res. 2009;88(3):458–66.

103. Kusakari T, Sato T, Tokoro T. Visual deprivation stimulates the exchange of the fibrous sclera into the cartilaginous sclera in chicks. Exp Eye Res. 2001;73(4):533–46.

104. Mathis U, Schaeffel F. Transforming growth factor-beta in the chicken fundal layers: an immunohistochemical study. Exp Eye Res. 2010;90(6):780–90.

105. McBrien NA. Regulation of scleral metabolism in myopia and the role of transforming growth factor-beta. Exp Eye Res. 2013;114:128–40.

106. Schippert R, Brand C, Schaeffel F, Feldkaemper MP. Changes in scleral MMP-2, TIMP-2 and TGFbeta-2 mRNA expression after imposed myopic and hyperopic defocus in chickens. Exp Eye Res. 2006;82(4):710–9.

107. Seko Y, Shimokawa H, Tokoro T. Expression of bFGF and TGF-beta 2 in experimental myopia in chicks. Invest Ophthalmol Vis Sci. 1995;36(6):1183–7.

108. Simon P, Feldkaemper M, Bitzer M, Ohngemach S, Schaeffel F. Early transcriptional changes of retinal and choroidal TGFbeta-2, RALDH-2, and ZENK following imposed positive and negative defocus in chickens. Mol Vis. 2004;10:588–97.

109. Zhang Y, Raychaudhuri S, Wildsoet CF. Imposed optical defocus induces isoform-specific up-regulation of TGFbeta gene expression in chick retinal pigment epithelium and choroid but not neural retina. PLoS One. 2016;11(5):e0155356.

110. Chen BY, Wang CY, Chen WY, Ma JX. Altered TGF-beta2 and bFGF expression in scleral desmocytes from an experimentally-induced myopia guinea pig model. Graefes Arch Clin Exp Ophthalmol. 2013;251(4):1133–44.

111. Jobling AI, Gentle A, Metlapally R, McGowan BJ, McBrien NA. Regulation of scleral cell contraction by transforming growth factor-beta and stress: competing roles in myopic eye growth. J Biol Chem.

112. Seko Y, Tanaka Y, Tokoro T. Influence of bFGF as a potent growth stimulator and TGF-beta as a growth regulator on scleral chondrocytes and scleral fibroblasts in vitro. Ophthalmic Res. 1995;27(3):144–52.

2009;284(4):2072–9.

113. Rohrer B, Stell WK. Basic fibroblast growth factor (bFGF) and transforming growth factor beta (TGF-beta) act as stop and go signals to modulate postnatal ocular growth in the chick. Exp Eye Res. 1994;58(5):553–61.

114. He L, Frost MR, Siegwart JT Jr, Norton TT. Altered gene expression in tree shrew retina and retinal pigment epithelium produced by short periods of minus-lens wear. Exp Eye Res. 2018;168:77–88.

115. Shelton L, Troilo D, Lerner MR, Gusev Y, Brackett DJ, Rada JS. Microarray analysis of choroid/RPE gene expression in marmoset eyes undergoing changes in ocular growth and refraction. Mol Vis. 2008;14:1465–79.

116. Carreira AC, Alves GG, Zambuzzi WF, Sogayar MC, Granjeiro JM. Bone morphogenetic proteins: structure, biological function and therapeutic applications. Arch Biochem Biophys. 2014;561:64–73.

117. Kawabata M, Imamura T, Miyazono K. Signal transduction by bone morphogenetic proteins. Cytokine Growth Factor Rev. 1998;9(1):49–61.

118. Katagiri T, Watabe T. Bone morphogenetic proteins. Cold Spring Harb Perspect Biol. 2016;8(6):a021899.

119. Urist MR. Bone: formation by autoinduction. Science. 1965;150(3698):893–9.

120. Wagner DO, Sieber C, Bhushan R, Borgermann JH, Graf D, Knaus P. BMPs: from bone to body morphogenetic proteins. Sci Signal. 2010;3(107):mr1.

121. Wang RN, Green J, Wang Z, Deng Y, Qiao M, Peabody M, Zhang Q, Ye J, Yan Z, Denduluri S, Idowu O, Li M, Shen C, Hu A, Haydon RC, Kang R, Mok J, Lee MJ, Luu HL, Shi LL. Bone morphogenetic protein (BMP) signaling in development and human diseases. Genes Dis. 2014;1(1):87–105.

122. Xu J, Zhu D, Sonoda S, He S, Spee C, Ryan SJ, Hinton DR. Over-expression of BMP4 inhibits experimental choroidal neovascularization by modulating VEGF and MMP-9. Angiogenesis. 2012;15(2):213–27.

123. Zhang J, Li L. BMP signaling and stem cell regulation. Dev Biol. 2005;284(1):1–11.

124. Bragdon B, Moseychuk O, Saldanha S, King D, Julian J, Nohe A. Bone morphogenetic proteins: a critical review. Cell Signal. 2011;23(4):609–20.

125. Belecky-Adams T, Adler R. Developmental expression patterns of bone morphogenetic proteins, receptors, and binding proteins in the chick retina. J Comp Neurol. 2001;430(4):562–72.

126. Faber SC, Robinson ML, Makarenkova HP, Lang RA. Bmp signaling is required for development of primary lens fiber cells. Development. 2002;129(15):3727–37.

127. Fuhrmann S. Eye morphogenesis and patterning of the optic vesicle. Curr Top Dev Biol. 2010;93:61–84.

128. Furuta Y, Hogan BL. BMP4 is essential for lens induction in the mouse embryo. Genes Dev. 1998;12(23):3764–75.

129. Luo G, Hofmann C, Bronckers AL, Sohocki M, Bradley A, Karsenty G. BMP-7 is an inducer of nephrogenesis, and is also required for eye development and skeletal patterning. Genes Dev. 1995;9(22):2808–20.

130. Moshiri A, Close J, Reh TA. Retinal stem cells and regeneration. Int J Dev Biol. 2004;48(8–9):1003–14.

131. Sakuta H, Takahashi H, Shintani T, Etani K, Aoshima A, Noda M. Role of bone morphogenic protein 2 in retinal patterning and retinotectal projection. J Neurosci. 2006;26(42):10868–78.

132. Steinfeld J, Steinfeld I, Bausch A, Coronato N, Hampel ML, Depner H, Layer PG, Vogel-Hopker A. BMP-induced reprograming of the retina into RPE requires WNT signalling in the developing chick optic cup. Biol Open. 2017;6(7):979–92. https://doi.org/10.1242/bio.018739.

133. Steinfeld J, Steinfeld I, Coronato N, Hampel ML, Layer PG, Araki M, Vogel-Hopker A. RPE specification in the chick is mediated by surface ectoderm-derived BMP and Wnt signalling. Development. 2013;140(24):4959–69.

134. Ueki Y, Wilken MS, Cox KE, Chipman LB, Bermingham-McDonogh O, Reh TA. A transient wave of BMP signaling in the retina is necessary for Muller glial differentiation. Development. 2015;142(3):533–43.

135. Wordinger RJ, Clark AF. Bone morphogenetic proteins and their receptors in the eye. Exp Biol Med (Maywood). 2007;232(8):979–92.

136. Zhou S, Flamier A, Abdouh M, Tetreault N, Barabino A, Wadhwa S, Bernier G. Differentiation of human embryonic stem cells into cone photoreceptors through simultaneous inhibition of BMP, TGFbeta and Wnt signaling. Development. 2015;142(19):3294–306.

137. Zhou Y, Tanzie C, Yan Z, Chen S, Duncan M, Gaudenz K, Li H, Seidel C, Lewis B, Moran A, Libby RT, Kiernan AE, Xie T. Notch2 regulates BMP signaling and epithelial morphogenesis in the ciliary body of the mouse eye. Proc Natl Acad Sci U S A. 2013;110(22):8966–71.

138. Mohan RR, Kim WJ, Chen L, Wilson SE. Bone morphogenic proteins 2 and 4 and their receptors in the adult human cornea. Invest Ophthalmol Vis Sci. 1998;39(13):2626–36.

139. Shen W, Finnegan S, Lein P, Sullivan S, Slaughter M, Higgins D. Bone morphogenetic proteins regulate ionotropic glutamate receptors in human retina. Eur J Neurosci. 2004;20(8):2031–7.

140. Wordinger RJ, Agarwal R, Talati M, Fuller J, Lambert W, Clark AF. Expression of bone morphogenetic proteins (BMP), BMP receptors, and BMP associated proteins in human trabecular meshwork and optic nerve head cells and tissues. Mol Vis. 2002;8:241–50.

141. He L, Frost MR, Siegwart JT Jr, Norton TT. Gene expression signatures in tree shrew choroid during lens-induced myopia and recovery. Exp Eye Res. 2014;123:56–71.

142. Li H, Cui D, Zhao F, Huo L, Hu J, Zeng J. BMP-2 is involved in scleral remodeling in myopia development. PLoS One. 2015;10(5):e0125219.

143. McGlinn AM, Baldwin DA, Tobias JW, Budak MT, Khurana TS, Stone RA. Form-deprivation myopia in chick induces limited changes in retinal gene expression. Invest Ophthalmol Vis Sci. 2007; 48(8):3430–6.

144. Zhang Y, Liu Y, Hang A, Phan E, Wildsoet CF. Differential gene expression of BMP2 and BMP receptors in chick retina & choroid induced by imposed optical defocus. Vis Neurosci. 2016;33:E015.

145. Zhang Y, Liu Y, Ho C, Wildsoet CF. Effects of imposed defocus of opposite sign on temporal gene expression patterns of BMP4 and BMP7 in chick RPE. Exp Eye Res. 2013;109:98–106.

146. Zhang Y, Liu Y, Wildsoet CF. Bidirectional, optical sign-dependent regulation of BMP2 gene expression in chick retinal pigment epithelium. Invest Ophthalmol Vis Sci. 2012;53(10):6072–80.

147. Li H, Wu J, Cui D, Zeng J. Retinal and choroidal expression of BMP-2 in lens-induced myopia and recovery from myopia in guinea pigs. Mol Med Rep. 2016;13(3):2671–6.

148. Wang Q, Xue ML, Zhao GQ, Liu MG, Ma YN, Ma Y. Form-deprivation myopia induces decreased expression of bone morphogenetic protein-2, 5 in guinea pig sclera. Int J Ophthalmol. 2015;8(1):39–45.

149. Wang Q, Zhao G, Xing S, Zhang L, Yang X. Role of bone morphogenetic proteins in form-deprivation myopia sclera. Mol Vis. 2011;17:647–57.

150. Hu J, Cui D, Yang X, Wang S, Hu S, Li C, Zeng J. Bone morphogenetic protein-2: a potential regulator in scleral remodeling. Mol Vis. 2008;14:2373–80.

151. Li HH, Huo LJ, Gao ZY, Zhao F, Zeng JW. Regulation of scleral fibroblast differentiation by bone morphogenetic protein-2. Int J Ophthalmol. 2014;7(1):152–6.

152. Zhang Y, Yang W, Hang A, Zin E, Garcia M, Li M, Wildsoet CF. BMP2 protein increases the expression of genes for inhibitor of DNA binding proteins in cultured chick scleral fibroblasts. Invest Ophthalmol Vis Sci. 2017;58(8):5472.

153. Cui W, Bryant MR, Sweet PM, McDonnell PJ. Changes in gene expression in response to mechanical strain in human scleral fibroblasts. Exp Eye Res. 2004;78(2):275–84.

154. Riddell N, Giummarra L, Hall NE, Crewther SG. Bidirectional expression of metabolic, structural, and immune pathways in early myopia and hyperopia. Front Neurosci. 2016;10:390.

155. Stone RA, McGlinn AM, Baldwin DA, Tobias JW, Iuvone PM, Khurana TS. Image defocus and altered retinal gene expression in chick: clues to the pathogenesis of ametropia. Invest Ophthalmol Vis Sci. 2011;52(8):5765–77.

156. de Pablo F, Perez-Villamil B, Serna J, Gonzalez-Guerrero PR, Lopez-Carranza A, de la Rosa EJ, Alemany J, Caldes T. IGF-I and the IGF-I receptor in development of nonmammalian vertebrates. Mol Reprod Dev. 1993;35(4):427–32; discussion 423–432.

157. Denduluri SK, Idowu O, Wang Z, Liao Z, Yan Z,

Mohammed MK, Ye J, Wei Q, Wang J, Zhao L, Luu HH. Insulin-like growth factor (IGF) signaling in tumorigenesis and the development of cancer drug resistance. Genes Dis. 2015;2(1):13–25.

158. Laviola L, Natalicchio A, Giorgino F. The IGF-I signaling pathway. Curr Pharm Des. 2007;13(7):663–9.

159. Danias J, Stylianopoulou F. Expression of IGF-I and IGF-II genes in the adult rat eye. Curr Eye Res. 1990;9(4):379–86.

160. Ocrant I, Valentino KL, King MG, Wimpy TH, Rosenfeld RG, Baskin DG. Localization and structural characterization of insulin-like growth factor receptors in mammalian retina. Endocrinology. 1989;125(5):2407–13.

161. Penha AM, Schaeffel F, Feldkaemper M. Insulin, insulin-like growth factor-1, insulin receptor, and insulin-like growth factor-1 receptor expression in the chick eye and their regulation with imposed myopic or hyperopic defocus. Mol Vis. 2011;17:1436–48.

162. Ritchey ER, Zelinka CP, Tang J, Liu J, Fischer AJ. The combination of IGF1 and FGF2 and the induction of excessive ocular growth and extreme myopia. Exp Eye Res. 2012;99:1–16.

163. Zhu X, Wallman J. Opposite effects of glucagon and insulin on compensation for spectacle lenses in chicks. Invest Ophthalmol Vis Sci. 2009;50(1):24–36.

164. Martin DM, Yee D, Feldman EL. Gene expression of the insulin-like growth factors and their receptors in cultured human retinal pigment epithelial cells. Brain Res Mol Brain Res. 1992;12(1–3):181–6.

165. Takagi H, Yoshimura N, Tanihara H, Honda Y. Insulin-like growth factor-related genes, receptors, and binding proteins in cultured human retinal pigment epithelial cells. Invest Ophthalmol Vis Sci. 1994;35(3):916–23.

166. Waldbillig RJ, Pfeffer BA, Schoen TJ, Adler AA, Shen-Orr Z, Scavo L, LeRoith D, Chader GJ. Evidence for an insulin-like growth factor autocrine-paracrine system in the retinal photoreceptor-pigment epithelial cell complex. J Neurochem. 1991;57(5):1522–33.

167. Sternfeld MD, Robertson JE, Shipley GD, Tsai J, Rosenbaum JT. Cultured human retinal pigment epithelial cells express basic fibroblast growth factor and its receptor. Curr Eye Res. 1989;8(10):1029–37.

168. Rohrer B, Tao J, Stell WK. Basic fibroblast growth factor, its high- and low-affinity receptors, and their relationship to form-deprivation myopia in the chick. Neuroscience. 1997;79(3):775–87.

169. Mao J, Liu S, Wen D, Tan X, Fu C. Basic fibroblast growth factor suppresses retinal neuronal apoptosis in form-deprivation myopia in chicks. Curr Eye Res. 2006;31(11):983–7.

170. Tian XD, Cheng YX, Liu GB, Guo SF, Fan CL, Zhan LH, Xu YC. Expressions of type I collagen, alpha2 integrin and beta1 integrin in sclera of guinea pig with defocus myopia and inhibitory effects of bFGF on the formation of myopia. Int J Ophthalmol. 2013;6(1):54–8.

171. Zhang Y, Wildsoet CF. RPE and choroid mechanisms underlying ocular growth and myopia. Prog Mol Biol Transl Sci. 2015;134:221–40.

172. Chakraborty R, Pardue MT. Molecular and biochemical aspects of the retina on refraction. Prog Mol Biol Transl Sci. 2015;134:249–67.

173. Feldkaemper M, Schaeffel F. An updated view on the role of dopamine in myopia. Exp Eye Res. 2013;114:106–19.

174. Zhou X, Pardue MT, Iuvone PM, Qu J. Dopamine signaling and myopia development: what are the key challenges. Prog Retin Eye Res. 2017;61:60–71.

175. Djamgoz MB, Wagner HJ. Localization and function of dopamine in the adult vertebrate retina. Neurochem Int. 1992;20(2):139–91.

176. Nguyen-Legros J, Versaux-Botteri C, Vernier P. Dopamine receptor localization in the mammalian retina. Mol Neurobiol. 1999;19(3):181–204.

177. Reis RA, Ventura AL, Kubrusly RC, de Mello MC, de Mello FG. Dopaminergic signaling in the developing retina. Brain Res Rev. 2007;54(1):181–8.

178. Vallone D, Picetti R, Borrelli E. Structure and function of dopamine receptors. Neurosci Biobehav Rev. 2000;24(1):125–32.

179. Bergen MA, Park HN, Chakraborty R, Landis EG, Sidhu C, He L, Iuvone PM, Pardue MT. Altered refractive development in mice with reduced levels of retinal dopamine. Invest Ophthalmol Vis Sci. 2016;57(10):4412–9.

180. Dong F, Zhi Z, Pan M, Xie R, Qin X, Lu R, Mao X, Chen JF, Willcox MD, Qu J, Zhou X. Inhibition of experimental myopia by a dopamine agonist: different effectiveness between form deprivation and hyperopic defocus in guinea pigs. Mol Vis. 2011;17:2824–34.

181. Guo SS, Sivak JG, Callender MG, Diehl-Jones B. Retinal dopamine and lens-induced refractive errors in chicks. Curr Eye Res. 1995;14(5):385–9.

182. Huang F, Zhang L, Wang Q, Yang Y, Li Q, Wu Y, Chen J, Qu J, Zhou X. Dopamine D1 receptors contribute critically to the apomorphine-induced inhibition of form-deprivation myopia in mice. Invest Ophthalmol Vis Sci. 2018;59(6):2623–34.

183. Iuvone PM, Tigges M, Fernandes A, Tigges J. Dopamine synthesis and metabolism in rhesus monkey retina: development, aging, and the effects of monocular visual deprivation. Vis Neurosci. 1989;2(5):465–71.

184. Iuvone PM, Tigges M, Stone RA, Lambert S, Laties AM. Effects of apomorphine, a dopamine receptor agonist, on ocular refraction and axial elongation in a primate model of myopia. Invest Ophthalmol Vis Sci. 1991;32(5):1674–7.

185. Jiang L, Long K, Schaeffel F, Zhou X, Zheng Y, Ying H, Lu F, Stell WK, Qu J. Effects of dopaminergic agents on progression of naturally occurring myopia in albino guinea pigs (Cavia porcellus). Invest Ophthalmol Vis Sci. 2014;55(11):7508–19.

186. Li XX, Schaeffel F, Kohler K, Zrenner E. Dose-dependent effects of 6-hydroxy dopamine on deprivation myopia, electroretinograms, and dopa-

minergic amacrine cells in chickens. Vis Neurosci. 1992;9(5):483–92.

187. Mao J, Liu S, Qin W, Li F, Wu X, Tan Q. Levodopa inhibits the development of form-deprivation myopia in guinea pigs. Optom Vis Sci. 2010;87(1):53–60.

188. McBrien NA, Cottriall CL, Annies R. Retinal acetylcholine content in normal and myopic eyes: a role in ocular growth control? Vis Neurosci. 2001;18(4):571–80.

189. McCarthy CS, Megaw P, Devadas M, Morgan IG. Dopaminergic agents affect the ability of brief periods of normal vision to prevent form-deprivation myopia. Exp Eye Res. 2007;84(1):100–7.

190. Nickla DL, Totonelly K. Dopamine antagonists and brief vision distinguish lens-induced- and form-deprivation-induced myopia. Exp Eye Res. 2011;93(5):782–5.

191. Nickla DL, Totonelly K, Dhillon B. Dopaminergic agonists that result in ocular growth inhibition also elicit transient increases in choroidal thickness in chicks. Exp Eye Res. 2010;91(5):715–20.

192. Rohrer B, Spira AW, Stell WK. Apomorphine blocks form-deprivation myopia in chickens by a dopamine D2-receptor mechanism acting in retina or pigmented epithelium. Vis Neurosci. 1993;10(3):447–53.

193. Schaeffel F, Bartmann M, Hagel G, Zrenner E. Studies on the role of the retinal dopamine/melatonin system in experimental refractive errors in chickens. Vis Res. 1995;35(9):1247–64.

194. Schaeffel F, Hagel G, Bartmann M, Kohler K, Zrenner E. 6-Hydroxy dopamine does not affect lens-induced refractive errors but suppresses deprivation myopia. Vis Res. 1994;34(2):143–9.

195. Schmid KL, Wildsoet CF. Inhibitory effects of apomorphine and atropine and their combination on myopia in chicks. Optom Vis Sci. 2004;81(2):137–47.

196. Stone RA, Lin T, Laties AM, Iuvone PM. Retinal dopamine and form-deprivation myopia. Proc Natl Acad Sci U S A. 1989;86(2):704–6.

197. Ward AH, Siegwart JT, Frost MR, Norton TT. Intravitreally-administered dopamine D2-like (and D4), but not D1-like, receptor agonists reduce form-deprivation myopia in tree shrews. Vis Neurosci. 2017;34:E003.

198. Pendrak K, Nguyen T, Lin T, Capehart C, Zhu X, Stone RA. Retinal dopamine in the recovery from experimental myopia. Curr Eye Res. 1997;16(2):152–7.

199. Cohen Y, Peleg E, Belkin M, Polat U, Solomon AS. Ambient illuminance, retinal dopamine release and refractive development in chicks. Exp Eye Res. 2012;103:33–40.

200. Rohrer B, Stell WK. Localization of putative dopamine D2-like receptors in the chick retina, using in situ hybridization and immunocytochemistry. Brain Res. 1995;695(2):110–6.

201. Versaux-Botteri C, Gibert JM, Nguyen-Legros J, Vernier P. Molecular identification of a dopamine D1b receptor in bovine retinal pigment epithelium. Neurosci Lett. 1997;237(1):9–12.

202. Gallemore RP, Steinberg RH. Effects of dopamine on the chick retinal pigment epithelium. Membrane potentials and light-evoked responses. Invest Ophthalmol Vis Sci. 1990;31(1):67–80.

203. Seko Y, Tanaka Y, Tokoro T. Apomorphine inhibits the growth-stimulating effect of retinal pigment epithelium on scleral cells in vitro. Cell Biochem Funct. 1997;15(3):191–6.

204. McKay BS, Goodman B, Falk T, Sherman SJ. Retinal pigment epithelial cell transplantation could provide trophic support in Parkinson's disease: results from an in vitro model system. Exp Neurol. 2006;201(1):234–43.

205. Ming M, Li X, Fan X, Yang D, Li L, Chen S, Gu Q, Le W. Retinal pigment epithelial cells secrete neurotrophic factors and synthesize dopamine: possible contribution to therapeutic effects of RPE cell transplantation in Parkinson's disease. J Transl Med. 2009;7:53.

206. Ford KJ, Feller MB. Assembly and disassembly of a retinal cholinergic network. Vis Neurosci. 2012;29(1):61–71.

207. Hutchins JB. Acetylcholine as a neurotransmitter in the vertebrate retina. Exp Eye Res. 1987;45(1):1–38.

208. Conley M, Fitzpatrick D, Lachica EA. Laminar asymmetry in the distribution of choline acetyltransferase-immunoreactive neurons in the retina of the tree shrew (Tupaia belangeri). Brain Res. 1986;399(2):332–8.

209. Millar TJ, Ishimoto I, Chubb IW, Epstein ML, Johnson CD, Morgan IG. Cholinergic amacrine cells of the chicken retina: a light and electron microscope immunocytochemical study. Neuroscience. 1987;21(3):725–43.

210. Schwahn HN, Kaymak H, Schaeffel F. Effects of atropine on refractive development, dopamine release, and slow retinal potentials in the chick. Vis Neurosci. 2000;17(2):165–76.

211. Marritt AM, Cox BC, Yasuda RP, McIntosh JM, Xiao Y, Wolfe BB, Kellar KJ. Nicotinic cholinergic receptors in the rat retina: simple and mixed heteromeric subtypes. Mol Pharmacol. 2005;68(6):1656–68.

212. Mitchelson F. Muscarinic receptor agonists and antagonists: effects on ocular function. Handb Exp Pharmacol. 2012;208:263–98.

213. Friedman Z, Hackett SF, Campochiaro PA. Human retinal pigment epithelial cells possess muscarinic receptors coupled to calcium mobilization. Brain Res. 1988;446(1):11–6.

214. Matsumoto H, Shibasaki K, Uchigashima M, Koizumi A, Kurachi M, Moriwaki Y, Misawa H, Kawashima K, Watanabe M, Kishi S, Ishizaki Y. Localization of acetylcholine-related molecules in the retina: implication of the communication from photoreceptor to retinal pigment epithelium. PLoS One. 2012;7(8):e42841.

215. Osborne NN, FitzGibbon F, Schwartz G. Muscarinic acetylcholine receptor-mediated phosphoinositide turnover in cultured human retinal pigment epithelium cells. Vis Res. 1991;31(7–8):1119–27.

216. Salceda R. Muscarinic receptors binding in retinal pigment epithelium during rat development. Neurochem Res. 1994;19(9):1207–10.

217. Barathi VA, Beuerman RW. Molecular mechanisms

of muscarinic receptors in mouse scleral fibroblasts: prior to and after induction of experimental myopia with atropine treatment. Mol Vis. 2011;17:680–92.

218. Bedrossian RH. The effect of atropine on myopia. Ophthalmology. 1979;86(5):713–9.

219. Chua WH, Balakrishnan V, Chan YH, Tong L, Ling Y, Quah BL, Tan D. Atropine for the treatment of childhood myopia. Ophthalmology. 2006;113(12):2285–91.

220. Cottriall CL, McBrien NA, Annies R, Leech EM. Prevention of form-deprivation myopia with pirenzepine: a study of drug delivery and distribution. Ophthalmic Physiol Opt. 1999;19(4):327–35.

221. Leech EM, Cottriall CL, McBrien NA. Pirenzepine prevents form deprivation myopia in a dose dependent manner. Ophthalmic Physiol Opt. 1995;15(5):351–6.

222. McBrien NA, Moghaddam HO, Reeder AP. Atropine reduces experimental myopia and eye enlargement via a nonaccommodative mechanism. Invest Ophthalmol Vis Sci. 1993;34(1):205–15.

223. Rickers M, Schaeffel F. Dose-dependent effects of intravitreal pirenzepine on deprivation myopia and lens-induced refractive errors in chickens. Exp Eye Res. 1995;61(4):509–16.

224. Stone RA, Lin T, Laties AM. Muscarinic antagonist effects on experimental chick myopia. Exp Eye Res. 1991;52(6):755–8.

225. Tong L, Huang XL, Koh AL, Zhang X, Tan DT, Chua WH. Atropine for the treatment of childhood myopia: effect on myopia progression after cessation of atropine. Ophthalmology. 2009;116(3):572–9.

226. Luft WA, Ming Y, Stell WK. Variable effects of previously untested muscarinic receptor antagonists on experimental myopia. Invest Ophthalmol Vis Sci. 2003;44(3):1330–8.

227. Carr BJ, Mihara K, Ramachandran R, Saifeddine M, Nathanson NM, Stell WK, Hollenberg MD. Myopia-inhibiting concentrations of muscarinic receptor antagonists block activation of alpha2A-adrenoceptors in vitro. Invest Ophthalmol Vis Sci. 2018;59(7):2778–91.

228. Carr BJ, Stell WK. Nitric oxide (NO) mediates the inhibition of form-deprivation myopia by atropine in chicks. Sci Rep. 2016;6(1):9.

229. McBrien NA, Stell WK, Carr B. How does atropine exert its anti-myopia effects? Ophthalmic Physiol Opt. 2013;33(3):373–8.

230. Lind GJ, Chew SJ, Marzani D, Wallman J. Muscarinic acetylcholine receptor antagonists inhibit chick scleral chondrocytes. Invest Ophthalmol Vis Sci. 1998;39(12):2217–31.

231. Nickla DL, Zhu X, Wallman J. Effects of muscarinic agents on chick choroids in intact eyes and eyecups: evidence for a muscarinic mechanism in choroidal thinning. Ophthalmic Physiol Opt. 2013;33(3):245–56.

232. Stone RA, Sugimoto R, Gill AS, Liu J, Capehart C, Lindstrom JM. Effects of nicotinic antagonists on ocular growth and experimental myopia. Invest Ophthalmol Vis Sci. 2001;42(3):557–65.

233. Bell GI. The glucagon superfamily: precursor structure and gene organization. Peptides. 1986;7(Suppl 1):27–36.

234. Ekman R, Tornqvist K. Glucagon and VIP in the retina. Invest Ophthalmol Vis Sci. 1985;26(10):1405–9.

235. Fischer AJ, Skorupa D, Schonberg DL, Walton NA. Characterization of glucagon-expressing neurons in the chicken retina. J Comp Neurol. 2006;496(4):479–94.

236. Fukuda M, Yeh HH, Puro DG. A vasoactive intestinal polypeptide system in retinal cell cultures: immunocytochemistry and physiology. Brain Res. 1987;414(1):177–81.

237. Buck C, Schaeffel F, Simon P, Feldkaemper M. Effects of positive and negative lens treatment on retinal and choroidal glucagon and glucagon receptor mRNA levels in the chicken. Invest Ophthalmol Vis Sci. 2004;45(2):402–9.

238. Koh SM. VIP enhances the differentiation of retinal pigment epithelium in culture: from cAMP and pp60(c-src) to melanogenesis and development of fluid transport capacity. Prog Retin Eye Res. 2000;19(6):669–88.

239. Koh SW. VIP stimulation of polarized macromolecule secretion in cultured chick embryonic retinal pigment epithelium. Exp Cell Res. 1991;197(1):1–7.

240. Koh SW, Chader GJ. Elevation of intracellular cyclic AMP and stimulation of adenylate cyclase activity by vasoactive intestinal peptide and glucagon in the retinal pigment epithelium. J Neurochem. 1984;43(6):1522–6.

241. Fischer AJ, McGuire JJ, Schaeffel F, Stell WK. Light- and focus-dependent expression of the transcription factor ZENK in the chick retina. Nat Neurosci. 1999;2(8):706–12.

242. Feldkaemper MP, Wang HY, Schaeffel F. Changes in retinal and choroidal gene expression during development of refractive errors in chicks. Invest Ophthalmol Vis Sci. 2000;41(7):1623–8.

243. Ashby R, Kozulin P, Megaw PL, Morgan IG. Alterations in ZENK and glucagon RNA transcript expression during increased ocular growth in chickens. Mol Vis. 2010;16:639–49.

244. Feldkaemper MP, Schaeffel F. Evidence for a potential role of glucagon during eye growth regulation in chicks. Vis Neurosci. 2002;19(6):755–66.

245. Vessey KA, Lencses KA, Rushforth DA, Hruby VJ, Stell WK. Glucagon receptor agonists and antagonists affect the growth of the chick eye: a role for glucagonergic regulation of emmetropization? Invest Ophthalmol Vis Sci. 2005;46(11):3922–31.

246. Vessey KA, Rushforth DA, Stell WK. Glucagon- and secretin-related peptides differentially alter ocular growth and the development of form-deprivation myopia in chicks. Invest Ophthalmol Vis Sci. 2005;46(11):3932–42.

247. Stone RA, Laties AM, Raviola E, Wiesel TN. Increase in retinal vasoactive intestinal polypeptide after eyelid fusion in primates. Proc Natl Acad Sci U S A. 1988;85(1):257–60.

248. Tkatchenko AV, Walsh PA, Tkatchenko TV,

Gustincich S, Raviola E. Form deprivation modulates retinal neurogenesis in primate experimental myopia. Proc Natl Acad Sci U S A. 2006;103(12):4681–6.

249. Seltner RL, Stell WK. The effect of vasoactive intestinal peptide on development of form deprivation myopia in the chick: a pharmacological and immunocytochemical study. Vis Res. 1995;35(9):1265–70.

250. Mathis U, Schaeffel F. Glucagon-related peptides in the mouse retina and the effects of deprivation of form vision. Graefes Arch Clin Exp Ophthalmol. 2007;245(2):267–75.

251. Marmor MF. Control of subretinal fluid: experimental and clinical studies. Eye (Lond). 1990;4(Pt 2):340–4.

252. Wimmers S, Karl MO, Strauss O. Ion channels in the RPE. Prog Retin Eye Res. 2007;26(3):263–301.

253. Crewther SG, Liang H, Junghans BM, Crewther DP. Ionic control of ocular growth and refractive change. Proc Natl Acad Sci U S A. 2006;103(42):15663–8.

254. Liang H, Crewther SG, Crewther DP, Junghans BM. Structural and elemental evidence for edema in the retina, retinal pigment epithelium, and choroid during recovery from experimentally induced myopia. Invest Ophthalmol Vis Sci. 2004;45(8):2463–74.

255. Crewther SG, Murphy MJ, Crewther DP. Potassium channel and NKCC cotransporter involvement in ocular refractive control mechanisms. PLoS One. 2008;3(7):e2839.

256. Zhang H, Wong CL, Shan SW, Li KK, Cheng AK, Lee KL, Ge J, To CH, Do CW. Characterisation of Cl(−) transporter and channels in experimentally induced myopic chick eyes. Clin Exp Optom. 2011;94(6):528–35.

257. Harman AM, Hoskins R, Beazley LD. Experimental eye enlargement in mature animals changes the retinal pigment epithelium. Vis Neurosci. 1999;16(4):619–28.

258. Lin T, Grimes PA, Stone RA. Expansion of the retinal pigment epithelium in experimental myopia. Vis Res. 1993;33(14):1881–5.

259. Hou X, Han QH, Hu D, Tian L, Guo CM, Du HJ, Zhang P, Wang YS, Hui YN. Mechanical force enhances MMP-2 activation via p38 signaling pathway in human retinal pigment epithelial cells. Graefes Arch Clin Exp Ophthalmol. 2009;247(11):1477–86.

260. Seko Y, Fujikura H, Pang J, Tokoro T, Shimokawa H. Induction of vascular endothelial growth factor after application of mechanical stress to retinal pigment epithelium of the rat in vitro. Invest Ophthalmol Vis Sci. 1999;40(13):3287–91.

第 8 章

RPE与增殖性病变

Willem A. Dik,Jeroen Bastiaans,Jan C. van Meurs

引言

增殖性玻璃体视网膜病变(PVR)、增殖性糖尿病视网膜病变(PDR)和老年性黄斑变性(AMD),尽管三者病因不同,但有共同的病理特征,包括(紊乱的)愈合反应和炎症反应。PDR 和 AMD 的另一个共同点是新生血管的形成。然而,新形成的血管非常脆弱,容易出血,导致进一步激活愈合反应。最终,这类疾病的典型特征是视网膜纤维增殖膜形成或视网膜本身的纤维化改变[1]。

视网膜增殖膜是由视网膜表面的纤维细胞增殖形成的。依据位置不同,增殖膜主要可以分为两组:①位于内层视网膜表面的视网膜前膜(ERM);②位于外层神经视网膜和 RPE 单层之间的视网膜下膜。此外,视网膜层间膜也偶见描述[2,3]。除了位置外,视网膜增殖膜也可以根据组织病理学特征进行划分,即 PVR 中出现的无血管膜,以及 PDR 和 AMD 中有显著血管成分的血管膜[2]。

几种不同的细胞类型,包括星形胶质细胞、Müller 细胞、肌成纤维细胞和炎症细胞都可以存在于这些增殖膜中,在纤维血管膜中,内皮细胞也很丰富。除上述细胞类型外,视网膜增殖膜通常还包含大量 RPE

细胞[3-5]。这些 RPE 细胞显著促进了局部纤维化、炎症和促血管生成反应(图 8.1)。在本章中,我们将讨论视网膜增殖性疾病中 RPE 细胞功能和 RPE 细胞在纤维化、炎症和血管生成中的调节作用。

RPE 和视网膜增殖性疾病

RPE 细胞是位于光感受器和 Bruch 膜之间的有丝分裂静止、高度分化和极性排

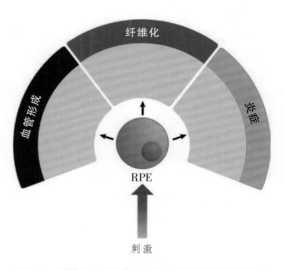

图 8.1 纤维化、炎症和血管生成是视网膜增殖性疾病的重要病理特征。RPE 细胞因受到不同类型的刺激而发生不同病理改变。

列的单层细胞。RPE 的主要功能包括：①运输营养、离子和水；②吸收光和防止光氧化；③再异构化全反式视黄醇为 11-顺式视黄醇（一个视觉循环的关键元素）；④吞噬脱落的光感受器膜；⑤分泌各种重要因子参与视网膜结构完整性。此外，RPE 参与构成血-视网膜外屏障，RPE 细胞之间特殊的紧密连接分子可提供屏障功能。然而，RPE 可能通过以下途径激活，例如，血-视网膜屏障损坏，继而暴露于血浆蛋白、高糖、玻璃膜疣成分或缺氧等应激因素[6-10]。此外，RPE 细胞可以被细胞因子/趋化因子和生长因子，如来自浸润的免疫细胞激活[11]。活化的 RPE 被认为是纤维血管膜发展的关键细胞元素，它们可以增强视网膜组织中的促纤维化、促炎性和促血管生成反应。

RPE 和纤维化

通常认为纤维化是由频繁的局部损伤所致愈合失调或修复机制失衡引起，其特征是细胞外基质（ECM）成分的过度沉积，以及正常组织结构和功能的丧失[12]。视网膜增殖膜也含有丰富的 ECM 蛋白，主要是纤维胶原亚型 I 和 Ⅲ，但也有 Ⅱ、Ⅳ、V 亚型。除了胶原，其他 ECM 成分，包括弹性蛋白、层粘连蛋白、纤维连接蛋白、韧黏素和玻璃体连接蛋白，也可以存在于视网膜增殖膜中[13-16]。然而，视网膜增殖膜的 ECM 成分可能在不同病程中有所差异。例如，纤维连接蛋白可能在病程较短的增殖膜中更丰富，而胶原含量随着病程延长而增加[14,17,18]。

无论始动损害或受损器官如何，成纤维细胞，特别是肌成纤维细胞的累积，以及过多的 ECM 沉积和组织收缩，都是纤维化组织形成的关键事件。与正常成纤维细胞相比，肌成纤维细胞是特殊的成纤维样细

胞，其特点包括表达 α-平滑肌肌动蛋白（αSMA）、增强收缩力、迁移能力和增殖潜力，以及增加上述存在于视网膜增殖膜中的 ECM 成分合成，特别是在受到生长因子，如 TGF-β 和 PDGF 刺激的情况下[19-22]。在正常的组织修复过程中，肌成纤维细胞最终通过细胞凋亡而消失。相反，肌成纤维细胞的长期存在和活化是许多纤维化病理过程的特征。在纤维化疾病中，肌成纤维细胞来源繁多，包括被 TGF-β 或 PDGF 激活的驻留组织成纤维细胞，以及其他前体细胞类型，包括眼内的角化细胞和血管周围间充质干细胞和循环中的 CD34 纤维细胞[23-25]。此外，肌成纤维细胞还可通过内皮间充质转化或上皮间充质转化（EMT）发展而来[19,20,26]。

EMT 表现为典型上皮特征（如闭锁小带和 E-钙黏蛋白等紧密连接分子）丢失，而获得间充质特征（如 αSMA、胶原和纤维连接蛋白表达）以促进迁移能力、侵袭性和牵拉力。EMT 本质上代表了正常生理组织对损伤的反应，以促进伤口闭合和组织修复。正常情况下，EMT 受到多种因子和关键转录因子的严格控制，包括 SNAIL 家族成员、E 盒结合锌指 E-box 蛋白（ZEB）和基本螺旋-环-螺旋蛋白（bHLH）转录因子，这些转录因子通常抑制上皮蛋白的表达，同时增强间充质蛋白的表达[27]。然而，在纤维化过程中，EMT 程序并未减弱，导致持续的肌成纤维细胞形成和 ECM 过度累积[27,28]。肌成纤维细胞可以在视网膜纤维血管膜[5,29,30]中被检测到，其被认为是 ECM 累积和膜收缩的重要细胞来源。对增殖膜进行免疫组织化学分析，如将细胞角蛋白-18 作为 RPE 标志物，将 αSMA 作为肌成纤维细胞标志物，可发现两者共定位[31]，证实了 RPE 细胞是肌纤维细胞的来源。

RPE 细胞和上皮间充质转化

研究发现，多种生长因子及其受体和信号通路在纤维增殖性视网膜疾病患者的玻璃体和增殖膜中升高，并参与了这些疾病中的 RPE EMT 过程。本文将详细讨论 RPE EMT 过程中已阐明的生长因子和信号级联。

TGF-β

TGF-β 有 3 种亚型，即 TGF-β1、TGF-β2 和 TGF-β3。TGF-β 是二聚体，最初由生成细胞分泌成一个大的潜伏复合体，其中包含两个潜伏相关肽（LAP）链和一个潜伏 TGF-β 结合蛋白（LTBP）[32]。分泌后，在蛋白酶，如纤溶酶、基质金属蛋白酶（MMP）-2、MMP-9、骨形态生成蛋白（BMP）-1，以及其他分子，如血栓反应蛋白-1、维 A 酸、αV 整合素与活性氧的作用下，以及酸性环境的参与下，活化的 TGF-β 从潜伏复合体中释放[33-37]。随后，活化 TGF-β 分子与两个 TGF-β Ⅰ 型受体（TGF-βR-Ⅰ）和含有两个亚基的 TGF-βR-Ⅱ 受体复合物相互作用，从而激活细胞内信号传导过程[38]。

TGF-β 信号通路常被认为是纤维化的主要调节因子，也是 EMT 的高效诱导剂[38,39]。TGF-β 和 TGF-βR 在视网膜增殖膜中的表达增加[40]。与此一致，TGF-β1 和 TGF-β2 诱导培养的 RPE 细胞去分化为肌成纤维细胞[41-45]。TGF-β 诱导 RPE EMT 涉及典型 Smad 信号通路，需要 Smad2 和 Smad3 磷酸化，并与 Smad4 形成复合体，随后转入细胞核中，调节 TGF-β 应答基因转录[38,46,47]。Smad7 是一种抑制性 Smad，它将 Smurf 招募到 TGF-β 受体上进行多泛素化和降解[38]。Smad7 过表达消除了 ARPE-19 细胞中 TGF-β2/Smad2/3/4 信号通路和 1 型胶原的

表达。体内视网膜脱离诱导的 PVR 模型试验发现，Smad7 过表达可以抑制 Smad2/3 信号通路和 RPE 细胞的 EMT[48]。虽然 TGF-β 信号主要通过 Smad，但当与受体结合时，TGF-β 也可以激活其他信号通路，即非典型 TGF-β 信号通路，包括 MAPK 和 PI3K 信号通路[38]。这些非典型 TGF-β 通路，包括 TAK1、p38MAPK、PI3K/Akt[49-53]等分子，也有助于 TGF-β 诱导的 RPE EMT。然而，典型的 TGF-β-Smad 信号通路和非典型信号通路之间的串扰，以及锯齿状信号通路可能参与了 RPE EMT[51,54]。此外，这些通路诱导 Snail 和 ZEB 的表达，这些转录因子在 EMT 中非常重要，它们通过抑制上皮蛋白（包括钙黏蛋白和 ZO-1）和增强间充质蛋白（如 αSMA、纤维连接蛋白和胶原蛋白）的表达，参与 RPE 细胞中 TGF-β 诱导的 EMT[27,55,56]。

血小板源性生长因子

PDGF 是一个生长刺激多肽家族，在健康和病理状态下均发挥广泛功能。PDGF 家族由 4 个基因组成，分别编码肽链 PDGF-A、PDGF-B、PDGF-C 和 PDGF-D，通过二硫键桥接可以形成同二聚体分子 PDGF-AA、PDGF-BB、PDGF-CC 和 PDGF-DD 或异二聚体 PDGF-AB 分子[57]。PDGF-A 和 PDGF-B 的前肽链在胞内完成二聚化，而在胞内去除 N 末端前结构域是分泌和活性所必需的。相比之下，PDGF-CC 和 PDGF-DD 作为潜伏分子分泌，通过细胞外间隙的蛋白水解作用去除 N 末端 CUB 结构域而被激活，如蛋白酶，其作为纤溶酶和组织纤溶酶原激活剂参与其中[57]。PDGF 二聚体通过与由两条 PDGF 受体（PDGF-R）链（αα、αβ 或 ββ 链）组成的特定受体结合来发挥其活性。PDGF-A 和 PDGF-C 链是 PDGF-Rα 的配体，PDGF-D 链结合 PDGF-Rβ，而 PDGF-B 链可以结合 PDGF-Rα 和 PDGF-

Rβ,但对 PDGF-Rβ[57]具有更高的亲和力。因此,根据结合的 PDGF 亚型,PDGF-R 链以 3 种二聚体形式(αα、αβ、ββ)中的一种完成二聚化。PDGF-R 属于受体酪氨酸激酶(RTK)家族,PDGF 结合后,受体链内关键酪氨酸残基自发磷酸化,随后激活下游信号通路,包括 RAS-MAPK、PI3K/Akt 和 PLC[57]。PDGF 分子通常被认为是纤维化的关键驱动力。它们促进成纤维细胞的增殖和趋化,增加成纤维细胞的 ECM 成分,促进炎症细胞因子的产生,并刺激 EMT[57,58]。

在人类 PVR 和 PDR 玻璃体和增殖膜中观察到 PDGF 和 PDGF-R 活性增加,PDGF 分子可以是血源性产生或局部产生的,如通过胶质细胞、RPE 细胞和巨噬细胞产生。PDGF 是 RPE 中 EMT 的强刺激因子,表现为 αSMA 和胶原蛋白的生成增加,而 ZO-1 的表达降低[59-64]。此外,PDGF 受体抑制可能阻碍体内外 EMT 以及实验动物模型中的 PVR 发展[63-66]。RPE 细胞表达 PDGF-Rβ 链的水平远高于 PDGF-Rα 链[62,64]。然而,尽管 RPE 低表达 PDGF-Rα,其激活仍是引起某些细胞反应的关键决定因素,比如 RPE 中的细胞收缩[67]。目前尚不清楚这是否与特定的 PDGF 亚型,如 PDGF-Rαα 同型二聚体或 PDGF-Rαβ 异型二聚体的形成有关。此外,PDGF-Rα 通过其他由自身配体激活的生长因子受体[如成纤维细胞生长因子(FGF)、表皮生长因子(EGF)或肝细胞生长因子(HGF)]发生反式激活,并导致 RPE 去分化成收缩性肌成纤维细胞表型[68]。

PDGF 诱导的 EMT 与增殖、迁移和细胞收缩增强相关,并涉及 ERK1/2、p38 和 Akt 等信号分子的激活[63,65,69,70]。据推测,这些信号级联引起了 Snail 的诱导,其中 ARPE-19 的过度表达诱导了 EMT,其特征包括上皮标志物 E-钙黏蛋白和 ZO-1 丢失,以及间充质细胞标志物 αSMA 和纤维连接蛋白上调[27,71,72]。此外,Snail 过度表达显著增强了 RPE 的运动性和迁移能力(肌成纤维细胞的典型特征)[72]。

凝血级联

伴有血管损伤/功能障碍的组织损伤会激活凝血级联反应,对于促进愈合至关重要[73]。血浆中存在的凝血丝氨酸蛋白酶的逐步激活,在一定时间点,导致因子 X 转为活化因子 X(FXa)。FXa 随后将凝血酶原裂解为活性凝血酶,活性凝血酶将可溶性血浆纤维蛋白原转化为不可溶性纤维蛋白凝血块,同时使血小板聚集和脱颗粒[74]。纤维蛋白凝血块的主要功能是重建血管完整性,充当生长因子和细胞因子的蓄水池,并提供一个促进白细胞和间充质细胞迁移、激活、增殖和分化的支架,以恢复组织内稳态[73]。凝血级联激活有两种途径,分别是外途径和内途径。外途径由组织因子驱动,直接在组织损伤(血管损伤)时启动,对于最初的纤维蛋白形成至关重要。随后,凝血反应的扩大和维持则由内途径的前馈调节来控制(图 8.2)[73]。

凝血级联的激活失控被认为与多个器官系统的纤维化有关[73]。传统上,纤维蛋白凝血块被认为通过作为成纤维细胞、内皮细胞和炎症细胞迁移和增殖的临时结构基质,以及作为生长因子和纤维化细胞因子的蓄水池来影响纤维化反应[75]。血管损伤与血视网膜屏障的破坏有关,是 PVR、PDR 和 AMD 的一个重要病理事件。按图索骥,在视网膜增生性疾病患者的眼睛中发现了纤维蛋白沉积,据报道,RPE 可以将纤维蛋白作为支持肌成纤维细胞去分化和迁移的支架[76-80]。然而,关于肺纤维化的研究清楚地表明,纤维蛋白生成本身可能并不是纤维化反应所需要的,而凝血酶和 FXa 通过调节细胞活性直接参与纤维化反应[81-83]。

FXa 和凝血酶可以直接激活细胞表面的蛋白酶激活受体(PAR),从而启动与组织愈合相关的细胞过程,包括细胞迁移、增殖和肌成纤维细胞分化[73]。PAR 有 4 种不同类型(PAR1~4)。PAR 是 G 偶联蛋白,其信号传递通过蛋白裂解细胞外的 N 终端部分来启动。新形成的 N 终端与受体的另一个细胞外部分结合,引起构象变化,通过 G 偶联蛋白激活细胞内信号传导(图 8.3)。除了

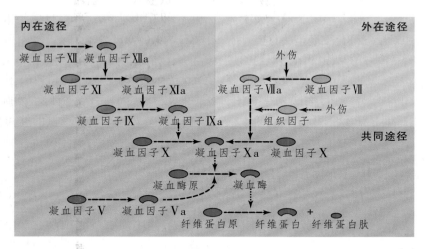

图 8.2　凝血级联的简化示意图。图示丝氨酸蛋白酶通过外在和内在途径逐步激活。在这两种途径的交汇点,凝血因子 Xa 将凝血酶原转化为活性凝血酶。凝血酶随后将可溶性纤维蛋白原转化为不可溶性纤维蛋白。

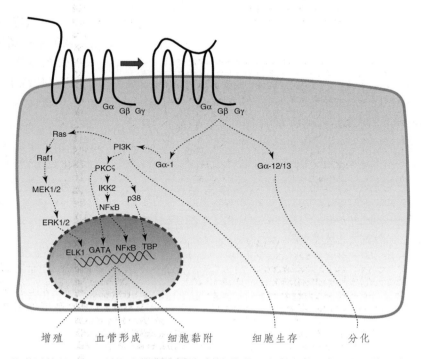

图 8.3　PAR 的激活情况。PAR 是 7 个跨膜结构域受体,其激活涉及 N 端蛋白裂解。其导致一个束缚配体的暴露,配体与第二个细胞外环结合,引起 C 端构象变化,异三聚体 G 蛋白募集,随后激活信号通路,从而引起细胞效应,包括增殖、促血管生成、促炎症和分化反应。(Figure Source J. Bastiaans,Thesis 2015,Erasmus University,ISBN/EAN 978–94–6233–054–2.)

PAR2，每个 PAR 都有其独特的裂解位点，可以被几种蛋白酶裂解，其中凝血酶对这些受体的亲和力最高（表 8.1）[84]。事实上，去除 PAR1 可以保护多个器官系统免于纤维化，这表明在诱导细胞反应中，该受体及其激活凝血蛋白酶对于纤维化发展至关重要[73]。

除纤维蛋白外，在 PVR、PDR 和 AMD 患者的玻璃体中，还发现凝血酶活性增加和凝血蛋白水平升高[85-90]。RPE 细胞表达 PAR，主要为 PAR1 和 PAR3[91,92]。凝血酶和 FXa

表 8.1 蛋白酶激活受体激动剂

PAR1	PAR2
活化蛋白 C	顶体素
组织蛋白酶 G	细菌牙龈蛋白酶
凝血因子 Xa	几丁质酶
颗粒酶 A	颗粒酶 A
激肽释放酶 1,4, 5,6,14	激肽释放酶 2,4,5,6,14
	肥大细胞胰蛋白酶
基质	基质酶/膜型丝氨酸蛋白酶 1
金属蛋白酶 1	橘青霉 13
胃凝血酶 (desF1)	肽酶 1,2,3
橘青霉 13	组织因子:凝血因子 Xa,凝血
血浆酶	因子 Ⅶa
皮质细胞素	跨膜蛋白酶丝氨酸 2
凝血酶	跨膜蛋白酶丝氨酸 11D
胰蛋白酶 Ⅳ	胰蛋白酶
	胰蛋白酶 Ⅳ

PAR3	PAR4
凝血酶	细菌牙龈蛋白酶
	组织蛋白酶 G
	凝血因子 Xa
	激肽释放酶 1,14
	结合凝集素丝氨酸
	肽酶 1
	血浆酶
	凝血酶
	胰蛋白酶
	胰蛋白酶 Ⅳ

（较低程度）诱导 RPE 细胞 EMT，表现为上皮标志物 ZO-1 和 E-钙黏蛋白表达降低，细胞间隙形成和间充质标志物表达增加，包括 αSMA、1 型胶原蛋白、N-钙黏着蛋白以及肌动蛋白张力丝组装[64,92-95]（图 8.4）。这些过程是 PAR1 依赖性的，可能涉及诱导自分泌 PDGF-PDGF-R 信号和信号级联，包括磷脂酰肌醇 3-激酶 (PI3K) 和肌醇 1,4,5-三磷酸(IP3)/二酰基甘油(DAG)控制的蛋白激酶 C(PKC) 激活，其次是磷酸化的 PKC 增强抑制蛋白(CPI-17)和随后的肌凝蛋白轻链磷酸化，以及 Snail 诱导[64,91,94-96]。

缺氧和葡萄糖

视网膜缺氧是 AMD 和 PDR 的发病机制的重要决定因素，缺氧由玻璃膜疣沉积、Bruch 膜增厚或视网膜微血管病变所致[97,98]。低氧条件培养可诱导 ARPE-19 的 EMT，其证据是 αSMA 表达增强。这涉及低氧诱导的 TGF-β2 产生和 Snail 基因的诱导[99]。此外，糖尿病患者的长期高血糖状态，可能通过 RPE 影响 PDR 患者的 EMT。我们观察到，在体外低氧条件下，高糖进一步加剧了 RPE 屏障破坏，这与 p38MAPK 激活相关[100]。此外，高糖诱导体外 RPE 的 EMT，导致 Snail 活性增加、细胞迁移、纤维连接蛋白和胶原蛋白产生、PI3K/AKT 信号释放和结缔组织生长因子的诱导[7,101]。

单层 RPE 破坏

虽然已经观察到几种不同的刺激参与 RPE 的 EMT 诱导，但 RPE 细胞与细胞间连接的破坏，以及 RPE 与 Bruch 膜的分离可能是 EMT 的绝对先决条件[102,103]。例如，观察到培养的猪 RPE 薄片中心的 RPE 细胞可以保持细胞间连接，保留分化上皮表型，而薄片边缘的 RPE 细胞迁移离开薄片，失去了上皮形态和色素，从而去分化为成纤维细胞样细胞。此外，薄片中心 RPE 细胞-

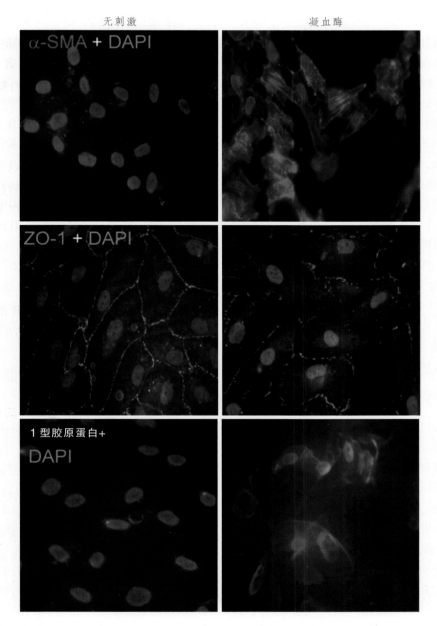

图 8.4　凝血酶诱导 RPE 细胞 EMT。ARPE–19 细胞在标准条件下培养(左列)，用凝血酶(5U/mL)刺激 48 小时,将细胞固定并染色,获得肌成纤维细胞标志物平滑肌肌动蛋白(α–SMA,红色:第一排)、紧密连接蛋白闭锁小带–1(ZO–1,绿色:第二排)和 1 型胶原蛋白(绿色:第三排)。细胞核用 DAPI 复染(蓝色)。凝血酶增强 ARPE–19 中 αSMA 纤维和 1 型胶原的表达,降低 ZO–1 的表达。(Figure modified from[64].)

细胞连接的破坏与 EMT 相关，波形蛋白和 N–钙黏蛋白表达的获得、P–钙黏蛋白表达减少证实了这一点,这也与细胞增殖加强有关[103]。重要的是,体外研究表明,TGF–β1 和 TGF–β2 诱导培养的 RPE 细胞能去分化为肌成纤维细胞[42-44]。然而,在培养的猪 RPE 薄片中,TGF–β2 并不能诱导中心区域分化的 RPE 细胞的 αSMA 表达,但其能够诱导已经经历了 EMT 的细胞中 αSMA 的表达增加[103]。

连接复合体(黏附连接和紧密连接)负责维持 RPE 的完整性,同时阻断 EMT 信号分子。钙黏蛋白是黏附连接的一部分,其将 β-连环蛋白隔离在质膜/细胞质上。在正在发生 EMT 的 RPE 细胞中,β-连环蛋白易位到细胞核,而抑制 β-连环蛋白信号可以阻止 EMT 和与之相关的增殖[27,104,105]。肝细胞生长因子(HGF)是一种诱导细胞层破坏的因子,可诱导黏附连接处 β-连环蛋白释放,并增强 RPE 的 EMT、增殖和迁移[106-110]。同时,ZO-1 作为紧密连接的一部分,与对维持上皮层完整性至关重要的转录分子相连。ZO-1 相关核酸结合蛋白(ZONAB)与 ZO-1 结合,敲除 ZO-1 或过表达 ZONAB 会导致 RPE 单层断裂、EMT 及其相关增殖,在体内和体外试验中均如此[111]。

miRNA 调控

miRNA 是一种小的非编码 RNA,可以选择性地结合 mRNA,从而抑制其翻译或促进其降解,除了转录因子对基因表达的直接影响外,miRNA 还调节上皮表型和 EMT[27]。在 RPE 中,miRNA-204 和 miRNA-211 大量表达,并靶向 TGF-βR2 和 Snail mRNA,而 miRNA-204/211 表达减少导致紧密连接相关 claudin 分子表达减少,TGF-βR2、PDGF-B、Snail1/2 表达增加,跨上皮阻力降低以及增殖增加。这一切都表明了这些 miRNA 在维持视网膜上皮的完整性和屏障功能方面的关键作用[112]。在 TGF-β2 诱导的 RPE 的 EMT 中出现了 miRNA 差异表达[113]。这包括与增加胶原生成有关的 miRNA-29b 下调[113]。TGF-β1 诱导的 RPE 中 EMT 也与 miRNA-29b 的下调相关,而 miRNA-29b 的过表达可以抑制 RPE 中 TGF-β1 诱导的 EMT,因为它可以抑制 ZO-1 和 E-钙黏蛋白的下调,以及 αSMA 的上调[53]。此

外,TGF-β1 诱导 RPE 细胞的 EMT 与 miRNA-124 下调相关,而 miRNA-124 过表达则上调 RPE 中 ZO-1 和咬合蛋白水平,下调 αSMA、纤维连接蛋白和波形蛋白表达,降低 RPE 介导的胶原-凝胶收缩[114]。这涉及 miRNA-124 对 RHOG(Ras 同源生长相关)表达的抑制作用,RHOG 是一种控制 RAC1(Ras 相关 C3 肉毒杆菌毒素底物 1)的蛋白,而 RAC1 是 RPE 中 EMT 的调节因子[114,115]。miRNA-184 通过抑制 AKT2/mTOR 信号通路促进 RPE 分化。在 AMD 的 RPE 中观察到 miRNA-184 表达降低,AKT2 水平升高,而 miRNA-184 能够阻断 RPE 中 AKT/mTOR 信号,抑制增殖和迁移[116]。综上所述,miRNA 对 RPE 中 EMT 的关键通路具有重要的调控作用,这为进一步研究这一调控机制提供了依据。

RPE 和肌成纤维细胞其他细胞类型的去分化

Müller 细胞可能是视网膜增殖膜中肌成纤维细胞的另一个重要来源[31,117]。这可以由生长因子诱导,包括胰岛素样生长因子-Ⅰ(IGF-Ⅰ)、IGF-Ⅱ和 PDGF,它们促进这些细胞的牵引潜能[118,119]。活化和去分化的 RPE 已被确定为这些生长因子的来源,从经历了肌成纤维细胞分化的 RPE 中获得的培养基,可以诱导 Müller 细胞的肌成纤维细胞表型[64,91,120]。此外,凝血酶诱导的 RPE 肌成纤维细胞分化可能与 IGFBP-3 的产生有关,IGFBP-3 可能是一种降低 IGF-Ⅰ和 IGF-Ⅱ诱导的 Müller 细胞收缩的因子[64,91,119]。这说明在视网膜纤维化中,RPE 可作为介质来源,以旁分泌方式调节其他视网膜细胞的肌成纤维细胞去分化。

RPE 和炎症

炎症是增殖性视网膜疾病的重要病理

组成部分。在 PVR、PDR 和 AMD 中观察到玻璃体、视网膜、视网膜纤维增殖性膜和脉络膜中白细胞浸润，包括中性粒细胞、单核细胞、巨噬细胞，以及 T 淋巴细胞和 B 淋巴细胞[5,121-128]。

RPE 产生的细胞因子/趋化因子

趋化因子吸引白细胞聚集到损伤处，在 PVR、PDR 和 AMD 患者的玻璃体中检测到趋化因子水平升高，包括趋化因子（C-C motif）配体（CCL）2、CCL14、趋化因子（C-X-C motif）配体（CXCL）7、CXCL8、CXCL10、CXCL12、CXCL16、IL-6 和巨噬细胞集落刺激因子（M-CSF）[30,127,129-134]。

RPE 细胞可能是不同类型刺激激活后趋化因子的重要来源。一些炎性细胞因子，包括 IFN-γ、IL-1β 和 TNF-α，诱导 RPE 产生，如 CCL2、CCL5、CCL7、CXCL8、CXCL9、CXCL10、CXCL11、CXCL11、CXCL16 和 CX3CL1，这些炎症因子共同刺激 RPE，进一步增强趋化因子的释放[135,136]。IL-4 通常诱导 RPE 产生类紫杉素 CCL11 和 CCL26，虽然它本身并不影响 CCL5 和 CCL7 的产生，但其确实能够促进 TNF-α 诱导趋化因子生成[136]。此外，当 RPE 被 IL-1、TNF-α 或 LPS 激活时，可以促进其他促炎细胞因子的产生，包括 IL-1α、IL-1β 和 IL-6[11]。

活化 RPE 细胞产生趋化因子/细胞因子的细胞因子可能来自浸润的白细胞，如已被发现活化的 T 细胞通过分泌 TNF-α 和 IFN-γ 刺激 RPE 产生 CCL2、CCL5、CCL7、CCL8、CXCL1、CXCL2、CXCL3、CXCL8、CXCL9、CXCL10 和 CXCL11[135]。然而，由于 RPE 细胞表达其自身产生的细胞因子受体，这些细胞因子诱导的自分泌或旁分泌效应可能也参与其中。

TLR 是一个高度保守的固有免疫受体家族，可以表达在细胞膜（如 TLR1、TLR2、TLR4、TLR5 和 TLR6）或细胞内（如 TLR3、TLR7 和 TLR9），识别和应答微生物病原体相关分子模式（PAMP），以及内源性配体，如来自受损细胞[损伤相关分子模式（DAMP)]。因此，TLR 是固有免疫的重要组成部分，参与宿主抵御感染、组织损伤、修复和再生[137]。众所周知，PAMP 是细菌脂多糖，与 TLR4 结合，细菌脂蛋白、脂质酸和真菌酶与 TLR1、TLR2 和 TLR6 结合，细菌鞭毛蛋白与 TLR5 结合，而双链 RNA 通常与 TLR3 结合，单链 RNA 与 TLR7 结合，细菌未甲基化 CpGDNA 与 TLR9 结合[137,138]。内源性配体（DAMP）可能激活 TLR，特别是 TLR2 和 TLR4，包括其他热休克蛋白（HMGB1)，也包括细胞外基质分子，如纤维连接蛋白、纤维蛋白原、透明质酸或其分解产物，而 mRNA 分子表现出激活 TLR3 的能力[137,138]。RPE 细胞大量表达 TLR，特别是 TLR1 和 TLR3 的表达最多，炎症刺激甚至进一步上调这些 TLR 分子的表达[139]。

虽然迄今为止 TLR 对增殖性视网膜疾病的作用尚未得到深入研究，但 RPE 上的 TLR 激活可能与这类疾病有关，如通过参与局部促血管生成和炎症环境产生。例如，淀粉样蛋白-β 促进 RPE 细胞产生细胞因子，包括 CXCL2、CXCL8、CX3CL1、IL-1β、IL-6、IL-18、IL-33 和 TNF-α，这可能涉及 TLR4 介导的 MyD88-NF-κB 信号通路的激活和 NLRP3 炎症小体激活[140-142]。但通过从受损细胞和 HMGB1 两条途径中释放的 RNA 分别激活 RPE 细胞中 TLR3 和 TLR4，从而促进 RPE 释放细胞因子和生长因子，因此可能参与形成局部炎症/促纤维化环境[139,143-148]。此外，组蛋白是染色质重塑和基因表达所必需的 DNA 结合蛋白，也可能在视网膜组织损伤后释放，刺激 RPE 以 TLR4 依赖的方式产生细胞因子[149]。

凝血和补体系统也可能参与形成视网膜增殖性疾病的炎性环境。凝血酶、FXa 和补体成分可以诱导 RPE 产生多种不同的细胞因子/趋化因子,包括 CCL2、CCL7、CX-CL8、GM-CSF 和 IL-6[85,91,150,151]。此外,高血糖和缺氧条件可触发 RPE 细胞产生炎性细胞因子,包括 CXCL8、CXCL12、IL-1β、IL-6 和 IL-18[152,153]。

总之,这些数据表明,RPE 细胞可以产生细胞因子/趋化因子来应对与增殖性视网膜疾病相关的各种刺激。这些细胞因子和趋化因子参与免疫细胞的招募、激活和分化(表 8.2),也参与其他视网膜驻留细胞的激活。

表 8.2　RPE 细胞产生的趋化因子

趋化因子	趋化细胞
CCL2(MCP-1)	单核细胞,嗜碱性粒细胞
CCL5(RANTES)	T 淋巴细胞,单核细胞,嗜酸性粒细胞
CCL7(MCP-3)	单核细胞,嗜酸性粒细胞
CCL8(MCP-2)	单核细胞,淋巴细胞,嗜碱性粒细胞,嗜酸性粒细胞
CCL11(嗜酸性细胞趋化因子-1)	嗜酸性粒细胞
CCL26(嗜酸性细胞趋化因子-3)	嗜碱性粒细胞,嗜酸性粒细胞
CXCL1(GRO-α)	中性粒细胞
CXCL2(MIP-2α)	中性粒细胞
CXCL3(MIP-2β)	中性粒细胞
CXCL8(IL-8)	中性粒细胞,嗜碱性粒细胞,T 淋巴细胞
CXCL9(MIG)	T 淋巴细胞
CXCL10(IP-10)	T 淋巴细胞,单核细胞
CXCL11(I-TAC)	T 淋巴细胞,中性粒细胞,单核细胞
CXCL16(SR-PSOX)	T 淋巴细胞
CX3CL1(分形趋化因子)	T 淋巴细胞,单核细胞

RPE 的黏附分子表达

免疫细胞跨血管内皮向组织迁移,不仅依赖于局部趋化因子/细胞因子梯度,还需要免疫细胞、内皮细胞及组织常驻细胞表达黏附分子[154]。

细胞间黏附分子-1(ICAM-1:CD54)与免疫细胞表达的其他黏附分子相互作用,包括淋巴细胞功能相关抗原-1(LFA-1:CD11a/CD18)、巨噬细胞黏附配体-1(MAC-1:CD11b/CD18)和整合素 p150、95(CD11c/CD18:4 型补体受体),是黏附和趋化所必需的。RPE 细胞的黏附分子表达是免疫细胞黏附和迁移的关键。研究发现,RPE 细胞表达 ICAM-1,其与白细胞(包括中性粒细胞和活化 T 细胞)的结合也取决于此[155,156]。几种炎性刺激,包括 IL-1β、TNF-α 或 IFN-γ,通过上调 RPE 的 ICAM-1 的表达,显著增强 ICAM-1 依赖的白细胞与 RPE 细胞的结合[155]。然而,在强炎症条件下,非 ICAM-1 依赖的机制可能也参与了白细胞对 RPE 的黏附,而整合素/黏附分子激活相关的白细胞激活似乎也十分重要[156,157]。淋巴细胞跨 RPE 单层迁移涉及 ICAM-1 和 LFA-1,因为针对这些黏附分子的抗体能够阻断 T 淋巴细胞跨 RPE 单层迁移[158]。此外,由(激活的)RPE 细胞表达的其他黏附分子,包括 VCAM-1,促进 T 淋巴细胞跨 RPE 单层迁移[159]。

当共培养时,凝血酶刺激 RPE 细胞的 ICAM-1 表达,并增强 RPE 细胞和单核细胞之间的物理相互作用[91,160]。此外,用凝血酶共培养来刺激单核细胞-RPE(ARPE-19),可显著增强单核细胞向巨噬细胞的分化,这能被针对 ICAM-1(CD54)或整合素-β2(CD18)的中和抗体阻断,表明了 ICAM-1-LFA-1/MAC-1 系统在 RPE 驱动的巨噬细胞分化中的重要性(图 8.5)。然而,目前尚不清楚这种巨噬细胞是否属于所谓的

未受刺激　　　　　　　　　　凝血酶

凝血酶+水蛭素　　　　　　　凝血酶+同型对照

凝血酶+αCD18　　　　　　　凝血酶+αCD54

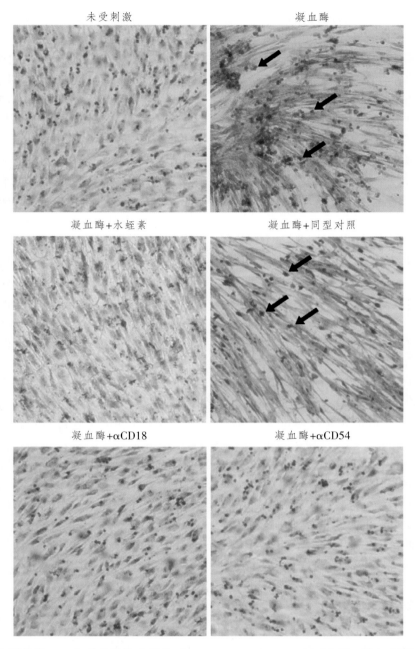

图 8.5　凝血酶促进 RPE 和单核细胞之间的 ICAM-1-LFA-1/MAC-1 相互作用，参与 RPE 诱导的单核细胞向巨噬细胞的分化。从外周血单核细胞中分离的 CD14+单核细胞和 ARPE-19 细胞在玻片上共培养 72 小时。分别在以下条件下进行研究：细胞未受刺激，用凝血酶(5U/mL)刺激，在凝血酶抑制剂水蛭素(7.5U/mL)存在下用凝血酶(5U/mL)刺激，中和抗 CD18(αCD18；LFA-1/MAC-1)、CD54(αCD54；ICAM-1)或同型对照抗体(每个抗体为 1μg/mL)。非贴壁细胞被洗去，贴壁细胞用 CD68 染色，以鉴定巨噬细胞(暗红色染色)。凝血酶刺激与 RPE 细胞的(肌)成纤维细胞去分化有关，这可以从它们的纺锤形形态中得到证明。此外，这种刺激明显与单核细胞向巨噬细胞的分化有关(右上图，巨噬细胞如箭头所示)，这些巨噬细胞被水蛭素以及针对 CD18 和 CD54 的中和抗体所抑制，但同型对照抗体无此作用。(Figure adapted from：J. Bastiaans，Thesis 2015，Erasmus University，ISBN/EAN 978-94-6233-054-2.)

M2 型（CD163 阳性），其通常与组织修复、血管生成和纤维化相关，同时存在于纤维（血管）视网膜增殖膜中[133,161]。M2 巨噬细胞分泌大量的促纤维化/血管生成介质（包括 TGF-β、PDGF 和 VEGF），驱动 EMT 和 ECM 产生，而 M1 巨噬细胞通常产生促炎介质，可能参与纤维细胞的募集（例如，CCL2），这些纤维细胞一旦浸润到组织中，就可以采用促纤维化表型，并已在玻璃体和视网膜增殖膜中观察到[12,162-165]。然而，这些数据表明，RPE 表达的黏附分子参与了免疫细胞的招募、激活和分化，从而调节视网膜/玻璃体中的局部炎症/促血管生成/促纤维化环境。

RPE 和血管生成

在湿性 AMD 和 PDR 中可见脉络膜和视网膜新生血管，它们高度依赖于局部生长因子的活性。VEGF 被认为是刺激新生血管形成的关键生长因子，但为了全面建立促血管生成作用，还需要其他血管生成因子的附加或协同帮助，如 PDGF、IGF-Ⅰ、胎盘生长因子（PlGF）和 bFGF[166-168]。

位于内皮细胞附近的 RPE 细胞可能通过产生促血管生成因子来促进病理性新生血管的形成[169,170]。将脉络膜内皮细胞（CEC）与 RPE 细胞（ARPE-19）共培养的研究清楚显示，RPE 细胞释放 VEGF，促进 CEC 迁移，而 VEGF 本身并不能诱导增殖，这需要 RPE 产生额外因子[171]。RPE 可在不同类型的刺激下增加促血管生成因子的产生。低氧诱导 RPE 表达 VEGF 和 PDGF，这涉及 PKC 信号通路和低氧诱导因子-1α（HIF-1α）的转录活性，并可能通过改变 ECM 组成而进一步增强[9,10,172-175]。此外，高糖条件会上调 RPE 的 VEGF 产生，这涉及转录因子特异性蛋白 1（Sp1）和 HIF-1α 的激活[173,176-178]。相反，在高糖条件下，RPE 可能会降低 bFGF 的产生[179]。

在正常条件下，PEDF 由 RPE 分泌，通过抑制内皮细胞增殖保持视网膜和脉络膜毛细血膜结构[180,181]。然而，在高糖和低氧条件下，RPE 可降低 PEDF 的表达[182]。

RPE 上的固有免疫受体激活也可能促进新生血管的形成。例如，晚期糖基化终末产物受体（RAGE）的激活，这是一种 RPE 大量表达的模式识别受体，通过积累的糖基化终末产物，以及存在于玻璃膜疣中的淀粉样蛋白-β，或从濒死细胞中释放出来的高迁移率族蛋白 B1（HMGB1）和 S100 钙结合蛋白，刺激 RPE 细胞分泌 VEGF[141,183-191]。除 RAGE 外，淀粉样蛋白-β 还可以激活 RPE 中的 TLR4 信号通路，从而促进 VEGF 和 bFGF 的产生[142]。此外，淀粉样蛋白-β 可能导致 RPE 细胞产生的 PEDF 减少，而淀粉样蛋白-β 暴露的 RPE 细胞的条件培养基被发现可导致人脐静脉内皮细胞的小管形成急剧增加。这清楚地表明，玻璃膜疣可能通过改变 RPE 细胞产生的促血管生成和抗血管生成因子之间的平衡来刺激视网膜新生血管的形成[184]。

炎症介质和生长因子，如 IL-1β、TNF-α、IFN-γ、TGF-β1、TGF-β2 和 TGF-β3，可在纤维增生性视网膜疾病中升高，也可诱导 RPE 产生 VEGF[192-195]。补体系统也可能促进 RPE 对促血管生成环境的形成，因为 C3a 刺激 RPE 产生 VEGF，同时减少 PEDF 的产生[196]。此外，凝血级联活性可能驱动 RPE 产生促血管生成介质，因为 FXa 和凝血酶刺激 RPE 细胞表达和释放 VEGF、PDGF 和 bFGF[64,91,92,193,197]。FXa 和凝血酶对 VEGF 产生的影响可能涉及自分泌/旁分泌 TGF-β 信号通路，包括 MAPK、ERK1/2、p38、PI3K 和 Akt 信号分子的激活[92,193,197]。凝血酶对 RPE 生成 VEGF 的影响可以通过附加或协同的作用，或者其他促血管生成因子，如TNF-α 和 TGF-β2 以及单核细胞作用而进一步放大[193]。

这些数据表明,炎症、凝血、促血管生成 RPE 表型和视网膜新生血管形成之间存在直接联系。

结论

近几十年的研究表明,RPE 细胞在视网膜增殖性疾病的一些病理特征中起着重要的作用。至少包括以下几点:①通过 EMT 形成纤维(血管)膜,这与迁移、增殖、ECM 产生和细胞收缩有关;②炎症,通过生产细胞因子/趋化因子和黏附分子,促进白细胞招募和分化,进一步形成局部促纤维化和促血管生成环境;③血管生成,形成一个促血管生成环境,通常涉及促血管生成因子的产生以及抗血管生成因子产生减少(图8.6)。

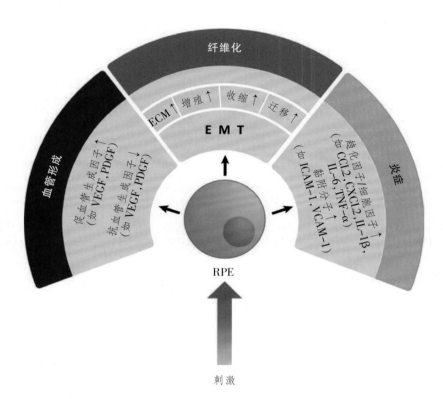

图 8.6 纤维化、炎症和血管生成是视网膜增生性疾病的重要病理特征。RPE 细胞在这些特征性变化的病理机制中充当重要角色。RPE 细胞通过 EMT 过程促进纤维化,在这个过程中,它们失去了典型的上皮特征,去分化为肌成纤维细胞样细胞。肌成纤维细胞是一种特化细胞,是纤维化的主要效应细胞。它们表现出的迁移能力能够促进侵袭、增殖和抵抗凋亡,从而促进细胞过度累积。重要的是,肌成纤维细胞表现出产生 ECM 成分的强大能力,并显示出收缩特性,从而导致过度的 ECM 沉积和组织扭曲变形。RPE 细胞通过产生过多的趋化因子和细胞因子,调节眼部组织内免疫细胞的招募、激活和分化导致炎症反应。此外,RPE 细胞增强其黏附分子的表达,从而促进细胞与免疫细胞的相互作用,这是免疫细胞浸润和激活所必需的。RPE 通过增强促血管生成因子的产生和减少抗血管生成因子的产生来促进血管生成,从而促进局部促血管生成生长因子环境的形成。为了达到这些效应功能,RPE 细胞需要被刺激物激活。刺激的性质可以是多种多样的(例如,细胞因子、生长因子、凝血蛋白、玻璃膜疣、缺氧、高血糖、连接完整性的丧失、损伤相关的分子模式;详见内文)。

未来的挑战在于进一步揭示其中的分子机制,这有望为改进或新的治疗方法提供基础。

(高朋芬 译)

参考文献

1. Charteris DG, Downie J, Aylward GW, Sethi C, Luthert P. Intraretinal and periretinal pathology in anterior proliferative vitreoretinopathy. Graefes Arch Clin Exp Ophthalmol. 2007;245(1):93–100.

2. Hiscott P, Hagan S, Heathcote L, Sheridan CM, Groenewald CP, Grierson I, et al. Pathobiology of epiretinal and subretinal membranes: possible roles for the matricellular proteins thrombospondin 1 and osteonectin (SPARC). Eye (Lond). 2002;16(4):393–403.

3. Pastor JC, de la Rua ER, Martin F. Proliferative vitreoretinopathy: risk factors and pathobiology. Prog Retin Eye Res. 2002;21(1):127–44.

4. Oberstein SY, Byun J, Herrera D, Chapin EA, Fisher SK, Lewis GP. Cell proliferation in human epiretinal membranes: characterization of cell types and correlation with disease condition and duration. Mol Vis. 2011;17:1794–805.

5. Seregard S, Algvere PV, Berglin L. Immunohistochemical characterization of surgically removed subfoveal fibrovascular membranes. Graefes Arch Clin Exp Ophthalmol. 1994;232(6):325–9.

6. Cao L, Wang H, Wang F, Xu D, Liu F, Liu C. Abeta-induced senescent retinal pigment epithelial cells create a proinflammatory microenvironment in AMD. Invest Ophthalmol Vis Sci. 2013;54(5):3738–50.

7. Che D, Zhou T, Lan Y, Xie J, Gong H, Li C, et al. High glucose-induced epithelial-mesenchymal transition contributes to the upregulation of fibrogenic factors in retinal pigment epithelial cells. Int J Mol Med. 2016;38(6):1815–22.

8. Yoshida A, Elner SG, Bian ZM, Elner VM. Induction of interleukin-8 in human retinal pigment epithelial cells after denuding injury. Br J Ophthalmol. 2001;85(7):872–6.

9. Mousa SA, Lorelli W, Campochiaro PA. Role of hypoxia and extracellular matrix-integrin binding in the modulation of angiogenic growth factors secretion by retinal pigmented epithelial cells. J Cell Biochem. 1999;74(1):135–43.

10. Forooghian F, Razavi R, Timms L. Hypoxia-inducible factor expression in human RPE cells. Br J Ophthalmol. 2007;91(10):1406–10.

11. Holtkamp GM, Kijlstra A, Peek R, de Vos AF. Retinal pigment epithelium-immune system interactions: cytokine production and cytokine-induced changes. Prog Retin Eye Res. 2001;20(1):29–48.

12. Dik WA. Acute lung injury: can the fibrocyte of today turn into the fibroguide of the future? Crit Care Med. 2012;40(1):300–1.

13. Casaroli Marano RP, Vilaro S. The role of fibronectin, laminin, vitronectin and their receptors on cellular adhesion in proliferative vitreoretinopathy. Invest Ophthalmol Vis Sci. 1994;35(6):2791–803.

14. Hiscott P, Sheridan C, Magee RM, Grierson I. Matrix and the retinal pigment epithelium in proliferative retinal disease. Prog Retin Eye Res. 1999;18(2):167–90.

15. Jerdan JA, Pepose JS, Michels RG, Hayashi H, de Bustros S, Sebag M, et al. Proliferative vitreoretinopathy membranes. An immunohistochemical study. Ophthalmology. 1989;96(6):801–10.

16. Ioachim E, Stefaniotou M, Gorezis S, Tsanou E, Psilas K, Agnantis NJ. Immunohistochemical study of extracellular matrix components in epiretinal membranes of vitreoproliferative retinopathy and proliferative diabetic retinopathy. Eur J Ophthalmol. 2005;15(3):384–91.

17. Hiscott PS, Grierson I, McLeod D. Natural history of fibrocellular epiretinal membranes: a quantitative, autoradiographic, and immunohistochemical study. Br J Ophthalmol. 1985;69(11):810–23.

18. Morino I, Hiscott P, McKechnie N, Grierson I. Variation in epiretinal membrane components with clinical duration of the proliferative tissue. Br J Ophthalmol. 1990;74(7):393–9.

19. Kalluri R, Neilson EG. Epithelial-mesenchymal transition and its implications for fibrosis. J Clin Invest. 2003;112(12):1776–84.

20. Kalluri R, Weinberg RA. The basics of epithelial-mesenchymal transition. J Clin Invest. 2009;119(6):1420–8.

21. Hinz B, Phan SH, Thannickal VJ, Prunotto M, Desmouliere A, Varga J, et al. Recent developments in myofibroblast biology: paradigms for connective tissue remodeling. Am J Pathol. 2012;180(4):1340–55.

22. Darby IA, Zakuan N, Billet F, Desmouliere A. The myofibroblast, a key cell in normal and pathological tissue repair. Cell Mol Life Sci. 2016;73(6):1145–57.

23. Kramann R, Schneider RK, DiRocco DP, Machado F, Fleig S, Bondzie PA, et al. Perivascular Gli1+ progenitors are key contributors to injury-induced organ fibrosis. Cell Stem Cell. 2015;16(1):51–66.

24. Reilkoff RA, Bucala R, Herzog EL. Fibrocytes: emerging effector cells in chronic inflammation. Nat Rev Immunol. 2011;11(6):427–35.

25. Torricelli AA, Santhanam A, Wu J, Singh V, Wilson SE. The corneal fibrosis response to epithelial-stromal injury. Exp Eye Res. 2016;142:110–8.

26. Piera-Velazquez S, Li Z, Jimenez SA. Role of endothelial-mesenchymal transition (EndoMT) in the pathogenesis of fibrotic disorders. Am J Pathol. 2011;179(3):1074–80.

27. Lamouille S, Xu J, Derynck R. Molecular mechanisms of epithelial-mesenchymal transition. Nat Rev Mol Cell Biol. 2014;15(3):178–96.

28. Duffield JS, Lupher M, Thannickal VJ, Wynn TA. Host responses in tissue repair and fibrosis. Annu Rev Pathol. 2013;8:241–76.

29. Abu El-Asrar AM, Alam K, Siddiquei MM, Van den Eynde K, Mohammad G, Hertogh G, et al.

Myeloid-related protein-14/MRP-14/S100A9/calgranulin B is associated with inflammation in proliferative diabetic retinopathy. Ocul Immunol Inflamm. 2018;26(4):615–24.

30. Abu El-Asrar AM, Struyf S, Kangave D, Geboes K, Van Damme J. Chemokines in proliferative diabetic retinopathy and proliferative vitreoretinopathy. Eur Cytokine Netw. 2006;17(3):155–65.

31. Feist RM Jr, King JL, Morris R, Witherspoon CD, Guidry C. Myofibroblast and extracellular matrix origins in proliferative vitreoretinopathy. Graefes Arch Clin Exp Ophthalmol. 2014;252(2):347–57.

32. Hyytiainen M, Penttinen C, Keski-Oja J. Latent TGF-beta binding proteins: extracellular matrix association and roles in TGF-beta activation. Crit Rev Clin Lab Sci. 2004;41(3):233–64.

33. Khalil N. Post translational activation of latent transforming growth factor beta (L-TGF-beta): clinical implications. Histol Histopathol. 2001;16(2):541–51.

34. Munger JS, Harpel JG, Gleizes PE, Mazzieri R, Nunes I, Rifkin DB. Latent transforming growth factor-beta: structural features and mechanisms of activation. Kidney Int. 1997;51(5):1376–82.

35. Sakai K, Sumi Y, Muramatsu H, Hata K, Muramatsu T, Ueda M. Thrombospondin-1 promotes fibroblast-mediated collagen gel contraction caused by activation of latent transforming growth factor beta-1. J Dermatol Sci. 2003;31(2):99–109.

36. Stetler-Stevenson WG, Aznavoorian S, Liotta LA. Tumor cell interactions with the extracellular matrix during invasion and metastasis. Annu Rev Cell Biol. 1993;9:541–73.

37. Wipff PJ, Hinz B. Integrins and the activation of latent transforming growth factor beta1—an intimate relationship. Eur J Cell Biol. 2008;87(8–9):601–15.

38. Massague J. TGFbeta signalling in context. Nat Rev Mol Cell Biol. 2012;13(10):616–30.

39. Wynn TA. Cellular and molecular mechanisms of fibrosis. J Pathol. 2008;214(2):199–210.

40. Bochaton-Piallat ML, Kapetanios AD, Donati G, Redard M, Gabbiani G, Pournaras CJ. TGF-beta1, TGF-beta receptor II and ED-A fibronectin expression in myofibroblast of vitreoretinopathy. Invest Ophthalmol Vis Sci. 2000;41(8):2336–42.

41. Stocks SZ, Taylor SM, Shiels IA. Transforming growth factor-beta1 induces alpha-smooth muscle actin expression and fibronectin synthesis in cultured human retinal pigment epithelial cells. Clin Exp Ophthalmol. 2001;29(1):33–7.

42. Lee SC, Kwon OW, Seong GJ, Kim SH, Ahn JE, Kay ED. Epitheliomesenchymal transdifferentiation of cultured RPE cells. Ophthalmic Res. 2001;33(2):80–6.

43. Gamulescu MA, Chen Y, He S, Spee C, Jin M, Ryan SJ, et al. Transforming growth factor beta2-induced myofibroblastic differentiation of human retinal pigment epithelial cells: regulation by extracellular matrix proteins and hepatocyte growth factor. Exp Eye Res. 2006;83(1):212–22.

44. Lee H, O'Meara SJ, O'Brien C, Kane R. The role of gremlin, a BMP antagonist, and epithelial-to-mesenchymal transition in proliferative vitreoretinopathy. Invest Ophthalmol Vis Sci. 2007;48(9):4291–9.

45. Parapuram SK, Chang B, Li L, Hartung RA, Chalam KV, Nair-Menon JU, et al. Differential effects of TGFbeta and vitreous on the transformation of retinal pigment epithelial cells. Invest Ophthalmol Vis Sci. 2009;50(12):5965–74.

46. Choi K, Lee K, Ryu SW, Im M, Kook KH, Choi C. Pirfenidone inhibits transforming growth factor-beta1-induced fibrogenesis by blocking nuclear translocation of Smads in human retinal pigment epithelial cell line ARPE-19. Mol Vis. 2012;18:1010–20.

47. Saika S, Kono-Saika S, Tanaka T, Yamanaka O, Ohnishi Y, Sato M, et al. Smad3 is required for dedifferentiation of retinal pigment epithelium following retinal detachment in mice. Lab Investig. 2004;84(10):1245–58.

48. Saika S, Yamanaka O, Nishikawa-Ishida I, Kitano A, Flanders KC, Okada Y, et al. Effect of Smad7 gene overexpression on transforming growth factor beta-induced retinal pigment fibrosis in a proliferative vitreoretinopathy mouse model. Arch Ophthalmol. 2007;125(5):647–54.

49. Dvashi Z, Goldberg M, Adir O, Shapira M, Pollack A. TGF-beta1 induced transdifferentiation of rpe cells is mediated by TAK1. PLoS One. 2015;10(4):e0122229.

50. Kimoto K, Nakatsuka K, Matsuo N, Yoshioka H. p38 MAPK mediates the expression of type I collagen induced by TGF-beta 2 in human retinal pigment epithelial cells ARPE-19. Invest Ophthalmol Vis Sci. 2004;45(7):2431–7.

51. Saika S, Yamanaka O, Ikeda K, Kim-Mitsuyama S, Flanders KC, Yoo J, et al. Inhibition of p38MAP kinase suppresses fibrotic reaction of retinal pigment epithelial cells. Lab Investig. 2005;85(7):838–50.

52. Yokoyama K, Kimoto K, Itoh Y, Nakatsuka K, Matsuo N, Yoshioka H, et al. The PI3K/Akt pathway mediates the expression of type I collagen induced by TGF-beta2 in human retinal pigment epithelial cells. Graefes Arch Clin Exp Ophthalmol. 2012;250(1):15–23.

53. Li M, Li H, Liu X, Xu D, Wang F. MicroRNA-29b regulates TGF-beta1-mediated epithelial-mesenchymal transition of retinal pigment epithelial cells by targeting AKT2. Exp Cell Res. 2016;345(2):115–24.

54. Chen X, Xiao W, Wang W, Luo L, Ye S, Liu Y. The complex interplay between ERK1/2, TGFbeta/Smad, and Jagged/Notch signaling pathways in the regulation of epithelial-mesenchymal transition in retinal pigment epithelium cells. PLoS One. 2014;9(5):e96365.

55. Li H, Wang H, Wang F, Gu Q, Xu X. Snail involves in the transforming growth factor beta1-mediated epithelial-mesenchymal transition of retinal pigment epithelial cells. PLoS One. 2011;6(8):e23322.

56. Chen X, Xiao W, Liu X, Zeng M, Luo L, Wu M, et al. Blockade of Jagged/Notch pathway abrogates transforming growth factor beta2-induced epithelial-mesenchymal transition in human retinal pigment

epithelium cells. Curr Mol Med. 2014;14(4):523–34.

57. Virakul S, van Steensel L, Dalm VA, Paridaens D, van Hagen PM, Dik WA. Platelet-derived growth factor: a key factor in the pathogenesis of graves' ophthalmopathy and potential target for treatment. Eur Thyroid J. 2014;3(4):217–26.

58. Bonner JC. Regulation of PDGF and its receptors in fibrotic diseases. Cytokine Growth Factor Rev. 2004;15(4):255–73.

59. Cui J, Lei H, Samad A, Basavanthappa S, Maberley D, Matsubara J, et al. PDGF receptors are activated in human epiretinal membranes. Exp Eye Res. 2009;88(3):438–44.

60. Cui JZ, Chiu A, Maberley D, Ma P, Samad A, Matsubara JA. Stage specificity of novel growth factor expression during development of proliferative vitreoretinopathy. Eye (Lond). 2007;21(2):200–8.

61. Lei H, Rheaume MA, Kazlauskas A. Recent developments in our understanding of how platelet-derived growth factor (PDGF) and its receptors contribute to proliferative vitreoretinopathy. Exp Eye Res. 2010;90(3):376–81.

62. Robbins SG, Mixon RN, Wilson DJ, Hart CE, Robertson JE, Westra I, et al. Platelet-derived growth factor ligands and receptors immunolocalized in proliferative retinal diseases. Invest Ophthalmol Vis Sci. 1994;35(10):3649–63.

63. Si Y, Wang J, Guan J, Han Q, Hui Y. Platelet-derived growth factor induced alpha-smooth muscle actin expression by human retinal pigment epithelium cell. J Ocul Pharmacol Ther. 2013;29(3):310–8.

64. Bastiaans J, van Meurs JC, van Holten-Neelen C, Nagtzaam NM, van Hagen PM, Chambers RC, et al. Thrombin induces epithelial-mesenchymal transition and collagen production by retinal pigment epithelial cells via autocrine PDGF-receptor signaling. Invest Ophthalmol Vis Sci. 2013;54(13):8306–14.

65. Chan CM, Chang HH, Wang VC, Huang CL, Hung CF. Inhibitory effects of resveratrol on PDGF-BB-induced retinal pigment epithelial cell migration via PDGFRbeta, PI3K/Akt and MAPK pathways. PLoS One. 2013;8(2):e56819.

66. Umazume K, Liu L, Scott PA, de Castro JP, McDonald K, Kaplan HJ, et al. Inhibition of PVR with a tyrosine kinase inhibitor, dasatinib, in the swine. Invest Ophthalmol Vis Sci. 2013;54(2):1150–9.

67. Lei H, Rheaume MA, Velez G, Mukai S, Kazlauskas A. Expression of PDGFRalpha is a determinant of the PVR potential of ARPE19 cells. Invest Ophthalmol Vis Sci. 2011;52(9):5016–21.

68. Lei H, Velez G, Hovland P, Hirose T, Gilbertson D, Kazlauskas A. Growth factors outside the PDGF family drive experimental PVR. Invest Ophthalmol Vis Sci. 2009;50(7):3394–403.

69. Hollborn M, Bringmann A, Faude F, Wiedemann P, Kohen L. Signaling pathways involved in PDGF-evoked cellular responses in human RPE cells. Biochem Biophys Res Commun. 2006;344(3):912–9.

70. Bando H, Ikuno Y, Hori Y, Sayanagi K, Tano Y. Mitogen-activated protein kinase (MAPK) and phosphatidylinositol-3 kinase (PI3K) pathways differently regulate retinal pigment epithelial cell-mediated collagen gel contraction. Exp Eye Res. 2006;82(3):529–37.

71. Xu W, Yang Z, Lu N. A new role for the PI3K/Akt signaling pathway in the epithelial-mesenchymal transition. Cell Adhes Migr. 2015;9(4):317–24.

72. Li H, Li M, Xu D, Zhao C, Liu G, Wang F. Overexpression of Snail in retinal pigment epithelial triggered epithelial-mesenchymal transition. Biochem Biophys Res Commun. 2014;446(1):347–51.

73. Mercer PF, Chambers RC. Coagulation and coagulation signalling in fibrosis. Biochim Biophys Acta. 2013;1832(7):1018–27.

74. Davie EW. Biochemical and molecular aspects of the coagulation cascade. Thromb Haemost. 1995;74(1):1–6.

75. Chambers RC, Laurent GJ. Coagulation cascade proteases and tissue fibrosis. Biochem Soc Trans. 2002;30(2):194–200.

76. Schwartz D, de la Cruz ZC, Green WR, Michels RG. Proliferative vitreoretinopathy. Ultrastructural study of 20 retroretinal membranes removed by vitreous surgery. Retina. 1988;8(4):275–81.

77. Vidaurri-Leal JS, Glaser BM. Effect of fibrin on morphologic characteristics of retinal pigment epithelial cells. Arch Ophthalmol. 1984;102(9):1376–9.

78. Weller M, Wiedemann P, Bresgen M, Heimann K. Giant preretinal membrane formation behind a silicone oil bubble in a hypotensive eye. Retina. 1990;10(1):86–91.

79. Murata T, Ishibashi T, Inomata H. Immunohistochemical detection of extravasated fibrinogen (fibrin) in human diabetic retina. Graefes Arch Clin Exp Ophthalmol. 1992;230(5):428–31.

80. Sarks JP, Sarks SH, Killingsworth MC. Morphology of early choroidal neovascularisation in age-related macular degeneration: correlation with activity. Eye (Lond). 1997;11(Pt 4):515–22.

81. Hattori N, Degen JL, Sisson TH, Liu H, Moore BB, Pandrangi RG, et al. Bleomycin-induced pulmonary fibrosis in fibrinogen-null mice. J Clin Invest. 2000;106(11):1341–50.

82. Howell DC, Goldsack NR, Marshall RP, McAnulty RJ, Starke R, Purdy G, et al. Direct thrombin inhibition reduces lung collagen, accumulation, and connective tissue growth factor mRNA levels in bleomycin-induced pulmonary fibrosis. Am J Pathol. 2001;159(4):1383–95.

83. Scotton CJ, Krupiczojc MA, Konigshoff M, Mercer PF, Lee YC, Kaminski N, et al. Increased local expression of coagulation factor X contributes to the fibrotic response in human and murine lung injury. J Clin Invest. 2009;119(9):2550–63.

84. Adams MN, Ramachandran R, Yau MK, Suen JY, Fairlie DP, Hollenberg MD, et al. Structure, function and pathophysiology of protease activated receptors. Pharmacol Ther. 2011;130(3):248–82.

85. Bastiaans J, van Meurs JC, Mulder VC, Nagtzaam NM, Smits-te Nijenhuis M, Dufour-van den Goorbergh DC, et al. The role of thrombin in proliferative vitreoretinopathy. Invest Ophthalmol Vis Sci.

2014;55(7):4659–66.

86. Koss MJ, Hoffmann J, Nguyen N, Pfister M, Mischak H, Mullen W, et al. Proteomics of vitreous humor of patients with exudative age-related macular degeneration. PLoS One. 2014;9(5):e96895.

87. Murthy KR, Goel R, Subbannayya Y, Jacob HK, Murthy PR, Manda SS, et al. Proteomic analysis of human vitreous humor. Clin Proteomics. 2014;11(1):29.

88. Shitama T, Hayashi H, Noge S, Uchio E, Oshima K, Haniu H, et al. Proteome profiling of vitreoretinal diseases by cluster analysis. Proteomics Clin Appl. 2008;2(9):1265–80.

89. Walia S, Clermont AC, Gao BB, Aiello LP, Feener EP. Vitreous proteomics and diabetic retinopathy. Semin Ophthalmol. 2010;25(5–6):289–94.

90. Wang H, Feng L, Hu JW, Xie CL, Wang F. Characterisation of the vitreous proteome in proliferative diabetic retinopathy. Proteome Sci. 2012;10(1):15.

91. Bastiaans J, van Meurs JC, van Holten-Neelen C, Nijenhuis MS, Kolijn-Couwenberg MJ, van Hagen PM, et al. Factor Xa and thrombin stimulate proinflammatory and profibrotic mediator production by retinal pigment epithelial cells: a role in vitreoretinal disorders? Graefes Arch Clin Exp Ophthalmol. 2013;251(7):1723–33.

92. Hollborn M, Petto C, Steffen A, Trettner S, Bendig A, Wiedemann P, et al. Effects of thrombin on RPE cells are mediated by transactivation of growth factor receptors. Invest Ophthalmol Vis Sci. 2009;50(9):4452–9.

93. Sakamoto T, Sakamoto H, Sheu SJ, Gabrielian K, Ryan SJ, Hinton DR. Intercellular gap formation induced by thrombin in confluent cultured bovine retinal pigment epithelial cells. Invest Ophthalmol Vis Sci. 1994;35(2):720–9.

94. Ruiz-Loredo AY, Lopez E, Lopez-Colome AM. Thrombin promotes actin stress fiber formation in RPE through Rho/ROCK-mediated MLC phosphorylation. J Cell Physiol. 2011;226(2):414–23.

95. Ruiz-Loredo AY, Lopez E, Lopez-Colome AM. Thrombin stimulates stress fiber assembly in RPE cells by PKC/CPI-17-mediated MLCP inactivation. Exp Eye Res. 2012;96(1):13–23.

96. Palma-Nicolas JP, Lopez-Colome AM. Thrombin induces slug-mediated E-cadherin transcriptional repression and the parallel up-regulation of N-cadherin by a transcription-independent mechanism in RPE cells. J Cell Physiol. 2013;228(3):581–9.

97. Blasiak J, Petrovski G, Vereb Z, Facsko A, Kaarniranta K. Oxidative stress, hypoxia, and autophagy in the neovascular processes of age-related macular degeneration. Biomed Res Int. 2014;2014:768026.

98. Harding S. Diabetic retinopathy. Clin Evid. 2006;15:900–7.

99. Feng Z, Li R, Shi H, Bi W, Hou W, Zhang X. Combined silencing of TGF-beta2 and Snail genes inhibit epithelial-mesenchymal transition of retinal pigment epithelial cells under hypoxia. Graefes Arch Clin Exp Ophthalmol. 2015;253(6):875–84.

100. Wang S, Du S, Wu Q, Hu J, Li T. Decorin prevents retinal pigment epithelial barrier breakdown under diabetic conditions by suppressing p38 MAPK activation. Invest Ophthalmol Vis Sci. 2015;56(5):2971–9.

101. Qin D, Zhang GM, Xu X, Wang LY. The PI3K/Akt signaling pathway mediates the high glucose-induced expression of extracellular matrix molecules in human retinal pigment epithelial cells. J Diabetes Res. 2015;2015:920280.

102. Grisanti S, Guidry C. Transdifferentiation of retinal pigment epithelial cells from epithelial to mesenchymal phenotype. Invest Ophthalmol Vis Sci. 1995;36(2):391–405.

103. Tamiya S, Liu L, Kaplan HJ. Epithelial-mesenchymal transition and proliferation of retinal pigment epithelial cells initiated upon loss of cell-cell contact. Invest Ophthalmol Vis Sci. 2010;51(5):2755–63.

104. Chen HC, Zhu YT, Chen SY, Tseng SC. Wnt signaling induces epithelial-mesenchymal transition with proliferation in ARPE-19 cells upon loss of contact inhibition. Lab Investig. 2012;92(5):676–87.

105. Umazume K, Tsukahara R, Liu L, Fernandez de Castro JP, McDonald K, Kaplan HJ, et al. Role of retinal pigment epithelial cell beta-catenin signaling in experimental proliferative vitreoretinopathy. Am J Pathol. 2014;184(5):1419–28.

106. Jun EJ, Kim HS, Kim YH. Role of HGF/c-Met in serum-starved ARPE-19 cells. Korean J Ophthalmol. 2007;21(4):244–50.

107. Lashkari K, Rahimi N, Kazlauskas A. Hepatocyte growth factor receptor in human RPE cells: implications in proliferative vitreoretinopathy. Invest Ophthalmol Vis Sci. 1999;40(1):149–56.

108. Liou GI, Matragoon S, Samuel S, Behzadian MA, Tsai NT, Gu X, et al. MAP kinase and beta-catenin signaling in HGF induced RPE migration. Mol Vis. 2002;8:483–93.

109. Jin M, Chen Y, He S, Ryan SJ, Hinton DR. Hepatocyte growth factor and its role in the pathogenesis of retinal detachment. Invest Ophthalmol Vis Sci. 2004;45(1):323–9.

110. Grierson I, Heathcote L, Hiscott P, Hogg P, Briggs M, Hagan S. Hepatocyte growth factor/scatter factor in the eye. Prog Retin Eye Res. 2000;19(6):779–802.

111. Georgiadis A, Tschernutter M, Bainbridge JW, Balaggan KS, Mowat F, West EL, et al. The tight junction associated signalling proteins ZO-1 and ZONAB regulate retinal pigment epithelium homeostasis in mice. PLoS One. 2010;5(12):e15730.

112. Wang FE, Zhang C, Maminishkis A, Dong L, Zhi C, Li R, et al. MicroRNA-204/211 alters epithelial physiology. FASEB J. 2010;24(5):1552–71.

113. Chen X, Ye S, Xiao W, Luo L, Liu Y. Differentially expressed microRNAs in TGFbeta2-induced epithelial-mesenchymal transition in retinal pigment epithelium cells. Int J Mol Med. 2014;33(5):1195–200.

114. Jun JH, Joo CK. MicroRNA-124 controls transforming growth factor beta1-induced epithelial-mesenchymal transition in the retinal pigment epithelium by targeting RHOG. Invest Ophthalmol

Vis Sci. 2016;57(1):12–22.

115. Huang X, Wei Y, Ma H, Zhang S. Vitreous-induced cytoskeletal rearrangements via the Rac1 GTPase-dependent signaling pathway in human retinal pigment epithelial cells. Biochem Biophys Res Commun. 2012;419(2):395–400.

116. Jiang C, Qin B, Liu G, Sun X, Shi H, Ding S, et al. MicroRNA-184 promotes differentiation of the retinal pigment epithelium by targeting the AKT2/mTOR signaling pathway. Oncotarget. 2016;7(32):52340–53.

117. Guidry C, King JL, Mason JO 3rd. Fibrocontractive Muller cell phenotypes in proliferative diabetic retinopathy. Invest Ophthalmol Vis Sci. 2009;50(4):1929–39.

118. Guidry C. Tractional force generation by porcine Muller cells. Development and differential stimulation by growth factors. Invest Ophthalmol Vis Sci. 1997;38(2):456–68.

119. King JL, Guidry C. Vitreous IGFBP-3 effects on Muller cell proliferation and tractional force generation. Invest Ophthalmol Vis Sci. 2012;53(1):93–9.

120. Mamballikalathil I, Mann C, Guidry C. Tractional force generation by porcine Muller cells: paracrine stimulation by retinal pigment epithelium. Invest Ophthalmol Vis Sci. 2000;41(2):529–36.

121. Baudouin C, Fredj-Reygrobellet D, Gordon WC, Baudouin F, Peyman G, Lapalus P, et al. Immunohistologic study of epiretinal membranes in proliferative vitreoretinopathy. Am J Ophthalmol. 1990;110(6):593–8.

122. Baudouin C, Gordon WC, Fredj-Reygrobellet D, Baudouin F, Peyman G, Gastaud P, et al. Class II antigen expression in diabetic preretinal membranes. Am J Ophthalmol. 1990;109(1):70–4.

123. Charteris DG, Hiscott P, Grierson I, Lightman SL. Proliferative vitreoretinopathy. Lymphocytes in epiretinal membranes. Ophthalmology. 1992;99(9):1364–7.

124. Tang S, Le-Ruppert KC. Activated T lymphocytes in epiretinal membranes from eyes of patients with proliferative diabetic retinopathy. Graefes Arch Clin Exp Ophthalmol. 1995;233(1):21–5.

125. Tang S, Scheiffarth OF, Wildner G, Thurau SR, Lund OE. Lymphocytes, macrophages and HLA-DR expression in vitreal and epiretinal membranes of proliferative vitreoretinopathy. An immunohistochemical study. Ger J Ophthalmol. 1992;1(3–4):176–9.

126. Tang S, Scheiffarth OF, Thurau SR, Wildner G. Cells of the immune system and their cytokines in epiretinal membranes and in the vitreous of patients with proliferative diabetic retinopathy. Ophthalmic Res. 1993;25(3):177–85.

127. Canataroglu H, Varinli I, Ozcan AA, Canataroglu A, Doran F, Varinli S. Interleukin (IL)-6, interleukin (IL)-8 levels and cellular composition of the vitreous humor in proliferative diabetic retinopathy, proliferative vitreoretinopathy, and traumatic proliferative vitreoretinopathy. Ocul Immunol Inflamm. 2005;13(5):375–81.

128. Canton A, Martinez-Caceres EM, Hernandez C, Espejo C, Garcia-Arumi J, Simo R. CD4-CD8 and CD28 expression in T cells infiltrating the vitreous fluid in patients with proliferative diabetic retinopathy: a flow cytometric analysis. Arch Ophthalmol. 2004;122(5):743–9.

129. Elner SG, Elner VM, Jaffe GJ, Stuart A, Kunkel SL, Strieter RM. Cytokines in proliferative diabetic retinopathy and proliferative vitreoretinopathy. Curr Eye Res. 1995;14(11):1045–53.

130. El-Ghrably IA, Dua HS, Orr GM, Fischer D, Tighe PJ. Intravitreal invading cells contribute to vitreal cytokine milieu in proliferative vitreoretinopathy. Br J Ophthalmol. 2001;85(4):461–70.

131. Mitamura Y, Takeuchi S, Yamamoto S, Yamamoto T, Tsukahara I, Matsuda A, et al. Monocyte chemotactic protein-1 levels in the vitreous of patients with proliferative vitreoretinopathy. Jpn J Ophthalmol. 2002;46(2):218–21.

132. Yoshimura T, Sonoda KH, Sugahara M, Mochizuki Y, Enaida H, Oshima Y, et al. Comprehensive analysis of inflammatory immune mediators in vitreoretinal diseases. PLoS One. 2009;4(12):e8158.

133. Yoshida S, Kubo Y, Kobayashi Y, Zhou Y, Nakama T, Yamaguchi M, et al. Increased vitreous concentrations of MCP-1 and IL-6 after vitrectomy in patients with proliferative diabetic retinopathy: possible association with postoperative macular oedema. Br J Ophthalmol. 2015;99(7):960–6.

134. Liu F, Ding X, Yang Y, Li J, Tang M, Yuan M, et al. Aqueous humor cytokine profiling in patients with wet AMD. Mol Vis. 2016;22:352–61.

135. Juel HB, Faber C, Udsen MS, Folkersen L, Nissen MH. Chemokine expression in retinal pigment epithelial ARPE-19 cells in response to coculture with activated T cells. Invest Ophthalmol Vis Sci. 2012;53(13):8472–80.

136. Nagineni CN, Kommineni VK, Ganjbaksh N, Nagineni KK, Hooks JJ, Detrick B. Inflammatory cytokines induce expression of chemokines by human retinal cells: role in chemokine receptor mediated age-related macular degeneration. Aging Dis. 2015;6(6):444–55.

137. Rakoff-Nahoum S, Medzhitov R. Toll-like receptors and cancer. Nat Rev Cancer. 2009;9(1):57–63.

138. Achek A, Yesudhas D, Choi S. Toll-like receptors: promising therapeutic targets for inflammatory diseases. Arch Pharm Res. 2016;39(8):1032–49.

139. Kumar MV, Nagineni CN, Chin MS, Hooks JJ, Detrick B. Innate immunity in the retina: toll-like receptor (TLR) signaling in human retinal pigment epithelial cells. J Neuroimmunol. 2004;153(1–2):7–15.

140. Kurji KH, Cui JZ, Lin T, Harriman D, Prasad SS, Kojic L, et al. Microarray analysis identifies changes in inflammatory gene expression in response to amyloid-beta stimulation of cultured human retinal pigment epithelial cells. Invest Ophthalmol Vis Sci. 2010;51(2):1151–63.

141. Liu RT, Gao J, Cao S, Sandhu N, Cui JZ, Chou CL, et al. Inflammatory mediators induced by amyloid-beta in the retina and RPE in vivo: implications for inflammasome activation in age-related macular degeneration. Invest Ophthalmol Vis Sci.

2013;54(3):2225–37.

142. Chen L, Bai Y, Zhao M, Jiang Y. TLR4 inhibitor attenuates amyloid-beta-induced angiogenic and inflammatory factors in ARPE-19 cells: implications for age-related macular degeneration. Mol Med Rep. 2016;13(4):3249–56.

143. Arimura N, Ki-i Y, Hashiguchi T, Kawahara K, Biswas KK, Nakamura M, et al. Intraocular expression and release of high-mobility group box 1 protein in retinal detachment. Lab Investig. 2009;89(3):278–89.

144. Chen XL, Zhang XD, Li YY, Chen XM, Tang DR, Ran RJ. Involvement of HMGB1 mediated signalling pathway in diabetic retinopathy: evidence from type 2 diabetic rats and ARPE-19 cells under diabetic condition. Br J Ophthalmol. 2013;97(12):1598–603.

145. Murakami Y, Matsumoto H, Roh M, Giani A, Kataoka K, Morizane Y, et al. Programmed necrosis, not apoptosis, is a key mediator of cell loss and DAMP-mediated inflammation in dsRNA-induced retinal degeneration. Cell Death Differ. 2014;21(2):270–7.

146. Wornle M, Merkle M, Wolf A, Ribeiro A, Himmelein S, Kernt M, et al. Inhibition of TLR3-mediated proinflammatory effects by alkylphosphocholines in human retinal pigment epithelial cells. Invest Ophthalmol Vis Sci. 2011;52(9):6536–44.

147. Zhang YF, Wei W, Li L, Tu G, Zhang Y, Yang J, et al. Sirt1 and HMGB1 regulate the AGE-induced pro-inflammatory cytokines in human retinal cells. Clin Lab. 2015;61(8):999–1008.

148. Xu WQ, Wang YS. The role of Toll-like receptors in retinal ischemic diseases. Int J Ophthalmol. 2016;9(9):1343–51.

149. Kawano H, Ito T, Yamada S, Hashiguchi T, Maruyama I, Hisatomi T, et al. Toxic effects of extracellular histones and their neutralization by vitreous in retinal detachment. Lab Investig. 2014;94(5):569–85.

150. Lueck K, Wasmuth S, Williams J, Hughes TR, Morgan BP, Lommatzsch A, et al. Sub-lytic C5b-9 induces functional changes in retinal pigment epithelial cells consistent with age-related macular degeneration. Eye (Lond). 2011;25(8):1074–82.

151. Lueck K, Busch M, Moss SE, Greenwood J, Kasper M, Lommatzsch A, et al. Complement stimulates retinal pigment epithelial cells to undergo pro-inflammatory changes. Ophthalmic Res. 2015;54(4):195–203.

152. Losso JN, Truax RE, Richard G. Trans-resveratrol inhibits hyperglycemia-induced inflammation and connexin downregulation in retinal pigment epithelial cells. J Agric Food Chem. 2010;58(14):8246–52.

153. Zhang J, Zhao J, Bai Y, Huang L, Yu W, Li X. Effects of p75 neurotrophin receptor on regulating hypoxia-induced angiogenic factors in retinal pigment epithelial cells. Mol Cell Biochem. 2015;398(1–2):123–34.

154. Dik WA, Virakul S, van Steensel L. Current perspectives on the role of orbital fibroblasts in the pathogenesis of Graves' ophthalmopathy. Exp Eye Res. 2016;142:83–91.

155. Elner SG, Elner VM, Pavilack MA, Todd RF 3rd, Mayo-Bond L, Franklin WA, et al. Modulation and function of intercellular adhesion molecule-1 (CD54) on human retinal pigment epithelial cells. Lab Investig. 1992;66(2):200–11.

156. Liversidge J, Sewell HF, Forrester JV. Interactions between lymphocytes and cells of the blood-retina barrier: mechanisms of T lymphocyte adhesion to human retinal capillary endothelial cells and retinal pigment epithelial cells in vitro. Immunology. 1990;71(3):390–6.

157. Mesri M, Liversidge J, Forrester JV. ICAM-1/LFA-1 interactions in T-lymphocyte activation and adhesion to cells of the blood-retina barrier in the rat. Immunology. 1994;83(1):52–7.

158. Devine L, Lightman S, Greenwood J. Lymphocyte migration across the anterior and posterior blood-retinal barrier in vitro. Cell Immunol. 1996;168(2):267–75.

159. Devine L, Lightman SL, Greenwood J. Role of LFA-1, ICAM-1, VLA-4 and VCAM-1 in lymphocyte migration across retinal pigment epithelial monolayers in vitro. Immunology. 1996;88(3):456–62.

160. Yoshida A, Elner SG, Bian ZM, Kunkel SL, Lukacs NW, Elner VM. Thrombin regulates chemokine induction during human retinal pigment epithelial cell/monocyte interaction. Am J Pathol. 2001;159(3):1171–80.

161. Kobayashi Y, Yoshida S, Nakama T, Zhou Y, Ishikawa K, Arita R, et al. Overexpression of CD163 in vitreous and fibrovascular membranes of patients with proliferative diabetic retinopathy: possible involvement of periostin. Br J Ophthalmol. 2015;99(4):451–6.

162. Braga TT, Agudelo JS, Camara NO. Macrophages during the fibrotic process: M2 as friend and foe. Front Immunol. 2015;6:602.

163. Abu El-Asrar AM, Struyf S, Van Damme J, Geboes K. Circulating fibrocytes contribute to the myofibroblast population in proliferative vitreoretinopathy epiretinal membranes. Br J Ophthalmol. 2008;92(5):699–704.

164. Abu El-Asrar AM, De Hertogh G, van den Eynde K, Alam K, Van Raemdonck K, Opdenakker G, et al. Myofibroblasts in proliferative diabetic retinopathy can originate from infiltrating fibrocytes and through endothelial-to-mesenchymal transition (EndoMT). Exp Eye Res. 2015;132:179–89.

165. Tamaki K, Usui-Ouchi A, Murakami A, Ebihara N. Fibrocytes and fibrovascular membrane formation in proliferative diabetic retinopathy. Invest Ophthalmol Vis Sci. 2016;57(11):4999–5005.

166. Castellon R, Hamdi HK, Sacerio I, Aoki AM, Kenney MC, Ljubimov AV. Effects of angiogenic growth factor combinations on retinal endothelial cells. Exp Eye Res. 2002;74(4):523–35.

167. Jo N, Mailhos C, Ju M, Cheung E, Bradley J, Nishijima K, et al. Inhibition of platelet-derived growth factor B signaling enhances the efficacy of anti-vascular endothelial growth factor therapy in multiple models of ocular neovascularization. Am J Pathol. 2006;168(6):2036–53.

168. Oshima Y, Oshima S, Nambu H, Kachi S, Hackett SF, Melia M, et al. Increased expression of VEGF in retinal pigmented epithelial cells is not sufficient to cause choroidal neovascularization. J Cell Physiol. 2004;201(3):393–400.

169. Kvanta A, Algvere PV, Berglin L, Seregard S. Subfoveal fibrovascular membranes in age-related macular degeneration express vascular endothelial growth factor. Invest Ophthalmol Vis Sci. 1996;37(9):1929–34.

170. Lopez PF, Sippy BD, Lambert HM, Thach AB, Hinton DR. Transdifferentiated retinal pigment epithelial cells are immunoreactive for vascular endothelial growth factor in surgically excised age-related macular degeneration-related choroidal neo-vascular membranes. Invest Ophthalmol Vis Sci. 1996;37(5):855–68.

171. Geisen P, McColm JR, Hartnett ME. Choroidal endothelial cells transmigrate across the retinal pigment epithelium but do not proliferate in response to soluble vascular endothelial growth factor. Exp Eye Res. 2006;82(4):608–19.

172. Blaauwgeers HG, Holtkamp GM, Rutten H, Witmer AN, Koolwijk P, Partanen TA, et al. Polarized vascular endothelial growth factor secretion by human retinal pigment epithelium and localization of vascular endothelial growth factor receptors on the inner choriocapillaris. Evidence for a trophic paracrine relation. Am J Pathol. 1999;155(2):421–8.

173. Young TA, Wang H, Munk S, Hammoudi DS, Young DS, Mandelcorn MS, et al. Vascular endothelial growth factor expression and secretion by retinal pigment epithelial cells in high glucose and hypoxia is protein kinase C-dependent. Exp Eye Res. 2005;80(5):651–62.

174. Kernt M, Thiele S, Liegl RG, Kernt B, Eibl K, Haritoglou C, et al. Axitinib modulates hypoxia-induced blood-retina barrier permeability and expression of growth factors. Growth Factors. 2012;30(1):49–61.

175. Zheng F, Jang WC, Fung FK, Lo AC, Wong IY. Up-regulation of ENO1 by HIF-1alpha in retinal pigment epithelial cells after hypoxic challenge is not involved in the regulation of VEGF secretion. PLoS One. 2016;11(2):e0147961.

176. Donovan K, Alekseev O, Qi X, Cho W, Azizkhan-Clifford J. O-GlcNAc modification of transcription factor Sp1 mediates hyperglycemia-induced VEGF-A upregulation in retinal cells. Invest Ophthalmol Vis Sci. 2014;55(12):7862–73.

177. Chang ML, Chiu CJ, Shang F, Taylor A. High glucose activates ChREBP-mediated HIF-1alpha and VEGF expression in human RPE cells under normoxia. Adv Exp Med Biol. 2014;801:609–21.

178. Cai Y, Li X, Wang YS, Shi YY, Ye Z, Yang GD, et al. Hyperglycemia promotes vasculogenesis in choroidal neovascularization in diabetic mice by stimulating VEGF and SDF-1 expression in retinal pigment epithelial cells. Exp Eye Res. 2014;123:87–96.

179. Layton CJ, Becker S, Osborne NN. The effect of insulin and glucose levels on retinal glial cell activation and pigment epithelium-derived fibroblast growth factor-2. Mol Vis. 2006;12:43–54.

180. Becerra SP, Fariss RN, Wu YQ, Montuenga LM, Wong P, Pfeffer BA. Pigment epithelium-derived factor in the monkey retinal pigment epithelium and interphotoreceptor matrix: apical secretion and distribution. Exp Eye Res. 2004;78(2):223–34.

181. Dawson DW, Volpert OV, Gillis P, Crawford SE, Xu H, Benedict W, et al. Pigment epithelium-derived factor: a potent inhibitor of angiogenesis. Science. 1999;285(5425):245–8.

182. Yao Y, Guan M, Zhao XQ, Huang YF. Downregulation of the pigment epithelium derived factor by hypoxia and elevated glucose concentration in cultured human retinal pigment epithelial cells. Zhonghua Yi Xue Za Zhi. 2003;83(22):1989–92.

183. Handa JT, Verzijl N, Matsunaga H, Aotaki-Keen A, Lutty GA, te Koppele JM, et al. Increase in the advanced glycation end product pentosidine in Bruch's membrane with age. Invest Ophthalmol Vis Sci. 1999;40(3):775–9.

184. Yoshida T, Ohno-Matsui K, Ichinose S, Sato T, Iwata N, Saido TC, et al. The potential role of amyloid beta in the pathogenesis of age-related macular degeneration. J Clin Invest. 2005;115(10):2793–800.

185. Kaarniranta K, Salminen A, Haapasalo A, Soininen H, Hiltunen M. Age-related macular degeneration (AMD): Alzheimer's disease in the eye? J Alzheimers Dis. 2011;24(4):615–31.

186. Ma W, Lee SE, Guo J, Qu W, Hudson BI, Schmidt AM, et al. RAGE ligand upregulation of VEGF secretion in ARPE-19 cells. Invest Ophthalmol Vis Sci. 2007;48(3):1355–61.

187. Pachydaki SI, Tari SR, Lee SE, Ma W, Tseng JJ, Sosunov AA, et al. Upregulation of RAGE and its ligands in proliferative retinal disease. Exp Eye Res. 2006;82(5):807–15.

188. Abu El-Asrar AM, Mohammad G, Nawaz MI, Siddiquei MM. High-mobility group box-1 modulates the expression of inflammatory and angiogenic signaling pathways in diabetic retina. Curr Eye Res. 2015;40(11):1141–52.

189. Abu El-Asrar AM, Nawaz MI, De Hertogh G, Alam K, Siddiquei MM, Van den Eynde K, et al. S100A4 is upregulated in proliferative diabetic retinopathy and correlates with markers of angiogenesis and fibrogenesis. Mol Vis. 2014;20:1209–24.

190. El-Asrar AM, Nawaz MI, Kangave D, Geboes K, Ola MS, Ahmad S, et al. High-mobility group box-1 and biomarkers of inflammation in the vitreous from patients with proliferative diabetic retinopathy. Mol Vis. 2011;17:1829–38.

191. Fu D, Tian X. Effect of high mobility group box 1 on the human retinal pigment epithelial cell in high-glucose condition. Int J Clin Exp Med. 2015;8(10):17796–803.

192. Oh H, Takagi H, Takagi C, Suzuma K, Otani A, Ishida K, et al. The potential angiogenic role of macrophages in the formation of choroidal neovascular membranes. Invest Ophthalmol Vis Sci. 1999;40(9):1891–8.

193. Bian ZM, Elner SG, Elner VM. Thrombin-induced VEGF expression in human retinal pig-

ment epithelial cells. Invest Ophthalmol Vis Sci. 2007;48(6):2738–46.

194. Nagineni CN, Kommineni VK, William A, Detrick B, Hooks JJ. Regulation of VEGF expression in human retinal cells by cytokines: implications for the role of inflammation in age-related macular degeneration. J Cell Physiol. 2012;227(1):116–26.

195. Nagineni CN, Samuel W, Nagineni S, Pardhasaradhi K, Wiggert B, Detrick B, et al. Transforming growth factor-beta induces expression of vascular endothelial growth factor in human retinal pigment epithe-lial cells: involvement of mitogen-activated protein kinases. J Cell Physiol. 2003;197(3):453–62.

196. Long Q, Cao X, Bian A, Li Y. C3a increases VEGF and decreases PEDF mRNA levels in human retinal pigment epithelial cells. Biomed Res Int. 2016;2016:6958752.

197. Hollborn M, Kohen L, Werschnik C, Tietz L, Wiedemann P, Bringmann A. Activated blood coagulation factor X (FXa) induces angiogenic growth factor expression in human retinal pig-ment epithelial cells. Invest Ophthalmol Vis Sci. 2012;53(9):5930–9.

第 9 章

RPE与老年性黄斑变性

Kai Kaarniranta,Antero Salminen,Anu Kauppinen

老年性黄斑变性的 RPE 病理学

老年性黄斑变性(AMD)是一种多种病因作用的复杂性眼病[1]。其发展与衰老、遗传以及许多心血管危险因素有关。在 AMD 患者视线中,直线看起来是波浪状的,物体看起来比正常的要小,颜色也不那么明亮,但其周边视力通常保持不变。AMD 患者的视杆细胞、视锥细胞、RPE 及其下的脉络膜均发生退行性病变。慢性氧化应激、蛋白质清除受损、线粒体功能障碍、内质网应激和炎症均与 AMD 密切相关(图 9.1[2,3])。临床上,RPE 斑驳样改变和玻璃膜疣累积是 AMD 退行性细胞过程的主要标志(图 9.2)。RPE 变性继而可造成感光细胞的损伤和死亡,从而导致视力丧失。RPE 功能通常在几年或几十年内逐渐下降,个体差异很大。脂褐素在溶酶体中积累,细胞外蛋白质/脂质在 RPE 的基底层和 Bruch 膜的内胶原层之间沉积,形成玻璃膜疣(图 9.1)。由于脂褐素和玻璃膜疣都是高自发荧光的,很容易被眼底成像检测到(图 9.3)。AMD 主要分为干性和湿性,发病率分别为80%和20%[1]。脉络膜新生血管长入视网膜是湿性 AMD

的临床表现。对于干性 AMD,临床上尚无有效的治疗手段,但对于湿性 AMD,可通过眼内注射抗血管内皮生长因子(VEGF)进行治疗[4]。RPE 细胞在 VEGF 的产生和湿性 AMD 的发展中具有重要作用[5]。

RPE 细胞的功能

富含色素的 RPE 细胞为单层生长的六边形细胞,分布于视盘到神经感觉层视网膜边界的锯齿缘之间。从锯齿缘开始,RPE 层继续以膜结构穿过睫状体并覆盖虹膜的后部。RPE 的顶端面向视杆和视锥细胞的光感受器外节,而 RPE 的基底膜与脉络膜的有孔毛细血管接触。RPE 通过围绕神经细胞外节的顶端微绒毛与光感受器具有共生关系。RPE 层和脉络膜内皮细胞之间的 Bruch 膜调节营养物质和信号分子的交换。RPE 细胞调节维生素 A 代谢、热交换、离子平衡、光吸收、各种生长因子的产生,以及分子进出 RPE 的主动运输[6]。RPE 还通过降解视网膜外节来发挥非专业吞噬细胞的作用[7]。RPE 的主要功能还包括建立血-视网膜屏障和维持眼部的免疫赦免[6,8]。此外,RPE 在 VEGF 等各种生长因子生成中起着至关重要的作用[9,10]。

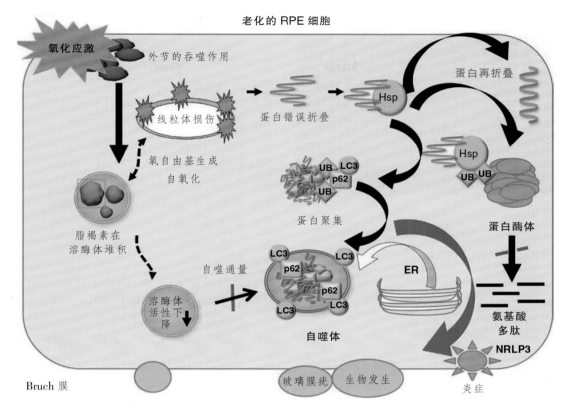

图 9.1　RPE 衍生的 AMD 发展的示意图。一旦热休克蛋白的再折叠能力不足,持续不断的氧化应激就会诱导蛋白质错误折叠和聚集。包括自噬在内的溶酶体清除系统的下降会引起脂褐质积累、氧化应激增加、线粒体损伤、内质网应激(ERS)、蛋白质聚集和 NLRP3 炎性小体激活。受损和聚集的蛋白质经历胞吐过程,估计与玻璃膜疣的形成有关。泛素主要调节蛋白酶体清除,其与自噬受体 LC3 和 p62 的结合位点,提示其也参了与自噬。Hsp,热休克蛋白;UB,泛素。

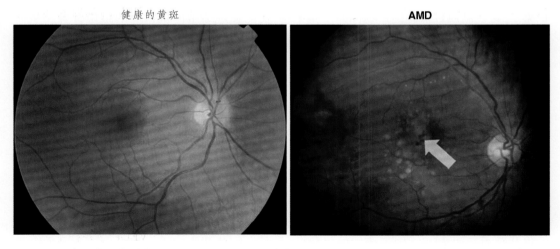

图 9.2　健康的黄斑和干性 AMD 的眼底照片。红色箭头表示玻璃膜疣,白色箭头表示视网膜色素上皮斑点。

AMD 眼底自发荧光

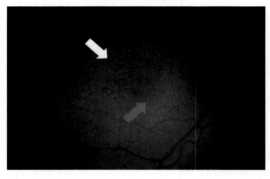

图 9.3 干性 AMD 的眼底自发荧光照片。红色箭头表示主要来自溶酶体脂褐素的自发荧光,而白色箭头表示玻璃膜疣的自发荧光。

RPE 的氧化应激

视网膜是人体组织中最主要的耗氧组织[11]。线粒体驱动寿命短的活性氧(ROS)的负载增加了视网膜的光氧化活性。它们的产生是由富含脂质的光感受器外节的昼夜吞噬作用(图 9.1;异噬作用)、视网膜氧浓度高、持续的能量需求和持续的光照所致[2]。除了 ROS 水平升高外,脂质过氧化还可能导致长期存在的 4-羟基壬烯醛(HNE)、丙二醛(MDA)和糖基化末端(AGE)产物的积累[12]。这些脂质过氧化终产物倾向于集中在黄斑区周围,并对 RPE 产生额外的慢性氧化应激。

细胞内富含色素是 RPE 的核心特征。有丝分裂后 RPE 细胞的色素沉着主要由黑素体的黑色素引起[13,14],黑色素能充当 ROS 清除剂,保护神经视网膜[15,16],大部分的光是通过它吸收的[17]。除黑色素外,光感受器及其色素(如类胡萝卜素、叶黄素、玉米黄质和内消旋玉米黄质)也会吸收光[18]。所有这些黄斑色素都可以防止 RPE 细胞中的自氧化及随后产生 ROS。由于持续的氧化应激,RPE 细胞含有大量的抗氧化酶,如超氧化物歧化酶和过氧化氢酶[19]。

在衰老过程中,RPE 细胞出现氧化应激增加、黑色素含量改变和抗氧化剂产生减少[20-23]。黑素体耗氧量增多和 ROS 产生导致氧化应激增加,继而导致自氧化黑素体脂褐质沉积在 RPE 中黑素体的表面[20]。在"年轻"的 RPE 细胞中,黑素体和黑色素具有细胞保护作用;而对于老化的 RPE 细胞,脂褐质将其转化为有毒的细胞器[22,24,25]。与黑素体脂褐质相比,溶酶体脂褐质具有更好的特征并已知其在 AMD 的病理学中发挥作用。一旦来自视网膜外节的氧化多不饱和脂肪酸(PUFA)在老化的 RPE 细胞的溶酶体中未被有效消化,它们就会开始以脂褐质的形式积累(图 9.1)。

脂褐质是一种发色团,是 RPE 主要的光敏剂[26]。其含有维生素 A 衍生的荧光团,已被证明可抑制线粒体功能,并增加 RPE 损伤[27,28]。与黑素体脂褐质一样,溶酶体脂褐素吸收高能光子(尤其是蓝光),并经历多种光化学反应,包括视网膜和 RPE 细胞中的 ROS 形成和二次光化学损伤[26]。自由基累积也会破坏 RPE 细胞的溶酶体,使其进一步丧失降解光感受器外节材料的能力,再次加速脂褐质的形成[27,28]。脂褐质除了能够降低溶酶体酶活性和线粒体呼吸,还能促进细胞内蛋白质的错误折叠,从而在 RPE 中引起额外的氧化应激。

人们普遍认为,RPE 变性与细胞功能中的有害事件有关,如氧化应激增加、DNA 修复能力降低和蛋白质损伤(图 9.1[2,29])。这将导致蛋白质的错误折叠和聚集,在某些情况下,甚至会导致细胞死亡[30]。

AMD 中的蛋白酶体和溶酶体自噬

维持细胞的蛋白质平衡或蛋白质内稳态,被称为蛋白质稳态,包括对蛋白质合成、折叠、定位和降解的调节[27,28]。分子伴侣、泛素-蛋白酶体降解、自噬-溶酶体途径和内质网(ER)是调节细胞内蛋白质稳态的中心系统(图 9.1)。热休克蛋白(Hsp)是能够对错误折叠蛋白质进行重新折叠的分子伴侣,这是细胞中修复受损蛋白质的独特系统。Hsp 保护 RPE 免受氧化应激,但其保护机制在 AMD 过程中似乎被削弱[31,32]。

一旦 Hsp 的修复能力不足,错误折叠的蛋白质就会出现聚集成有害聚合物的趋势。在蛋白质聚集之前,可溶性蛋白质被标记为小的泛素部分,可将受损蛋白质靶向降解为大的酶复合物,即蛋白酶体。如果蛋白酶体不能清除受损的蛋白质,并发生聚集,自噬系统将补偿蛋白酶体反应(图 9.1[27,28])。

自噬,又被称为自食,通过将不必要的细胞分子和细胞器输送到溶酶体中,使其被水解酶分解,从而指导它们的降解。自噬分为 3 种基本类型:巨自噬、伴侣蛋白介导的自噬(CMA)和微自噬[33]。巨自噬由自噬体的形成介导,自噬体是一种包含待降解物质的双膜液泡。自噬体与溶酶体融合,形成一种被称为自噬溶酶体的结构,其中发生细胞物质的最终降解(图 9.1)。微自噬在概念上是自噬最简单的机制,因为它通过内陷的溶酶体膜直接摄取细胞质物质。热休克蛋白 Hsp90、Hsc70 或 Hsp40 调节 CMA过程。微自噬或 CMA 在 AMD 中的作用尚不清楚,而巨自噬被认为是主要的自噬途径,是 AMD 研究中最广泛涉及的途径。其涉及自噬体和溶酶体的联合活性,其中溶酶体酶的水解由几种自噬相关蛋白(Atg)支持[34]。除了基础调节,自噬是宿主对应激的防御反应。自噬过程主要通过西罗莫司(mTOR)和单磷酸腺苷激酶(AMPK)控制信号传导的机制靶点进行调节,两者都负责监测细胞的营养状况。氧化应激通过 AMPK宿主防御自噬激活[35,36]。

越来越多的证据表明,RPE 细胞中自噬减少与 AMD 的发展有关 [37-39]。自噬受体SQSTM1/p62 是一种在自噬和蛋白酶体介导的蛋白水解之间的穿梭蛋白,有研究表明,在 AMD 供体样本的黄斑中,SQSTM1/p62 上调[39]。AMD 中循环的自身抗体可识别与自噬相关的人类黄斑组织抗原[40]。此外,来自人类 AMD 供体的眼部组织中的自噬蛋白、自噬体和自噬通量显著减少[38]。

内质网、线粒体和溶酶体之间的相互作用

自噬体起源于 ER 和线粒体的接触点,其被称为线粒体相关膜(MAM)(图 9.1[41])。在 RPE 的蛋白质清除调节中,线粒体和 ER之间形成了一种联系[42]。ER 是一种大型细胞器,是高尔基体处理产生蛋白质、翻译后修饰、折叠和分泌到细胞外空间的功能的组成部分[41]。此外,ER 参与药物解毒、调节钙平衡、碳水化合物代谢和脂质生物合成。ER 富含热休克蛋白,可控制钙与蛋白质的折叠[43]。线粒体中的氧化应激和过量的 ROS产生,导致钙从 ER 流出,并形成错误折叠的蛋白质聚集体。为了维持蛋白质稳态和细胞功能,ER 激活了一个适应性质量控制系统,其被称为未折叠蛋白反应(UPR)。UPR 由 3 个独立的跨膜效应器启动:①激醇依赖性激酶 1(IRE1);②RNA 激活的蛋白激酶样内质网激酶(PERK);③转录激活因子-6(ATF6)。UPR 激活引起 ER 衍生的热休克蛋白水平增加,如葡萄糖调节蛋白-78(GRP78),通过对错误折叠蛋白质进行重新折叠来防止蛋白质聚集。然而,长时间和过度的应激会导致半胱天冬酶激活、线粒体功能障碍和细胞死亡[30]。

由过度 ROS 和 DNA 损伤引起的线粒体功能障碍可能导致线粒体自噬,这是线粒体的选择性自噬降解[27,28,35,44]。通常,该过程涉及由 SQSTM1/p62 和蛋白酶体调节的

PINK1-Parkin 途径消除受损和去极化的线粒体[35]。线粒体自噬在 AMD 中的作用尚不清楚。总之,功能失调的蛋白酶体和自噬清除系统、受损线粒体产生的过量 ROS 与 ER 应激会在 AMD 中诱发炎症(图 9.1[38,39,43,45,46])。

溶酶体功能受损使 RPE 激活炎症小体

NLRP3 炎症小体的激活与 RPE 衰老和 AMD 的发病机制有关 (图 9.1[3,47,48])。NLRP3 是一种细胞内模式识别受体(PRR),在两阶段激活过程中形成一个大的蛋白质复合物。在启动阶段,信号激活核转录因子 kappa B(NF-κB),如通过 TLR 或细胞因子受体产生 NLRP3 蛋白,以及炎症细胞因子 IL-1β 和 IL-18 的前体形式[49,50]。第二个阶段被 NLRP3 识别,从而激活并启动炎症小体的组装,其中一个小的衔接蛋白,即凋亡相关斑点样蛋白(ASC),将 NLRP3 连接到执行酶(caspase-1)。活化的 caspase-1 将 IL-1β 和 IL-18 剪切成可以分泌到细胞外的成熟形式[51,52]。caspase-1 激活也能够驱动一种细胞程序性死亡,即细胞焦亡,这也可能导致 RPE 萎缩[47]。例如,直到载有脂褐素的 RPE 细胞收到炎症小体激活的启动信号,蓝光诱导的氧化应激导致细胞凋亡[53]。用 IL-1α、补体成分 C5a 或细胞焦亡的条件培养基对 RPE 细胞进行预处理,促进脂褐素介导的光氧化应激,从而将细胞死亡机制从细胞凋亡转变为焦亡,同时导致炎症小体激活和 IL-1β 释放[53]。

NLRP3 可以感知众多激活剂,从生物化学到物理颗粒应激源[54]。已知溶酶体破裂[55-57]以及主要的脂褐素荧光团 N-亚视黄基-N-磷脂酰乙醇胺(A2E[58])会激活 NLRP3 炎性小体。类似的,蛋白酶体和(或)自噬的功能障碍,以及废物的积累诱导了 RPE 细胞中的炎性小体信号传导[59,60]。有人提出,细胞内清除不足迫使 RPE 细胞胞吐废物,可能参与玻璃膜疣的形成。玻璃膜疣是另一种类型的沉积物,是 AMD 的另一临床标志(图 9.1[61,62])。从 AMD 患者中分离的玻璃膜疣[63]及其成分,如淀粉样蛋白 β(Aβ[64-66])和补体成分[63,66],也是已知的干性 AMD 模型小鼠视网膜中 RPE 细胞或活化巨噬细胞中炎性小体信号传导的激活剂。观察到 C1Q 介导的炎性小体激活是由组织蛋白酶 B 从溶酶体释放到细胞质所致[63]。补体过度激活在 AMD 的发病机制中发挥作用,特别是补体因子 H(CFH)缺乏,其通常抑制补体级联反应[67-70]。此外,CFH 上游调节因子 PTX3 的缺乏也与 RPE 细胞中炎性小体激活增加有关[65]。

氧化应激驱动和介导 RPE 中的炎性小体活化

NLRP3 的激活与许多传统 PRR 的激活不同,后者识别其配体中的进化保守结构。NLRP3 的激活更复杂,在许多情况下,其是一个间接过程。组织蛋白酶 B 从溶酶体逃逸到胞质溶胶、钾外流以及氧化应激构成了促进 NLRP3 活化的 3 个主要模型[71]。这些事件相互重叠并相互影响,因此很难定义最终的激活机制。例如,氧化应激[72,73]和钾外流[74]都被认为是几种独立激活因子的最终激活剂。

氧化应激可以促进 AMD 相关炎症信号的启动和激活。活性氧会破坏细胞大分子,如蛋白质、脂质和 DNA。氧化应激诱导的蛋白质修饰羧乙基吡咯(CEP)用玻璃膜疣成分引发巨噬细胞激活炎性小体[63],而脂质过氧化终产物 4-羟基壬烯醛 (HNE)在 LPS 诱导的 RPE 细胞中提供激活信号[75]。HNE 和另一种脂质过氧化终产物丙二醛(MDA)也已被试验用于稳定分离的猪光感受器外节(POS)以抵抗自噬,从而产生负载脂褐质的 RPE 细胞[76]。在另一项研究中，非天然氧化脂蛋白的摄取激活了 RPE 中的 NLRP3 炎性小体[77]。氧化应激还降低了 DICER1 的表达，DICER1 是一种细胞质 RNase Ⅲ 型核糖核酸内切酶，负责将 Alu RNA 切割成无毒片段[78,79]。除了 DICER1 下降外，铁积累是另一个与 AMD 相关的事件，导致 Alu RNA 水平升高[80]。Alu RNA 可以启动和激活 NLRP3，还可以诱导 RPE 细胞中线粒体 ROS 的产生[81]。除了氧化应激的可能作用外，已观察到 ATP 受体 P_2X_7 在 Alu RNA 诱导的视网膜变性中起重要作用[82]，提示离子平衡的变化可能参与这个过程[83]。

Zhou 等的研究表明，自噬/线粒体自噬减少通过巨噬细胞中线粒体衍生的 ROS 产生来激活 NLRP3[84]。另一项研究也有类似发现，吡咯烷二硫代氨基甲酸铵（APDC）不仅是线粒体 ROS 清除剂，还阻止炎性小体信号传导，这表明在细胞内清除功能失调的 RPE 中，NADPH 氧化酶也可能参与 ROS 介导的炎性小体激活（Piippo 等人未公布的数据）。无论如何，功能失调的线粒体在 RPE 衰老中的作用是突出的。除了增加 ROS 释放和减少能量产生外，从线粒体释放到细胞质的线粒体（mt）DNA 也是一个危险因素。NLRP3 炎性小体激活可以促进 mtDNA 的重新定位[85]，氧化的 mtDNA 能够通过与受体直接接触来激活 NLRP3[86]。在人类 RPE 细胞中，mtDNA 激发 NLRP3，同时诱导其他促炎细胞因子，如 IL-6 和 IL-8[87]。与具有野生型基因的受试者相比，具有 CFH 高风险等位基因的 AMD 患者也被证明具有更严重的 mtDNA 损伤[27,28]。与年龄匹配的对照组相比，AMD 患者的视网膜中含有更高水平的氧化 mtDNA 和更多的单核苷酸多态性（SNP）[88]。

有意思的是，MAM 已被证实为炎性小体激活提供了一个平台[84,89]。在炎性小体激活后的巨噬细胞中，NLRP3 易位至 MAM 并吸引 ASC[84]。MAM 在 AMD 中将线粒体、ER、自噬和炎性小体紧密联系在一起的观点引人关注，但关于 RPE 细胞仍须进行更多的研究。

结论

RPE 变性是 AMD 发展的主要临床征象之一。长期以来，人们了解了氧化应激、蛋白质聚集和炎症与 AMD 的发病机制相关。最近的研究结果表明，溶酶体自噬在抑制氧化应激诱导的蛋白质聚集和炎性小体介导的 RPE 炎症中起关键作用。目前，对于干性 AMD，尚无有效的治疗方法，而用于治疗湿性 AMD 的玻璃体腔内抗 VEGF 的不同制剂正在不断增加。所有旨在抑制 AMD 炎症的临床试验都失败了。由于 AMD 是一种复杂性疾病，药物开发将面临挑战，尤其是考虑到个性化医疗需求。根据现有数据，细胞水平的 RPE 是开发新型 AMD 治疗的中心治疗目标。防止蛋白质聚集和加速其清除可能在减缓 AMD 进展中占据重要位置。

（秦波 译）

参考文献

1. Kaarniranta K, Sinha D, Blasiak J, Kauppinen A, Vereb Z, Salminen A, Boulton ME, Petrovski G. Autophagy and heterophagy dysregulation leads to retinal pigment epithelium dysfunction and development of age-related macular degeneration. Autophagy. 2013;9:973–84.
2. Blasiak J, Petrovski G, Veréb Z, Facskó A, Kaarniranta K. Oxidative stress, hypoxia, and autophagy in the neovascular processes of age-related macular degeneration. Biomed Res Int. 2014;2014:768026.
3. Kauppinen A, Paterno JJ, Blasiak J, Salminen A, Kaarniranta K. Inflammation and its role in age-related macular degeneration. Cell Mol Life Sci. 2016;73:1765–86.
4. Kaarniranta K, Xu H, Kauppinen A. Mechanistical retinal drug targets and challenges. Adv Drug Deliv Rev. 2018;126:177–84.
5. Klettner A, Kauppinen A, Blasiak J, Roider J, Salminen A, Kaarniranta K. Cellular and molecular mechanisms of age-related macular degeneration:

from impaired autophagy to neovascularization. Int J Biochem Cell Biol. 2013;45:1457–67.

6. Strauss O. The retinal pigment epithelium in visual function. Physiol Rev. 2005;85:845–81.

7. Szatmári-Tóth M, Kristóf E, Veréb Z, Akhtar S, Facskó A, Fésüs L, Kauppinen A, Kaarniranta K, Petrovski G. Clearance of autophagy-associated dying retinal pigment epithelial cells—a possible source for inflammation in age-related macular degeneration. Cell Death Dis. 2016;7:e2367.

8. Chen M, Xu H. Parainflammation, chronic inflammation, and age-related macular degeneration. J Leukoc Biol. 2015;98:713–25.

9. Klettner A, Kaya L, Flach J, Lassen J, Treumer F, Roider J. Basal and apical regulation of VEGF-A and placenta growth factor in the RPE/choroid and primary RPE. Mol Vis. 2015;21:736–48.

10. Klettner A, Roider J. Constitutive and oxidative-stress-induced expression of VEGF in the RPE are differently regulated by different mitogen-activated protein kinases. Graefes Arch Clin Exp Ophthalmol. 2009;247:1487–92.

11. Yu DY, Cringle SJ. Oxygen distribution and consumption within the retina in vascularised and avascular retinas and in animal models of retinal disease. Prog Retin Eye Res. 2001;20:175–208.

12. Schutt F, Bergmann M, Holz FG, Kopitz J. Proteins modified by malondialdehyde, 4-hydroxynonenal, or advanced glycation end products in lipofuscin of human retinal pigment epithelium. Invest Ophthalmol Vis Sci. 2003;44:3663–8.

13. Juuti-Uusitalo K, Koskela A, Kivinen N, Viiri J, Hyttinen JMT, Reinisalo M, Koistinen A, Uusitalo H, Sinha D, Skottman H, Kaarniranta K. Autophagy regulates proteasome inhibitor-induced pigmentation in human embryonic stem cell-derived retinal pigment epithelial cells. Int J Mol Sci. 2017;18(5):E1089.

14. Simon JD, Hong L, Peles DN. Insights into melanosomes and melanin from some interesting spatial and temporal properties. J Phys Chem B. 2008;112:13201–17.

15. Peters S, Lamah T, Kokkinou D, Bartz-Schmidt KU, Schraermeyer U. Melanin protects choroidal blood vessels against light toxicity. Z Naturforsch. 2006;61:427–33.

16. Wang Z, Dillon J, Gaillard ER. Antioxidant properties of melanin in retinal pigment epithelial cells. Photochem Photobiol. 2006;82:474–9.

17. Schraermeyer U, Heimann K. Current understanding on the role of retinal pigment epithelium and its pigmentation. Pigment Cell Res. 1999;12:219–36.

18. Landrum JT, Bone RA. Lutein, zeaxanthin, and the macular pigment. Arch Biochem Biophys. 2001;385:28–40.

19. Tokarz P, Kaarniranta K, Blasiak J. Role of antioxidant enzymes and small molecular weight antioxidants in the pathogenesis of age-related macular degeneration (AMD). Biogerontology. 2013;14:461–82.

20. Biesemeier A, Yoeruek E, Eibl O, Schraermeyer U. Iron accumulation in Bruch's membrane and melanosomes of donor eyes with age-related macular degeneration. Exp Eye Res. 2015;137:39–49.

21. He Y, Tombran-Tink J. Mitochondrial decay and impairment of antioxidant defenses in aging RPE cells. Adv Exp Med Biol. 2010;664:165–83.

22. Rozankowski B, Burke JM, Boulton ME, Sarna T, Rozanowska M. Human RPE melanosomes protect from photosensitized and iron-mediated oxidation but become pro-oxidant in the presence of iron upon photodegradation. Invest Ophthalmol Vis Sci. 2008;49:2838–47.

23. Sarna T, Burke JM, Korytowski W, Rózanowska M, Skumatz CM, Zareba A, Zareba M. Loss of melanin from human RPE with aging: possible role of melanin photooxidation. Exp Eye Res. 2003;76:89–98.

24. Warburton S, Davis WE, Southwick K, Xin H, Woolley AT, Burton GF, Thulin CD. Proteomic and phototoxic characterization of melanolipofuscin: correlation to disease and model for its origin. Mol Vis. 2007;13:318–29.

25. Wihlmark U, Wrigstad A, Roberg K, Nilsson SE, Brunk UT. Lipofuscin accumulation in cultured retinal pigment epithelial cells causes enhanced sensitivity to blue light irradiation. Free Radic Biol Med. 1997;22:1229–34.

26. Dontsov AE, Glickman RD, Ostrovsky MA. Retinal pigment epithelium pigment granules stimulate the photo-oxidation of unsaturated fatty acids. Free Radic Biol Med. 1999;26:1436–46.

27. Ferrington DA, Kapphahn RJ, Leary MM, Atilano SR, Terluk MR, Karunadharma P, Chen GK, Ratnapriya R, Swaroop A, Montezuma SR, Kenney MC. Increased retinal mtDNA damage in the CFH variant associated with age-related macular degeneration. Exp Eye Res. 2016;145:269–77.

28. Ferrington DA, Sinha D, Kaarniranta K. Defects in retinal pigment epithelial cell proteolysis and the pathology associated with age-related macular degeneration. Prog Retin Eye Res. 2016;51:69–89.

29. Klettner A. Oxidative stress induced cellular signalling in RPE cells. Front Biosci (Schol Ed). 2012;4:392–411.

30. Kaarniranta K, Tokarz P, Koskela A, Patero J, Blasiak J. Autophagy regulates death of retinal pigment epithelium cells in age-related macular degeneration. Cell Biol Toxicol. 2017;33:113–28.

31. Decanini A, Nordgaard CL, Feng X, Ferrington DA, Olsen TW. Changes in select redox proteins of the retinal pigment epithelium in age-related macular degeneration. Am J Ophthalmol. 2007;143:607–15.

32. Subrizi A, Toropainen E, Ramsay E, Airaksinen AJ, Kaarniranta K, Urtti A. Oxidative stress protection by exogenous delivery of rhHsp70 chaperone to the retinal pigment epithelium (RPE), a possible therapeutic strategy against RPE degeneration. Pharm Res. 2015;32:211–21.

33. Galluzzi L, Bravo-San Pedro JM, Levine B, Green DR, Kroemer G. Pharmacological modulation of autophagy: therapeutic potential and persisting obstacles. Nat Rev Drug Discov. 2017;16(7):487–511. https://doi.org/10.1038/nrd.2017.22.

34. Tsukada M, Ohsumi Y. Isolation and characterization of autophagy-defective mutants of Saccharomyces cerevisiae. FEBS Lett. 1993;333:169–74.

35. Boya P, Esteban-Martínez L, Serrano-Puebla A,

Gómez-Sintes R, Villarejo-Zori B. Autophagy in the eye: development, degeneration, and aging. Prog Retin Eye Res. 2016;55:206–45.

36. Hyttinen JM, Petrovski G, Salminen A, Kaarniranta K. 5′-Adenosine monophosphate-activated protein kinase—mammalian target of rapamycin axis as therapeutic target for age-related macular degeneration. Rejuvenation Res. 2011;14:651–60.

37. Kim JY, Zhao H, Martinez J, Doggett TA, Kolesnikov AV, Tang PH, Ablonczy Z, Chan CC, Zhou Z, Green DR, Ferguson TA. Noncanonical autophagy promotes the visual cycle. Cell. 2013;154:365–76.

38. Mitter SK, Song C, Qi X, Mao H, Rao H, Akin D, Lewin A, Grant M, Dunn W Jr, Ding J, Bowes Rickman C, Boulton M. Dysregulated autophagy in the RPE is associated with increased susceptibility to oxidative stress and AMD. Autophagy. 2014;10:1989–2005.

39. Viiri J, Amadio M, Marchesi N, Hyttinen JM, Kivinen N, Sironen R, Rilla K, Akhtar S, Provenzani A, D'Agostino VG, Govoni S, Pascale A, Agostini H, Petrovski G, Salminen A, Kaarniranta K. Autophagy activation clears ELAVL1/HuR-mediated accumulation of SQSTM1/p62 during proteasomal inhibition in human retinal pigment epithelial cells. PLoS One. 2013;8(7):e69563.

40. Iannaccone A, Giorgianni F, New DD, Hollingsworth TJ, Umfress A, Alhatem AH, Neeli I, Lenchik NI, Jennings BJ, Calzada JI, Satterfield S, Mathews D, Diaz RI, Harris T, Johnson KC, Charles S, Kritchevsky SB, Gerling IC, Beranova-Giorgianni S, Radic MZ, Health ABC study. Circulating auto-antibodies in age-related macular degeneration recognize human macular tissue antigens implicated in autophagy, immunomodulation, and protection from oxidative stress and apoptosis. PLoS One. 2015;10:e0145323.

41. Nascimbeni AC, Giordano F, Dupont N, Grasso D, Vaccaro MI, Codogno P, Morel E. ER-plasma membrane contact sites contribute to autophagosome biogenesis by regulation of local PI3P synthesis. EMBO J. 2017;36(14):2018–33. https://doi.org/10.15252/embj.201797006. pii: e201797006.

42. Sreekumar PG, Hinton DR, Kannan R. Endoplasmic reticulum-mitochondrial crosstalk: a novel role for the mitochondrial peptide humanin. Neural Regen Res. 2017;12:35–8.

43. Salminen A, Kauppinen A, Hyttinen JM, Toropainen E, Kaarniranta K. Endoplasmic reticulum stress in age-related macular degeneration: trigger for neovascularization. Mol Med. 2010;16:535–42.

44. Lee SY, Oh JS, Rho JH, Jeong NY, Kwon YH, Jeong WJ, Ryu WY, Ahn HB, Park WC, Rho SH, Yoon YG, Jeong SY, Choi YH, Kim HY, Yoo YH. Retinal pigment epithelial cells undergoing mitotic catastrophe are vulnerable to autophagy inhibition. Cell Death Dis. 2014;5:e1303.

45. Kheitan S, Minuchehr Z, Soheili ZS. Exploring the cross talk between ER stress and inflammation in age-related macular degeneration. PLoS One. 2017;12:e0181667.

46. Terluk MR, Kapphahn RJ, Soukup LM, Gong H, Gallardo C, Montezuma SR, Ferrington DA. Investigating mitochondria as a target for treating age-related macular degeneration. J Neurosci. 2015;35:7304–11.

47. Celkova LS, Doyle L, Campbell M. NLRP3 inflammasome and pathobiology in AMD. J Clin Med. 2015;4:172–92.

48. Gao J, Liu RT, Cao S, Cui JZ, Wang A, To A, Matsubara JA. NLRP3 inflammasome: activation and regulation in age-related macular degeneration. Mediat Inflamm. 2015;2015:690243.

49. Bauernfeind F, Horvath GG, Stutz A, Alnemri ES, MacDonald K, Speert D, Fernandes-Alnemri T, Wu J, Monks BK, Fitzgerald KA, Hornung V, Latz E. Cutting edge: NF-kappaB activating pattern recognition and cytokine receptors license NLRP3 inflammasome activation by regulating NLRP3 expression. J Immunol. 2009;183:787–91.

50. Hornung V, Latz E. Critical functions of priming and lysosomal damage for NLRP3 activation. Eur J Immunol. 2010;40:620–3.

51. Martinon F, Gaide O, Petrilli V, Mayor A, Tschopp J. NALP inflammasomes: a central role in innate immunity. Semin Immunopathol. 2007;29:213–29.

52. Petrilli V, Dostert C, Muruve DA, Tschopp J. The inflammasome: a danger sensing complex triggering innate immunity. Curr Opin Immunol. 2007;19:615–22.

53. Brandstetter C, Patt J, Holz FG, Krohne U. Inflammasome priming increases retinal pigment epithelial cell susceptibility to lipofuscin phototoxicity by changing the cell death mechanism from apoptosis to pyroptosis. J Photochem Photobiol B. 2016;161:177–83.

54. Schroder K, Zhou R, Tschopp. The NLRP3 inflammasome: a sensor for metabolic danger? Science. 2010;327:296–300.

55. Mohr LK, Hoffmann AV, Brandstetter C, Holz FG, Krohne TU. Effects of inflammasome activation on secretion of inflammatory cytokines and vascular endothelial growth factor by retinal pigment epithelial cells. Invest Ophthalmol Vis Sci. 2015;56:6404–13.

56. Nebel C, Aslanidis A, Rashid K, Langmann T. Activated microglia trigger inflammasome activation and lysosomal destabilization in human RPE cells. Biochem Biophys Res Commun. 2017;484:681–6.

57. Tseng WA, Thein T, Kinnunen K, Lashkari K, Gregory MS, D'Amore PA, Ksander BR. NLRP3 inflammasome activation in retinal pigment epithelial cells by lysosomal destabilization: implications for age-related macular degeneration. Invest Ophthalmol Vis Sci. 2013;54:110–20.

58. Anderson OA, Finkelstein A, Shima DT. A2E induces IL-1ss production in retinal pigment epithelial cells via the NLRP3 inflammasome. PLos One. 2013;8:e67263.

59. Piippo N, Korkmaz A, Hytti M, Kinnunen K, Salminen A, Atalay M, Kaarniranta K, Kauppinen A. Decline in cellular clearance systems induces inflammasome signaling in human ARPE-19 cells. Biochim Biophys Acta. 2014;1843:3038–46.

60. Shi H, Zhang Z, Wang X, Li R, Hou W, Bi W, Zhang X. Inhibition of autophagy induces IL-1beta

release from ARPE-19 cells via ROS mediated NLRP3 inflammasome activation under high glucose stress. Biochem Biophys Res Commun. 2015;463:1071–6.

61. Kinnunen K, Petrovski G, Moe MC, Berta A, Kaarniranta K. Molecular mechanisms of retinal pigment epithelium damage and development of age-related macular degeneration. Acta Ophthalmol. 2012;90:299–309.

62. Wang AL, Lukas TJ, Yuan M, Du N, Tso MO, Neufeld AH. Autophagy and exosomes in the aged retinal pigment epithelium: possible relevance to drusen formation and age-related macular degeneration. PLoS One. 2009;4:e4160.

63. Doyle SL, Campbell M, Ozaki E, Salomon RG, Mori A, Kenna PF, Farrar GJ, Kiang AS, Humphries MM, Lavelle EC, O'Neill LA, Hollyfield JG, Humphries P. NLRP3 has a protective role in age-related macular degeneration through the induction of IL-18 by drusen components. Nat Med. 2012;18:791–8.

64. Liu RT, Gao J, Cao S, Sandhu N, Cui JZ, Chou CL, Fang E, Matsubara JA. Inflammatory mediators induced by amyloid-beta in the retina and RPE in vivo: implications for inflammasome activation in age-related macular degeneration. Invest Ophthalmol Vis Sci. 2013;54:2225–37.

65. Wang K, Yao Y, Zhu X, Zhang K, Zhou F, Zhu L. Amyloid beta induces NLRP3 inflammasome activation in retinal pigment epithelial cells via NADPH oxidase- and mitochondria-dependent ROS production. J Biochem Mol Toxicol. 2017;31. https://doi.org/10.1002/jbt.21887. Epub 2016 Dec 22.

66. Zhao T, Gao J, Van J, To E, Wang A, Cao S, Cui JZ, Guo JP, Lee M, McGeer PL, Matsubara JA. Age-related increases in amyloid beta and membrane attack complex: evidence of inflammasome activation in the rodent eye. J Neuroinflammation. 2015;12:121.

67. Bhutto IA, Baba T, Merges C, Juriasinghani V, McLeod DS, Lutty GA. C-reactive protein and complement factor H in aged human eyes and eyes with age-related macular degeneration. Br J Ophthalmol. 2011;95:1323–30.

68. Chen M, Forrester JV, Xu H. Synthesis of complement factor H by retinal pigment epithelial cells is down-regulated by oxidized photoreceptor outer segments. Exp Eye Res. 2007;84:635–45.

69. Holliday EG, Smith AV, Cornes BK, Buitendijk GH, Jensen RA, Sim X, Aspelund T, Aung T, Baird PN, Boerwinkle E, Cheng CY, van Duijn CM, Eiriksdottir G, Gudnason V, Harris T, Hewitt AW, Inouye M, Jonasson F, Klein BE, Launer L, Li X, Liew G, Lumley T, McElduff P, McKnight B, Mitchell P, Psaty BM, Rochtchina E, Rotter JI, Scott RJ, Tay W, Taylor K, Teo YY, Uitterlinden AG, Viswanathan A, Xie S, Wellcome Trust Case Control Consortium 2, Vingerling JR, Klaver CC, Tai ES, Siscovick D, Klein R, Cotch MF, Wong TY, Attia J, Wang JJ. Insights into the genetic architecture of early stage age-related macular degeneration: a genome-wide association study meta-analysis. PLoS One. 2013;8:e53830.

70. Johnson PT, Betts KE, Radeke MJ, Hageman GS, Anderson DH, Johnson LV. Individuals homozygous for the age-related macular degeneration risk-conferring variant of complement factor H have elevated levels of CRP in the choroid. Proc Natl Acad Sci U S A. 2006;103:17456–61.

71. Jin C, Flavell RA. Molecular mechanism of NLRP3 inflammasome activation. J Clin Immunol. 2010;30:628–31.

72. Martinon F. Signaling by ROS drives inflammasome activation. Eur J Immunol. 2010;40:616–9.

73. Tschopp J, Schroder K. NLRP3 inflammasome activation: the convergence of multiple signalling pathways on ROS production? Nat Rev Immunol. 2010;10:210–5.

74. Munoz-Planillo R, Kuffa P, Martinez-Colon G, Smith BL, Rajendiran TM, Nunez G. K(+) efflux is the common trigger of NLRP3 inflammasome activation by bacterial toxins and particulate matter. Immunity. 2013;38:1142–53.

75. Kauppinen A, Niskanen H, Suuronen T, Kinnunen K, Salminen A, Kaarniranta K. Oxidative stress activates NLRP3 inflammasomes in ARPE-19 cells-implications for age-related macular degeneration (AMD). Immunol Lett. 2012;147:29–33.

76. Brandstetter C, Mohr LK, Latz E, Holz FG, Krohne TU. Light induces NLRP3 inflammasome activation in retinal pigment epithelial cells via lipofuscin-mediated photooxidative damage. J Mol Med (Berl). 2015;93:905–16.

77. Gnanaguru G, Choi AR, Amarnani D, D'Amore PA. Oxidized lipoprotein uptake through the CD36 receptor activates the NLRP3 inflammasome in human retinal pigment epithelial cells. Invest Ophthalmol Vis Sci. 2016;57:4704–12.

78. Bernstein E, Caudy AA, Hammond SM, Hannon GJ. Role for a bidentate ribonuclease in the initiation step of RNA interference. Nature. 2001;409:363–6.

79. Kaneko H, Dridi S, Tarallo V, Gelfand BD, Fowler BJ, Cho WG, Kleinman ME, Ponicsan SL, Hauswirth WW, Chiodo VA, Karikó K, Yoo JW, Lee DK, Hadziahmetovic M, Song Y, Misra S, Chaudhuri G, Buaas FW, Braun RE, Hinton DR, Zhang Q, Grossniklaus HE, Provis JM, Madigan MC, Milam AH, Justice NL, Albuquerque RJ, Blandford AD, Bogdanovich S, Hirano Y, Witta J, Fuchs E, Littman DR, Ambati BK, Rudin CM, Chong MM, Provost P, Kugel JF, Goodrich JA, Dunaief JL, Baffi JZ, Ambati J. DICER1 deficit induces Alu RNA toxicity in age-related macular degeneration. Nature. 2011;471:325–30.

80. Gelfand BD, Wright CB, Kim Y, Yasuma T, Yasuma R, Li S, Fowler BJ, Bastos-Carvalho A, Kerur N, Uittenbogaard A, Han YS, Lou D, Kleinman ME, McDonald WH, Núñez G, Georgel P, Dunaief JL, Ambati J. Iron toxicity in the retina requires alu RNA and the NLRP3 inflammasome. Cell Rep. 2015;11:1686–93.

81. Tarallo V, Hirano Y, Gelfand BD, Dridi S, Kerur N, Kim Y, Cho WG, Kaneko H, Fowler BJ, Bogdanovich S, Albuquerque RJ, Hauswirth WW, Chiodo VA, Kugel JF, Goodrich JA, Ponicsan SL, Chaudhuri G, Murphy MP, Dunaief JL, Ambati BK, Ogura Y,

Yoo JW, Lee DK, Provost P, Hinton DR, Núñez G, Baffi JZ, Kleinman ME, Ambati J. DICER1 loss and Alu RNA induce age-related macular degeneration via the NLRP3 inflammasome and MyD88. Cell. 2012;149:847–59.

82. Kerur N, Hirano Y, Tarallo V, Fowler BJ, Bastos-Carvalho A, Yasuma T, Yasuma R, Kim Y, Hinton DR, Kirschning CJ, Gelfand BD, Ambati J. TLR-independent and P2X7-dependent signaling mediate Alu RNA-induced NLRP3 inflammasome activation in geographic atrophy. Invest Ophthalmol Vis Sci. 2013;54:7395–401.

83. Mao X, Fang W, Liu Q. An emerging role of Alu RNA in geographic atrophy pathogenesis: the implication for novel therapeutic strategies. Discov Med. 2016;22:337–49.

84. Zhou R, Yazdi AS, Menu P, Tschopp J. A role for mitochondria in NLRP3 inflammasome activation. Nature. 2011;469:221–5.

85. Nakahira K, Haspel JA, Rathinam VA, Lee SJ, Dolinay T, Lam HC, Englert JA, Rabinovitch M, Cernadas M, Kim HP, Fitzgerald KA, Ryter SW, Choi AM. Autophagy proteins regulate innate immune responses by inhibiting the release of mitochondrial DNA mediated by the NALP3 inflammasome. Nat Immunol. 2011;12:222–30.

86. Shimada K, Crother TR, Karlin J, Dagvadorj J, Chiba N, Chen S, Ramanujan VK, Wolf AJ, Vergnes L, Ojcius DM, Rentsendorj A, Vargas M, Guerrero C, Wang Y, Fitzgerald KA, Underhill DM, Town T, Arditi M. Oxidized mitochondrial DNA activates the NLRP3 inflammasome during apoptosis. Immunity. 2012;36:401–14.

87. Dib B, Lin H, Maidana DE, Tian B, Miller JB, Bouzika B, Miller JW, Vavvas DG. Mitochondrial DNA has a pro-inflammatory role in AMD. Biochim Biophys Acta. 2015;1853:2897–906.

88. Udar N, Atilano SR, Memarzadeh M, Boyer DS, Chwa M, Lu S, Maguen B, Langberg J, Coskun P, Wallace DC, Nesburn AB, Khatibi N, Hertzog D, Le K, Hwang D, Kenney MC. Mitochondrial DNA haplogroups associated with age-related macular degeneration. Invest Ophthalmol Vis Sci. 2009;50:2966–74.

89. Thoudam T, Jeon JH, Ha CM, Lee IK. Role of mitochondria-associated endoplasmic reticulum membrane in inflammation-mediated metabolic diseases. Mediat Inflamm. 2016;2016:1851420.

第 10 章

RPE的健康和疾病：成熟、老化和老年性黄斑病变

Thomas Ach，Loana-Sandra Tarau，Christine A. Curcio

引言

人类 RPE 的发育始于胚胎形成早期。当出生时，RPE 细胞已经出现色素沉着（黑素体）。在其成熟的过程中，RPE 细胞内颗粒（脂褐素和黑素脂褐素）显著增加，形成了 RPE 的特征性（健康）表型：感光细胞外节和 Bruch 膜之间的单层细胞，包含不同类型的颗粒。

认识 RPE 发育原理在区分衰老进程与年龄相关性改变时是非常必要的。本章总结了目前人们有关 RPE 发育的认知。此外，近期系统的、无偏倚的组织学研究也强调了 RPE 正常的年龄相关性改变，以区分老年性黄斑变性（AMD）中的病理改变。

RPE 发育

早期，我们对 RPE 发育的大部分认知来自动物模型的研究结果。这些研究有助于阐明参与这些复杂生理过程的分子、蛋白质和细胞。这些分子和蛋白质功能的发现为人类 RPE 发育研究奠定了基础。

脊椎动物的眼睛发育始于前脑腹侧的一个区域，即神经上皮向外胚层表面外翻。作为"视区"的一部分，远端视泡将发育成眼睛的色素（虹膜、睫状体和 RPE）和非色素（神经视网膜）结构[1]，受多种眼发育相关的转录因子、EFTF，如 Rx、Pax6、Six3、Six6、Lhx2 和其他因子的调节[2,3]。

此外，外胚层和视泡之间的紧密联系导致了视杯的形成。尽管 RPE 本身处于发育阶段，但它是眼球发育所必需的，其对于眼睛的进一步发育（控制脉络膜裂的闭合）和视网膜的分化具有重要作用[1,4-9]。随着脉络膜裂的闭合，RPE 覆盖了整个视杯的外壁[1]。

在胚胎小鼠中，RPE 的发育最早始于第 13 天，几天后即可见第一个色素颗粒（黑素体）[10]。此时，RPE 细胞已表现出单层排列的上皮特征。在人类中，色素颗粒通常在胎儿形成的最初几周内就被观察到[11]。

为了获得最佳的上皮发育，有几种细胞与细胞间的相互作用已被发现：肌动蛋白微丝-中间丝以及细胞表面-细胞表面连接[12-14]。

RPE 分化

对于 RPE 分化的激动性和（或）拮抗

性，大量内源性和外源性蛋白质和因子（类视黄醇、FGF/MAP 激酶、FGF、notch 信号、IGF-1、hedgehog、Sox2、Rx、Pax2、Pax6、Gas1、BMP）是必需的，它们来源于邻近组织和细胞外基质[1,5,15-29]。此外，一些信号通路维持了 RPE 分化。

特别值得一提的是，Wnt 和 Mitf 这两条通路似乎对 RPE 分化和色素沉着起着重要的作用，它们影响着 RPE 的表型。

无翼相关整合位点"Wnt"的表达

Wnt/β-连环蛋白信号对几种动物模型中视网膜前体细胞转化为 RPE 和随后的 RPE 分化有重大影响[28,30,31]。Wnt/β-连环蛋白受 Otx2 调节[28,31-33]，受 Six3 抑制[31,33]，而 Wnt/β-连环蛋白途径的过度刺激会导致整个视泡的 RPE 发育[33-37]。有报道称，β-连环蛋白的激活不仅发生在胚胎形成和癌症进展期的上皮-间质转化（EMT）过程中[4,34,38]，还发生在 RPE 的 EMT 过程中。RPE-EMT 与临床疾病密切相关，RPE 失去上皮表型并表现出迁移特性（例如，在增殖性视网膜病变中）[12,39-43]。

小眼症相关转录因子

小眼症相关转录因子（Mitf）[44]在眼发育的早期阶段非常重要，尤其是在产生黑色素的细胞中：可从视区过渡到视杯和 RPE 细胞转化[5,33,45,46]。在这种情况下，Mitf 激活了几个 RPE 色素分化的基因，尤其是在黑素体中（尤其是酪氨酸酶和酪氨酸酶相关蛋白）[47-49]。Mitf 活性的缺失或丧失会导致黑色素/黑素体含量的改变，从而影响RPE 色素沉着[4,6,9]，也可能导致 RPE 转分化[6,50]。Mitf 活性本身受许多蛋白质（例如，Vsx2、FGF、Sox2 和 Lhx2）的调节[6,51-53]。

关于 RPE 分化过程在哪个时间点停止（以及是否完全停止，或者是否可以在以后的时间点重新启动），仍在研究中。组织学研究提示，RPE 分化在出生时尚未完成，但可能会在出生后继续进行（例如，空间组织、色素沉着）[54-57]。

RPE 增殖和转分化

我们认为，RPE 细胞的有丝分裂能力随着在宫内和产后的进一步发育而显著降低。然而，对于在生理条件下，RPE 是否有能力进行分裂仍有争议。Kokkinopoulos 等人发现，周边部 RPE 细胞具有增殖特性，与中心区 RPE 不同，后者的增殖行为要少得多[58]。研究结果显示，部分细胞在整个生命周期中保持增殖状态。早期研究指出，人类 RPE 细胞是有丝分裂后的非分裂细胞[56,59]。然而，Rapaport 等人[60]在对猴的 RPE 进行研究时发现，在出生后超过 200 天后仍可见到 3H-胸腺嘧啶核苷标记的 RPE，这可能是一些（并非全部）有丝分裂后 RPE 细胞在生理条件下携带细胞再生能力（有丝分裂干细胞或祖细胞）的证据，以维持细胞修复和再生[61,62]。在病理条件下也可以观察到类似的效果，如激光治疗后和细胞培养试验[63]。

RPE 细胞的特征之一是多核细胞的存在，这种细胞在啮齿类动物中很常见，但在人类中仅零星报道[59]。最近一项有关黄斑 RPE 细胞的系统分析证明了人类中央凹中几乎没有多核 RPE 细胞存在，仅在中央凹周围区域有约 10% 的多核细胞[64]。这些差异可能反映了光感受器地形分布的差异[65]及其支持系统对 RPE 细胞的需求差异。

转分化（一种分化的细胞类型转化为另一种，伴或不伴细胞分裂）[66]是在 RPE 细胞中观察到的一种现象。由于成熟的 RPE 也具有视网膜基因表达能力，在健康的视网膜/RPE 中，可能存在（大部分是未知的）

控制和抑制固有 RPE 转分化的机制。但在病变视网膜/RPE 中，这些保护和抑制作用可能会被撤除，以启动转分化级联反应。一旦转分化开始，回归 RPE 细胞的原生特性似乎是不可能的。在 AMD 中，从单层分离的 RPE 细胞（"脱落细胞"[67]）失去直接的细胞接触和顶端–基底极性[68-70]。这些细胞具有迁移能力，可在基底层沉积物和 Bruch 膜内胶原层（"潜没细胞"）之间迁移，或跨越视网膜下间隙进入视网膜（详见下文）。

出生后和青春期的 RPE

RPE 细胞成熟的关键特征之一是不同细胞内颗粒类型（黑素体、脂褐素、黑素脂褐素，图 10.1）的堆积。

前黑素体和黑素体在母体子宫内生成[11]。出生时，人类 RPE 只含有黑素体。在生命的前 20 年中，黑色素占据了细胞总体积的 8%，在随后的 20 年中，下降到 6%，在 60 岁及以上人群中，其下降到 3.5%[54]。

在一项有关人类供体眼的 RPE 组织学研究中，Feeney 报道了生命的前 10 年中脂褐素和脂褐素颗粒的前体[72]。她和一些学者的研究都证明，脂褐素累积在青春期显著增加，在 20~40 岁累积减缓，在 40 岁之后出现第二次显著增加[72,73]。Feeney 首次报道了每个细胞颗粒数量。最近高分辨率结构照明自体荧光显微术和三维电子显微镜术研究表明，RPE 细胞含有数百个颗粒（最多 500 个颗粒，见图 10.1）[74,75]。

每个细胞的颗粒含量不仅因区域位置（中央凹、中央凹周围、中央凹边缘）不同，而且在导致单层表型异质性的位置也存在差异[71,76]。尽管 RPE 细胞内有大量颗粒沉积，规则的肌动蛋白细胞骨架呈现的多边形外观使其看起来仍然很健康（图 10.2）[77]。

RPE 细胞的总数为单侧眼 420 万~610 万个[59]。关于黄斑部 RPE 细胞密度是否随年龄变化存在争议，既往研究显示，RPE 细胞随着年龄增长而丢失[78-80]。这些研究受到多种因素的影响，包括供眼保存时间过长、

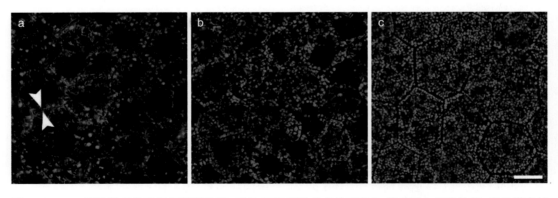

图 10.1　RPE 颗粒数量取决于视网膜位置。正常 RPE 颗粒分布及正常 F–肌动蛋白细胞骨架。高分辨率结构照明显微镜能够描绘单个细胞内自发荧光脂褐素和黑素脂褐质颗粒。黑素体仅有最低限度的自发荧光，通过阻断来自底层自发荧光颗粒的信号才能看到，而非自发荧光细胞核在细胞内形成暗区（a，中央凹；b，中央凹周围）。在近边缘（旁中心 10mm）处，颗粒比例发生改变，RPE 细胞含有较少的黑素体和较多的脂褐素/黑素脂褐素颗粒（c）。RPE 细胞的正常多边形形状由 RPE 细胞骨架的 F–肌动蛋白束环形染色而突出显示（图 a 中红色所示）。相邻细胞有平行的细胞骨架（图 a 中箭头所示）。捐赠者：83 岁，女性。用 AlexaFluor647 Phalloidin 标记 F–肌动蛋白。比例尺：10μm。(Reprinted from Ach et al. [71] with permission from the Association for Research in Vision and Ophthalmology.)

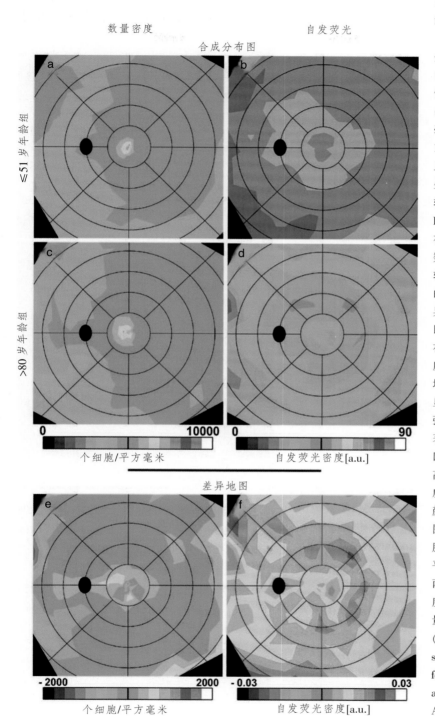

数量密度　　　　　　　　　　　自发荧光

合成分布图

≤51 岁年龄组

>80 岁年龄组

0　　　　　　　　10000　　　0　　　　　　　　90

个细胞/平方毫米　　　　　　　自发荧光密度[a.u.]

差异地图

- 2000　　　　　　　2000　　- 0.03　　　　　　　0.03

个细胞/平方毫米　　　　　　　自发荧光密度[a.u.]

图 10.2　两个不同的年龄组的 RPE 数值密度和自发荧光的合成图和差分图：≤51 岁与 >80 岁。(a~d) 中央凹处 RPE 数值密度值最高 [≤51 岁：(6520±946)个细胞/平方毫米；>80 岁：(6405±1323)个细胞/平方毫米]，且随着远离中央凹而减少。细胞数量由死亡时间较短的人供体眼 RPE Bruch 膜铺片测定。(e,f) 在年龄较大组，暖色表示数值较高，冷色表示数值较低。绿色表示两者之间的差异不大。数字密度差异图显示，中央凹和周围区域没有明显的差异，在中央凹周围，细胞密度随着年龄增长而显著增加。自发荧光差异图显示，所有患者的荧光强度随着年龄增长而显著增加，特别是在距中央凹中心 2~4mm 处（与最高密度的视杆细胞相对应）。颜色标尺用于显示颜色的数值密度差异，范围为 −2000~+2000 个细胞，增量为 250 个细胞/平方毫米。颜色标尺显示两种颜色之间的 AF 强度，范围为 −0.3~+0.3，增量为 0.0375 个单位。(Reprinted with permission from the Association for Research in Vision and Ophthalmology from Ach et al. [77].)

垂直切片没有适当校正、视网膜切向切片的位置有限，或中央凹内神经视网膜细胞密度陡坡背后不充分且有偏差的采样方案等。

最近的一项采用无偏倚的系统抽样方案的组织学研究展示了人类黄斑 RPE 在老化过程中的稳定性[77]，这与最大样本量的此类研究结果一致[81,82]。目前尚不清楚细胞数量的变化是否主要发生在锯齿边缘及其附近。

老化 RPE 的另一个特点是单层几何结构的改变。从正面观察，RPE 显示多边形细胞结构。中央凹处主要为六角形细胞；然而，随着与中央凹距离的增加，六边形优势逐渐消失，RPE 细胞显示出多于或少于六个相邻细胞。

此外，有多项研究报道，随着年龄增加，六角形细胞逐渐减少，存在终身重新排列的可能（图 10.3）[77,83]。一项组织学研究发现，有 3~13 个邻域的细胞，以及有 6 个以上邻域的细胞完全符合多边形单层几何结构，这表明它们是健康的[77]。细胞重新排列的原因可能包括细胞分裂（尽管存在争议）、局灶性细胞丢失后的代偿性增大或与相邻细胞融合。RPE 形状的几何规则性降低是否实际导致细胞功能衰退，目前尚不清楚。

氧化应激导致细胞骨架改变，可能是细胞去组织化的原因[84]。在受 AMD 影响的 RPE 细胞中，可检测到应力纤维和丝状细胞骨架的大量改变（图 10.4）[71,84-86]。人们普遍认为，细胞内微丝和微管参与许多细胞功能和结构，如膜和细胞器。此外，在 RPE 细胞中，微丝也参与色素（黑素体）在顶端突起之间的运输过程[87-89]，同时，细胞骨架功能的改变可能会导致 AMD[90] 脱色素或过度色素沉着，这被看作是 AMD 进展的危险因素。

有趣的是，在高龄和中年 AMD 患者中，眼底自发荧光显示整体荧光强度降低[91,92]，组织学证实 RPE 细胞中脂褐素/黑素脂褐质颗粒丢失[71]。

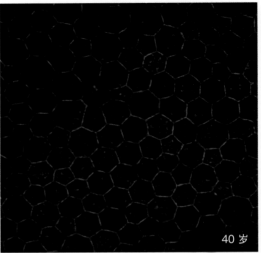

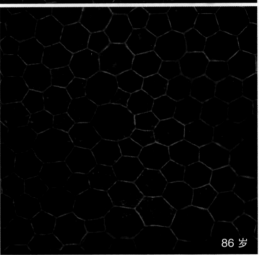

图 10.3　RPE 的几何结构随年龄增加而改变。来自两个供体（40 岁和 86 岁）的 RPE–BrM 铺片中 RPE 的细胞骨架，用 Phalloidin 标记 F–肌动蛋白。虽然 RPE 细胞密度随着年龄增加仍保持稳定，但单层几何结构却发生改变。六边形细胞的数量减少，并且有更多的细胞具有 <5 个或 >7 个边。值得注意的是，86 岁捐赠者的所有细胞都有规则的形状和细胞骨架，表明其细胞处于健康状态。（Reprinted with permission in part from Ach et al. [77].）

RPE 从老化到病变

如前所述，RPE 细胞具有转分化能力，

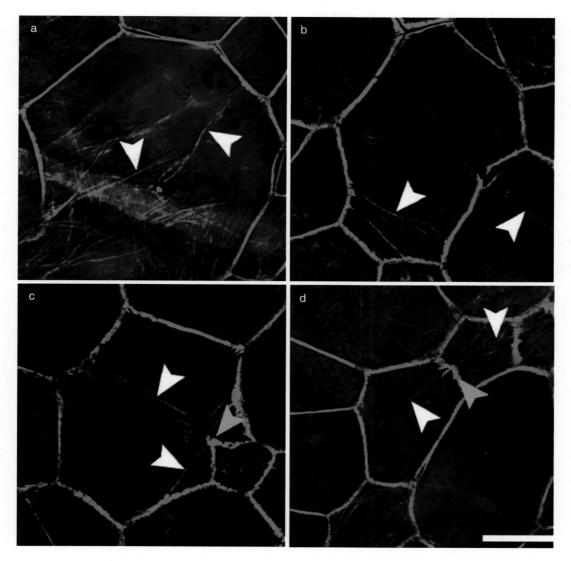

图 10.4　AMD 中 RPE 细胞骨架的变化。在 AMD 眼中，RPE 细胞出现应力纤维。(a~d)多个细胞内应力纤维(白色三角箭头所示)随机排列穿过 RPE 细胞。此外，所有 RPE 细胞均增大。在应力纤维附着的部位，细胞骨架出现缺损和增厚(图 c 和图 d 中绿色三角箭头所示)。虽然在萎缩区域内可见散在的 RPE 细胞，但仅在萎缩区域外的细胞具有可识别的肌动蛋白细胞骨架，即应力纤维。捐赠者：(a,d)94 岁，女性，早期 AMD；(b,c)81 岁，男性，地图状萎缩。用 AlexaFluor647-鬼笔环肽标记 F-肌动蛋白。比例尺：20μm。(Reprinted with permission from the Association for Research in Vision and Ophthalmology from Ach et al. [71].)

尤其是不寻常的表型转化能力。在通过组织学和频域光学相干断层扫描(SD-OCT)在体评估的年龄相关性疾病(如 AMD)中可清晰地观察上述现象[93]。组织学上，AMD 眼中的 RPE 细胞显示出应力纤维的增大和形成，在非 RPE 细胞转化或丢失的区域也是如此。

目前，从正常到完全缺失的萎缩区域中，已有 15 种不同的组织学 RPE 表型被发现，包括上皮和非上皮形态(图 10.5)[94]。AMD 的这些表型改变和可能的转分化按时间顺序、可预测地发生，从上皮到非上皮，再到晚期 AMD 的萎缩[93-95]。这项研究表明，AMD 中 RPE 改变的主要途径是凋亡途径和前移行途径，而这两种现象均可见于临床 OCT 成像。

早期 RPE 改变包括"不均匀"和"非常不均匀"的表型，它们的大小、形状和色素沉着均无规律性。在非新生血管性 AMD 的晚期，RPE 层溶解前的最后一步是"游离"细胞，从而导致萎缩。"游离"细胞可能会在

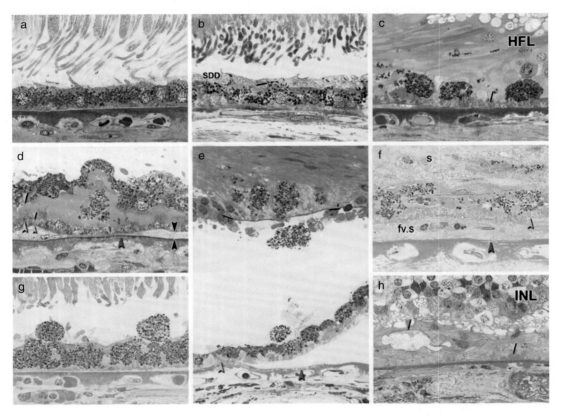

图 10.5　RPE 在 AMD 中的表型改变。AMD 晚期 RPE 形态学分级。甲苯胺蓝染色的亚微米级环氧树脂切片。上皮 RPE 和具有上皮形态构成的 RPE(a,b,d,e,g,i,j)；非上皮(非连续)形态 RPE(c,f)；萎缩性 RPE (h,k)。INL，内核层。(a)"不均匀"RPE：早期基底层间沉积(BLamD)的轻微"不均匀"形态和片状色素沉着。(b)"非常不均匀"RPE：形状和色素沉着程度加重，严重不均匀；顶端突起内的黑素体(粉色箭头所示)。视网膜下玻璃膜疣样沉积物(SDD)局限于 RPE 顶端。(c)"游离"RPE：单个 RPE 细胞，有或无细胞核，位于萎缩区，黏附于早期 BLamD。RPE 颗粒在 HFL 纤维之间转移。(d)"蜕落"RPE：脱落的 RPE 片段向基底移位，进入增厚而连续的 BLamD(晚期和早期分别由大的和小的黄色箭头显示)；基底线性沉积(BLinD)(黑色箭头所示)。(e)"视网膜内"RPE：通过外界膜(ELM)向上迁移。上皮成分仍然保留在 BLinD 的顶部(底部)，反过来覆盖在一个空的人为的软性玻璃膜疣上。光感受器退化，人为的视网膜脱离。(f)"包埋"细胞：在新生血管性 AMD 中，被视网膜下瘢痕和非色素细胞包埋。连续的 BLamD 在视网膜下间隙将纤维细胞瘢痕和纤维血管瘢痕(fv.s)分开。(g)"脱落"RPE：球形细胞游离到视网膜下间隙；上皮成分覆盖在 BLamD(蓝色所示)和 BLinD(灰色所示)上。(h)"BLamD 保留型萎缩"：RPE 缺失，但保留连续 BLamD。光感受器萎缩。以 ELM 为边界的终末期视网膜管状结构。(待续)

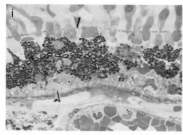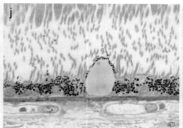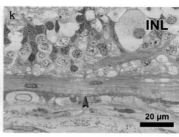

图 10.5（续）　（i）"双层"RPE：双层的上皮 RPE（以虚线分隔）附着于 BLamD，少数细胞表型。（j）"空泡型"RPE：一种少数细胞表型。细胞呈单个大空泡状，顶端可见极度变薄的细胞质边界。（k）"无 BLamD 型萎缩"：RPE 和 BLamD 均缺失。光感受器萎缩。黄色三角箭头，BLamD；红色三角箭头，BrM 钙化；绿色三角箭头，ELM。（Reprinted with permission from the Association for Research in Vision and Ophthalmology from Zanzottera et al. [94].）

神经感觉视网膜中产生细胞碎片和松散颗粒。"游离细胞"的前身是"脱落"细胞/"视网膜内"细胞和"蜕落"细胞。"脱落"细胞离开单层，被释放到视网膜下间隙，仍携带着类似于原始 RPE 细胞的自发荧光颗粒。"脱落"细胞的表型有时被视为"视网膜内"RPE。"视网膜内"RPE 是一种迁移的 RPE，跨越外界膜进入视网膜内。"蜕落"RPE 是细胞分裂的一种形式。这些细胞含有细胞内颗粒聚集物（即脂褐素和黑素脂褐素）[71]，在基底外侧被释放进入基底层沉积，在临床上可通过 OCT 观察到。

　　值得注意的是，大多数被认为转分化的 RPE 细胞保留着它们的色素，即使在"被潜没"时也是如此。

总结与展望

　　在过去的几十年里，人们探索和揭示了许多 RPE 的发育途径。然而，关于 RPE 发育的详细情况尚未完全明确。动物实验研究为人体研究奠定了坚实的基础，但仍需要进一步探索。最新人体组织学研究表明，尽管可见单层几何结构中的重新排列，中央视网膜（中央凹、中央凹周围、近周边）的 RPE 细胞数量仍是稳定的。细胞内颗粒（脂褐素和黑素脂褐素）显著增加可能反映了健康眼睛的成熟过程。在高龄和 AMD 患者中，RPE 细胞的颗粒往往会丢失。同时在患眼中，RPE 细胞呈现出显著的表型改变（从不均匀到完全缺失），这些我们现在都可以通过 OCT 在活体上进行跟踪随访。

　　伍尔茨堡基金会，N-304（T.A.）；沃纳·杰克斯特博士基金会（T.A.）。

　　　　　　　　　　　（姜彩辉　张静琳　译）

参考文献

1. Bharti K, Nguyen MT, Skuntz S, et al. The other pigment cell: specification and development of the pigmented epithelium of the vertebrate eye. Pigment Cell Res. 2006;19:380–94.

2. Bailey TJ, El-Hodiri H, Zhang L, et al. Regulation of vertebrate eye development by Rx genes. Int J Dev Biol. 2004;48:761–70.

3. Zuber ME, Gestri G, Viczian AS, et al. Specification of the vertebrate eye by a network of eye field transcription factors. Development. 2003;130:5155–67.

4. Fuhrmann S, Zou C, Levine EM. Retinal pigment epithelium development, plasticity, and tissue homeostasis. Exp Eye Res. 2014;123:141–50.

5. Martinez-Morales JR, Rodrigo I, Bovolenta P. Eye development: a view from the retina pigmented epithelium. Bioessays. 2004;26:766–77.

6. Nguyen M, Arnheiter H. Signaling and transcriptional regulation in early mammalian eye development: a link between FGF and MITF. Development. 2000;127:3581–91.

7. Pearson RA, Dale N, Llaudet E, et al. ATP released

via gap junction hemichannels from the pigment epithelium regulates neural retinal progenitor proliferation. Neuron. 2005;46:731–44.

8. Raymond SM, Jackson IJ. The retinal pigmented epithelium is required for development and maintenance of the mouse neural retina. Curr Biol. 1995;5:1286–95.

9. Strauss O. The retinal pigment epithelium in visual function. Physiol Rev. 2005;85:845–81.

10. Pei YF, Rhodin JA. The prenatal development of the mouse eye. Anat Rec. 1970;168:105–25.

11. Breathnah AS, Wyllie LM. Ultrastructure of retinal pigment epithelium of the human fetus. J Ultrastruct Res. 1966;16:584–97.

12. Burke JM. Epithelial phenotype and the RPE: is the answer blowing in the Wnt? Prog Retin Eye Res. 2008;27:579–95.

13. Hitt AL, Luna EJ. Membrane interactions with the actin cytoskeleton. Curr Opin Cell Biol. 1994;6:120–30.

14. Rodriguez-Boulan E, Nelson WJ. Morphogenesis of the polarized epithelial cell phenotype. Science. 1989;245:718–25.

15. Araki M. Regeneration of the amphibian retina: role of tissue interaction and related signaling molecules on RPE transdifferentiation. Develop Growth Differ. 2007;49:109–20.

16. Arresta E, Bernardini S, Bernardini E, et al. Pigmented epithelium to retinal transdifferentiation and Pax6 expression in larval Xenopus laevis. J Exp Zool A Comp Exp Biol. 2005;303:958–67.

17. Azuma N, Tadokoro K, Asaka A, et al. Transdifferentiation of the retinal pigment epithelia to the neural retina by transfer of the Pax6 transcriptional factor. Hum Mol Genet. 2005;14:1059–68.

18. Barbosa-Sabanero K, Hoffmann A, Judge C, et al. Lens and retina regeneration: new perspectives from model organisms. Biochem J. 2012;447:321–34.

19. Fuhrmann S. Eye morphogenesis and patterning of the optic vesicle. Curr Top Dev Biol. 2010;93:61–84.

20. Ishii Y, Weinberg K, Oda-Ishii I, et al. Morphogenesis and cytodifferentiation of the avian retinal pigmented epithelium require downregulation of group B1 sox genes. Development. 2009;136:2579–89.

21. Kuriyama F, Ueda Y, Araki M. Complete reconstruction of the retinal laminar structure from a cultured retinal pigment epithelium is triggered by altered tissue interaction and promoted by overlaid extracellular matrices. Dev Neurobiol. 2009;69:950–8.

22. Martinez-De Luna RI, Kelly LE, El-Hodiri HM. The retinal Homeobox (Rx) gene is necessary for retinal regeneration. Dev Biol. 2011;353:10–8.

23. Mitsuda S, Yoshii C, Ikegami Y, et al. Tissue interaction between the retinal pigment epithelium and the choroid triggers retinal regeneration of the newt Cynops pyrrhogaster. Dev Biol. 2005;280:122–32.

24. Nabeshima A, Nishibayashi C, Ueda Y, et al. Loss of cell-extracellular matrix interaction triggers retinal regeneration accompanied by Rax and Pax6 activation. Genesis. 2013;51:410–9.

25. Reh TA, Nagy T, Gretton H. Retinal pigmented epithelial cells induced to transdifferentiate to neurons by laminin. Nature. 1987;330:68–71.

26. Sakami S, Etter P, Reh TA. Activin signaling limits the competence for retinal regeneration from the pigmented epithelium. Mech Dev. 2008;125:106–16.

27. Spence JR, Madhavan M, Ewing JD, et al. The hedgehog pathway is a modulator of retina regeneration. Development. 2004;131:4607–21.

28. Westenskow PD, Mckean JB, Kubo F, et al. Ectopic Mitf in the embryonic chick retina by co-transfection of beta-catenin and Otx2. Invest Ophthalmol Vis Sci. 2010;51:5328–35.

29. Zhao S, Rizzolo LJ, Barnstable CJ. Differentiation and transdifferentiation of the retinal pigment epithelium. In: Kwang WJ, editor. International review of cytology. London: Academic; 1997. p. 225–66.

30. Agathocleous M, Iordanova I, Willardsen MI, et al. A directional Wnt/beta-catenin-Sox2-proneural pathway regulates the transition from proliferation to differentiation in the Xenopus retina. Development. 2009;136:3289–99.

31. Fujimura N, Taketo MM, Mori M, et al. Spatial and temporal regulation of Wnt/beta-catenin signaling is essential for development of the retinal pigment epithelium. Dev Biol. 2009;334:31–45.

32. Fuhrmann S. Wnt signaling in eye organogenesis. Organogenesis. 2008;4:60–7.

33. Liu W, Lagutin O, Swindell E, et al. Neuroretina specification in mouse embryos requires Six3-mediated suppression of Wnt8b in the anterior neural plate. J Clin Invest. 2010;120:3568–77.

34. Doble BW, Patel S, Wood GA, et al. Functional redundancy of GSK-3alpha and GSK-3beta in Wnt/beta-catenin signaling shown by using an allelic series of embryonic stem cell lines. Dev Cell. 2007;12:957–71.

35. Kim CH, Oda T, Itoh M, et al. Repressor activity of headless/Tcf3 is essential for vertebrate head formation. Nature. 2000;407:913–6.

36. Lagutin OV, Zhu CC, Kobayashi D, et al. Six3 repression of Wnt signaling in the anterior neuroectoderm is essential for vertebrate forebrain development. Genes Dev. 2003;17:368–79.

37. Meyers JR, Hu L, Moses A, et al. Beta-catenin/Wnt signaling controls progenitor fate in the developing and regenerating zebrafish retina. Neural Dev. 2012;7:30.

38. Moustakas A, Heldin CH. Signaling networks guiding epithelial-mesenchymal transitions during embryogenesis and cancer progression. Cancer Sci. 2007;98:1512–20.

39. Casaroli-Marano RP, Pagan R, Vilaro S. Epithelial-mesenchymal transition in proliferative vitreoretinopathy: intermediate filament protein expression in retinal pigment epithelial cells. Invest Ophthalmol Vis Sci. 1999;40:2062–72.

40. Chen HC, Zhu YT, Chen SY, et al. Wnt signaling induces epithelial-mesenchymal transition with proliferation in ARPE-19 cells upon loss of contact inhibition. Lab Investig. 2012;92:676–87.

41. Han JW, Lyu J, Park YJ, et al. Wnt/beta-catenin signaling mediates regeneration of retinal pigment epithelium after laser photocoagulation in mouse eye. Invest Ophthalmol Vis Sci. 2015;56:8314–24.

42. Tamiya S, Kaplan HJ. Role of epithelial-mesenchymal transition in proliferative vitreoretinopathy. Exp Eye Res. 2016;142:26–31.

43. Tamiya S, Liu L, Kaplan HJ. Epithelial-mesenchymal transition and proliferation of retinal pigment epithelial cells initiated upon loss of cell-cell contact. Invest Ophthalmol Vis Sci. 2010;51:2755–63.

44. Hodgkinson CA, Moore KJ, Nakayama A, et al. Mutations at the mouse microphthalmia locus are associated with defects in a gene encoding a novel basic-helix-loop-helix-zipper protein. Cell. 1993;74:395–404.

45. Tachibana M. MITF: a stream flowing for pigment cells. Pigment Cell Res. 2000;13:230–40.

46. Yun S, Saijoh Y, Hirokawa KE, et al. Lhx2 links the intrinsic and extrinsic factors that control optic cup formation. Development. 2009;136:3895–906.

47. Li WB, Zhang YS, Lu ZY, et al. Development of retinal pigment epithelium from human parthenogenetic embryonic stem cells and microRNA signature. Invest Ophthalmol Vis Sci. 2012;53:5334–43.

48. Shibahara S, Takeda K, Yasumoto K, et al. Microphthalmia-associated transcription factor (MITF): multiplicity in structure, function, and regulation. J Investig Dermatol Symp Proc. 2001;6:99–104.

49. Yasumoto K, Yokoyama K, Takahashi K, et al. Functional analysis of microphthalmia-associated transcription factor in pigment cell-specific transcription of the human tyrosinase family genes. J Biol Chem. 1997;272:503–9.

50. Bharti K, Gasper M, Ou J, et al. A regulatory loop involving PAX6, MITF, and WNT signaling controls retinal pigment epithelium development. PLoS Genet. 2012;8:e1002757.

51. Cai Z, Feng GS, Zhang X. Temporal requirement of the protein tyrosine phosphatase Shp2 in establishing the neuronal fate in early retinal development. J Neurosci. 2010;30:4110–9.

52. Cimadamore F, Shah M, Amador-Arjona A, et al. SOX2 modulates levels of MITF in normal human melanocytes, and melanoma lines in vitro. Pigment Cell Melanoma Res. 2012;25:533–6.

53. Zou C, Levine EM. Vsx2 controls eye organogenesis and retinal progenitor identity via homeodomain and non-homeodomain residues required for high affinity DNA binding. PLoS Genet. 2012;8:e1002924.

54. Boulton M, Docchio F, Dayhaw-Barker P, et al. Age-related changes in the morphology, absorption and fluorescence of melanosomes and lipofuscin granules of the retinal pigment epithelium. Vis Res. 1990;30:1291–303.

55. Marmorstein AD. The polarity of the retinal pigment epithelium. Traffic. 2001;2:867–72.

56. Robb RM. Regional changes in retinal pigment epithelial cell density during ocular development. Invest Ophthalmol Vis Sci. 1985;26:614–20.

57. Streeten BW. Development of the human retinal pigment epithelium and the posterior segment. Arch Ophthalmol. 1969;81:383–94.

58. Kokkinopoulos I, Shahabi G, Colman A, et al. Mature peripheral RPE cells have an intrinsic capacity to proliferate; a potential regulatory mechanism for age-related cell loss. PLoS One. 2011;6:e18921.

59. Ts'o MO, Friedman E. The retinal pigment epithelium. 3. Growth and development. Arch Ophthalmol. 1968;80:214–6.

60. Rapaport DH, Rakic P, Yasamura D, et al. Genesis of the retinal pigment epithelium in the macaque monkey. J Comp Neurol. 1995;363:359–76.

61. Campisi J, D'adda Di Fagagna F. Cellular senescence: when bad things happen to good cells. Nat Rev Mol Cell Biol. 2007;8:729–40.

62. Romanov SR, Kozakiewicz BK, Holst CR, et al. Normal human mammary epithelial cells spontaneously escape senescence and acquire genomic changes. Nature. 2001;409:633–7.

63. Roider J, Michaud NA, Flotte TJ, et al. Response of the retinal pigment epithelium to selective photocoagulation. Arch Ophthalmol. 1992;110:1786–92.

64. Starnes AC, Huisingh C, Mcgwin G Jr, et al. Multinucleate retinal pigment epithelium cells of the human macula exhibit a characteristic and highly specific distribution. Vis Neurosci. 2016;33:e001.

65. Curcio CA, Sloan KR, Kalina RE, et al. Human photoreceptor topography. J Comp Neurol. 1990;292:497–523.

66. Tosh D, Slack JM. How cells change their phenotype. Nat Rev Mol Cell Biol. 2002;3:187–94.

67. Zanzottera EC, Messinger JD, Ach T, et al. Subducted and melanotic cells in advanced age-related macular degeneration are derived from retinal pigment epithelium. Invest Ophthalmol Vis Sci. 2015;56:3269–78.

68. Nelson WJ. Cytoskeleton functions in membrane traffic in polarized epithelial cells. Semin Cell Biol. 1991;2:375–85.

69. Wollner DA, Krzeminski KA, Nelson WJ. Remodeling the cell surface distribution of membrane proteins during the development of epithelial cell polarity. J Cell Biol. 1992;116:889–99.

70. Wollner DA, Nelson WJ. Establishing and maintaining epithelial cell polarity. Roles of protein sorting, delivery and retention. J Cell Sci. 1992;102(Pt 2):185–90.

71. Ach T, Tolstik E, Messinger JD, et al. Lipofuscin redistribution and loss accompanied by cytoskeletal stress in retinal pigment epithelium of eyes with age-related macular degeneration. Invest Ophthalmol Vis Sci. 2015;56:3242–52.

72. Feeney-Burns L, Hilderbrand ES, Eldridge S. Aging human RPE: morphometric analysis of macular, equatorial, and peripheral cells. Invest Ophthalmol Vis Sci. 1984;25:195–200.

73. Wing GL, Blanchard GC, Weiter JJ. The topography and age relationship of lipofuscin concentration in the retinal pigment epithelium. Invest Ophthalmol Vis Sci. 1978;17:601–7.

74. Ach T. Retinales Pigmentepithel im Alter: Umbauprozesse: ja; Abnahme der Zelldichte: nein. Der Ophthalmologe. 2017;114(7):670.

75. Pollreisz A, Messinger JD, Sloan KR, et al. Visualizing melanosomes, lipofuscin, and melanolipofuscin in human retinal pigment epithelium using serial block face scanning electron microscopy. Exp Eye Res. 2018; 166:131–9

76. Burke JM, Hjelmeland LM. Mosaicism of the retinal pigment epitheliums. Mol Interv. 2005;5:9.

77. Ach T, Huisingh C, Mcgwin G Jr, et al. Quantitative autofluorescence and cell density maps of the human retinal pigment epithelium. Invest Ophthalmol Vis Sci. 2014;55:4832–41.

78. Dorey CK, Wu G, Ebenstein D, et al. Cell loss in the aging retina. Relationship to lipofuscin accumulation and macular degeneration. Invest Ophthalmol Vis Sci. 1989;30:1691–9.

79. Feeney-Burns L, Burns RP, Gao CL. Age-related macular changes in humans over 90 years old. Am J Ophthalmol. 1990;109:265–78.

80. Panda-Jonas S, Jonas JB, Jakobczyk-Zmija M. Retinal pigment epithelial cell count, distribution, and correlations in normal human eyes. Am J Ophthalmol. 1996;121:181–9.

81. Del Priore LV, Kuo YH, Tezel TH. Age-related changes in human RPE cell density and apoptosis proportion in situ. Invest Ophthalmol Vis Sci. 2002;43:3312–8.

82. Gao H, Hollyfield JG. Aging of the human retina. Differential loss of neurons and retinal pigment epithelial cells. Invest Ophthalmol Vis Sci. 1992;33:1–17.

83. Watzke RC, Soldevilla JD, Trune DR. Morphometric analysis of human retinal pigment epithelium: correlation with age and location. Curr Eye Res. 1993;12:133–42.

84. Bailey TA, Kanuga N, Romero IA, et al. Oxidative stress affects the junctional integrity of retinal pigment epithelial cells. Invest Ophthalmol Vis Sci. 2004;45:675–84.

85. Akeo K, Hiramitsu T, Yorifuji H, et al. Membranes of retinal pigment epithelial cells in vitro are damaged in the phagocytotic process of the photoreceptor outer segment discs peroxidized by ferrous ions. Pigment Cell Res. 2002;15:341–7.

86. Garg TK, Chang JY. Oxidative stress causes ERK phosphorylation and cell death in cultured retinal pigment epithelium: prevention of cell death by AG126 and 15-deoxy-delta 12, 14-PGJ2. BMC Ophthalmol. 2003;3:5.

87. Barral DC, Seabra MC. The melanosome as a model to study organelle motility in mammals. Pigment Cell Res. 2004;17:111–8.

88. Coudrier E. Myosins in melanocytes: to move or not to move? Pigment Cell Res. 2007;20:153–60.

89. Futter CE. The molecular regulation of organelle transport in mammalian retinal pigment epithelial cells. Pigment Cell Res. 2006;19:104–11.

90. Bhardwaj G, Chowdhury V, Jacobs MB, et al. A systematic review of the diagnostic accuracy of ocular signs in pediatric abusive head trauma. Ophthalmology. 2010;117:983–992 e917.

91. Delori FC. Age-related accumulation and spatial distribution of lipofuscin in RPE of normal subjects. Investig Ophthalmol. 2001;42:1855–66.

92. Gliem M, Muller PL, Finger RP, et al. Quantitative fundus autofluorescence in early and intermediate age-related macular degeneration. JAMA Ophthalmol. 2016;134:817–24.

93. Curcio CA, Zanzottera EC, Ach T, et al. Activated retinal pigment epithelium, an optical coherence tomography biomarker for progression in age-related macular degeneration. Invest Ophthalmol Vis Sci. 2017;58:BIO211–26.

94. Zanzottera EC, Messinger JD, Ach T, et al. The project MACULA retinal pigment epithelium grading system for histology and optical coherence tomography in age-related macular degeneration. Invest Ophthalmol Vis Sci. 2015;56:3253–68.

95. Zanzottera EC, Ach T, Huisingh C, et al. Visualizing retinal pigment epithelium phenotypes in the transition to atrophy in neovascular age-related macular degeneration. Retina. 2016;36(Suppl 1):S26–39.

第 11 章

性别相关的RPE与视网膜疾病

Gloriane Schnabolk,Elisabeth Obert,Bärbel Rohrer

视网膜疾病的性别差异

无论是心血管疾病还是神经系统疾病,男性和女性的发病率均存在差异[1-4]。这些性别所致的差异在很大程度上归因于女性的激素水平在各个生命阶段存在不同程度的波动,如青春期、妊娠期、月经期和更年期[3]。尽管知道疾病的发生率和严重程度存在性别差异,但我们对其中的发病机制仍了解甚少。究其原因,主要是既往临床研究局限于男性受试者。若排除未绝经期女性,可以降低试验过程中意外妊娠对胎儿造成伤害的风险,而排除所有年龄段的女性,可以降低因激素波动所致试验偏差。这种做法也被扩展到基础科学研究领域,有关啮齿动物的研究也被主要使用雄性动物。令人遗憾的是,研究排除女性受试者,导致无法探究性别差异对疾病进展、治疗反应、药代动力学以及其他方面的影响。1993 年,美国国家卫生研究院(NIH)振兴法案确立了临床研究的指南,要求将女性和少数民族人群纳入临床研究。20 多年后,NIH 开始要求在临床前期试验中使用雄性和雌性的动物及细胞来源模型,这些指南有助于促进我们理解性别差异在健康和疾病中所起的作用。在本章中,我们将探讨眼科疾病中已

知的性别差异,特别是影响视网膜和 RPE 的疾病,并深入洞察眼科疾病发病机制中的性别差异,探索新的治疗方法。性别的生物学属性和社会学属性均在女性健康中发挥重要作用。性别的社会学属性是指男女之间的社会和文化差异,对女性的眼部健康有很大的影响。据报道,因男女社会经济地位不同,全世界约有 60% 的失明患者是女性[5]。在世界上许多区域,女性受教育程度较低,经济稳定性也低于男性,导致女性无法获得充分的医疗保健[6,7]。此外,家庭暴力导致的眼外伤在女性中也更为普遍,这也是基于性别的差异[8,9]。而性别的生物学属性指的是男女之间不同的生物学变量,如生殖器官、编码 DNA 和激素。男性和女性产生不同的性别特异性激素(SSH)。对于女性来说,雌激素和黄体酮主要由卵巢产生和释放;而对于男性来说,雄激素(主要指睾酮)主要由睾丸产生。无论男女,肾上腺也会分泌少量的睾酮[10]。女性激素水平随月经周期的变化而改变,其中雌激素水平在排卵期达到高峰,黄体酮水平在黄体期增加。雌激素在妊娠期间保持较低水平,但在妊娠期最后 3 个月会显著增加。绝经后雌激素和黄体酮水平会显著降低。女性激素水平的波动与各种眼部并发症有关。有研究发现,妊娠期女性眼压(IOP)较低[11-15],当停

经后女性雌激素水平降低时,其眼压水平升高[11-16]。妊娠也会导致角膜厚度增加[17,18],曲率变陡[19],角膜敏感性降低[20,21]。在视网膜疾病中,中心性浆液性脉络膜视网膜病变[22]和糖尿病视网膜病变[23-26]与妊娠有关[22];干性AMD 的发病率与绝经有关[27]。一般来说,女性患干眼症[28]、某些类型的青光眼(尽管女性的开角型青光眼患病率较低[29-31])和白内障的风险较高[32,33],而 Leber 遗传性视神经病变(LHON)和 Coats 病在男性中更常见[34-36]。与雌激素在不同年龄段女性中剧烈波动不同,青春期后男性的睾酮水平似乎稳定地保持在较高水平。总的来说,男性的睾酮生成量约是女性的 20 倍,血浆睾酮清除率大约是女性的 2 倍[37,38]。除了女性在黄体期的黄体酮水平约升高 3 倍,平时男性和女性的黄体酮水平是相似的。基于这些性别差异的存在,眼内存在激素受体并发生激素调节的事实不足为奇。

视网膜/RPE 功能与性别差异

雌激素水平在女性整个生命周期内发生波动,因此研究这些波动变化对视觉功能的影响很有必要。Eisner 及其研究团队通过检测一系列测试波长在月经周期不同阶段的变化来检测视觉敏感性[39]。在参加研究的 6 例受试者中,1 例短波敏感视锥细胞介导的视觉敏感性在接近排卵期时达到峰值,表明一些人群可能会发生与月经周期有关的视网膜功能改变。

啮齿类动物可以通过视动反射(OKR)来分析空间视敏度和对比敏感性的差异[40]。Van Alphen 的研究团队发现,4 个月大的雌性 C57BL/6J 小鼠间的空间视敏度没有差异[41]。我们实验室尚未发表的研究结果显示,通过观察运动正弦波光栅引起的光动反应,记录 100% 对比度条件下的空间频率绝对阈值,发现 3 个月大的 C57BL/6J 雄性和雌性小鼠的空间视敏度无差异(图 11.1a;P=0.2663)。但有趣的是,Van Alphen 采用相同试验方法却发现 4 个月大的雌性 C57BL/6J 小鼠的 OKR 低于年龄匹配的雄性小鼠[41]。这些结果也表明在动物视觉敏感性研究中提供性别匹配的对照十分重要。

随着 OCT 的发展,我们可通过对特定的视网膜层厚度及体积进行分析来监测健康和患病的眼睛。最近的一项研究显示,男性和女性的平均视网膜厚度存在显著差异。男性黄斑中央凹的视网膜神经纤维层、神经节细胞层、内丛状层、内核层和外丛状层以及旁中央凹的外丛状层均显著较厚;而女性的外核层平均厚度比男性的外核层厚[42]。但是这种差异似乎只在人类视网膜中具有特异性,因为通过 OCT(Bioptigen)分析 3 个月大的 C57BL/6J 小鼠视网膜结构,并未观察到存在性别特异性的厚度差异(图 11.1b)。

视网膜电图(ERG)检查结果也显示出性别差异。在暗适应条件下,女性比男性在单次闪光照明下表现出更大的振幅[43-45]。此外,应用明适应多焦视网膜电图(mfERG)检查视神经视网膜功能,发现在 50 岁以下人群,女性受试者的潜伏时间比男性受试者短[46]。一项关于 Sprague-Dawley 大鼠性别差异的研究发现,与年龄匹配的雄性大鼠相比,60~200 天雌性大鼠的暗适应 a 波和 b 波反应显著增加[47]。前期研究已经发现,小鼠的发情期水平在 240 天时达到峰值[48]。因此,60~200 天这个时间段可能与雌性大鼠在此期间雌激素水平增加有关[47]。我们的研究还发现,全视野 ERG 的 RPE 电反应(c 波)在雄性和雌性小鼠之间存在显著差异。在这项研究中,3 个月大的健康 C57BL/6J 小鼠经过整夜暗适应后,使用 UTAS E-4000 系统(LKC Technologies,马里兰州盖瑟斯堡)在 4 秒 100cd/mm² 闪光下记录 c 波反应,测量每个 c 波基线至峰值的距离。结

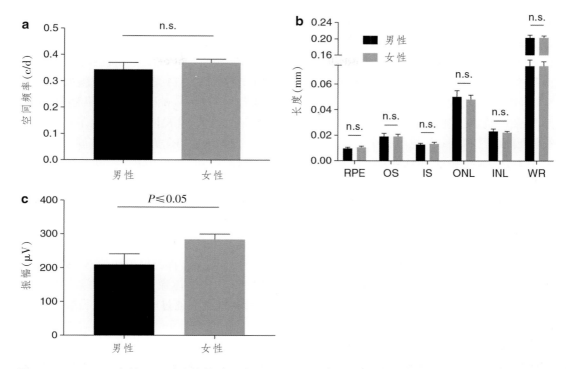

图 11.1　C57BL/6J 小鼠 RPE 反应的性别差异。(a)测量了 3 个月大的雄性和雌性 C57BL/6J 小鼠的视运动反应。使用 12 deg/s 的恒定速度和 100%对比度条件下的空间频率阈值衡量视力。我们发现雄性和雌性小鼠的空间频率没有显著差异(每组 6~9 只小鼠;$P=0.27$)。(b)OCT(Bioptigen)分析表明,男性和女性在 RPE($P=0.64$)、光感受器细胞的外节(OS;$P=0.97$)、内节(IS;$P=0.72$)、外核层(ONL;$P=0.68$)、内核层(INL;$P=0.42$)或整个视网膜(WR,$P=0.91$)方面没有显著差异。(c)记录小鼠经过一整夜暗适应后的全视野 ERG 反应。使用二甲苯嗪(20mg/kg)和氯胺酮(80mg/kg)麻醉小鼠后,用 2.5%去氧肾上腺素和 1%阿托品扩张瞳孔,将 Goniovisc(加利福尼亚州兰乔库卡蒙加)滴入眼内,确保在电极和角膜之间形成电接触,并保持角膜湿润。使用 UTAS E-4000 系统(LKC Technologies,马里兰州盖瑟斯堡)在 4 秒 100cd/mm² 闪光下记录 c 波,测量 c 波基线至峰值的距离(每组 4 只小鼠/8 只眼睛;$P<0.05$)。数据均以平均值±标准差表示。n.s.,无统计学差异;RPE,视网膜色素上皮;OS,外节;IS,内节;ONL,外核层;INL,内核层;WR,全视网膜。

果表明,与年龄匹配的雄性小鼠相比,雌性小鼠的 RPE 反应显著增加(图 11.1c;$P<0.05$)。然而,这项研究没有考虑发情水平,这可能会影响 c 波的结果。

激素调节与眼健康

天然激素

　　雌激素有 3 种类型:雌酮(E1)、雌二醇(E2 或 17-β-雌二醇)和雌三醇(E3)。雌酮主要在卵巢中产生,由雌二醇或雄烯二酮转化而来。除卵巢外,男性的脂肪组织和绝经期女性的胎盘中也可产生雌酮。绝经后女性的卵巢可以继续产生雄烯二酮和睾酮,因而老年女性体内还会有大量的雌酮。雌三醇是雌二醇或雌酮的代谢物,仅在妊娠期由胎盘产生,此时雌三醇的含量才会显著增加[49]。雌二醇是体内含量最丰富的雌激素,在女性生殖系统发育中不可或缺。男性体内的雌二醇由睾丸产生,其作用是阻止精子细胞凋亡[50]。此外,雌二醇在促进骨骼[51]、大脑[52]、皮肤健康[53]以及眼健康[54]方面也有着重要作用。雌二醇能够与雌激素受体α(ERα)和雌激素受体β(ERβ)结合。这两种类型的雌激素核内受体存在于人眼各个部位,包括角膜[55,56]、晶状体[56,57]、泪腺[56]、睑板腺[58]、虹膜、睫状体[56,57]、结膜[56,59]以及视网膜[13,57,60]。ERα在视网膜中的神经元细胞中表达,并定位于外丛状层[61];ERβ在视网膜神经元细胞中的表达较少,而在内丛状层中的表达较多[5]。雌激素信号可通过基因组或非基因组途径激活。在基因组途径中,激素与受体结合后,使受体从细胞质转移到细胞核内[62],受体在细胞核中以同二聚体或异二聚体的形式存在,与激素反应元件(HRE)结合后,就会调节不同基因的转录[63]。与基因组途径不同,非基因组途径激活速度非常快[64],通常会涉及第二信使和信号转导级联反应,改变蛋白激酶、离子通道和环腺苷酸[64]。

　　除了雌激素受体,雄激素受体和黄体酮受体也存在于整个眼球组织中,如角膜[55,56,65]、晶状体[56,65]、虹膜[55,56]、泪腺[56,67]、睑板腺[56,65]、结膜[56,65]、视网膜[56,65,66,68]以及视网膜色素上皮层[65]。雄激素受体(AR)又被称为核受体亚家族3C组成员4(NR3C4)。与雌激素受体一样,AR是一种核受体,在细胞质中被激活,然后转移到细胞核内[69]。AR通过与睾酮或二氢睾酮(DHT)结合而被激活。DHT又被称为5α-DHT,是AR的强效激动剂[70,71]。基于AR对脂质和角蛋白相关基因的影响,其被认为对干眼症有缓解作用[72]。干眼症产生的原因之一是睑板腺功能障碍,而睑板腺存在雄激素作用靶点[73-75],因此干眼症对男性和女性均有影响。此外,雄激素还会刺激有丝分裂[77]和抑制血管生成[78],因而对伤口愈合[76]也有作用。表11.1总结了视网膜和RPE中已被识别的性激素受体。

　　黄体酮的保护作用也被用于治疗视网

膜神经退行性疾病,如视网膜色素变性[79,80]。在视网膜变性的光损伤模型和rd10小鼠(Pde6b突变)模型中,已明确炔诺孕酮(一种合成黄体酮)对光感受器细胞死亡具有保护作用[80]。Jackson及其研究团队使用QRT-PCR在成年小鼠视网膜中发现了特异性黄体酮受体A和B、黄体酮受体膜复合物1(PGRMC1)和2(PGRMC2),以及膜黄体酮受体亚型α、β和γ[79]。研究发现,敲除光感受器细胞中的PGRMC1基因或药物性抑制rd10小鼠视网膜细胞的PGRMC1,可以降低炔诺孕酮的保护作用,表明PGRMC1对视网膜光感受器有神经保护作用[79]。最近的研究表明,这些受体除了通过经典基因组途径激活外,还可能通过非基因组途径激活[81,82]。

表 11.1　视网膜和 RPE 中的性激素受体

眼球组织	受体	种属
视网膜	ER(未明确)	人类 mRNA[56],大鼠 mRNA 及蛋白[163],牛 mRNA 及蛋白[163]
	ERα	人类 mRNA[57,164]
	ERβ	人类 mRNA[164]
	AR	人类[56],兔 tmRNA[56],大鼠 mRNA[56],小鼠
	PR	人类 mRNA[56],兔 mRNA[56],大鼠 mRNA[56]
RPE	ERα	人类 mRNA[57,60],小鼠源性细胞[95]
	ERβ	人类 mRNA[60]
	PR	小鼠源性细胞[95],人类 mRNA[56]
	AR	人类蛋白[65],人类 mRNA[56]

ER,雌激素受体;AR,雄激素受体;PR,黄体酮受体。

激素调节与 RPE/视网膜健康

RPE 和视网膜功能障碍与许多眼科疾病有关,如视网膜色素变性、糖尿病视网膜病变、眼底黄色斑点症和 AMD。作为视网膜的一部分,RPE 的基底部与 Bruch 膜相贴,RPE 顶端的微绒毛与光感受器外节接触。RPE 及其细胞间的紧密连接共同构成血-视网膜外屏障,对于维持视网膜健康发挥着至关重要的作用。RPE 通过紧密连接促进视网膜所需的各种离子和营养物质的交换。Bruch 膜是一种细胞外基质(ECM),与 RPE、脉络膜内皮细胞和成纤维细胞相附着,控制着营养物质和分子的扩散[83-86]。当 RPE 动态平衡破坏时,ECM 随之受损,导致代谢沉积物积聚于 RPE 下方[87]。确切地说,基质金属蛋白酶(MMP)-2 是消化IV型胶原所需的一种酶,MMP-2 下调可导致IV型胶原增加,从而导致 Bruch 膜增厚[87],液体运动和代谢物运输随之减少[88,89]。有研究显示,雌激素与 MMP 活性和视网膜下沉积物的形成有关。Cousin 及其研究团队发现,年龄较大的雌性小鼠(16 个月)与年龄匹配的雄性小鼠相比,切除卵巢的中年雌性小鼠(9 个月)与卵巢完整的年龄匹配的雌性小鼠相比,前者的 RPE 下方沉积物增加[90]。此外,视网膜下沉积物增加也见于雌激素缺乏的小鼠[91]。但是单纯使用激素替代疗法并没有使沉积物减少,因此研究者认为 MMP-2 活性丧失[92]和基质转换失衡也会影响 ECM 微环境的稳定[90]。有趣的是,如果使用源于 ERα 或 ERβ 缺陷小鼠的原代 RPE 细胞,单独使用 ERβ 能够促进 MMP-2 活性,从而对 RPE 细胞产生正向的调节作用[93]。此外,在 17β-雌二醇存在的条件下,MMP-14 和金属蛋白酶组织抑制剂-2(TIMP-2)在 MMP-2 和 ERβ 的激活中也发挥着重要作用[93]。

增生性玻璃体视网膜病变(PVR)和 AMD 均会受到眼部局部炎症的影响[94]。在这类疾病中,RPE 细胞产生的增殖纤维组织可分化为成纤维细胞,进一步产生 ECM,导致胶原收缩、视网膜脱离[95]。而 17β-雌二醇和黄体酮通过抑制 TGF-β2,在一定程度上可以抑制胶原收缩[95]。此外,DNA 转录因子 NF-κB 与雌激素受体信号有关。有研究表明,雌激素受体能够抑制 NF-κB 与 DNA 结合,从而抑制白细胞介素-6(IL-6)的产生[96,97]。IL-6 是一种促炎细胞因子,在 PVR 患者的眼组织[98]和 AMD 患者的血清[99]中显著升高。

补充激素

口服避孕药或使用外源性黄体酮和雌激素的激素替代疗法也会影响眼健康。口服主要成分为黄体酮的避孕药,可以减少促卵泡激素的释放,抑制促黄体生成素分泌,从而减少排卵、防止妊娠[100]。在美国和西欧国家,含有黄体酮和雌激素的口服避孕药属于处方药[101]。应用低剂量的雌激素可以抑制卵泡发育并稳定子宫内膜[102]。美国疾病控制中心和美国卫生与公共服务部在 2014 年发布的一份报道指出,约有 16% 的 15~44 岁女性使用口服避孕药[103]。关于口服避孕药与眼病的一项调查显示,避孕受试者发生青光眼或高眼压的概率增加[104]。此外,口服避孕药也会导致罕见的视网膜血管阻塞[105-107]、色素性视网膜病变[108],以及急性黄斑视网膜病变[109,110]。这些情况虽然不常见,但如果不治疗,视网膜静脉阻塞可导致黄斑水肿、新生血管形成、眼压升高,甚至失明。

除了用于避孕的激素外,绝经期采取的激素替代疗法也与眼健康有关。激素替代疗法,如使用外源性合成的雌二醇和黄体酮,可用于缓解雌激素和黄体酮水平降低导致的停经症状。与绝经后不使用激素的女性相比,绝经后使用 3 年或更长时间激素(仅用雌激素或雌激素加黄体酮)的女性患早期 AMD 的风险显著升高[111],但是患新生血管性 AMD 的风险显著降低[111,112]。

外源性合成激素对眼健康的影响也可归因于性别差异。女性通过口服避孕药避孕或激素替代疗法治疗更年期,因此她们更容易受到外源性合成激素的影响。此外,由于大多数外源性合成激素在美国和西欧国家属于处方药,比较容易获得且被社会接受,这类基于性别差异的情况多发生在这些国家和地区。

临床前研究

近年来,雌二醇在视网膜中的作用机制一直是人们感兴趣的课题之一,并进一步促进了基础科学领域的研究。雌二醇,又被称为 17β-雌二醇或 17β-E2,是由胆固醇转化而来、人体内含量最多的一种雌激素。在视网膜中,胆固醇既可以来源于循环系统,又可以在表达各种脂蛋白和清道夫受体的 RPE 中自行合成[113,114]。最新研究表明,雌二醇对炎症具有抑制作用[97,115]。此外,Elliot 及其研究团队发现,敲除 ERβ 的小鼠视网膜下沉积物增多且 Bruch 膜增厚[116]。我们实验室也证实了 ERβ 的神经保护作用。我们将 3 个月大的雌性 Balb/C 小鼠暴露于恒定荧光灯(约 1500lx)下 10 天[117],以此光诱导的视网膜变性作为干性 AMD 的模型。建模成功后,小鼠每天使用 0.2mg/kg 的 17β-E2,或者每两天使用 25μg/kg 的选择性雌激素受体拮抗剂 4-[2-苯基-5,7-双(三氟甲基)吡唑[1,5-a]嘧啶-3-基]苯酚(PHTPP),并以经腹腔注射空白载体的小鼠作为对照。使用 0.1%甲苯蓝染色视网膜切片,行组织学分析[118]显示,与对照组相比,接受雌激素治疗的动物在光损伤后含有更多的光感受器细胞(图 11.2a;P<0.001;n=5~10);虽然单独使用 PHTPP 不会增加光感受器细胞的死亡率,但雌激素联合 PHTPP 使用时,会降低雌激素的保护作用。提高视杆细胞存活

率可以改善视杆细胞的 ERG 反应。与对照组的补充雌激素可改善 3 种光照强度下的暗适应光感受器细胞功能(图 11.2b;P<0.01);而单独使用 PHTTP 或雌激素联合 PHTTP 与对照组的 ERG 振幅没有差异(图 11.2c,d;P>0.05)。另一方面,视锥细胞对光损伤诱导的细胞死亡更具抵抗力[119]。然而,使用抗小鼠视锥蛋白(UV 视锥蛋白)抗体(acc#16186377)进行免疫组织化学分析,结果表明:光损伤 10 天后视锥细胞外段显著缩短(图 11.3b,g),而循环光照下饲养的年龄匹配的对照小鼠视锥细胞外段较长(图 11.3a);对小鼠使用雌激素治疗,其视锥细胞外段缩短得到改善(图 11.3c,g);而雌激素联合 PHTPP 的使用减弱了雌激素的保护作用(图 11.3e,g);单独使用 PHTPP 没有观察到任何改变(图 11.3d,g);作为二级对照,在没有原位抗体的情况下,不存在视锥细胞染色(图 11.3f)。研究还发现,雌二醇通过激活抗氧化反应可以减少 Sprague-Dawley 大鼠的光损伤[120]。Wang 等人的研究发现,切除卵巢的雌性大鼠的超氧化物歧化酶(SOD)1 和 SOD2、谷胱甘肽过氧化物酶(GPx)2 和 GPx4 均降低,而光损伤后的雄性大鼠的 GPx1、Gpx2、GPx4 和 Nrf2 均增加[120]。不过,雄性和切除卵巢的雌性大鼠补充外源性雌二醇可以上调所有抗氧化基因[120]。这些结果表明,进一步研究雌激素对视网膜变性疾病的治疗作用具有十分重要的意义。

自身免疫性疾病与视网膜/RPE 健康

如前所述,女性雌激素水平的波动会对眼睛产生显著影响。这同样适用于自身免疫性疾病,且雌激素水平还会影响疾病的严重程度。女性患自身免疫性疾病比男性更常见,如系统性红斑狼疮(SLE)、硬皮病、

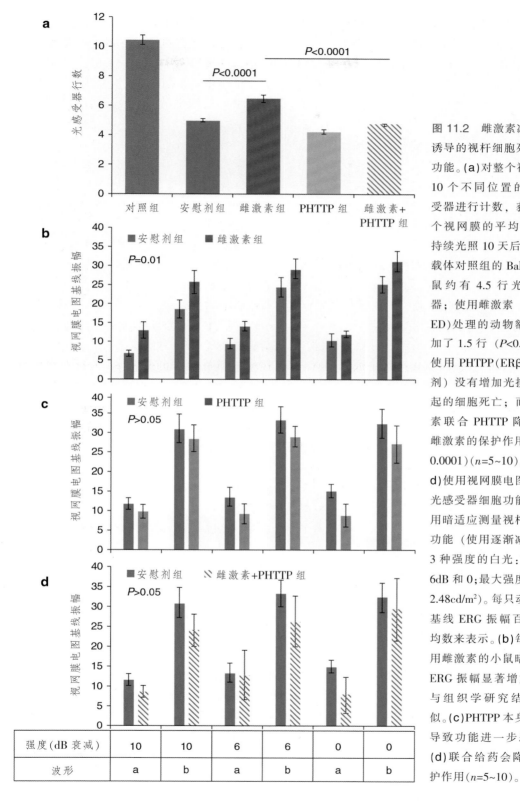

图 11.2　雌激素减少光诱导的视杆细胞死亡和功能。(a) 对整个视网膜 10 个不同位置的光感受器进行计数，获得每个视网膜的平均行数。持续光照 10 天后，空白载体对照组的 Balb/c 小鼠约有 4.5 行光感受器；使用雌激素（17β-ED）处理的动物额外增加了 1.5 行（$P<0.001$）；使用 PHTPP（ERβ 拮抗剂）没有增加光损伤引起的细胞死亡；而雌激素联合 PHTPP 降低了雌激素的保护作用（$P<0.0001$）($n=5\sim10$)。(b~d) 使用视网膜电图检测光感受器细胞功能。利用暗适应测量视杆细胞功能（使用逐渐减弱的 3 种强度的白光：10dB、6dB 和 0；最大强度闪光 2.48cd/m²）。每只动物用基线 ERG 振幅百分比均数来表示。(b) 每天服用雌激素的小鼠暗适应 ERG 振幅显著增加，这与组织学研究结果类似。(c)PHTPP 本身不会导致功能进一步恶化。(d) 联合给药会降低保护作用($n=5\sim10$)。

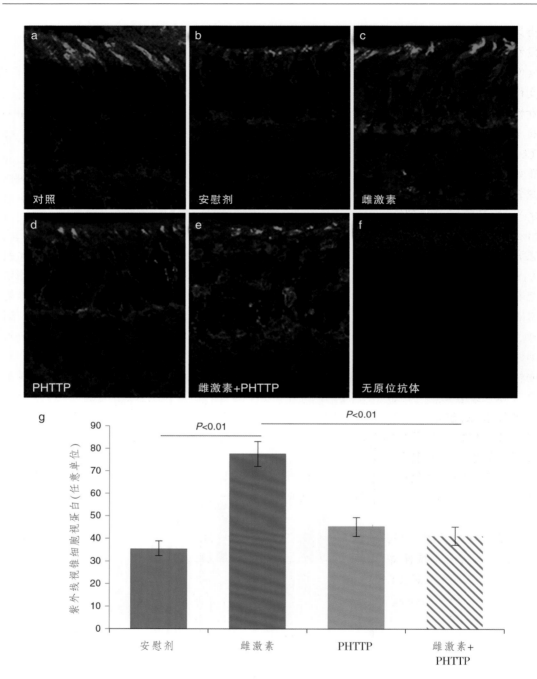

图 11.3　雌激素减少光诱导的 UV 视锥蛋白丢失。采用抗 UV 视锥蛋白抗体标记视网膜切片来评估锥体外段的存在。(a)长的锥体外节可见于周期性光照饲养的年龄匹配的正常对照组。(b)空白载体处理的动物视锥细胞体外节较短。(c)经过雌激素治疗,LD 小鼠的 UV 视锥蛋白免疫反应性水平增加。(d)与对照组相比,ERβ 抑制剂(PHTTP)治疗不会改变视锥细胞外节结构。(e)雌激素联合 PHTTP 治疗降低了雌激素的保护作用。(f)未使用原位抗体的对照组。(g)使用 Image J 软件定量分析 UV 视锥蛋白水平。雌激素治疗可显著提高光损伤小鼠的 UV 视锥蛋白水平(P<0.01),但联合使用 PHTTP 可以降低保护效应(P<0.01)。空白载体对照组、PHTTP 组、PHTPP 和雌激素联合治疗组之间无显著差异。

类风湿关节炎(RA)、甲状腺功能亢进和多发性硬化(MS)。对于绝经前被诊断为 RA 的女性,其雌激素水平较高,相较于 50 岁以上女性,其症状严重程度较低[121,122];50 岁以上女性的 RA 严重程度与男性相似。此外,患有 RA 的男性血清雌二醇水平高于未患RA 的男性[123]。对于许多女性 RA 患者,随着妊娠期间雌三醇水平升高,其症状相应减轻[124]。当 MS 患者的雌三醇水平达到妊娠水平时,其症状可得到缓解[125]。有趣的是,Jorgensen 发现,随着妊娠次数增加,女性患者症状加重的概率也会增加[126]。类似 RA,SLE 也在高龄女性中更多见。然而,与绝经后 RA 患者症状加重不同,女性 SLE 患者生育期的症状更严重。除 RA 和 SLE 外,患有风湿性疾病,如韦氏肉芽肿病、难治性多发性软骨炎、结节性多动脉炎、血清阴性的脊柱关节病、白塞病、淋巴结炎、结节病和系统性硬化病,也会导致眼部患病的风险增加,包括角膜溶解、视网膜炎、青光眼、白内障、巩膜炎和葡萄膜炎[7]。RA 患者的眼部症状可表现为干眼症、巩膜炎、边缘性角膜溃疡和硬化性角膜炎[127]。10%的SLE 患者患有视网膜疾病[128],如严重的血管阻塞性视网膜病变、视网膜中央静脉阻塞、视网膜分支静脉阻塞、视网膜中央动脉阻塞、视网膜分支动脉阻塞和渗出性视网膜脱离等。这些疾病都会导致 SLE 患者视力下降[128]。与视网膜及 RPE 功能障碍一样,雌激素受体在自身免疫性疾病中也发挥着作用。已发现 RA 患者的滑膜组织 ERα 和ERβ 呈阳性表达[129,130]。而 SLE 患者的 ERα 水平降低,ERβ 水平升高,这表明 ERβ 可能参与介导炎症反应[14]。氧化应激反应参与了多种炎症性疾病及眼科疾病,且被证实可增加 ERβ 的表达[131]。

在某些情况下,继发性眼部疾病可由治疗自身免疫性疾病的药物引起;但可惜的是,这些病例报告并没有根据性别进行分层处理。随着女性自身免疫性疾病的发病率增加,需要警惕这些治疗药物对眼睛造成的病理性影响。羟氯喹(HCQ)可通过多种机制抑制免疫反应治疗自身免疫性疾病,包括 RA 和 SLE。目前高剂量的 HCQ 联合各种化疗药物也被用于治疗其他疾病[132-135]。虽然 HCQ 是一种有效的免疫抑制剂,但要警惕它对视网膜的毒性反应。HCQ 对视网膜毒性的作用机制仍在研究中,但已有研究表明,HCQ 能够与 RPE 和视网膜组织结合[136],作为人源的 RPE 细胞中反式视黄醇的抑制剂[137],HCQ 可能对视觉周期产生不利影响。吲哚美辛是一种非甾体抗炎药,可以引起 RPE 的色素播散,因此也与视网膜病变有关[138]。此外,生物制剂的使用也可引起眼部副作用。利妥昔单抗是一种治疗 RA 的单克隆抗体,有关于其会引起小部分患者视觉功能丧失的报道[139]。重组干扰素是一种治疗 MS 的抗病毒药物,也会带来眼部副作用,如视网膜血管异常[140-142]。甲氨蝶呤是一种抗叶酸的免疫抑制剂药物,用于治疗 RA 和 SLE 等疾病。然而,在未补充叶酸的情况下使用甲氨蝶呤,可能会导致眼部副作用。有报道指出,长期使用甲氨蝶呤后, 全视野 ERG 的 b 波振幅降低[143]。有趣的是,RPE 细胞通过视网膜组织中的叶酸受体运输叶酸[144],其可以预防 AMD 发生[145],因此 AMD 患者应谨慎使用甲氨蝶呤。还有报道指出,MS 患者大剂量使用皮质类固醇可引起中心性浆液性脉络膜视网膜病变,导致渗出性视网膜脱离[146]。

饮食、运动和戒烟等生活方式的改变对自身免疫性疾病及眼科疾病(例如,AMD)都大有裨益。尽管未考虑性别差异,但食用钠盐被认为是 MS 的危险因素之一。高钠饮食引起小鼠 Th17 细胞增加并诱发试验性自身免疫性脑脊髓炎(EAE)[147,148]。有趣的是,试验发现钠会加重雌性 SJL 小鼠的EAE 反应,但不影响雄性 SJL 小鼠[149]。与钠盐不同,目前正在研究维生素 D 对 AMD[150]和风湿性疾病[151]的保护作用。研究发现,25-羟基维生素 D 水平越高,女性 MS 的发病率越低,这也表明维生素 D 的保护作用存在性别差异[152,153]。

即使没有药物的副作用,受到雌二醇的影响,自身免疫性疾病患者继发眼科疾病的概率也可能增加。干燥综合征是一种引起慢性干眼症的疾病,RA 患者的干燥综合征发病率增加。还有研究报道了 RA 和 AMD 之间的相关性。研究发现,RA 患者患 AMD 的风险降低,这可能是长期使用 NSAID 的结果[154]。然而,Keenan 及其研究团队通过更大的队列研究发现,RA 患者患 AMD 的风险增加,尤其是在患者首次确诊 RA 时风险最高[155]。自身免疫性疾病和AMD 发病过程中均存在许多炎症细胞因子,值得注意的是,雌二醇能够下调部分促炎细胞因子,如 IL-6 和单核细胞趋化蛋白 1(MCP-1)[156]。已有研究证实,各种自身免疫性疾病及 AMD 中的炎症反应部分是由补体途径参与调节的。虽然尚不清楚性别差异如何影响补体活性,但已发现雌性小鼠的经典和替代补体途径的活性均较弱[157-161]。最新的研究还发现,在雌性小鼠血清中,终末通路中的补体 C9 活性比在雄性小鼠中低 4~7 倍[162]。然而,人类补体系统中的性别差异还有待进一步研究分析。

结论

本章旨在通过回顾一些以往和近期的文献,探讨性别在视网膜/RPE 功能障碍发病机制中所起的作用。如上所述,无论是全身性自身免疫性疾病,还是眼科疾病,雌激素在炎症反应中都具有举足轻重的作用。为了探索更有效的治疗方法,并采取更积极主动的预防护理措施,深入研究性激素在疾病中的作用非常重要。未来,监测患有一种或多种炎症性疾病的女性患者的雌激素水平,不仅对于评估药物疗效具有很高的价值,可能还会更好地识别易患眼病的女性患者,进而使用眼科检查设备(如 OCT)定期监测其眼健康。此外,随着系统性抗炎药物的开发,我们需要警惕这些药物对眼部的影响。因为不同性别人群的视网膜厚度和视觉反应存在生物学差异,所以在监测疾病时关注性别差异非常重要。此外,还应考虑到女性的激素水平,口服避孕药和激素替代疗法也会导致基于性别的眼部差异。综上所述,目前研究表明,性激素在视网膜和 RPE 等多个眼部组织中的作用不可估量。因此,我们进一步强调性别差异在 RPE 和视网膜疾病发病机制和功能中的重要性。

致谢:感谢 Mausumi Bandyopadhay 提供的专业知识(图 11.1 和图 11.2)和辛勤工作,感谢 LaraSeidman 提供的技术支持(图 11.1 和图 11.2),感谢 Kathleen Brady 的审校工作。

作者贡献:E.O.和 G.S.共同进行了试验研究和数据分析;G.S 负责撰写手稿;B.R.协助试验设计和手稿编辑;所有作者均已阅读并认可最终稿件。

这项工作部分由 NIH(K12HD055885)和女性健康跨学科研究职业(BIRCWH)奖学金赞助。一些研究还得到了 NIH(R01EY019320)、退伍军人事务部(I01 RX000444)和南卡罗来纳州 SmartState 基金会的支持。所有动物实验均按照 ARVO 关于在眼科和视觉研究中使用动物的声明进行,并经大学动物护理和使用委员会批准。

(王颖 译)

参考文献

1. Popkov VA, Plotnikov EY, Silachev DN, Zorova LD, Pevzner IB, Jankauskas SS, et al. Diseases and aging: gender matters. Biochem Biokhim. 2015;80(12):1560–70.
2. Podcasy JL, Epperson CN. Considering sex and gender in Alzheimer disease and other dementias. Dialogues Clin Neurosci. 2016;18(4):437–46.
3. Ober C, Loisel DA, Gilad Y. Sex-specific genetic architecture of human disease. Nat Rev Genet. 2008;9(12):911–22.
4. Arain FA, Kuniyoshi FH, Abdalrhim AD, Miller VM. Sex/gender medicine. The biological basis for personalized care in cardiovascular medicine. Circ J. 2009;73(10):1774–82.
5. Stevens GA, White RA, Flaxman SR, Price H, Jonas JB, Keeffe J, et al. Global prevalence of vision impairment and blindness: magnitude and temporal trends, 1990-2010. Ophthalmology. 2013;120(12):2377–84.
6. Wagner H, Fink BA, Zadnik K. Sex- and gender-based differences in healthy and diseased eyes. Optometry (St Louis, MO). 2008;79(11):636–52.
7. Clayton JA, Davis AF. Sex/gender disparities and women's eye health. Curr Eye Res. 2015;40(2):102–9.
8. Beck SR, Freitag SL, Singer N. Ocular injuries in battered women. Ophthalmology. 1996;103(1):148–51.
9. Hartzell KN, Botek AA, Goldberg SH. Orbital fractures in women due to sexual assault and domestic violence. Ophthalmology. 1996;103(6):953–7.
10. Longcope C. Adrenal and gonadal androgen secretion in normal females. Clin Endocrinol Metab. 1986;15(2):213–28.
11. Akar Y, Yucel I, Akar ME, Zorlu G, Ari ES. Effect of pregnancy on intraobserver and intertechnique agreement in intraocular pressure measurements. Ophthalmologica. 2005;219(1):36–42.
12. Qureshi IA. Intraocular pressure: association with menstrual cycle, pregnancy and menopause in apparently healthy women. Chin J Physiol. 1995;38(4):229–34.
13. Qureshi IA, Xi XR, Wu XD. Intraocular pressure trends in pregnancy and in the third trimester hypertensive patients. Acta Obstet Gynecol Scand. 1996;75(9):816–9.
14. Qureshi IA. Measurements of intraocular pressure throughout the pregnancy in Pakistani women. Chin Med Sci J. 1997;12(1):53–6.
15. Phillips CI, Gore SM. Ocular hypotensive effect of late pregnancy with and without high blood pressure. Br J Ophthalmol. 1985;69(2):117–9.
16. Qureshi IA. Ocular hypertensive effect of menopause with and without systemic hypertension. Acta Obstet Gynecol Scand. 1996;75(3):266–9.
17. Weinreb RN, Lu A, Beeson C. Maternal corneal thickness during pregnancy. Am J Ophthalmol. 1988;105(3):258–60.
18. Ziai N, Ory SJ, Khan AR, Brubaker RF. Beta-human chorionic gonadotropin, progesterone, and aqueous dynamics during pregnancy. Arch Ophthalmol. 1994;112(6):801–6.
19. Park SB, Lindahl KJ, Temnycky GO, Aquavella JV. The effect of pregnancy on corneal curvature. CLAO J. 1992;18(4):256–9.
20. Millodot M. The influence of pregnancy on the sensitivity of the cornea. Br J Ophthalmol. 1977;61(10):646–9.
21. Riss B, Riss P. Corneal sensitivity in pregnancy. Ophthalmologica. 1981;183(2):57–62.
22. Gass JD. Central serous chorioretinopathy and white subretinal exudation during pregnancy. Arch Ophthalmol. 1991;109(5):677–81.
23. Klein BE, Moss SE, Klein R. Effect of pregnancy on progression of diabetic retinopathy. Diabetes Care. 1990;13(1):34–40.
24. Chan WC, Lim LT, Quinn MJ, Knox FA, McCance D, Best RM. Management and outcome of sight-threatening diabetic retinopathy in pregnancy. Eye (London, England). 2004;18(8):826–32.
25. Dinn RB, Harris A, Marcus PS. Ocular changes in pregnancy. Obstet Gynecol Surv. 2003;58(2):137–44.
26. Ohrt V. The influence of pregnancy on diabetic retinopathy with special regard to the reversible changes shown in 100 pregnancies. Acta Ophthalmol. 1984;62(4):603–16.
27. Smith W, Mitchell P, Wang JJ. Gender, oestrogen, hormone replacement and age-related macular degeneration: results from the Blue Mountains eye study. Aust N Z J Ophthalmol. 1997;25(Suppl 1):S13–5.
28. Schaumberg DA, Sullivan DA, Dana MR. Epidemiology of dry eye syndrome. Adv Exp Med Biol. 2002;506(Pt B):989–98.
29. Wolfs RC, Borger PH, Ramrattan RS, Klaver CC, Hulsman CA, Hofman A, et al. Changing views on open-angle glaucoma: definitions and prevalences--the Rotterdam study. Invest Ophthalmol Vis Sci. 2000;41(11):3309–21.
30. Leske MC, Connell AM, Wu SY, Nemesure B, Li X, Schachat A, et al. Incidence of open-angle glaucoma: the Barbados eye studies. The Barbados Eye Studies Group. Arch Ophthalmol. 2001;119(1):89–95.
31. Leske MC, Wu SY, Hennis A, Honkanen R, Nemesure B, Group BES. Risk factors for incident open-angle glaucoma: the Barbados eye studies. Ophthalmology. 2008;115(1):85–93.
32. Mukesh BN, Le A, Dimitrov PN, Ahmed S, Taylor HR, McCarty CA. Development of cataract and associated risk factors: the visual impairment project. Arch Ophthalmol. 2006;124(1):79–85.
33. Klein BE, Klein R, Lee KE. Incidence of age-related cataract: the Beaver Dam Eye Study. Arch Ophthalmol. 1998;116(2):219–25.
34. Cahill M, O'Keefe M, Acheson R, Mulvihill A, Wallace D, Mooney D. Classification of the spectrum of Coats' disease as subtypes of idiopathic retinal telangiectasis with exudation. Acta Ophthalmol Scand. 2001;79(6):596–602.
35. Shields JA, Shields CL, Honavar SG, Demirci H. Clinical variations and complications of coats disease in 150 cases: the 2000 Sanford Gifford Memorial Lecture. Am J Ophthalmol. 2001;131(5):561–71.

36. Smithen LM, Brown GC, Brucker AJ, Yannuzzi LA, Klais CM, Spaide RF. Coats' disease diagnosed in adulthood. Ophthalmology. 2005;112(6):1072–8.

37. Southren AL, Gordon GG, Tochimoto S, Pinzon G, Lane DR, Stypulkowski W. Mean plasma concentration, metabolic clearance and basal plasma production rates of testosterone in normal young men and women using a constant infusion procedure: effect of time of day and plasma concentration on the metabolic clearance rate of testosterone. J Clin Endocrinol Metab. 1967;27(5):686–94.

38. Southren AL, Tochimoto S, Carmody NC, Isurugi K. Plasma production rates of testosterone in normal adult men and women and in patients with the syndrome of feminizing testes. J Clin Endocrinol Metab. 1965;25(11):1441–50.

39. Eisner A, Burke SN, Toomey MD. Visual sensitivity across the menstrual cycle. Vis Neurosci. 2004;21(4):513–31.

40. Prusky GT, Alam NM, Beekman S, Douglas RM. Rapid quantification of adult and developing mouse spatial vision using a virtual optomotor system. Invest Ophthalmol Vis Sci. 2004;45(12):4611–6.

41. van Alphen B, Winkelman BH, Frens MA. Age- and sex-related differences in contrast sensitivity in C57BL/6 mice. Invest Ophthalmol Vis Sci. 2009;50(5):2451–8.

42. Won JY, Kim SE, Park YH. Effect of age and sex on retinal layer thickness and volume in normal eyes. Medicine. 2016;95(46):e5441.

43. Birch DG, Anderson JL. Standardized full-field electroretinography. Normal values and their variation with age. Arch Ophthalmol. 1992;110(11):1571–6.

44. Vainio-Mattila B. The clinical electroretinogram; II. The difference between the electroretinogram in men and in women. Acta Ophthalmol. 1951;29(1):25–32.

45. Zeidler I. The clinical electroretinogram. IX. The normal electroretinogram. Value of the b-potential in different age groups and its differences in men and women. Acta Ophthalmol. 1959;37:294–301.

46. Ozawa GY, Bearse MA Jr, Harrison WW, Bronson-Castain KW, Schneck ME, Barez S, et al. Differences in neuroretinal function between adult males and females. Optom Vis Sci. 2014;91(6):602–7.

47. Chaychi S, Polosa A, Lachapelle P. Differences in retinal structure and function between aging male and female Sprague-Dawley rats are strongly influenced by the Estrus Cycle. PLoS One. 2015;10(8):e0136056.

48. Nelson JF, Felicio LS. Hormonal influences on reproductive aging in mice. Ann N Y Acad Sci. 1990;592:8–12; discussion 44–51.

49. Tulchinsky D, Hobel CJ. Plasma human chorionic gonadotropin, estrone, estradiol, estriol, progesterone, and 17 alpha-hydroxyprogesterone in human pregnancy. 3. Early normal pregnancy. Am J Obstet Gynecol. 1973;117(7):884–93.

50. Pentikainen V, Erkkila K, Suomalainen L, Parvinen M, Dunkel L. Estradiol acts as a germ cell survival factor in the human testis in vitro. J Clin Endocrinol Metab. 2000;85(5):2057–67.

51. Wang Q, Nicholson PH, Suuriniemi M, Lyytikainen A, Helkala E, Alen M, et al. Relationship of sex hormones to bone geometric properties and mineral density in early pubertal girls. J Clin Endocrinol Metab. 2004;89(4):1698–703.

52. Pansiot J, Mairesse J, Baud O. Protecting the developing brain by 17beta-estradiol. Oncotarget. 2017;8(6):9011–2.

53. Rittie L, Kang S, Voorhees JJ, Fisher GJ. Induction of collagen by estradiol: difference between sun-protected and photodamaged human skin in vivo. Arch Dermatol. 2008;144(9):1129–40.

54. Freeman EE, Munoz B, Schein OD, West SK. Hormone replacement therapy and lens opacities: the Salisbury Eye Evaluation project. Arch Ophthalmol. 2001;119(11):1687–92.

55. Suzuki T, Kinoshita Y, Tachibana M, Matsushima Y, Kobayashi Y, Adachi W, et al. Expression of sex steroid hormone receptors in human cornea. Curr Eye Res. 2001;22(1):28–33.

56. Wickham LA, Gao J, Toda I, Rocha EM, Ono M, Sullivan DA. Identification of androgen, estrogen and progesterone receptor mRNAs in the eye. Acta Ophthalmol Scand. 2000;78(2):146–53.

57. Ogueta SB, Schwartz SD, Yamashita CK, Farber DB. Estrogen receptor in the human eye: influence of gender and age on gene expression. Invest Ophthalmol Vis Sci. 1999;40(9):1906–11.

58. Auw-Haedrich C, Feltgen N. Estrogen receptor expression in meibomian glands and its correlation with age and dry-eye parameters. Graefes Arch Clin Exp Ophthalmol. 2003;241(9):705–9.

59. Fuchsjager-Mayrl G, Nepp J, Schneeberger C, Sator M, Dietrich W, Wedrich A, et al. Identification of estrogen and progesterone receptor mRNA expression in the conjunctiva of premenopausal women. Invest Ophthalmol Vis Sci. 2002;43(9):2841–4.

60. Marin-Castano ME, Elliot SJ, Potier M, Karl M, Striker LJ, Striker GE, et al. Regulation of estrogen receptors and MMP-2 expression by estrogens in human retinal pigment epithelium. Invest Ophthalmol Vis Sci. 2003;44(1):50–9.

61. Cascio C, Russo D, Drago G, Galizzi G, Passantino R, Guarneri R, et al. 17beta-estradiol synthesis in the adult male rat retina. Exp Eye Res. 2007;85(1):166–72.

62. Chan L, O'Malley BW. Mechanism of action of the sex steroid hormones (first of three parts). N Engl J Med. 1976;294(24):1322–8.

63. Singh S, Gupta PD. Induction of phosphoinositide-mediated signal transduction pathway by 17 beta-oestradiol in rat vaginal epithelial cells. J Mol Endocrinol. 1997;19(3):249–57.

64. Simoncini T, Mannella P, Fornari L, Caruso A, Varone G, Genazzani AR. Genomic and non-genomic effects of estrogens on endothelial cells. Steroids. 2004;69(8–9):537–42.

65. Rocha EM, Wickham LA, da Silveira LA, Krenzer KL, Yu FS, Toda I, et al. Identification of androgen receptor protein and 5alpha-reductase mRNA in human ocular tissues. Br J Ophthalmol. 2000;84(1):76–84.

66. Tachibana M, Kobayashi Y, Kasukabe T, Kawajiri

K, Matsushima Y. Expression of androgen receptor in mouse eye tissues. Invest Ophthalmol Vis Sci. 2000;41(1):64–6.

67. Rocha FJ, Wickham LA, Pena JD, Gao J, Ono M, Lambert RW, et al. Influence of gender and the endocrine environment on the distribution of androgen receptors in the lacrimal gland. J Steroid Biochem Mol Biol. 1993;46(6):737–49.

68. Bigsby RM, Cardenas H, Caperell-Grant A, Grubbs CJ. Protective effects of estrogen in a rat model of age-related cataracts. Proc Natl Acad Sci U S A. 1999;96(16):9328–32.

69. Lu NZ, Wardell SE, Burnstein KL, Defranco D, Fuller PJ, Giguere V, et al. International Union of Pharmacology. LXV. The pharmacology and classification of the nuclear receptor superfamily: glucocorticoid, mineralocorticoid, progesterone, and androgen receptors. Pharmacol Rev. 2006;58(4):782–97.

70. Saartok T, Dahlberg E, Gustafsson JA. Relative binding affinity of anabolic-androgenic steroids: comparison of the binding to the androgen receptors in skeletal muscle and in prostate, as well as to sex hormone-binding globulin. Endocrinology. 1984;114(6):2100–6.

71. Purushottamachar P, Njar VC. A new simple and high-yield synthesis of 5alpha-dihydrotestosterone (DHT), a potent androgen receptor agonist. Steroids. 2012;77(14):1530–4.

72. Khandelwal P, Liu S, Sullivan DA. Androgen regulation of gene expression in human meibomian gland and conjunctival epithelial cells. Mol Vis. 2012;18:1055–67.

73. Knop E, Knop N, Millar T, Obata H, Sullivan DA. The international workshop on meibomian gland dysfunction: report of the subcommittee on anatomy, physiology, and pathophysiology of the meibomian gland. Invest Ophthalmol Vis Sci. 2011;52(4):1938–78.

74. Kang YS, Lee HS, Li Y, Choi W, Yoon KC. Manifestation of meibomian gland dysfunction in patients with Sjogren's syndrome, non-Sjogren's dry eye, and non-dry eye controls. Int Ophthalmol. 2018;38(3):1161–7.

75. Sullivan DA, Sullivan BD, Ullman MD, Rocha EM, Krenzer KL, Cermak JM, et al. Androgen influence on the meibomian gland. Invest Ophthalmol Vis Sci. 2000;41(12):3732–42.

76. Schumacher H, Machemer R. [Experimental studies on the therapy of corneal lesions due to cortisone]. Klin Monbl Augenheilkd. 1966;148(1):121–6.

77. Tsai TH, Scheving LE, Scheving LA, Pauly JE. Sex differences in circadian rhythms of several variables in lymphoreticular organs, liver, kidney, and corneal epithelium in adult CD2F1 mice. Anat Rec. 1985;211(3):263–70.

78. Yamamoto T, Terada N, Nishizawa Y, Petrow V. Angiostatic activities of medroxyprogesterone acetate and its analogues. Int J Cancer. 1994;56(3):393–9.

79. Jackson AC, Roche SL, Byrne AM, Ruiz-Lopez AM, Cotter TG. Progesterone receptor signalling in retinal photoreceptor neuroprotection. J Neurochem. 2016;136(1):63–77.

80. Doonan F, O'Driscoll C, Kenna P, Cotter TG. Enhancing survival of photoreceptor cells in vivo using the synthetic progestin Norgestrel. J Neurochem. 2011;118(5):915–27.

81. Moussatche P, Lyons TJ. Non-genomic progesterone signalling and its non-canonical receptor. Biochem Soc Trans. 2012;40(1):200–4.

82. Petersen SL, Intlekofer KA, Moura-Conlon PJ, Brewer DN, Del Pino SJ, Lopez JA. Nonclassical progesterone signalling molecules in the nervous system. J Neuroendocrinol. 2013;25(11):991–1001.

83. Liotta LA, Steeg PS, Stetler-Stevenson WG. Cancer metastasis and angiogenesis: an imbalance of positive and negative regulation. Cell. 1991;64(2):327–36.

84. Van Agtmael T, Bruckner-Tuderman L. Basement membranes and human disease. Cell Tissue Res. 2010;339(1):167–88.

85. Bai X, Dilworth DJ, Weng YC, Gould DB. Developmental distribution of collagen IV isoforms and relevance to ocular diseases. Matrix Biol. 2009;28(4):194–201.

86. Schittny JC, Yurchenco PD. Basement membranes: molecular organization and function in development and disease. Curr Opin Cell Biol. 1989;1(5):983–8.

87. Leu ST, Batni S, Radeke MJ, Johnson LV, Anderson DH, Clegg DO. Drusen are cold spots for proteolysis: expression of matrix metalloproteinases and their tissue inhibitor proteins in age-related macular degeneration. Exp Eye Res. 2002;74(1):141–54.

88. Booij JC, Baas DC, Beisekeeva J, Gorgels TG, Bergen AA. The dynamic nature of Bruch's membrane. Prog Retin Eye Res. 2010;29(1):1–18.

89. Nita M, Strzalka-Mrozik B, Grzybowski A, Mazurek U, Romaniuk W. Age-related macular degeneration and changes in the extracellular matrix. Med Sci Monitor. 2014;20:1003–16.

90. Cousins SW, Marin-Castano ME, Espinosa-Heidmann DG, Alexandridou A, Striker L, Elliot S. Female gender, estrogen loss, and sub-RPE deposit formation in aged mice. Invest Ophthalmol Vis Sci. 2003;44(3):1221–9.

91. Espinosa-Heidmann DG, Marin-Castano ME, Pereira-Simon S, Hernandez EP, Elliot S, Cousins SW. Gender and estrogen supplementation increases severity of experimental choroidal neovascularization. Exp Eye Res. 2005;80(3):413–23.

92. Nagase H, Visse R, Murphy G. Structure and function of matrix metalloproteinases and TIMPs. Cardiovasc Res. 2006;69(3):562–73.

93. Elliot S, Catanuto P, Fernandez P, Espinosa-Heidmann D, Karl M, Korach K, et al. Subtype specific estrogen receptor action protects against changes in MMP-2 activation in mouse retinal pigmented epithelial cells. Exp Eye Res. 2008;86(4):653–60.

94. Limb GA, Little BC, Meager A, Ogilvie JA, Wolstencroft RA, Franks WA, et al. Cytokines in proliferative vitreoretinopathy. Eye (London, England). 1991;5(Pt 6):686–93.

95. Kimura K, Orita T, Fujitsu Y, Liu Y, Wakuta M, Morishige N, et al. Inhibition by female sex hormones of collagen gel contraction mediated by retinal pigment epithelial cells. Invest Ophthalmol Vis Sci. 2014;55(4):2621–30.

96. Stein B, Yang MX. Repression of the interleukin-6 promoter by estrogen receptor is mediated by NF-kappa B and C/EBP beta. Mol Cell Biol. 1995;15(9):4971–9.

97. Paimela T, Ryhanen T, Mannermaa E, Ojala J, Kalesnykas G, Salminen A, et al. The effect of 17beta-estradiol on IL-6 secretion and NF-kappaB DNA-binding activity in human retinal pigment epithelial cells. Immunol Lett. 2007;110(2):139–44.

98. Kauffmann DJ, van Meurs JC, Mertens DA, Peperkamp E, Master C, Gerritsen ME. Cytokines in vitreous humor: interleukin-6 is elevated in proliferative vitreoretinopathy. Invest Ophthalmol Vis Sci. 1994;35(3):900–6.

99. Ambreen F, Ismail M, Qureshi, IZ. Association of gene polymorphism with serum levels of inflammatory and angiogenic factors in Pakistani patients with age-related macular degeneration. Mol. Vis. 2015; 21:985–99.

100. Ahn RS, Choi JH, Choi BC, Kim JH, Lee SH, Sung SS. Cortisol, estradiol-17beta, and progesterone secretion within the first hour after awakening in women with regular menstrual cycles. J Endocrinol. 2011;211(3):285–95.

101. Brynhildsen J. Combined hormonal contraceptives: prescribing patterns, compliance, and benefits versus risks. Ther Adv Drug Safety. 2014;5(5):201–13.

102. Sech LA, Mishell DR Jr. Oral steroid contraception. Womens Health (London, England). 2015;11(6):743–8.

103. Daniels K, Daugherty J, Jones J, Mosher W. Current contraceptive use and variation by selected characteristics among women aged 15–44: United States, 2011-2013. Natl Health Stat Rep. 2015(86):1–14.

104. Wang YE, Kakigi C, Barbosa D, Porco T, Chen R, Wang S, et al. Oral contraceptive use and prevalence of self-reported glaucoma or ocular hypertension in the United States. Ophthalmology. 2016;123(4):729–36.

105. Thapa R, Paudyal G. Central retinal vein occlusion in young women: rare cases with oral contraceptive pills as a risk factor. Nepal Med Coll J. 2009;11(3):209–11.

106. Klein R, Klein BE, Knudtson MD, Meuer SM, Swift M, Gangnon RE. Fifteen-year cumulative incidence of age-related macular degeneration: the Beaver Dam Eye Study. Ophthalmology. 2007;114(2):253–62.

107. Aggarwal RS, Mishra VV, Aggarwal SV. Oral contraceptive pills: a risk factor for retinal vascular occlusion in in-vitro fertilization patients. J Hum Reprod Sci. 2013;6(1):79–81.

108. Giovannini A, Consolani A. Contraceptive-induced unilateral retinopathy. Ophthalmologica. 1979;179(5):302–5.

109. Pellegrini F, Interlandi E, Pavesio C, Ferreyra HA. We cannot see what she cannot ignore. Surv Ophthalmol. 2017;62:882–5.

110. Rush JA. Acute macular neuroretinopathy. Am J Ophthalmol. 1977;83(4):490–4.

111. Feskanich D, Cho E, Schaumberg DA, Colditz GA, Hankinson SE. Menopausal and reproductive factors and risk of age-related macular degeneration. Arch Ophthalmol. 2008;126(4):519–24.

112. Edwards DR, Gallins P, Polk M, Ayala-Haedo J, Schwartz SG, Kovach JL, et al. Inverse association of female hormone replacement therapy with age-related macular degeneration and interactions with ARMS2 polymorphisms. Invest Ophthalmol Vis Sci. 2010;51(4):1873–9.

113. Cascio C, Deidda I, Russo D, Guarneri P. The estrogenic retina: the potential contribution to healthy aging and age-related neurodegenerative diseases of the retina. Steroids. 2015;103:31–41.

114. Fliesler SJ, Bretillon L. The ins and outs of cholesterol in the vertebrate retina. J Lipid Res. 2010;51(12):3399–413.

115. Stork S, von Schacky C, Angerer P. The effect of 17beta-estradiol on endothelial and inflammatory markers in postmenopausal women: a randomized, controlled trial. Atherosclerosis. 2002;165(2):301–7.

116. Elliot SJ, Catanuto P, Espinosa-Heidmann DG, Fernandez P, Hernandez E, Saloupis P, et al. Estrogen receptor beta protects against in vivo injury in RPE cells. Exp Eye Res. 2010;90(1):10–6.

117. Lohr HR, Kuntchithapautham K, Sharma AK, Rohrer B. Multiple, parallel cellular suicide mechanisms participate in photoreceptor cell death. Exp Eye Res. 2006;83(2):380–9.

118. Rohrer B, Matthes MT, LaVail MM, Reichardt LF. Lack of p75 receptor does not protect photoreceptors from light-induced cell death. Exp Eye Res. 2003;76(1):125–9.

119. Organisciak DT, Vaughan DK. Retinal light damage: mechanisms and protection. Prog Retin Eye Res. 2010;29(2):113–34.

120. Wang S, Wang B, Feng Y, Mo M, Du F, Li H, et al. 17beta-estradiol ameliorates light-induced retinal damage in Sprague-Dawley rats by reducing oxidative stress. J Mol Neurosci. 2015;55(1):141–51.

121. Tengstrand B, Ahlmen M, Hafstrom I. The influence of sex on rheumatoid arthritis: a prospective study of onset and outcome after 2 years. J Rheumatol. 2004;31(2):214–22.

122. Seriolo B, Cutolo M, Garnero A, Accardo S. Relationships between serum 17 beta-oestradiol and anticardiolipin antibody concentrations in female patients with rheumatoid arthritis. Rheumatology (Oxford, England). 1999;38(11):1159–61.

123. Tengstrand B, Carlstrom K, Fellander-Tsai L, Hafstrom I. Abnormal levels of serum dehydroepiandrosterone, estrone, and estradiol in men with rheumatoid arthritis: high correlation between serum estradiol and current degree of inflammation. J Rheumatol. 2003;30(11):2338–43.

124. Nelson JL, Ostensen M. Pregnancy and rheumatoid arthritis. Rheum Dis Clin N Am. 1997;23(1):195–212.

125. Sicotte NL, Liva SM, Klutch R, Pfeiffer P, Bouvier S, Odesa S, et al. Treatment of multiple sclerosis with the pregnancy hormone estriol. Ann Neurol. 2002;52(4):421–8.

126. Jorgensen C, Picot MC, Bologna C, Sany J. Oral contraception, parity, breast feeding, and severity of rheumatoid arthritis. Ann Rheum Dis. 1996;55(2):94–8.

127. Vignesh AP, Srinivasan R. Ocular manifestations

of rheumatoid arthritis and their correlation with anti-cyclic citrullinated peptide antibodies. Clin Ophthalmol (Auckland, NZ). 2015;9:393–7.

128. Sivaraj RR, Durrani OM, Denniston AK, Murray PI, Gordon C. Ocular manifestations of systemic lupus erythematosus. Rheumatology (Oxford, England). 2007;46(12):1757–62.

129. Ushiyama T, Inoue K, Nishioka J. Expression of estrogen receptor related protein (p29) and estradiol binding in human arthritic synovium. J Rheumatol. 1995;22(3):421–6.

130. Ishizuka M, Hatori M, Suzuki T, Miki Y, Darnel AD, Tazawa C, et al. Sex steroid receptors in rheumatoid arthritis. Clin Sci (London, England: 1979). 2004;106(3):293–300.

131. Tamir S, Izrael S, Vaya J. The effect of oxidative stress on ERalpha and ERbeta expression. J Steroid Biochem Mol Biol. 2002;81(4–5):327–32.

132. Goldberg SB, Supko JG, Neal JW, Muzikansky A, Digumarthy S, Fidias P, et al. A phase I study of erlotinib and hydroxychloroquine in advanced non-small-cell lung cancer. J Thorac Oncol. 2012;7(10):1602–8.

133. Mahalingam D, Mita M, Sarantopoulos J, Wood L, Amaravadi RK, Davis LE, et al. Combined autophagy and HDAC inhibition: a phase I safety, tolerability, pharmacokinetic, and pharmacodynamic analysis of hydroxychloroquine in combination with the HDAC inhibitor vorinostat in patients with advanced solid tumors. Autophagy. 2014;10(8):1403–14.

134. Rangwala R, Chang YC, Hu J, Algazy KM, Evans TL, Fecher LA, et al. Combined MTOR and autophagy inhibition: phase I trial of hydroxychloroquine and temsirolimus in patients with advanced solid tumors and melanoma. Autophagy. 2014;10(8):1391–402.

135. Rangwala R, Leone R, Chang YC, Fecher LA, Schuchter LM, Kramer A, et al. Phase I trial of hydroxychloroquine with dose-intense temozolomide in patients with advanced solid tumors and melanoma. Autophagy. 2014;10(8):1369–79.

136. Rosenthal AR, Kolb H, Bergsma D, Huxsoll D, Hopkins JL. Chloroquine retinopathy in the rhesus monkey. Invest Ophthalmol Vis Sci. 1978;17(12):1158–75.

137. Xu C, Zhu L, Chan T, Lu X, Shen W, Madigan MC, et al. Chloroquine and hydroxychloroquine are novel inhibitors of human organic anion transporting polypeptide 1A2. J Pharm Sci. 2016;105(2):884–90.

138. Graham CM, Blach RK. Indomethacin retinopathy: case report and review. Br J Ophthalmol. 1988;72(6):434–8.

139. Foran JM, Rohatiner AZ, Cunningham D, Popescu RA, Solal-Celigny P, Ghielmini M, et al. European phase II study of rituximab (chimeric anti-CD20 monoclonal antibody) for patients with newly diagnosed mantle-cell lymphoma and previously treated mantle-cell lymphoma, immunocytoma, and small B-cell lymphocytic lymphoma. J Clin Oncol. 2000;18(2):317–24.

140. Tokai R, Ikeda T, Miyaura T, Sato K. Interferon-associated retinopathy and cystoid macular edema. Arch Ophthalmol. 2001;119(7):1077–9.

141. Perez-Alvarez AF, Jimenez-Alonso J, Reche-Molina I, Leon-Ruiz L, Hidalgo-Tenorio C, Sabio JM. Retinal vasculitis and vitreitis in a patient with chronic hepatitis C virus. Arch Intern Med. 2001;161(18):2262.

142. Jain K, Lam WC, Waheeb S, Thai Q, Heathcote J. Retinopathy in chronic hepatitis C patients during interferon treatment with ribavirin. Br J Ophthalmol. 2001;85(10):1171–3.

143. Ponjavic V, Granse L, Stigmar EB, Andreasson S. Reduced full-field electroretinogram (ERG) in a patient treated with methotrexate. Acta Ophthalmol Scand. 2004;82(1):96–9.

144. Bridges CC, El-Sherbeny A, Ola MS, Ganapathy V, Smith SB. Transcellular transfer of folate across the retinal pigment epithelium. Curr Eye Res. 2002;24(2):129–38.

145. Christen WG, Glynn RJ, Chew EY, Albert CM, Manson JE. Folic acid, pyridoxine, and cyanocobalamin combination treatment and age-related macular degeneration in women: the Women's Antioxidant and Folic Acid Cardiovascular Study. Arch Intern Med. 2009;169(4):335–41.

146. Sharma T, Shah N, Rao M, Gopal L, Shanmugam MP, Gopalakrishnan M, et al. Visual outcome after discontinuation of corticosteroids in atypical severe central serous chorioretinopathy. Ophthalmology. 2004;111(9):1708–14.

147. Kleinewietfeld M, Manzel A, Titze J, Kvakan H, Yosef N, Linker RA, et al. Sodium chloride drives autoimmune disease by the induction of pathogenic TH17 cells. Nature. 2013;496(7446):518–22.

148. Wu C, Yosef N, Thalhamer T, Zhu C, Xiao S, Kishi Y, et al. Induction of pathogenic TH17 cells by inducible salt-sensing kinase SGK1. Nature. 2013;496(7446):513–7.

149. Krementsov DN, Case LK, Hickey WF, Teuscher C. Exacerbation of autoimmune neuroinflammation by dietary sodium is genetically controlled and sex specific. FASEB J. 2015;29(8):3446–57.

150. Annweiler C, Drouet M, Duval GT, Pare PY, Leruez S, Dinomais M, et al. Circulating vitamin D concentration and age-related macular degeneration: systematic review and meta-analysis. Maturitas. 2016;88:101–12.

151. Cutolo M. Further emergent evidence for the vitamin D endocrine system involvement in autoimmune rheumatic disease risk and prognosis. Ann Rheum Dis. 2013;72(4):473–5.

152. Kragt J, van Amerongen B, Killestein J, Dijkstra C, Uitdehaag B, Polman C, et al. Higher levels of 25-hydroxyvitamin D are associated with a lower incidence of multiple sclerosis only in women. Mult Scler. 2009;15(1):9–15.

153. Vasile M, Corinaldesi C, Antinozzi C, Crescioli C. Vitamin D in autoimmune rheumatic diseases: a view inside gender differences. Pharmacol Res. 2017;117:228–41.

154. McGeer PL, Sibley J. Sparing of age-related macular degeneration in rheumatoid arthritis. Neurobiol Aging. 2005;26(8):1199–203.

155. Keenan TD, Goldacre R, Goldacre MJ. Associations between age-related macular degeneration, osteoar-

thritis and rheumatoid arthritis: record linkage study. Retina (Philadelphia, PA). 2015;35(12):2613–8.

156. Stubelius A, Andersson A, Islander U, Carlsten H. Ovarian hormones in innate inflammation. Immunobiology. 2017;222(8–9):878–83.

157. Churchill WH Jr, Weintraub RM, Borsos T, Rapp HJ. Mouse complement: the effect of sex hormones and castration on two of the late-acting components. J Exp Med. 1967;125(4):657–72.

158. Beurskens FJ, Kuenen JD, Hofhuis F, Fluit AC, Robins DM, Van Dijk H. Sex-limited protein: in vitro and in vivo functions. Clin Exp Immunol. 1999;116(3):395–400.

159. Buras JA, Rice L, Orlow D, Pavlides S, Reenstra WR, Ceonzo K, et al. Inhibition of C5 or absence of C6 protects from sepsis mortality. Immunobiology. 2004;209(8):629–35.

160. Ong GL, Mattes MJ. Mouse strains with typi-

cal mammalian levels of complement activity. J Immunol Methods. 1989;125(1–2):147–58.

161. Ong GL, Baker AE, Mattes MJ. Analysis of high complement levels in Mus hortulanus and BUB mice. J Immunol Methods. 1992;154(1):37–45.

162. Kotimaa J, Klar-Mohammad N, Gueler F, Schilders G, Jansen A, Rutjes H, et al. Sex matters: systemic complement activity of female C57BL/6J and BALB/cJ mice is limited by serum terminal pathway components. Mol Immunol. 2016;76:13–21.

163. Kobayashi K, Kobayashi H, Ueda M, Honda Y. Estrogen receptor expression in bovine and rat retinas. Invest Ophthalmol Vis Sci. 1998;39(11):2105–10.

164. Munaut C, Lambert V, Noel A, Frankenne F, Deprez M, Foidart JM, et al. Presence of oestrogen receptor type beta in human retina. Br J Ophthalmol. 2001;85(7):877–82.

第 **3** 部分

RPE 与检查诊断

第 12 章

RPE的SD-OCT成像

Andrea Hassenstein，Carsten Grohmann

引言

OCT 于 1991 年由 Huang、Swanson 和 Fujimoto 共同成功研发[1,2]。自 1997 年首批 OCT 原型机在波士顿和汉堡面市以来，最初的时域 OCT(TD-OCT)已发展为扫描速度更快的频域 OCT (SD-OCT) 及扫频源 OCT(SS-OCT)(图 12.1)。此外，可对视网膜和脉络膜血管进行非侵入性成像的 OCT 血管成像技术(OCTA)自 2015 年问世至今亦日趋成熟(图 12.1)。从 2001 年起，OCT 因其高分辨率和强识别能力已成为诊断黄斑病变的重要工具之一。

OCT 技术

OCT 可对眼球结构进行微米级的横截面或断层成像。OCT 成像的物理原理基于眼部组织不同微结构对光线反射率的差异。光束可穿透组织、被吸收或散射。在大多数组织中，光线的散射多于吸收。OCT 的成像方式与 B 超相同，只不过 OCT 通过激光而非声波成像。OCT 的原理被称为低相干干涉测量法。经典的 10MHz 眼部超声分辨率约为 150μm，尽管超声理论上可提供更高的分辨率，但当穿透 4~5mm 的眼组

织时，其信号就会明显衰减。因此，高分辨率超声的应用多局限于眼前段而非黄斑疾病。

OCT 作为诊断工具，最早仅用于黄斑区视网膜，而非周边部视网膜。其应用局限性包括位于周边部的视网膜病变，屈光间质混浊，如白内障、玻璃体积血，以及固视不佳者的诊断。近年来，随着扫描速度大幅提高，OCT 也可应用于眼球震颤患者。由于其波长较长，亦可用于屈光介质混浊者。同时，通过对侧眼固视，可对被检眼中周部视网膜进行成像。但是由于检测时光束完全反向散射，OCT 无法通过联合三面镜的方式对周边视网膜进行成像。

时域 OCT

时域 OCT 作为第一代 OCT 成像技术，其图像分辨率是传统 B 超的 10 倍。其原因在于两种波的传播速度不同，声速为 1530m/s，而光速可达 300 000km/s，同时两者进行 A 超时的速度亦有区别。TD-OCT 的轴向分辨率为 10μm，横向分辨率为 15μm。新一代频域 OCT(SD-OCT)的轴向分辨率可达 3.5μm。

超声的分辨率虽仅为 150μm，但其可显示不透明的组织结构，如眼球壁。基于光学成像原理，OCT 可获得非常高的分辨率

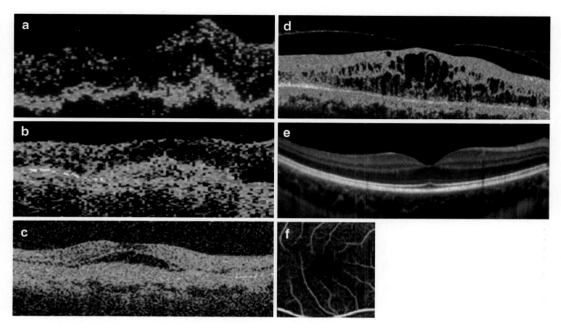

图 12.1　1997—2009 年 OCT 的发展：从 TD-OCT 开始，OCT 发展为具有更高分辨率的 SD-OCT 和 SS-OCT。自 2015 年以来，OCTA 成为利用 OCT 进行非侵入性血管造影的新工具。(a)OCT 1 的雏形，1997 年。(b)OCT 2，1998 年。(c)OCT 3 TD Stratus，2001 年。(d)OCT 4 SD Cirrus，2007 年。(e)OCT SD，2009 年。(f)OCT 血管成像，2015 年。

（轴向最高可达 5μm），但其成像质量取决于屈光介质是否透明（角膜、晶状体或是否存在玻璃体积血）。

干涉仪的光源是超辐射发光二极管，可通过比较反射光束和参考光束来测量光反射回来后的时间延迟。参考光束包含一个可机械移动的反射镜。TD-OCT 波长通常为 820nm（1998—2007）。SD-OCT 扫描探头的工作波长为近红外光（约 800nm），因此仅被患者轻微感知。SD-OCT 波长通常为 840nm 或 870nm（自 2007 年以来）（表 12.1）。

光自光源发出后照射到部分反射镜上，分成一束参考光和一束测试光。测量光由具有不同时间延迟的样品反射。

表 12.1　TD OCT、SD-OCT 和 SS-OCT 的特征性参数概述

	TD-OCT	SD-OCT	SS-OCT
波长	820nm	840nm 870nm	1050nm
轴向分辨率	10~20	5	3.5
横向分辨率	20	15	10
A 超的测量数/秒	500	1024	1024
A 超/B 超	512	4096	4096
A 超次数/秒	400	40 000	100 000
瞳孔大小	4mm	3mm	3mm

将样品测量光和参考镜的光组合并分析。组织样品的反射率不同导致时间延迟不同,从而产生具有反射特性的组织图像。

在 TD-OCT 成像过程中,由于参考镜的移动方式造成扫描时间较长,会产生由眼球运动引起的伪影,因此对于固视不良和晶状体混浊的患者,可能无法获得高质量图像。只要眼底可见,即可采集 TD-OCT 图像。

TD-OCT 的扫描模式包括放射状扫描、单线或多线水平扫描。放射状扫描模式下,因两条相邻扫描线之间存在空隙,并不能完全扫描黄斑。这对分析黄斑疾病有一定影响,因为扫描部位的缺失可导致病灶遗漏。这一问题在新一代 SD-OCT 中得以解决。参考镜的移动是限制 TD-OCT 获得更高分辨率的主要因素,SD-OCT 通过更换可移动参考镜而获得了更高分辨率。

频域 OCT

相比 TD-OCT,SD-OCT 的参考镜是固定的,因此 A 超频率明显提高(>40 000 次/秒)(表 12.1)。对实时数据使用反傅里叶变换(从频率域到空间域的转换)生成 A 超,可获得更高的轴向分辨率(目前<1μm)和横向分辨率(目前<15μm)。同时,扫描速度的提高显著降低了拍摄过程中出现眼球运动的可能性,特别是在固视不佳的患者中,有效降低了眼球运动造成的伪影。现代 OCT 设备具备实时追踪功能,可对黄斑中央凹进行精准定位,便于后续随访。而这是前代 TD-OCT 无法完成的。

通过对整个频谱进行傅里叶变换并重复扫描求均值,从而获得的高信噪比是 SD-OCT 的另一优点。参考光束和测试光束之间的光谱干涉图样由分光计分散,并由阵列探测器同时收集。SD-OCT 使用 840nm 或 870nm(自 2007 年起)激光光源。在 840nm OCT 设备中,RPE 使激光束衰减。这种效应在 RPE 增厚/肿块形成和玻璃膜疣等情况下尤其显著,有重要诊断学价值。

此外,SD-OCT 提供了新的扫描模式,即 6mm×6mm 的黄斑立方体扫描。得益于更快的扫描速度和更高的分辨率,该模式可一次扫描成像整个黄斑区,且不会遗漏任何一处病变。根据黄斑病变病理情况,SD-OCT 也可以进行高分辨率 5 线水平扫描。

基于多波长的 SD-OCT(40 000 次/秒)的扫描速度是基于机械参考镜的 TD-OCT(400 次/秒)的 100 倍。

如今,OCT 拥有更高分辨率、更快扫描速度,并可对黄斑区进行立方体扫描,已成为 AMD 和其他黄斑疾病的诊断标准之一。

扫频源 OCT

基于扫频光源的 OCT(SS-OCT;光学频率范围)将光谱干涉模式作为时间函数,被单个或数个接收器捕获。更高的扫描速度可实现更密集的扫描和更好的记录。SS-OCT 具有较低的深度敏感性,能更好地对视网膜深部结构进行成像。其原因是 SS-OCT 的波长(红外波)比 SD-OCT 更长,因此通过浑浊屈光介质(如晶状体或玻璃体)时散射较少,并且对视网膜深层结构进行成像时信噪比更低。扫描速度更快(100 000 次 A 超/秒)意味着可对黄斑区进行更密集的扫描,从而最大限度地降低漏诊风险,并实现三维 OCT 成像。SS-OCT(波长为 1050nm)对 RPE 的穿透能力较 SD-OCT 稍有提高,因此可以通过增强深度成像模式(EDI)获得更好的脉络膜图像。同时,SS-OCT 的光源是不可见的红外光,故在扫描过程中不会分散患者的注意力(表 12.1)。

OCT 血流成像

OCT 成像的快速图像采集和高分辨率促进了 OCT 血流成像(OCTA)的发展。z 轴(en-face 层面)上的 OCT 图像生成,在 SD-

OCT 成像中越来越受到重视。该技术使 OCT 能够对视网膜和脉络膜血供进行 en-face 层面的观察。

目前视网膜或脉络膜血管疾病诊断的金标准是荧光素血管造影(FLA)或吲哚菁绿血管造影(ICGA)。针对有特殊禁忌证的患者[如 FLA 用于肾衰竭患者以及对吲哚菁绿(ICG)高度敏感的甲状腺功能亢进症患者],可采用其他诊断方法。

快速重复的 OCT 可追踪血管中红细胞的运动,并将其从静态的 OCT 图像中提取出来。相比其他有创的数字减影血管造影(用于心血管成像的 DSA),此技术可无创地检测血管及血流状态。

SD-OCT 通常被用于断层扫描,即二维成像。尽管如此,某些设备也可进行 3D 动画演示。而在 OCTA 中,B 超被用于 en-face 成像及三维成像。如果血流速度比两次 B 超间隔时间慢,OCTA 即认为此处缺乏血流,即没有可见的血管系统。因此,OCTA 无法检测渗漏或被遮蔽的信号。这点在 OCTA 图像判读中非常重要。3mm×3mm 视网膜立方体扫描获得的图像分辨率较高,在范围稍大的立方体扫描(如 6mm×6mm)中图像质量则较差。

OCTA 可检测的最低流速被称为"最慢可探测流速(SDF)",这取决于 OCTA 设备的间隔扫描时间。扫描间隔速度较慢的 OCTA 设备可检测到流速较慢的血流。

以 OCTA 为例,最常见的 4 层视网膜血管结构:浅层视网膜血管丛、深层视网膜血管丛、外层视网膜和脉络膜毛细血管。利用这项技术可以观察到穿透 RPE 的新生血管。尽管目前(2019 年)已经有了这样一个通用的命名法,但由于算法和可视化程度不同,在不同设备的图像之间进行比较仍具有挑战性。OCTA 可以使用 SD-OCT 或 SS-OCT 技术成像。小毛细血管管径的轴向分辨率<5μm,横向分辨率<15μm。OCTA 通

常使用患者不可见的红外光。由于扫描时间较长,OCTA 载入了眼动追踪和平均技术。其主要问题是 OCTA 设备的分层标准不同,因此无法对不同 OCTA 设备图像进行比较。

SD-OCT 和 RPE 吸收光谱

OCT 的激光(中心波长,如 840nm)可到达 RPE 并被其黑色素吸收。需要着重强调的是,有 3 种色素可导致激光中部分光谱吸收,从而影响图像分辨率:血管中的血红蛋白(吸收可见光中的黄/绿光,特别是蓝光,图 12.2)、黄斑区的叶黄素(类似"天然的太阳镜"效应,主要吸收蓝光,图 12.2)和 RPE 的黑色素(可见光,400~1400nm)[3,4]。随着波长的增加,RPE 的吸收减少,因此具有更长波长的 OCT 激光更有利于对 RPE 和 RPE 下结构病变进行观察(图 12.2)。因此,对黄斑进行 SD-OCT 成像的最佳光学范围是在波长约 800nm 的近红外区(图 12.2)。

ICG 被用于脉络膜病变的荧光血管造影检查。组织的发射和吸收光谱具有溶剂依赖性,且在 RPE 的光学透见范围内(最大荧光波长约为 800nm)。另一方面,荧光素的最大发射波长约为 510nm,因此不能用作 RPE 下结构的成像手段。但 RPE 缺如的病变除外,如地图样萎缩或 RPE 撕裂[5]。

扫描模式

TD-OCT 最初扫描模式始于放射状扫描,包括经过黄斑的 6~12 条高分辨率线扫描。放射状扫描的缺点是设备在扫描之间存在间隙。TD-OCT 扫描模式不适用于湿性黄斑变性的随访。因其缺少黄斑区立方体扫描模式,遗漏视网膜层间囊样结构的风险高。

在 SD-OCT(和 SS-OCT)成像中,最常用的扫描模式为黄斑立方体扫描和各种线

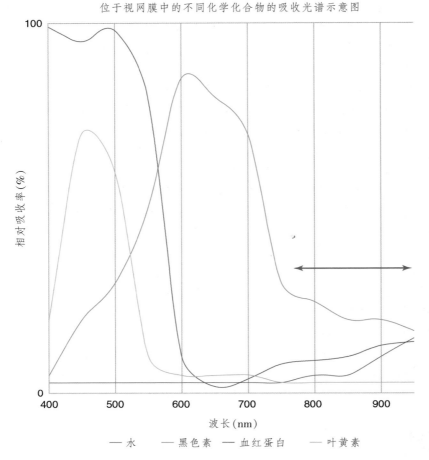

位于视网膜中的不同化学化合物的吸收光谱示意图

图 12.2　基于不同波长,黑色素、叶黄素、血红蛋白和水对光的吸收示意图。带有两个箭头的蓝线代表 OCT 成像的光学窗口。我们可以清楚地看到,叶黄素可以吸收较短的波长(类似"天然太阳眼镜")。

扫。黄斑立方体扫描针对中央凹中心的 6mm×6mm 正方形区域。由于时间增益,扫描的分辨率通常相对较低。栅格扫描是用来获得黄斑立方体扫描的技术。其他扫描方案是对扫描区域大小的补充。

为了完整扫描黄斑区域,立方体扫描必不可少,特别是对湿性 AMD 中液体量进行检测。在 3 线或 5 线高分辨率线扫模式下可获得极佳的分辨率。在黄斑病变的随访中,对同一部位的精确定位扫描非常重要。因为不同设备的软件对视网膜分层参考线定义不同,所以应始终使用相同的 OCT 设备进行随访。黄斑立方体扫描可能是确保不遗漏病变的最佳方案。虽然不同厂家的扫描方案不同,但 6mm 的黄斑立体扫描是标准方案[6-8]。

为了使疾病和研究具有可比性,在 OCTA 中确定分层线是非常重要的。用于自动分层的分层线必须清晰可辨:"RPE/Bruch 膜(BM)复合体的范围可被定义为椭圆体带和 RPE-BM 复合体的高反射边缘[9]"。

以 DICOM 方式进行导入和导出,使得不同厂家设备的录入和随访成为可能。眼动追踪最早是在 SD-OCT 中建立的。只能使用同一台设备进行随访。由于不同 OCTA 设备的分层定义不同,标准化非常困难。

OCT 解读

OCT 定性评估

OCT 对黄斑病变的定性分析比定量评

估更具有临床意义。黄斑裂孔、黄斑前膜及黄斑囊样水肿是 OCT 的典型定性诊断。

可采用高分辨率的线性扫描来分析 RPE 层。对于湿性 AMD,仅通过一次单线扫描不足以指导临床诊疗,需要对整个黄斑区行立体扫描。RPE 和脉络膜毛细血管层反射模式相似,故肉眼难以分辨,但可通过分辨率更高的 SD-OCT 加以区分 (图 12.3)。OCT 上 RPE 层呈一高反射条带,导致光束后向散射 (即遮蔽了部分自 RPE 层下反射回来的光束)。而 RPE 的萎缩则会导致 OCT 图像出现反向光影[10-12]。

对视网膜清晰成像的关键在于相邻的各层结构反射特征不同,如呈高反射的视网膜神经纤维层与无反射的玻璃体。

图 12.3 为 SD-OCT 中视网膜各层结构的详细说明。光感受器外节与位于 Bruch 膜上的 RPE 相连并形成一个单独的立方层。在 Bruch 膜下方可见脉络膜毛细血管层及脉络膜中、大血管层。

虽然高分辨率 SD-OCT 获得的图像越来越接近病理切片,但是在读片时需要注意 OCT 图像仍是基于视网膜各层组织不同的光学反射特性所形成的图像,而非真正的组织学结构。因此,在 OCT 图像上,同一细胞的不同结构可以有不同的反射特征,如光感受器细胞的外节与内节。同样,不同细胞的不同结构亦可能有相似的反射特征。例如,在 Best 病中,光感受器层及 RPE 层由于视网膜下高反射物质的遮蔽,有时在 OCT 图像上并不可见,但这不意味着此二者已经萎缩。

定量分析

定量分析对青光眼的诊断具有重要意义,如对视网膜神经纤维层(RNFL)和视盘的定量分析。同时,对黄斑水肿而言,视网膜地形图可对黄斑区厚度进行定量成像。OCT 的定量分析基于 OCT 设备对反射特性各不相同的视网膜各层结构的精准区分。

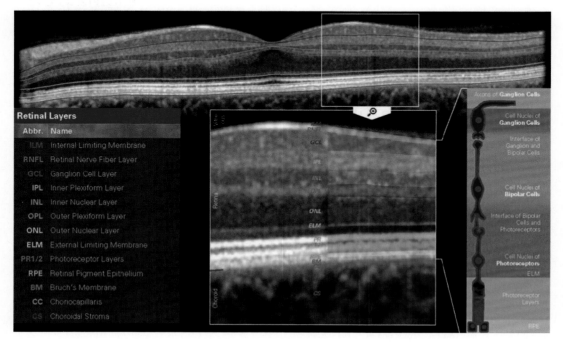

图 12.3　SD-OCT 中视网膜每一层的详细彩色显示。(Image courtesy of Heidelberg Engineering GmbH, Heidelberg.)

无论对于手动分层还是自动分层,RPE 层和 RNFL 层均是非常重要的参考基线。

RPE 和 Bruch 膜的 OCT 特点

现代 SD-OCT 使人们对 RPE 及其在病理学中的功能有了更深入的了解。RPE 及其下的 Bruch 膜可以被认为是一个整体,其平均厚度为 18~25μm。从组织学来看,Bruch 膜由弹性纤维和胶原蛋白组成,可视为脉络膜和 RPE 的边界,其两侧分别为脉络膜血管及 RPE 细胞。RPE 细胞呈立方体形态,其细胞核接近 Bruch 膜。RPE 细胞顶端充满黑色素颗粒、线粒体和脂褐素。光对 RPE 层的穿透能力有限,且 OCT 信号因吸收和散射随深度衰减,因此脉络膜的成像分辨率明显更低[13]。

在 SD-OCT 图像上,RPE/Bruch 膜复合体是最外侧的高反射条带(图 12.4)。在正常人群中,RPE/Bruch 膜复合体的厚度与年龄呈正相关。干性 AMD 患者的 RPE 和 Bruch 膜复合体的厚度明显大于同龄对照组。

在 SD-OCT 图像上,正常黄斑区的外层视网膜可见 4 条高反射条带(图 12.4)。当阅片时,若图像质量允许,需要进行仔细评估。在 RPE 复合体的 OCT 图像上,自内侧起,第一条高反射条带为外界膜(ELM),其次是椭圆体带(光感受器内、外节连接处),再次为光感受器外节(嵌合体带),最后是 RPE。在 BM 之外是脉络膜毛细血管层和脉络膜。

视网膜脱离(图 12.5),RPE 层萎缩、撕裂或增厚均可引起 RPE/Bruch 膜复合体的病理性改变。

SD-OCT 中的 RPE 病理的系统验证

RPE 脱离

视网膜疾病中的 RPE/Bruch 膜复合体可与脱离相伴发生。视网膜色素上皮脱离(PED)是指 RPE 层与 Bruch 膜分离,其被定义为隆起高度>200μm,或高度>75μm 且宽度>400μm。PED 在 OCT 上可被分为均匀的低反射或均匀的高反射,以及不均匀反射。在浆液性 PED 中,RPE 下成分在 OCT 上显示为光学空腔或轻度高反射(图 12.6)。在此类 PED 中通常可见 Bruch 膜,除非脱离区的 RPE 下存在高反射的结晶样沉积物(图 12.8)。

浆液性 RPE 脱离

在浆液性 RPE 脱离(sPED)中,RPE 下

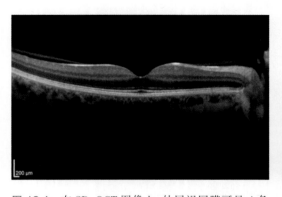

图 12.4　在 SD-OCT 图像上,外层视网膜可见 4 条高反射条带。最内侧是外界膜(ELM),其次是椭圆体带(光感受器细胞内、外节连接处)、光感受器外节(嵌合体带),最外侧为 RPE。

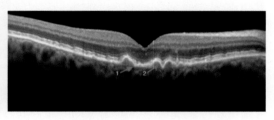

图 12.5　浆液性玻璃膜疣的 SD-OCT。Bruch 膜(箭头 1 所示,平整的水平条带)和 RPE 层(箭头 2 所示,RPE 隆起形成的高反射条带)可被视为两个独立的结构。

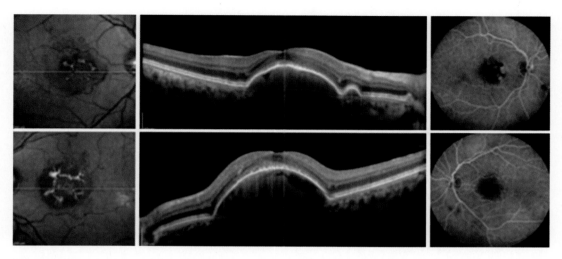

图 12.6　患者,69 岁,视力为 0.4,无视物变形。左侧 IR 图像显示 RPE 病变呈蝴蝶状。中间 OCT 图像提示 RPE 下可见轻度高反射的光学空腔和在位的视网膜神经上皮层。右侧 FLA 图像提示右眼黄斑区可见染色但无渗漏,左眼黄斑区无渗漏或染色。

液在 OCT 上表现为光学空腔(图 12.6)。分离的腔隙两侧分别为 RPE 层及 Bruch 膜。对此类 PED 须行黄斑立体扫描,以排除新生血管组织的存在。

　　如图 12.6 所示,SD-OCT 显示典型的浆液性 PED,FLA 上表现为轻度的持续强荧光,但并无脉络膜新生血管征象。由于在 OCT 和 FLA(无渗漏)中均未发现新生血管,无须治疗。

　　如图 12.7 所示,在合并视网膜层间水肿和神经上皮层脱离的浆液性 PED 患者中,须鉴别新生血管是否存在。在 OCT 图像上,须仔细判读视网膜下或视网膜层间是否有提示新生血管或视网膜血管瘤样增生(RAP)的高反射隆起。在本例患者的 FFA/OCT-A 上发现脉络膜新生血管(合并 PED 的 1 型脉络膜新生血管),因此采取抗 VEGF 治疗。

　　在抗 VEGF 治疗 3 个月后,患者视力提高至 0.2,且黄斑区解剖结构得到改善,原脱离区 RPE 局部萎缩(图 12.7b)。

　　在持续存在的浆液性 PED 中,RPE 下液中可能出现结晶样沉积物(图 12.8)。部分持续多年的浆液性 PED 中 RPE 下液体可因病程长而变得混浊。

　　SD-OCT 中视网膜层间和视网膜下的高反射灶与 RPE 细胞相关,检眼镜下表现为色素沉着。RPE 层任何的不连续都会导致 RPE 下的光透射增加。组织学上,视网膜下高反射卵黄样物质对应顶端排出的 RPE 细胞器和外节碎片。RPE-BM 复合体增厚发生在视网膜内高反射灶出现之前。随着时间的推移,RPE-BM 复合体的高反射灶迁移到视网膜。PED 中的高反射灶可以被量化,并可以用一系列 SD-OCT 扫描来随访[14]。这些 RPE 病灶迁移发生在 OCT 检测到的 RPE 萎缩之前[15]。

纤维血管性 PED

　　在纤维血管性 PED(fPED)中,RPE 下可见不均匀的中高反射信号(图 12.9)。根据 RPE 及 RPE 下结构的反射特征,Bruch 膜在 OCT 上可能无法成像。在 fPED 中,需要通过 OCTA 或 FLA 仔细检查潜在的 RAP 或 CNV(包括肥厚性脉络膜相关新生血管,PVN)。罕见情况下,若怀疑为 PCV,须行

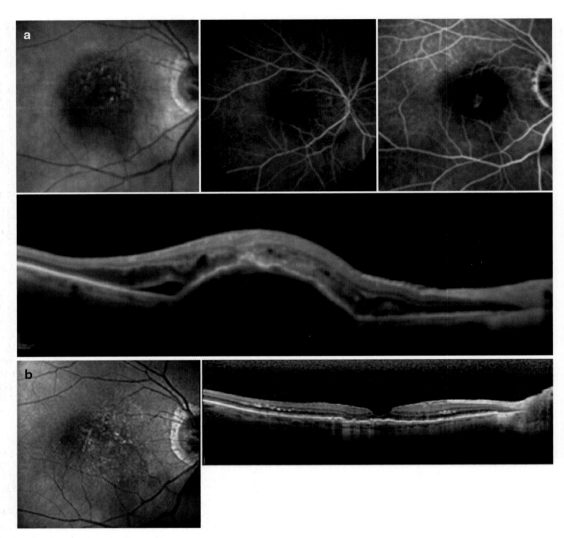

图 12.7　(a)患者,75 岁,右眼视力 0.1,OCT 提示浆液性 PED、视网膜神经上皮层脱离及视网膜层间囊样改变,且未见明显 RAP 病灶,FLA 提示黄斑区可见渗漏,怀疑脉络膜新生血管形成。(b)左图为抗 VEGF 治疗后的红外光成像,右图 OCT 提示中央凹结构变薄,局灶性 RPE 萎缩伴脉络膜反射增强。

ICGA 检查,因为治疗 PCV 需要联合光动力疗法(PDT)和抗 VEGF 治疗。

息肉样脉络膜血管病变

在 ICGA 中,息肉样脉络膜血管病变(PCV)被定义为视盘旁的息肉样脉络膜血管。在 OCT 上,PCV 表现为多个 PED,且 RPE 下多为中高反射的纤维血管组织。除此之外,PCV 常见视网膜下出血及硬性渗出,通常在 OCT 图像上,视网膜下出血可遮蔽 PED。

在 PCV 中,SD-OCT 显示出尖锐顶部和多个色素上皮脱离,有助于区分隐匿性 CNV。

在 OCT 上,PCV 同隐匿性 CNV 的主要鉴别点在于,PCV 可表现为尖锐的 PED、PED 低反射信号,检眼镜下可见多个 PED 及硬性渗出。上述表现常见于 PCV 而非隐

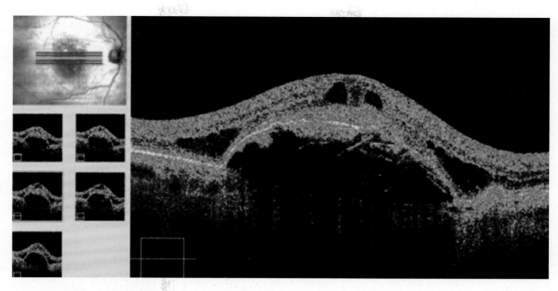

图 12.8　SD-OCT 提示 RPE 下可见长期 PED 造成的结晶样沉积物，注意视网膜神经上皮层脱离及视网膜层间囊样改变，更准确地说，其应该是视网膜层间劈裂。

匿性 CNV。PCV 可见息肉样病灶造成的出血及脂质渗出，同时可见脉络膜增厚及 RPE 改变，但鲜见玻璃膜疣。有学者通过 OCT 发现，PCV 患者 RPE 下可见新生血管，提示 PCV 可能是 Ⅰ 型 CNV 的一种亚型[15]。

　　PCV 对抗 VEGF 治疗反应不佳。因此，对于抗 VEGF 治疗效果不佳的患者，需要警惕有 PCV 的可能，必要时应行 ICGA 以鉴别诊断[16]。

RPE 撕裂

　　RPE 撕裂是新生血管性 AMD(nAMD)

的一个潜在并发症。RPE 撕裂可导致黄斑区形成纤维性瘢痕（图 12.10 和图 12.11b,c），患者视力随着瘢痕逐渐形成而降低。利用现代 OCT 可观察到 RPE 撕裂的发展过程。当 PED 撕裂时，富有弹性的 RPE 会像橡皮筋一样卷起来；撕裂部分的 RPE 逐渐萎缩，在 OCT 上可见透见光导致的脉络膜的高反射。

　　RPE 撕裂最常见于脉络膜新生血管进展过程中。当脉络膜新生血管病灶活跃时，

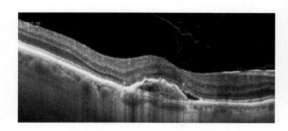

图 12.9　高反射的 RPE 层形成一条凸起的带状高反射，RPE 下管腔呈中等反射信号。此外，黄斑中心凹外有视网膜神经上皮层脱离。

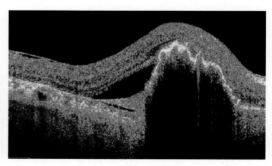

图 12.10　RPE 层不连续处即为 RPE 撕裂处。富有弹性的 RPE 层呈束状、波浪状卷曲（类似橡皮筋）。图中可见 RPE 隆起收缩造成的视网膜下脱离以及 RPE 脱失形成的反向光影。

OD, IR 30° ART + OCT 30° (8.5 mm) ART (100) Q: 35 [HR]

OS, IR 30° ART + OCT 30° (8.5 mm) ART (100) Q: 33 [HS]

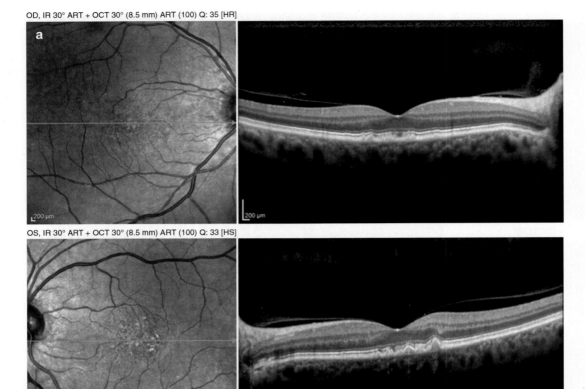

图 12.11　对 RPE 撕裂患者进行为期 4 年的随访，从玻璃膜疣到 sPED、RPE 撕裂和随后的 CNV（1 型）。(a)SD–OCT 显示小片状、棘状的玻璃膜疣。（待续）

需要持续进行抗 VEGF 治疗。血管化 PED 中的 RPE 撕裂通常与隐匿性 CNV、PCV、RAP 有关。

2014—2018 年对 1 例患者的随访显示，开始时（视力 0.3）仅见一些玻璃膜疣，进展至 2018 年出现 RPE 撕裂和纤维性瘢痕，如图 12.11 所示（视力 0.05）（图 12.11）。

中心性浆液性脉络膜视网膜病变

中心性浆液性脉络膜视网膜病变（CSCR）的典型 OCT 表现为神经上皮层脱离（视网膜下液通常呈透光空腔）和局灶性浆液性 PED，可单独出现，亦可合并出现

（图 12.12a，b）。局灶性浆液性 PED 在急性期多见（75%）。在极少数情况下，可以发现两个局灶性浆液性 PED。CSCR 的慢性阶段可出现 RPE 萎缩和光感受器丢失。在 OCT 上，CSCR 被定义为视网膜下液性暗区和高通透性的脉络膜。FFA 表现为炊烟样和雨伞样渗漏（图 12.12）。图 12.12 中描述的患者由 CSCR 引起视力下降（视力为 0.8）。OCT 提示视网膜神经上皮层脱离、瘢痕形成以及 PED。FFA 显示黄斑旁中央凹可见渗漏。视网膜神经上皮层经治疗后复位（图 12.12c）。

在 OCTA 上，浅层毛细血管层、深层毛

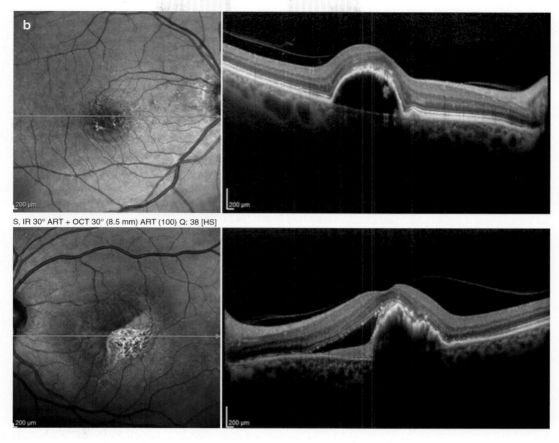

S, IR 30° ART + OCT 30° (8.5 mm) ART (100) Q: 38 [HS]

图 12.11（续）　（b）OCT 可见双眼出现 sPED，左眼有一处 RPE 撕裂。（待续）

细血管层、外层视网膜、脉络膜毛细血管没有与 CSCR 渗漏点相关的血流模式改变[17]。

玻璃膜疣

早期 AMD 的典型体征是玻璃膜疣和 RPE 萎缩，晚期为地图样萎缩和湿性 AMD。在晚期 AMD 中，85% 为干性，15% 为湿性。除典型的晚期 AMD 外，病变还可表现为 RAP 和 PCV。AMD 的病理特征是 RPE 细胞内的脂褐素积累和玻璃膜疣的出现。

玻璃膜疣可分为小玻璃膜疣（<63μm）、中等大小的玻璃膜疣（63~125μm）和大玻璃膜疣（>125um）。小玻璃膜疣呈液滴状，代表正常的衰老变化。中等大小的玻璃膜疣代表 AMD 的早期阶段。大玻璃膜疣包括色素的改变，代表中期 AMD。晚期 AMD 被定义为

新生血管性 AMD 和（或）地图样萎缩（GA）[14]。

一般来说，玻璃膜疣是 BM 和 RPE 之间细胞外物质和代谢物（例如，脂褐素、胆固醇）的堆积。这些物质在 SD-OCT 上表现为均匀的中、高反射。玻璃膜疣可能单个出现，或者呈融合分布。此外，玻璃膜疣上可能有高反射性病灶。

不论是干性还是新生血管性 AMD，均可出现硬性和软性玻璃膜疣。

网状玻璃膜疣（硬性玻璃膜疣）

网状玻璃膜疣是位于 RPE 上方的颗粒状、不规则、高反射病变。与软性玻璃膜疣中扁平弧形的 PED 相比，硬性/网状玻璃膜疣在 OCT 上表现为尖峰状高反射（图 12.5，图 12.11a，图 12.13 和图 12.14）[18,19]。

OD, IR 30° ART + OCT 30° (8.5 mm) ART (81) Q: 32 [HR]

OS, IR 30° ART + OCT 30° (8.6 mm) ART (100) Q: 31 [HS]

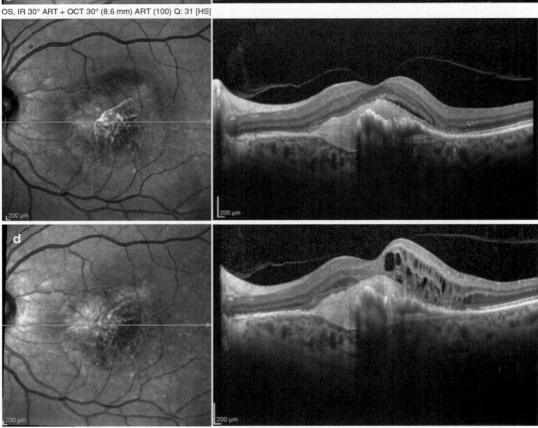

图 12.11(续) （c)OCT 可见撕裂处愈演愈烈的瘢痕形成和视网膜神经上皮层脱离。(d)OCT 提示 CNV 的黄斑瘢痕和新的视网膜内囊样改变。

软性玻璃膜疣

在早期阶段,OCT 上可观察到 Bruch 膜和 RPE 相连处扩张。基底膜层状玻璃膜疣可能是浆液性玻璃膜疣的早期形式,与 SD-OCT 上的 RPE 下增厚不同（表现为 Bruch 膜与 RPE 分离）。软性玻璃膜疣可在 OCT 上表现为 Bruch 膜平面上可见不连续

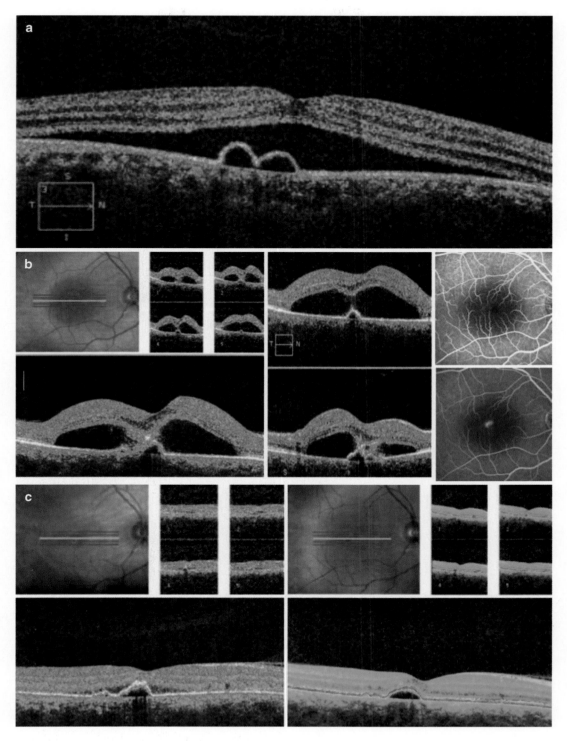

图 12.12　(a)OCT 显示双峰样浆液性 PED 伴有视网膜神经上皮层脱离。右眼视力为 0.5。右图：FLA 显示非常接近中央凹的典型渗漏(炊烟样)。(b)左图：OCT 图像显示视网膜神经上皮层脱离、罕见的视网膜瘢痕并伴有潜在的 sPED。右图：FLA 典型的中央凹下炊烟样现象，不适合应用激光治疗 sPED(渗漏即来源点)。(c)1 个月后视网膜神经上皮层脱离消失，视力提高至 1.0。sPED 依然存在，未来 CSCR 可能复发。

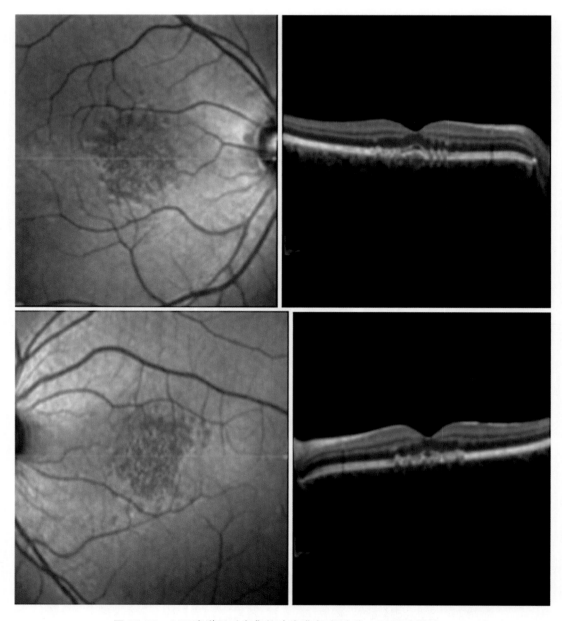

图 12.13　OCT 光谱显示密集的玻璃膜疣,视力为 1.0(29 岁男性)。

隆起的 RPE。软性玻璃膜疣通常被认为是 RPE 和 Bruch 膜之间光学散射物质的堆积(图 12.5 和图 12.14)。在较大的玻璃膜疣或玻璃膜疣样 PED 中,RPE 较高,常呈圆顶状,低反射或中等反射物质将 RPE 与下方的 BM 分开[8,20]。

在钙化玻璃膜疣的消退过程中,SD-OCT 可识别出不同类型的 RPE 下高反射。

Ⅰ 型是可能来自 Bruch 膜内部的多层高反射,Ⅱ 型也是来自 Bruch 膜外部的多层高反射,Ⅲ 型是来自 Bruch 膜内层及外层的多层碎片状高反射。未被巨噬细胞清除的玻璃膜疣样物质发生类似于动脉硬化过程中的钙化(可表现为高反射)。脂质和胆固

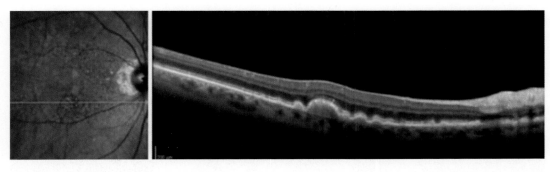

图 12.14　早期 AMD 的浆液性玻璃膜疣的典型图像，视力为 1.0。OCT 显示了典型的波浪状 PED，伴有 RPE 下的中等反射信号。沉积物下方的一条细的水平低反射线为 Bruch 膜。玻璃膜疣的大小和宽度不同。

醇的沉积如果不被巨噬细胞清除，可能会伴随脂质钙化的发生（可表现为 RPE 层下的高反射）[21]。

假性网状玻璃膜疣

SD-OCT 可用于鉴别假性网状玻璃膜疣，其表现为 RPE 上方、椭圆体带下方的散在高反射物质颗粒[8,20,22,23]。Beaver Dam 眼科研究指出，假性网状玻璃膜疣是晚期 AMD 发展的重要危险因素之一。

RPE 增厚
新生血管所致 RPE 增厚

新生血管性 AMD

新生血管性 AMD（nAMD）在典型 OCT 上表现为纤维血管性 RPE 增厚、视网膜下积液或黄斑囊样水肿。有时也可观察到视网膜下出血。基于 FLA，CNV 可分为经典型 CNV 和隐匿型 CNV。随着 OCT 分辨率的提高，高分辨率 OCT 亦可对 CNV 进行分类。

经典型 CNV（Ⅱ型）突破 RPE/Bruch 膜复合体，位于 RPE 和视网膜神经上皮层之间的间隙。在 FLA 上，Ⅱ型 CNV 表现为边界清晰的黄斑区视网膜下病理性血管（图 12.15）。

相反，隐匿型 CNV（Ⅰ型）表现为 RPE 下的新生血管组织（RPE 和脉络膜毛细血管之间）。在隐匿型 CNV 患者中，视网膜层间囊样水肿的发生率明显高于经典型 CNV。经典型 CNV 的视网膜下积液多于隐匿型 CNV（图 12.15）。

合并 Ⅰ型 CNV 和 Ⅱ型 CNV 的混合型 CNV 在 nAMD 中很常见。OCT 是判断视网膜层间和视网膜下是否存在液体的重要根据，并可据此指导抗 VEGF 治疗。视网膜层间或视网膜下出现液体均可被视为新生血管性 AMD 的治疗指征[22,24,25]。

Ⅰ型 CNV，即隐匿型 CNV（FLA 上），起源于脉络膜毛细血管，上方常见 PED。Ⅰ型 CNV 的 OCTA 表现为纠缠的细小血管网或圆形的小管径的毛细血管簇。

Ⅱ型 CNV，即 FLA 上的经典型 CNV（发病率为 9%~17%）。CNV 位于视网膜下间隙的 RPE 上方。在 OCTA 上，黄斑区的 RPE 上方可见水母样或肾小球样的高流量血管。

在 FFA 上，Ⅲ型 CNV 结合了 Ⅰ型和 Ⅱ型的表现，其旧称为 RAP 病变或隐匿性脉络膜视网膜血管吻合。Ⅲ型主要垂直于视网膜各层，并可能延伸至 RPE。

根据新生血管性 AMD 的治疗指征，将 OCTA 与多模式影像（FLA、ICGA、SD-OCT）进行比较。新生血管性 AMD 在 OCTA 上有 5 种表现：①新生血管病灶形成；②分支血管形态（细小或大血管）；③血管吻合和血

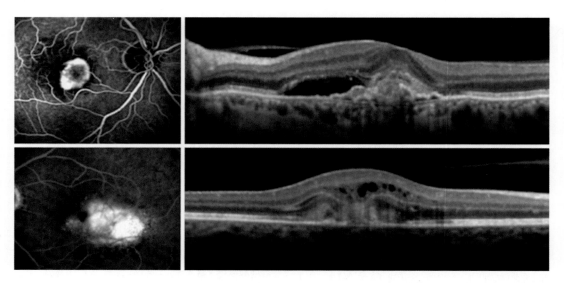

图 12.15　上图：FLA 显示典型的经典型 CNV，边界清晰，位于 RPE 上方。右侧 OCT 显示增厚的 RPE/
Bruch 膜复合体（即新生血管膜）和视网膜下积液。下图：FLA 显示隐匿型 CNV（Ⅰ型），可见弥漫性渗漏。
OCT 显示 RPE/Bruch 膜复合体增厚和典型的视网层间囊状改变。

管袢；④外周血管弓或致密血管末梢；⑤病灶旁可见环状低信号。符合上述 3 项或 3 项以上的标准代表病灶处于活动期，须采取玻璃体腔注射治疗。符合 2 项或以下标准代表病灶不活动，无须后续治疗。该分类标准与 95% 的传统多模式影像（FLA、ICG、SD-OCT）的治疗适应证一致。

OCTA 可用于新生血管性 AMD 中不同类型的 CNV 的诊断及鉴别诊断。Ⅰ型 CNV 可见于"中层脉络膜""CC"和"RPE"分层，管径粗大，难以与周围血管系统区分。相反，Ⅱ型 CNV 可见于"外层视网膜"分层，并与周围血管结构分界清晰[26]。与具有不同波长、扫描模式和算法的 OCTA 设备相比，ICGA 上发现的新生血管病灶范围更大。由于用于评估 CNV 的量化参数（例如，CNV 范围、血管密度）的分层不同，建议使用标准化的 OCTA 方案进行分析[27]。OCTA 在 CNV 检测方面通常不如 ICGA。OCT 对Ⅰ型 CNV 的检测效果优于Ⅱ型。SD-OCTA 对病灶的检出率受限于新生血管内血液流速，

而非病变类型[28]。

近视性脉络膜新生血管

近视性 CNV 在 OCT 上的表现与新生血管性 AMD 中的 CNV 类似。高度近视引起的 CNV 在 OCT 上也显示出类似的结果。近视性 CNV 通常表现为 RPE 上方的经典型 CNV（Ⅱ型），几乎没有视网膜下液或水肿（视网膜层间水肿非常罕见）。

肥厚型脉络膜 CNV

肥厚型脉络膜疾病被认为是 RPE 疾病的一种，其典型表现为脉络膜增厚。2013 年开始，通过 SS-OCT 的 EDI 模式和更快的扫描速度，人们逐渐认识了肥厚型脉络膜疾病。

肥厚型脉络膜疾病表现为脉络膜增厚、Haller 层血管扩张（粗大静脉）、Sattler 层血管和脉络膜毛细血管层稀疏。

脉络膜正常厚度为 220~350μm，厚度 >390μm 的脉络膜被称为厚脉络膜。

PNV 在 OCT 上常表现为不合并玻璃

膜疣,但伴有脉络膜增厚的 CNV。其典型表现为不规则和扁平 PED。PNV 可转化为 PCV。

肥厚型脉络膜疾病的谱系包括 4 种不同的疾病组:肥厚型脉络膜色素上皮病(PPE)、中心性浆液性脉络膜视网膜病变(CSCR)、肥厚型脉络膜新血管病变(PNV)、息肉样脉络膜血管病变(PCV)。一种疾病可能会转化成另一种疾病。PPE 表现为小的局灶性 PED,且不合并玻璃膜疣及视网膜下液,可能是 CSCR 的前驱病变。综上所述,PPE 的 OCT 表现包括脉络膜增厚、脉络膜毛细血管变薄和 RPE 异常[29]。

视网膜血管瘤样增生

Yannuzzi[30]于 2001 年最早发现的视网膜血管瘤样增生(RAP,即 Ⅲ 型 CNV)是 AMD 新生血管的一种特殊临床形式,其对抗 VEGF 治疗反应不佳。其新生血管起源于外层视网膜,向 RPE 生长。

外层视网膜玻璃膜疣的高反射病灶可能是 RAP 病变的前兆。可通过 OCT 中眼球追踪模式及密扫模式提前发现临床前期病灶。从临床前期进展到 RAP 可能需要约 21 个月[31]。

沉积物所致 RPE 增厚

图案性黄斑营养不良:成人型假性卵黄样黄斑营养不良

图案性黄斑营养不良的黄斑区表现多种多样(蝶状营养不良,APMD)。检眼镜检查显示中央凹处黄色或橙色隆起,在 OCT 上表现为 RPE 层病变。在成人型卵黄样黄斑营养不良(APMD)中,中、高反射性物质位于视网膜神经上皮层与 RPE 层之间[32]。OCT 上可见在 RPE/Bruch 膜和椭圆体带之间的圆顶状、均匀的低反射层(图 12.16)。

除此之外,病变也可能类似于大的浆液性玻璃膜疣。APMD 只有单个黄斑中央凹黄色病灶,而 AMD 有大量玻璃膜疣,可通过 OCT 鉴别。OCT 中的浆液性玻璃膜疣表现为具有光学空腔或中反射的 PED(图 12.16)。相反,APMD 中 RPE 上方突起病灶高于中等反射的拱顶形隆起。图 12.16 所示病例的 OCT 表现类似 CNV,有时也可见于检眼镜检查。但与 CNV 不同的是,APMD 患者视力更佳,并且 OCT 上通常没有视网膜下液、视网膜层间囊样改变或出血。

约 12% 的 APMD 患者在发病 6 年后出现 CNV 这一少见并发症。在 FLA 上,玻璃膜疣样物质被荧光染色后,可能与 CNV 混淆。本病通常易于诊断,但对于疑难病例,可通过对患者的随访、视力、OCT(是否存在液体积聚)和 FLA(多模式成像)进行综合评估获得正确的诊断。

OCTA 能够清晰显示在 FLA 上被卵黄样沉积物遮蔽的 CNV。OCTA 中的血管异常在浅层和深层毛细血管丛中是非特异性的。应用 OCTA 检测 APMD 最重要的优点是可检测到潜在的 CNV,且较 FLA 更为敏感[33]。

Best 病(卵黄样疾病)

Best 病是一种常染色体显性遗传的黄斑营养不良。在 Best 病的卵黄期(2 期),视网膜下物质是均匀的高反射物质。在假性积脓期(3 期),高反射层上方有一个均匀的低反射层,可能被误解为 CNV 所致视网膜下积液。卵黄破碎期(4 期)可表现为 RPE 萎缩和增殖(图 12.17)。最后,5 期表现为黄斑区瘢痕形成。

对于 Best 病,OCT 是一种影像学检查而非组织学检查的概念尤其重要。OCT 图像显示视网膜各层结构严重扭曲。

图 12.17 所示病例的 OCT 显示,光感受器和 RPE 层面上看不到任何结构,但患者视力仍有 1.0。因此,该患者的视网膜光感受器肯定存在,但在 OCT 图像上却看不到。因为 OCT 的光束被卵黄样沉积物反向

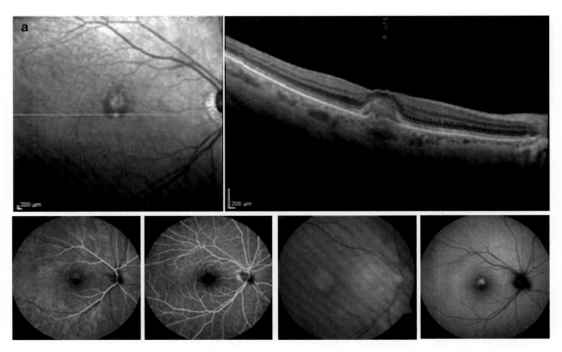

图 12.16　(a)患者双眼视力为 1.0。OCT 表现为右眼类似 CNV 的凸起增厚,但不伴水肿或视网膜下液。眼底照片显示典型的黄斑部黄色斑点,自发荧光(AF)表现为无脂褐素的白色斑点。这些斑点在 FLA 上通常没有渗漏,只有轻微的脂褐素沉积。(待续)

散射,无法探测到光感受器和 RPE/Bruch 膜复合体。该区域并没有缺失,但它在 OCT 图像上表现为反射性伪影。

卵黄样沉积物究竟在视网膜哪一层积聚是非常重要的。与健康受试者相比,Best 病(所有分期)患者的黄斑中央凹处 RPE/Bruch 膜复合体平均厚度均显著降低,但在中央凹外无明显变化。卵黄样沉积物很可能位于嵌合体带或 RPE/BM 复合体内。RPE 可能会继续保持完好的光感受器-RPE 复合体,为光感受器提供必要的营养,进而帮助患者在多年内保持比预期更好的视力[34]。

组织学显示,Bruch 膜和 RPE 之间的卵黄样物质沉积在中央凹。这种物质似乎来自退化的色素上皮细胞,并且含有少数完整的脂褐素颗粒。中央凹光感受器的丧失也发生在此病变上方[35]。

视网膜外层在第 1 阶段保持完整,但在第 2~5 阶段被破坏。卵黄样物质通常出现在第 2 阶段和第 3 阶段,在第 4 阶段尤为显著,但很少见于第 5 阶段。视网膜神经上皮层的脱离发生在第 3 期和第 4 期。随着疾病的进展,卵黄样沉积物越来越少,在疾病晚期,视网膜外层中断的情况更加严重[36]。

RPE 萎缩

地图样萎缩

对 RPE 萎缩(>125μm)的诊断基于以下 2 个或 3 个标准:通过脉络膜的光信号增加（脉络膜高反射）、RPE 变薄和外层视网膜缺失[19]。

地图样萎缩(GA)是干性 AMD 的一种形式,随着 RPE 的萎缩日益扩大发展而成。SD-OCT 显示 RPE/Bruch 膜复合体的大面积缺失或损坏,并出现反向阴影。由于缺乏

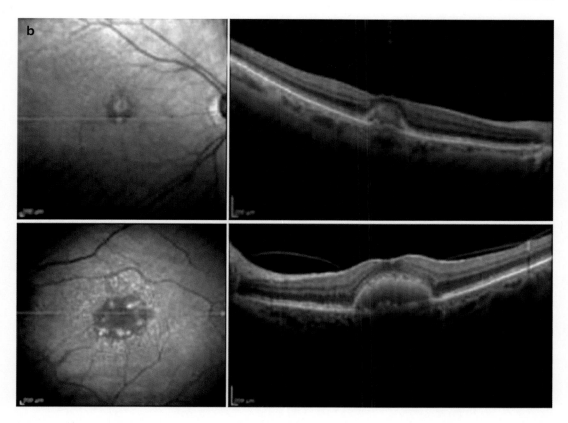

图 12.16(续) (b)SD-OCT 显示 RPE-BM 前可见异常隆起且无液体聚集。下方的 RPE/BM 层由于卵黄样沉积物的遮蔽几乎不可见。

高反射的 RPE 层，光线可以穿透至更深的层次(图 12.18)。

无论是在 GA 区域还是在其周围区域，均可以在 SD-OCT 上发现多种多样的形态学改变。这些变化可能代表不同的疾病阶段或不同的分子异质性[10]。

进一步研究应集中于不同形态变化对视力预后的影响。外层视网膜厚度、玻璃膜疣面积和高反射灶是疾病从早期 AMD 进展到晚期 AMD(2 年内)的定量指标。通过人工智能发现，CNV 的预测标志以玻璃膜疣为中心，而 GA 的预测标志与视网膜神经上皮层和年龄相关[37]。

OCT 上可见 RPE 的面积与 GA 病变中感光细胞的缺失不成比例。在没有 RPE 细胞的情况下，光感受器的外节仍保持不变；

在有 RPE 细胞的情况下，光感受器的外节萎缩。这些现象对于理解 GA 的发病机制和发展新疗法十分重要[38]。

OCTA 定量检查显示，在 AMD 的 GA 区域附近，脉络膜毛细血管灌注明显减少。脉络膜毛细血管低灌注与视锥感光细胞的丧失有关。这提示脉络膜毛细血管灌注减少可促进 GA 进展[39]。

病灶周围的脉络膜毛细血管血流受损与 GA 面积扩展呈正相关，因此可作为预测 GA 患者预后的参数[40]。

外层视网膜管状结构(ORT)是 GA 的一种特殊结构(图 12.19)，被认为是由退化的光感受器排列成圆形而成。曾有学者在 ORT 的管腔中发现单个 RPE 细胞。在 ORT 上须与视网膜层间囊样结构相鉴别，以避

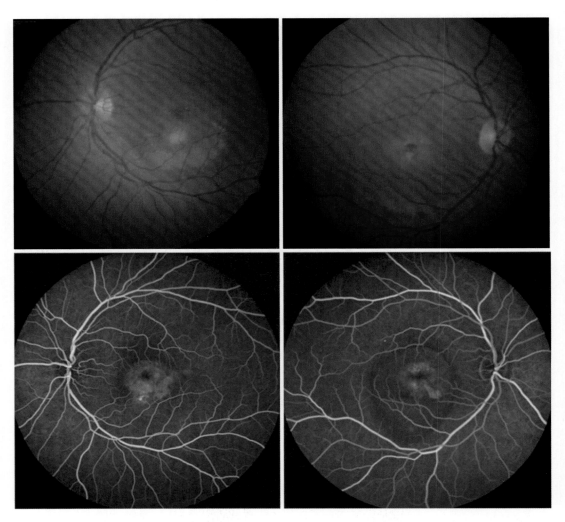

图 12.17 患者男性，24 岁，Best 病，视力为 0.8 和 1.0。眼底彩色图像显示典型的中度 Best 病（上排）。Best 病的 FLA 可见与卵黄样沉积物对应的斑片状、轻度强荧光（中排）。在 SD-OCT 上，黄斑区可见附着在 RPE/BM 膜之上的广泛的视网膜神经上皮层脱离（下排）。（待续）

免过度治疗[41]。

Stargardt 病和眼底黄色斑点症

OCT 检查发现，眼底黄色斑点症的异常沉积物位于 RPE 层。在 Stargardt 病图像上也可观察到外层视网膜和 RPE 萎缩。对于 Stargardt 病同时合并黄色斑点的患者，在 OCT 上同时可见 RPE 局灶性增厚和萎缩（图 12.20）。

在 SD-OCT 监测 Stargardt 病程进展中，椭圆体带的缺损面积较 RPE 更为可靠[42]。

OCTA 的脉络膜血流信号在迟发型 Stargardt 病和 AMD 的 RPE 萎缩区域有所不同，可能是由这两种疾病中 RPE 萎缩的发病机制不同所致[43]。

无脉络膜症

在无脉络膜症中，RPE 的严重缺损增加了 OCT 上脉络膜和巩膜的透光性。视网膜神经上皮层似乎位于脉络膜/脉络膜毛细

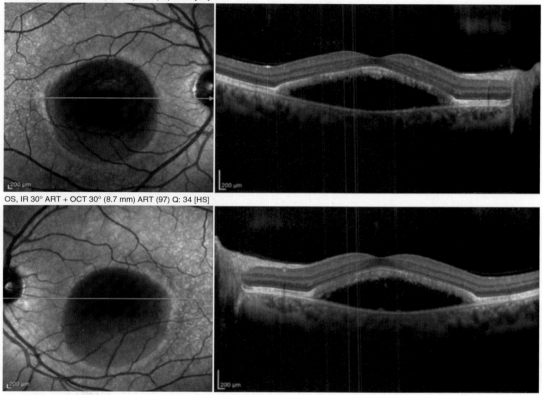

图 12.17(续)

血管上。由于没有高反射的 RPE,OCT 的光束可以更深入地穿透至脉络膜和巩膜。

图 12.21 病例中,脉络膜毛细血管和脉络膜几乎完全消失。RPE 层和非常薄的脉络膜直接与巩膜壁相邻。由于缺乏高反射的 RPE 和脉络膜血供,巩膜在无脉络膜症的 OCT 上清晰可见(图 12.21)。

OCT 图像对 RPE 层和椭圆体带的定量具有高度可重复性,因此适用于临床研究和随访[44]。OCTA 上可以观察到内层视网膜和脉络膜毛细血管层的早期血管异常表现。此外,在黄斑区 RPE 残存区域,OCTA 可观察到血流减少。OCTA 有助于发现无脉络膜症早期的血管异常[45]。

炎症或感染性疾病后 RPE 的丢失,亦可导致 OCT 出现相同的表现,如匐行性脉络膜炎、弓形虫性脉络膜视网膜炎、鸟枪弹样脉络膜视网膜病变。

继发性中毒性 RPE 损伤

日光性/激光性视网膜病变

直视太阳或高能激光器(如工业激光器或激光笔)会导致严重的视网膜损伤。可见光(通常为红色 670nm 和绿色 532nm)中激光辐射主要被视网膜外层吸收,而非 RPE(图 12.22)。这些损伤可引起光感受器退行性改变。日光/弧光灯损伤在 OCT 上表现为外层视网膜、光感受器层内节-外节交界处/椭圆体带的局灶性中断,遗留低反射性矩形空腔。激光性视网膜病变的并发症包括视网膜出血、CNV 和慢性黄斑水肿[46,47]。组织学研究显示,损伤位于黄斑中央凹光感受器细胞外节和 RPE。

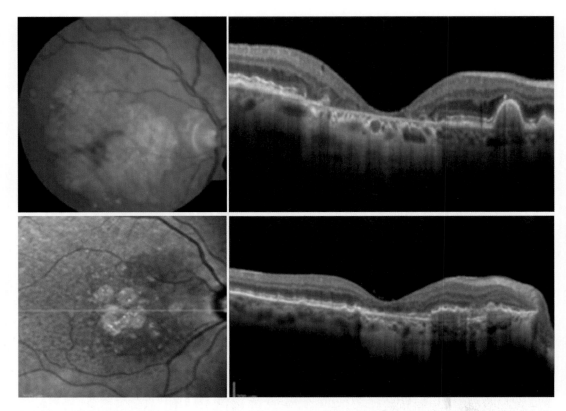

图 12.18　眼底图像显示典型 GA。OCT 显示中央凹下 RPE 萎缩和大玻璃膜疣。OCT 上可见因高反射 RPE 缺损所致典型局部反射增强。

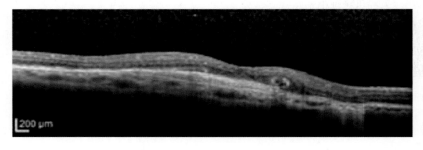

图 12.19　OCT 上可见一个视网膜管状结构位于 RPE-BM 复合体上及外层视网膜内。推测退化的光感受器排列成圆形结构(OCT 上呈圆形高反射)。

Poppers 黄斑病变

　　吸入 Poppers(硝酸异丙酯)可让人获得短暂的兴奋感觉。其含有液态的含氮化合物,可引起一过性的动脉扩张。Poppers 曾被用于治疗心绞痛,可在 RPE 水平引起早发性黄斑退行性变,即 Poppers 黄斑病变。其可表现为黄斑中央凹卵黄样病灶(图12.23)。尚未明确其病理机制,但可能与血液中一氧化氮浓度升高,血管舒张所致光感受器代谢调节异常有关。其在 OCT 上表现为位于 RPE 上方的黄斑中央凹卵黄样病灶(图

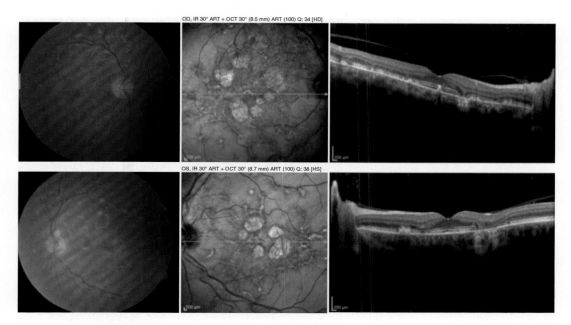

图 12.20　Stargardt 病合并眼底黄色斑点症，双眼视力均为 1.0。左图：检眼镜下显示的白色病灶在 OCT 上呈现局灶性 RPE 萎缩。OCT 显示黄色斑点异常沉积物位于 RPE 层，且呈局灶性增厚。

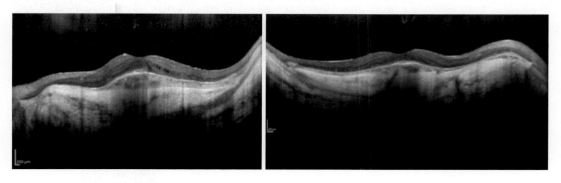

图 12.21　OCT 显示了无脉络膜症的高反射 RPE 层和脉络膜毛细血管缺失，可实现更深的脉络膜和巩膜扫描深度。

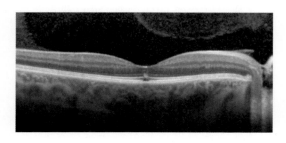

图 12.22　在没有佩戴特殊防护眼镜的情况下，观察日偏食的 34 岁女性（视力为 0.6）的 OCT 图像。OCT 显示中央凹下低反射区和光感受器结构紊乱。

12.23）。SD-OCT 显示，光感受器外层有边界不清的缺损，RPE 也受到轻微影响，边界模糊不清。

总结和未来发展

　　时至今日，随着 SD-OCT 的发展，我们可以对包括 RPE 在内的视网膜微结构进行清晰成像[20]。SD-OCT 技术已被成功应用于

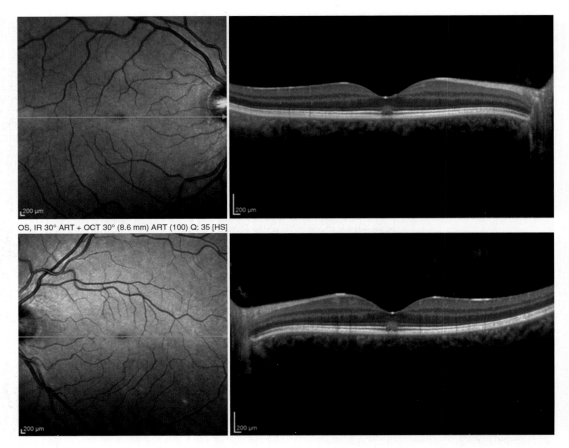

OS, IR 30° ART + OCT 30° (8.6 mm) ART (100) Q: 35 [HS]

图 12.23　OCT 显示,使用 Poppers 会引起卵黄样病变和视力下降(视力为 0.3)。外层视网膜(感光细胞)和 RPE 受累并变得模糊。

现代 OCT 系统,为我们提供高分辨率的活体视网膜成像。这大大提高了我们对 RPE 解剖结构、功能以及不同病理状态的认识。然而,我们必须认识到,OCT 是基于不同组织的不同光学反射特性,因此将其与组织学研究相关联时必须小心谨慎。SD–OCT 的引入大大提高了我们对 AMD(一种位于 RPE 及其邻近结构的疾病)的认识。随着新型影像学技术的快速发展,OCT 很可能为深入研究视网膜疾病的病理生理和治疗提供更多证据。

以下新进展使 OCT 和 OCTA 得到推广应用,并提高了其重要性:实现更高分辨率、更高速的扫描采集(软件)、自动分层和 OCT 血管成像。通过获得更大范围的扫描图像,

观察分析黄斑疾病(尤其是 AMD)的结构变化,有助于预测疾病的进程和预后。图像分辨率越高,视网膜各层的可视化程度就越高,也就意味着可鉴定更多的预测性生物标志物。

基于海量的 OCT 数据,可自我学习的人工智能将来可被用于识别黄斑病变患者和健康志愿者[37]。尽管目前将人工智能用于门诊患者的随访仍存在一定的局限性,今后其可发挥更重要的作用[48]。未来人工智能可能通过远程医疗,甚至智能手机上的应用程序对患者和健康人群进行筛查,并据此引导患者至专科医生处明确诊断。

（梁先军　李九可　译）

参考文献

1. Huang D, Swanson E, Lin C, Schuman J, Stinson W, Chang W, et al. Optical coherence tomography. Science. 1991;254:1178–81.
2. Swanson EA, Izatt JA, Hee MR, Huang D, Lin CP, Schuman JS, et al. In vivo retinal imaging by optical coherence tomography. Opt Lett. 1993;18:1864–6.
3. Ash C, Town G, Clement M. Confirmation of spectral jitter: a measured shift in the spectral distribution of intense pulsed light systems using a time-resolved spectrometer during exposure and increased fluence. J Med Eng Technol. 2010;34:97–107.
4. N'soukpoé-Kossi CN, Leblanc RM. Absorption and photoacoustic spectroscopies of lutein and zeaxanthin Langmuir–Blodgett films in connection with the Haidinger's brushes. Can J Chem. 1988;66:1459–66.
5. Prahl S. Optical absorption of indocyanine green (ICG). 2018. https://omlc.org/spectra/icg/
6. Coscas GJ, Lupidi M, Coscas F, Cagini C, Souied EH. Optical coherence tomography angiography versus traditional multimodal imaging in assessing the activity of exudative age-related macular degeneration: a new diagnostic challenge. Retina. 2015;35:2219–28.
7. Lee JM, Park SC. The argument for swept-source OCT. Ophthalmol Manag. 2016;20:20–2.
8. Karampelas M, Sim DA, Keane PA. Spectral-domain OCT of the RPE. Retin Physician. 2014;11:53–9.
9. Runkle AP, Kaiser PK, Srivastava SK, Schachat AP, Reese JL, Ehlers JP. OCT angiography and ellipsoid zone mapping of macular telangiectasia type 2 from the AVATAR study. Invest Opthalmol Vis Sci. 2017;58:3683.
10. Fleckenstein M, Issa PC, Helb H-M, Schmitz-Valckenberg S, Finger RP, Scholl HPN, et al. High-resolution spectral domain-OCT imaging in geographic atrophy associated with age-related macular degeneration. Invest Opthalmol Vis Sci. 2008;49:4137.
11. Keane PA, Patel PJ, Liakopoulos S, Heussen FM, Sadda SR, Tufail A. Evaluation of age-related macular degeneration with optical coherence tomography. Surv Ophthalmol. 2012;57:389–414.
12. Schmitz-Valckenberg S, Steinberg JS, Fleckenstein M, Visvalingam S, Brinkmann CK, Holz FG. Combined confocal scanning laser ophthalmoscopy and spectral-domain optical coherence tomography imaging of reticular drusen associated with age-related macular degeneration. Ophthalmology. 2010;117:1169–76.
13. Moore DJ, Clover GM. The effect of age on the macromolecular permeability of human Bruch's membrane. Invest Ophthalmol Vis Sci. 2001;42:2970–5.
14. Balaratnasingam C, Messinger JD, Sloan KR, Yannuzzi LA, Freund KB, Curcio CA. Histologic and optical coherence tomographic correlates in drusenoid pigment epithelium detachment in age-related macular degeneration. Ophthalmology. 2017;124:644–56.
15. Curcio CA, Zanzottera EC, Ach T, Balaratnasingam C, Freund KB. Activated retinal pigment epithelium, an optical coherence tomography biomarker for progression in age-related macular degeneration. Invest Ophthalmol Vis Sci. 2017;58:BIO211–26.
16. De Salvo G, Vaz-Pereira S, Keane PA, Tufail A, Liew G. Sensitivity and specificity of spectral-domain optical coherence tomography in detecting idiopathic polypoidal choroidal vasculopathy. Am J Ophthalmol. 2014;158:1228–1238.e1.
17. Feucht N, Maier M, Lohmann CP, Reznicek L. OCT angiography findings in acute central serous chorioretinopathy. Ophthalmic Surg Lasers Imaging Retina. 2016;47:322–7.
18. Ferris FL, Wilkinson CP, Bird A, Chakravarthy U, Chew E, Csaky K, et al. Clinical classification of age-related macular degeneration. Ophthalmology. 2013;120:844–51.
19. Gattoussi S, Buitendijk GHS, Peto T, Leung I, Schmitz-Valckenberg S, Oishi A, et al. The European Eye Epidemiology spectral-domain optical coherence tomography classification of macular diseases for epidemiological studies. Acta Ophthalmol. 2019;97:364–71.
20. Keane PA, Karampelas M, Sim DA, Sadda SR, Tufail A, Sen HN, et al. Objective measurement of vitreous inflammation using optical coherence tomography. Ophthalmology. 2014;121:1706–14.
21. Querques G, Georges A, Ben Moussa N, Sterkers M, Souied EH. Appearance of regressing drusen on optical coherence tomography in age-related macular degeneration. Ophthalmology. 2014;121:173–9.
22. Klein R, Klein BEK, Tomany SC, Meuer SM, Huang G-H. Ten-year incidence and progression of age-related maculopathy: the Beaver Dam Eye Study. Ophthalmology. 2002;109:1767–79.
23. Sohrab MA, Smith RT, Salehi-Had H, Sadda SR, Fawzi AA. Image registration and multimodal imaging of reticular pseudodrusen. Invest Opthalmol Vis Sci. 2011;52:5743.
24. Regatieri CV, Branchini L, Duker JS. The role of spectral-domain OCT in the diagnosis and management of neovascular age-related macular degeneration. Ophthalmic Surg Lasers Imaging. 2011;42:S56–66.
25. Roberts PK, Baumann B, Schlanitz FG, Sacu S, Bolz M, Pircher M, et al. Retinal pigment epithelial features indicative of neovascular progression in age-related macular degeneration. Br J Ophthalmol. 2017;101:1361–6.
26. Farecki M-L, Gutfleisch M, Faatz H, Rothaus K, Heimes B, Spital G, et al. Characteristics of type 1 and 2 CNV in exudative AMD in OCT-angiography. Graefes Arch Clin Exp Ophthalmol. 2017;255:913–21.
27. Corvi F, Cozzi M, Barbolini E, Nizza D, Belotti M, Staurenghi G, et al. Comparison between several optical coherence tomography angiography devices and indocyanine green angiography of choroidal neovascularization. Retina. 2019.
28. Told R, Sacu S, Hecht A, Baratsits M, Eibenberger K, Kroh ME, et al. Comparison of SD-optical coherence tomography angiography and indocyanine green

angiography in type 1 and 2 neovascular age-related macular degeneration. Invest Opthalmol Vis Sci. 2018;59:2393.

29. Akkaya S. Spectrum of pachychoroid diseases. Int Ophthalmol. 2018;38:2239–46.

30. Yannuzzi LA, Negrão S, Iida T, Carvalho C, Rodriguez-Coleman H, Slakter J, et al. Retinal angiomatous proliferation in age-related macular degeneration. Retina Phila Pa. 2001;21:416–34.

31. Öztaş Z, Menteş J. Retinal angiomatous proliferation: multimodal imaging characteristics and follow-up with eye-tracked spectral domain optical coherence tomography of precursor lesions. Türk Oftalmol Derg. 2018;48:66–9.

32. Benhamou N, Souied EH, Zolf R, Coscas F, Coscas G, Soubrane G. Adult-onset foveomacular vitelliform dystrophy: a study by optical coherence tomography. Am J Ophthalmol. 2003;135:362–7.

33. Gass JD, Jallow S, Davis B. Adult vitelliform macular detachment occurring in patients with basal laminar drusen. Am J Ophthalmol. 1985;99:445–59.

34. Qian CX, Charran D, Strong CR, Steffens TJ, Jayasundera T, Heckenlively JR. Optical coherence tomography examination of the retinal pigment epithelium in best vitelliform macular dystrophy. Ophthalmology. 2017;124:456–63.

35. O'Gorman S, Flaherty WA, Fishman GA, Berson EL. Histopathologic findings in Best's vitelliform macular dystrophy. Arch Ophthalmol. 1988;106:1261–8.

36. Battaglia Parodi M, Iacono P, Romano F, Bolognesi G, Fasce F, Bandello F. Optical coherence tomography in best vitelliform macular dystrophy. Eur J Ophthalmol. 2017;27:201–4.

37. Schmidt-Erfurth U, Klimscha S, Waldstein SM, Bogunović H. A view of the current and future role of optical coherence tomography in the management of age-related macular degeneration. Eye. 2017;31:26–44.

38. Qu J, Velaga SB, Hariri AH, Nittala MG, Sadda S. Classification and quantitative analysis of geographic atrophy junctional zone using spectral domain optical coherence tomography. Retina. 2018;38:1456–63.

39. Qin J, Rinella N, Zhang Q, Zhou H, Wong J, Deiner M, et al. OCT angiography and cone photoreceptor imaging in geographic atrophy. Invest Opthalmol Vis Sci. 2018;59:5985–92.

40. Nassisi M, Baghdasaryan E, Borrelli E, Ip M, Sadda SR. Choriocapillaris flow impairment surrounding geographic atrophy correlates with disease progression. PLoS One. 2019;14:e0212563.

41. Zweifel SA. Outer retinal tubulation: a novel optical coherence tomography finding. Arch Ophthalmol. 2009;127:1596.

42. Cai CX, Light JG, Handa JT. Quantifying the rate of ellipsoid zone loss in Stargardt disease. Am J Ophthalmol. 2018;186:1–9.

43. Müller PL, Pfau M, Möller PT, Nadal J, Schmid M, Lindner M, et al. Choroidal flow signal in late-onset Stargardt disease and age-related macular degeneration: an OCT-angiography study. Invest Opthalmol Vis Sci. 2018;59:AMD122.

44. Hariri AH, Velaga SB, Girach A, Ip MS, Le PV, Lam BL, et al. Measurement and reproducibility of preserved ellipsoid zone area and preserved retinal pigment epithelium area in eyes with choroideremia. Am J Ophthalmol. 2017;179:110–7.

45. Murro V, Mucciolo DP, Giorgio D, Sodi A, Passerini I, Virgili G, et al. Optical coherence tomography angiography (OCT-A) in young choroideremia (CHM) patients. Ophthalmic Genet. 2019;40(3):201–6.

46. Fujinami K, Yokoi T, Hiraoka M, Nishina S, Azuma N. Choroidal neovascularization in a child following laser pointer-induced macular injury. Jpn J Ophthalmol. 2010;54:631–3.

47. Wyrsch S, Baenninger PB, Schmid MK. Retinal injuries from a handheld laser pointer. N Engl J Med. 2010;363:1089–91.

48. Harkness Eye Institute, Columbia University, New York, United States, Kapoor R, Whigham BT, Al-Aswad LA. Artificial intelligence and optical coherence tomography imaging. Asia-Pac J Ophthalmol [Internet] 2019 [cited 2019 Jun 11]. http://www.apjo.org/Apjo/pdf/id/654.html.

第 **13** 章

RPE的自发荧光

Stefan Dithmar，Nil Celik

引言

眼底自发荧光(FAF)成像是临床常规用于诊断和监测各种遗传性和退行性视网膜疾病的重要非侵入性方法。自发荧光信号来源于自然存在的荧光团，这些荧光团可以吸收和发射特定波长的光[1]。脂褐素(LF)是最重要的自发荧光物质，随着年龄增长，其在有丝分裂后的细胞中，特别是在RPE中不断积累。

临床上，常规FAF成像在疾病诊断、表型–基因型相关性判断、疾病进展预测标志物识别、疾病和治疗效果监测方面具有重要作用[2]。无论是在体内还是体外，FAF成像都是在细胞和亚细胞水平上理解RPE病理生理机制的有用工具。

RPE 荧光团

脂褐素

RPE的LF是眼底自发荧光的主要来源(图13.1)。RPE在视网膜神经功能中起着至关重要的作用，特别是有丝分裂后的RPE，不断吞噬光感受器外节(POS)，并以溶酶体分解，对于光感受器维持正常功能非

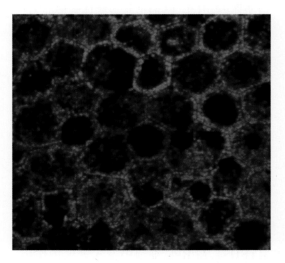

图 13.1　RPE单层多边形细胞：靠近细胞膜的脂褐素颗粒最密集。

常重要。随着年龄增长，光感受器膜盘破坏逐渐增多，LF在RPE溶酶体中不断积累[3-5]。视网膜的中心区域对光感受器外节降解程度最高，因此此处RPE中年龄相关性的LF浓度也相应最高。LF的细胞毒性具有浓度依赖性，高浓度LF可导致细胞死亡[6]。也有假说认为，LF会导致RPE萎缩。临床研究表明，高FAF区域的视网膜光敏度降低，高FAF区域呈现更严重的萎缩进展趋势[7]。LF在细胞内的积累增加了AMD的发生风险[8]。细胞内LF浓度不仅随着年龄变化，还

与退行性和遗传性黄斑营养不良,如 AMD、Best 卵黄样变性和 Stargardt 病相关。

LF 主要由脂质和蛋白质组成[9-11]。当紫外线或蓝光激发时,它表现出自发荧光(AF)。当其激发峰在 470nm、发射峰在 600nm(500~750nm)时发出黄绿光[12]。LF 包含多种荧光团,主要的荧光团是类双维 A 酸,如 N-亚视黄基-N-视黄基-乙醇胺(A2E),它们是维生素 A 和视觉循环的代谢副产物[13]。A2E 是最具特征的荧光团[14]。体外试验表明,A2E 具有生物毒性,可通过多种分子机制抑制正常细胞的功能[15-18]。有研究发现,A2E 可增加溶酶体内 pH 值,从而抑制溶酶体降解能力[19]。此外,光照可以诱导培养的 RPE 细胞产生自由基[20,21]。综上所述,LF 被认为可在一定程度上抑制 RPE 细胞功能,但其病理机制尚未明确。

黑色素/黑素脂褐质

虽然人们普遍认为,皮肤黑色素可以保护皮肤不受紫外线损伤,但 RPE 黑色素的生物功能尚未明确。黑色素可以吸收进入眼内的过多光线,减少散射,提高图像分辨率(图 13.2)。推测黑色素通过拦截活性氧(ROS),在 RPE 细胞中发挥光保护作用。黑色素是近红外自发荧光中的主要荧光团,其激发峰波长较长,为 787nm。另一种在 RPE 细胞中积累,并与 AMD 致病相关的自发荧光颗粒是黑素脂褐质(MLF),它是一种颗粒复合体,同时具有黑色素和脂褐素的特性[22]。随着年龄增长,RPE 中黑素体会减少,同时伴有 MLF 增加。据报道,MLF 在 RPE 中的积聚与 AMD 发生的相关性可能比 LF 积聚及其相关性更密切[22]。

体内自发荧光成像设备

视网膜前的结构,如角膜、晶状体以及玻璃体常会导致 RPE 自发荧光的图像分辨

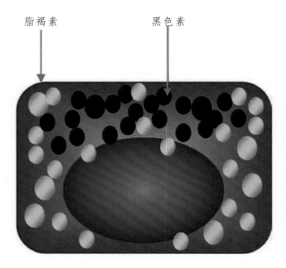

脂褐素　　　　　黑色素

图 13.2　示意图:脂褐素(黄色)和黑色素(棕色)颗粒的典型分布。细胞核位于基底细胞质,黑色素颗粒密集分布于顶端中央区。

率降低[23,24]。为了把这些干扰因素纳入考量,自发荧光成像装置上配备校正方法,如应用阻断滤过器或计算信号损失的算法[25,26]。然而,常用临床检查的目的并不是量化 AF 信号,而是在随访中检查其分布情况及其随时间的变化。

不同成像系统或者不同 AF 图像间不能进行比较。AF 信号的强度以像素灰度值表示,灰度值只用来评估 AF 在眼底的相对分布情况,不能对绝对强度进行量化。

共聚焦扫描激光检眼镜

临床上最常用的眼底 AF 成像设备是共聚焦扫描激光检眼镜(cSLO),最初由 Webb 等人研发[27]。cSLO 通过共聚焦光学系统将单色光投射到眼底,并检测从相应焦平面返回的反射光。这种共焦特性可使从焦平面以外返回的散射光最小化[28],从而增加图像对比度。平均捕获 5~15 张图像(最多 100 张图像)来计算平均图像可以进一步提高对比度。为了捕获眼底自身荧光,将波长为 488nm 的激发光投射到眼底,并记录眼底返回的波长在 500nm 以上的发射

光。设备使用阻断滤波器阻挡短波激发光，以优化图像质量。其最大照度(约 2mW/cm²)远低于国际标准的照度限制。

改良眼底照相

此外，部分厂家的改良眼底相机已上市[29]。眼底相机使用的光锥是具有较长波长的红移激发光。这减少了黄斑色素的吸收，并可识别中央凹 RPE 的细微变化[30]。视网膜血管对该信号影响较小。晶状体对其吸收率也较低。与 cSLO 相比，眼底相机拍摄的视神经图像荧光强度更高，且不容易产生运动伪影，患者受到单次闪光的干扰也更小。然而，这些图像的对比度较低。其另一个缺点是能捕获更多的反射和散射光。例如，捕获非视网膜结构的信号，导致 AF 信号错误。与 cSLO 设备相比，改良眼底相机更便宜，但仍需改进，如安装滤镜或采集图像后再处理。

近红外眼底自发荧光

FAF 图像不仅可以用短波激发，也可以用近红外光激发[31,32]。特殊装置可提供 790nm 的激发光源，产生 800nm 以上的发射光。这种模式最关注的目标是中央凹区域，因为从此处的 RPE 黑色素中可获得高 AF 信号。此外，脉络膜色素和痣等色素含量较高组织在近红外光谱中也具有很高的 AF 信号[31]。

正常的眼底自发荧光

正常 FAF 图像的特征是中心区域荧光强度降低，是由黄斑的黄色色素(叶黄素和玉米黄素)吸收荧光所致(图 13.3)。AF 在黄斑中央凹周围密集，距中央凹 7°~13°密度最大，并向周边区域降低[1,33]。中央凹周围 AF 分布不对称，颞侧和上方最高(距中央凹 12°)，下方和鼻侧信号较低(距中央凹

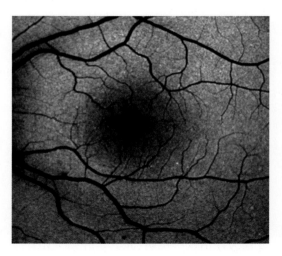

图 13.3　正常 RPE 的 FAF 图像。由于黄斑色素(叶黄素和玉米黄素)吸收荧光，黄斑中心区域 FAF 水平较低。AF 被视网膜血管阻挡。

7°~8°)。

视神经(缺乏 RPE 和脂褐素)和视网膜血管(被血液遮蔽和摄取)表现为弱荧光。视网膜血管可出现细小的平行条纹，推测其是由于血管壁折射而出现的轻微强荧光。

一般的 AF 信号强度受屈光间质清晰度影响，尤其是白内障与吸收蓝色激光有关。角膜和玻璃体混浊也会影响 FAF 的成像质量。因此，使用单色法来定量视网膜某些部位的自发荧光水平并不理想。使用地形图像数据(即 FAF 模式的配准)更为合适。

FAF 取决于年龄和基因型等因素。LF 的分布及其自发荧光几乎与视杆细胞的分布一致[34]。

不仅仅是 LF 颗粒具有发出自身荧光的荧光团。实际上，荧光团几乎可以在所有组织中存在，但它们的光谱性质和发射光强度不同。荧光团也存在于脉络膜和巩膜中。由于血管壁有自发荧光，在 RPE 细胞缺失的情况下，自荧光模式可以识别脉络膜大血管。但是无病变的 RPE 细胞可以吸收大部分蓝色激发光，所以一般情况下这些自荧光信号没有太大意义。

病理性的眼底自发荧光

FAF 图像可以提示 RPE 的老化和疾病。随着年龄增长,LF 颗粒在有丝分裂后的 RPE 细胞质中不断堆积,同时黑色素颗粒密度降低。LF(及其特征性 FAF 信号)的过度堆积,是多因素和退行性黄斑病变（如 AMD、特发性中心性浆液性脉络膜视网膜病变)以及单纯遗传性单基因疾病(如 Best 卵黄样变性和 Stargardt 病)的标志[29]。FAF 成像为评估这些疾病,尤其是评估 AMD,提供了一种手段,可以帮助明确诊断、区分表型以及识别影响预后的新因素。目前,FAF 可以帮助我们理解 RPE 作为许多视网膜和黄斑疾病的最终共同途径的病理生理作用。此外,FAF 有助于识别黄斑色素,即叶黄素和玉米黄素的分布和密度。

在疾病的不同阶段,AMD 显示出不同的 FAF 变化。早期阶段,可见高 FAF 区域。然而,这些区域与可见的视网膜异常,如视网膜玻璃膜疣,分布并不一致,并且变化多样(图 13.4)。局部色素沉着区多表现为高 FAF(黑脂褐素),而视网膜玻璃膜疣区则表现多样,其 FAF 水平可能升高、降低或正常。

晚期 AMD 地图样萎缩区域的特征是 FAF 显著降低,因为在这些区域,RPE 及其自发荧光 LF 已被破坏。这些萎缩区域的边缘呈现多种 FAF 模式 (图 13.5 至图 13.7)[35,36]。边缘 FAF 弥漫性升高的萎缩区较无升高或仅局部升高的萎缩区进展更快。基于 FAF 表现的不同分类,可以判断晚期非渗出性 AMD 的预后。与 AMD 玻璃膜疣相比,遗传性玻璃膜疣出现年龄较早,自发荧光水平通常也比较高(图 13.8)。这些发现提示,这两种玻璃膜疣的分子构成不同,遗传性玻璃膜疣的 RPE 中的 LF 颗粒密度高于 AMD。同样,色素上皮脱离(PED)也会产生多种

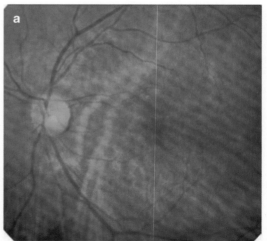

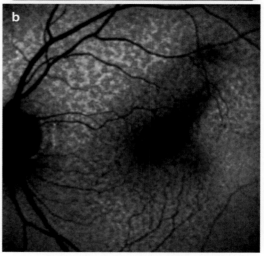

图 13.4　网状玻璃膜疣。在 FAF 图像中,网状玻璃膜疣由强自发荧光区域和低自发荧光区域组成,易于识别。

FAF 信号;然而,这似乎更多地取决于 PED 本身的病变阶段,而不是潜在的疾病。高 FAF 也可能来自 RPE 和 Bruch 膜之间细胞外液中的荧光团。

在各种视网膜疾病中,会出现 FAF 强度分布变化,并表现特征性模式。例如,在 Stargardt 病患者中,通常在检眼镜下观察到看似正常的视网膜区域,出现高 FAF(LF 积累)和低 FAF(已经萎缩的 RPE)的斑点(图

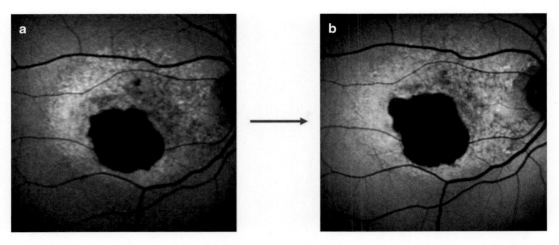

图 13.5　(a)一例 67 岁 AMD 患者的地图样萎缩:由于 RPE 缺乏荧光脂褐素,FAF 严重降低。(b)5 年后,可以看出,萎缩区域的扩大发生在之前有 LF 过度积累的病变边缘处。

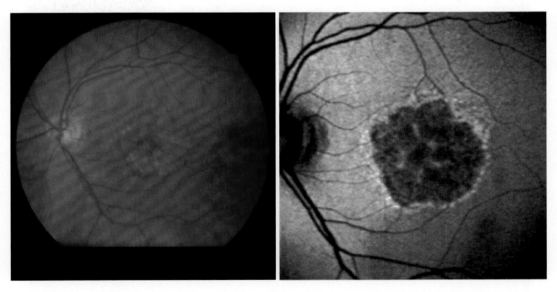

图 13.6　AMD 地图样萎缩。萎缩区边缘有一条 FAF 高信号条带。在不同患者中,这种萎缩区边缘的荧光模式可能完全不同。

13.9)。Best 病表现为 FAF 的弥漫性升高,在检眼镜下,卵黄样病变患者的眼底可见黄色物质沉积区域荧光强度增加(图 13.10)。类似的自发荧光改变也可见于营养不良性疾病,包括成人卵黄样黄斑营养不良。视网膜色素变性和其他光感受器营养不良患者的 FAF 表现也反映了 RPE 水平的变化。在某些情况情况下,有 LF 积累或萎缩的区域可以被非常精确地界定。在 4°~5°偏中央凹处经常可见一高自发荧光环,被称为"视杆细胞环"(图 13.11)。

视盘玻璃膜疣与 AMD 或遗传性视网

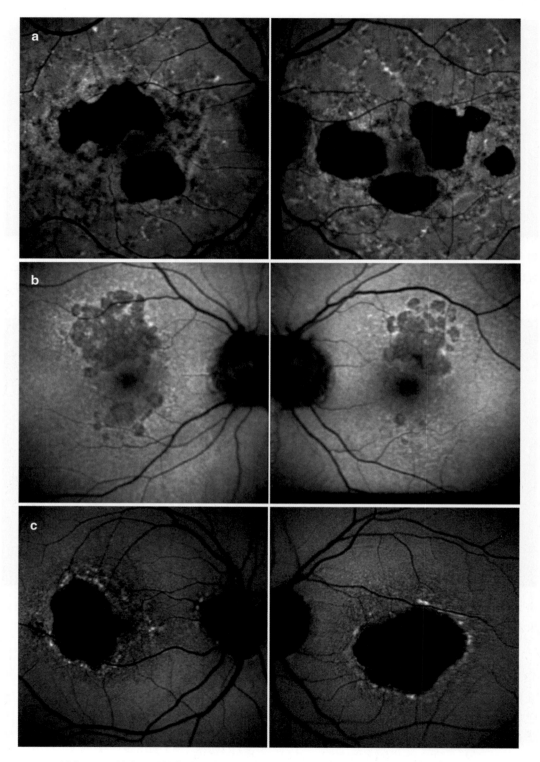

图 13.7   3 例由 AMD 所致地图样萎缩患者的 FAF 图像。FAF 升高的萎缩区域及其边缘呈明显的左右对称性,图像具有显著的个体差异。

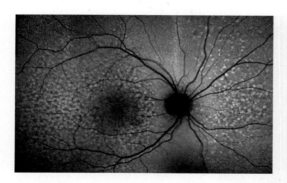

图 13.8　使用合适的图像处理软件,可以将几个相邻的图像合并成一个拼图。我们可以看到遗传性玻璃膜疣的位置。其强荧光点在黄斑区呈密集分布,在黄斑区以外的视网膜呈散在分布。

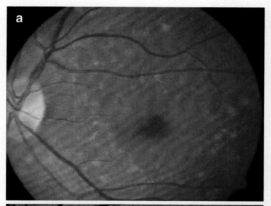

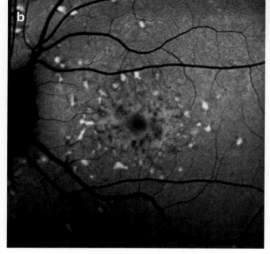

图 13.9　在眼底黄色斑点症或 Stargardts 病的病例中,RPE 出现特征性的黄色斑点(a)和强自发荧光(b),这是由脂褐素过量积累所致。

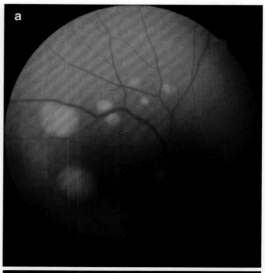

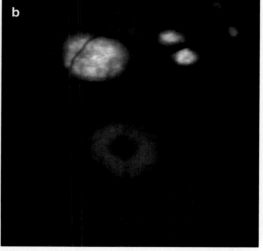

图 13.10　患者,55 岁,多灶性 Best 病,卵黄样病变因贮存的脂褐素增加而呈现显著的强自发荧光。

膜玻璃膜疣有区别。其高 FAF 与变性轴突残端的钙化有关。视盘 FAF 明显升高有助于鉴别诊断病因不明的视盘隆起(图 13.12)。

　　在解读 FAF 图像时,应该考虑到除 RPE 的 LF 外,人类眼底的其他结构,如陈旧性积血,也可能呈现自发荧光特性。

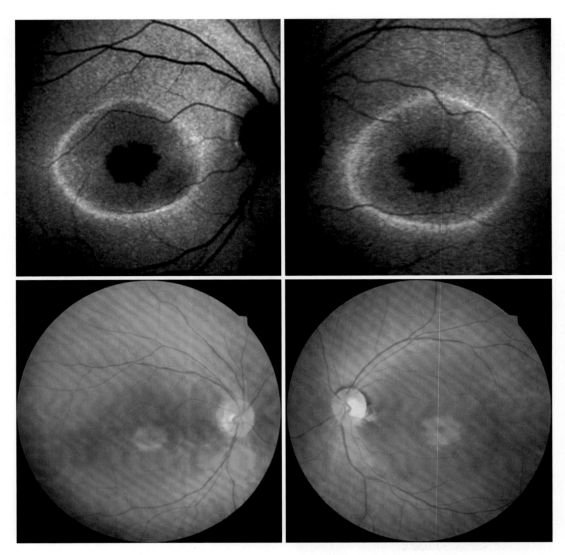

图 13.11　患者,23 岁,视锥细胞营养不良。电生理证实,可以看到一个中央萎缩区(在 FAF 图像上显示为黑色),周围环绕一个高 FAF 环,被称为"视杆细胞环"。这种现象的病理生理学基础尚不清楚,也可出现在其他遗传性视网膜疾病患者中,包括视网膜色素变性和 Leber 先天性黑蒙。

体外自发荧光成像装置

荧光显微镜

　　与生物医学研究中使用的其他显微镜方法相比,荧光显微镜在样品制备和提取生物学重要信息的多种可能性方面具有一些优势。然而,与非光光学显微镜法相比,所有标准荧光显微镜的主要问题仍然是本质上有限的 200nm 左右的传统分辨率(广角显微镜约为 230nm,共聚焦显微镜约为 180nm,双光子显微镜约为 200nm)[37-40]。

　　近年来,超分辨率荧光显微镜出现可以弥补这一缺陷。这些技术(即 4Pi[41]、STED[42]、SIM/PEM[43]和定位方法[44])是在 Abbe 的原创

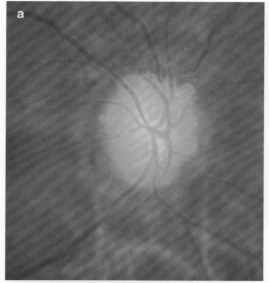

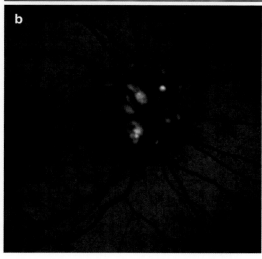

图 13.12　(a,b)患者,52 岁,视盘玻璃膜疣。部分玻璃膜疣呈显著强自发荧光。

性贡献的基础上改进的[37]。这些不同的方法结合新的光电和数学工具,使显微镜系统在物镜平面和光轴方向上打破传统分辨率的限制。

结构照明显微镜

　　结构照明显微镜(SIM)是一种相对较新的激光-光学荧光显微镜技术,与传统显微镜相比,其具有高分辨率的特点。

　　常规显微镜的横向分辨率被限制在 200nm 左右。低于这个距离的物体的结构信息不能通过物镜传输到图像平面中。物体成像过程中高分辨率信息丢失是导致获得的图像模糊且不如原始物体清晰的原因。

　　通过应用一个空间调制的激发模式,SIM 能够将通常无法分辨的物体信息转换为可分辨的信息。这种转换过程在日常生活中很常见,被称为摩尔效应:如果两个细光栅叠加,就会出现一个较粗、清晰可见的网格。如果已知两个细光栅中的一个,则可以重建另一个被叠加的细光栅。通过类似的方式,可以重建所获得的 SIM 数据中包含的原始高分辨率信息,这些信息是由激发模式与物体的荧光分布叠加而产生的。为了完成这种重建,必须在照明模式不同位置拍摄物体的多张图像。因此,与传统的广角显微镜相比,SIM 的应用使横向分辨率提高了 2 倍,并能够在重建过程中去除失焦信息,以生成物体的光学部分。

　　SIM 已被用于 RPE 细胞的高分辨率自荧光成像[45-48]。

　　SIM 可以分辨和鉴别脂褐素(LF)和黑脂褐素(MLF)等细胞内颗粒(图 13.13)。LF 和 MLF 颗粒之间的区别特别重要,因为有报道指出,相比 LF 颗粒堆积,MLF 堆积与 AMD 的发生之间的相关性更密切。MLF 颗粒明显大于 LF 颗粒,这可能是因为 LF 颗粒与黑素体的融合或黑素体的自噬。据报道,在流式细胞仪分析中,MLF 颗粒比 LF 颗粒大近 35%[22]。

　　在体外样本中,LF 颗粒大小与其在细胞内的位置有关。越靠近 Bruch 膜的 LF 颗粒越大,这表明较大的 LF 颗粒朝着 Bruch 膜转运。基底部的脂褐素堆积是因为 RPE 细胞对脂褐素的自然转运是从顶部到基底部进行的[49]。黑素体在 RPE 顶部的分布明显多于 LF 和 MLF 颗粒。

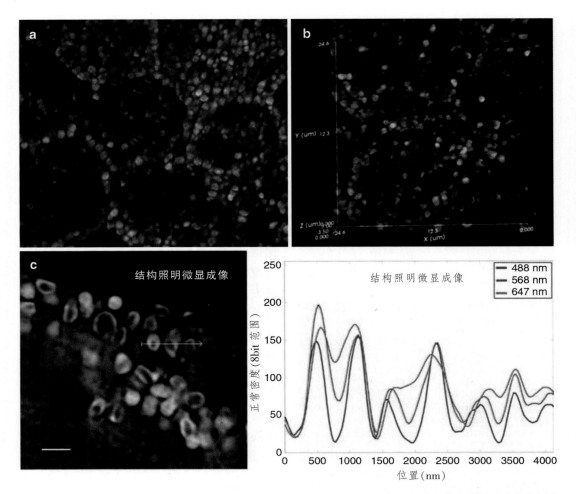

图 13.13　结构照明显微镜(SIM)清楚显示了体外培养的 RPE 细胞内单个自发荧光颗粒。(a)含有细胞内自发荧光颗粒的六边形 RPE 细胞。(b)单个 RPE 细胞,细胞内有清晰可见和可数的颗粒。(c)可见的颗粒内荧光模式。沿着白色箭头,可见不同激发波长的发射强度的详细轮廓(在黑脂褐素颗粒中,中心黑色素核周围脂褐素环的峰值)(比例尺 2μm)。

　　自发荧光信号强度与激发波长之间存在差异,对这种差异的检查结果不一致,表明颗粒内可能产生不同的荧光团混合物。据 Boulton 等报道,提取的最大 LF 颗粒激发波为 360~470nm[50]。探针制备不同、颗粒周围的蛋白质不同,以及其他因素可能导致激发方式的改变[51]。在溶酶体中,LF 由被吞噬和代谢的光感受器残留物形成。不同 LF 颗粒大小可能反映了 LF 发生的不同阶段,小 LF 颗粒代表早期阶段。随着 LF 颗粒增大,其 AF 特性发生相应变化,表现为 647nm 处的 AF 平均发射信号变低[47]。这表明在生长期或晚期 LF 颗粒中,主要被 488nm 和 568nm 激发的荧光团数量增加,或被 647nm 激发的荧光团数量显著减少。而 MLF 颗粒的大小与 AF 无相关性[47]。

　　已证实,结构照明显微镜也适用于体内。结构照明显微镜不仅可以检测 RPE 细胞培养,也可以动态跟踪细胞内过程。

　　最近,试验首次发现,使用原型装置

（结构照明检眼镜=SIO），结构照明显微镜也可以被成功用于临床环境中的人类眼底检查（Dithmar 等，研究数据尚未发表）。

这些发展及自适应光学的实施有望为体内 RPE 自发荧光研究带来全新的观点。

（王启常　高朋芬　译）

参考文献

1. Delori FC, Dorey CK, Staurenghi G, Arend O, Goger DG, Weiter JJ. In vivo fluorescence of the ocular fundus exhibits retinal pigment epithelium lipofuscin characteristics. Invest Ophthalmol Vis Sci. 1995;36(3):718–29.
2. Schmitz-Valckenberg S, Holz FG, Bird AC, Spaide RF. Fundus autofluorescence imaging: review and perspectives. Retina (Philadelphia, PA). 2008;28(3):385–409.
3. Feeney-Burns L, Hilderbrand ES, Eldridge S. Aging human RPE: morphometric analysis of macular, equatorial, and peripheral cells. Invest Ophthalmol Vis Sci. 1984;25(2):195–200.
4. Weiter JJ, Delori FC, Wing GL, Fitch KA. Retinal pigment epithelial lipofuscin and melanin and choroidal melanin in human eyes. Invest Ophthalmol Vis Sci. 1986;27(2):145–52.
5. Eldred GE, Miller GV, Stark WS, Feeney-Burns L. Lipofuscin: resolution of discrepant fluorescence data. Science (New York, NY). 1982;216(4547):757–9.
6. Dorey CK, Wu G, Ebenstein D, Garsd A, Weiter JJ. Cell loss in the aging retina. Relationship to lipofuscin accumulation and macular degeneration. Invest Ophthalmol Vis Sci. 1989;30(8):1691–9.
7. Holz FG, Bellmann C, Margaritidis M, Schutt F, Otto TP, Volcker HE. Patterns of increased in vivo fundus autofluorescence in the junctional zone of geographic atrophy of the retinal pigment epithelium associated with age-related macular degeneration. Graefes Arch Clin Exp Ophthalmol. 1999;237(2):145–52.
8. Zhou J, Kim SR, Westlund BS, Sparrow JR. Complement activation by bisretinoid constituents of RPE lipofuscin. Invest Ophthalmol Vis Sci. 2009;50:1392–9.
9. Ng KP, Gugiu B, Renganathan K, Davies MW, Gu X, Crabb JS, Kim SR, Rozanowska MB, Bonilha VL, Rayborn ME, Salomon RG, Sparrow JR, Boulton ME, Hollyfield JG, Crabb JW. Retinal pigment epithelium lipofuscin proteomics. Mol Cell Proteomics. 2008;7(7):1397–405.
10. Feeney L. Lipofuscin and melanin of human retinal pigment epithelium. Fluorescence, enzyme cytochemical, and ultrastructural studies. Invest Ophthalmol Vis Sci. 1978;17(7):583–600.
11. Eldred GM, Miller GV, Stark WS, Feeney-Burns L. Lipofuscin: resolution of discrepant fluorescence data. Science. 1982;216:3.
12. Krebs I, Noemi L, Forrester JV. Fundus autofluorescence. Graefes Arch Clin Exp Ophthalmol. 2011;249(2):309.
13. Parish CA, Hashimoto M, Nakanishi K, Dillon J, Sparrow J. Isolation and one-step preparation of A2E and iso-A2E, fluorophores from human retinal pigment epithelium. Proc Natl Acad Sci U S A. 1998;95(25):14609–13.
14. Feeney-Burns L, Berman ER, Rothman H. Lipofuscin of human retinal pigment epithelium. Am J Ophthalmol. 1980;90(6):783–91.
15. Brunk UT, Wihlmark U, Wrigstad A, Roberg K, Nilsson SE. Accumulation of lipofuscin within retinal pigment epithelial cells results in enhanced sensitivity to photo-oxidation. Gerontology. 1995;41(Suppl 2):201–12.
16. Sparrow JR, Zhou J, Ben-Shabat S, Vollmer H, Itagaki Y, Nakanishi K. Involvement of oxidative mechanisms in blue-light-induced damage to A2E-laden RPE. Invest Ophthalmol Vis Sci. 2002;43(4):1222–7.
17. Schutt F, Davies S, Kopitz J, Holz FG, Boulton ME. Photodamage to human RPE cells by A2-E, a retinoid component of lipofuscin. Invest Ophthalmol Vis Sci. 2000;41(8):2303–8.
18. Bermann M, Schutt F, Holz FG, Kopitz J. Does A2E, a retinoid component of lipofuscin and inhibitor of lysosomal degradative functions, directly affect the activity of lysosomal hydrolases? Exp Eye Res. 2001;72(2):191–5.
19. Holz FG, Schutt F, Kopitz J, Eldred GE, Kruse FE, Volcker HE, Cantz M. Inhibition of lysosomal degradative functions in RPE cells by a retinoid component of lipofuscin. Invest Ophthalmol Vis Sci. 1999;40(3):737–43.
20. Boulton M, Dontsov A, Jarvis-Evans J, Ostrovsky M, Svistunenko D. Lipofuscin is a photoinducible free radical generator. J Photochem Photobiol B. 1993;19(3):201–4.
21. Rozanowska M, Jarvis-Evans J, Korytowski W, Boulton ME, Burke JM, Sarna T. Blue light-induced reactivity of retinal age pigment. In vitro generation of oxygen-reactive species. J Biol Chem. 1995;270(32):18825–30.
22. Warburton S, Davis WE, Southwick K, et al. Proteomic and phototoxic characterization of melanolipofuscin: correlation to disease and model for its origin. Mol Vis. 2007;13:318–29.
23. Sasamoto Y, Gomi F, Sawa M, Sakaguchi H, Tsujikawa M, Nishida K. Effect of cataract in evaluation of macular pigment optical density by autofluorescence spectrometry. Invest Ophthalmol Vis Sci. 2011;52(2):927–32.
24. Sharifzadeh M, Obana A, Gohto Y, Seto T, Gellermann W. Autofluorescence imaging of macular pigment: influence and correction of ocular media opacities. J Biomed Opt. 2014;19(9):96010.
25. Sharifzadeh M, Bernstein PS, Gellermann W. Nonmydriatic fluorescence-based quantitative imaging of human macular pigment distributions. J Opt

Soc Am A Opt Image Sci Vis. 2006;23(10):2373–87.

26. van de Kraats J, van Norren D. Optical density of the aging human ocular media in the visible and the UV. J Opt Soc Am A Opt Image Sci Vis. 2007;24(7):1842–57.

27. Webb RH, Hughes GW, Delori FC. Confocal scanning laser ophthalmoscope. Appl Opt. 1987;26(8):1492–9.

28. Sharp PF, Manivannan A, Xu H, Forrester JV. The scanning laser ophthalmoscope—a review of its role in bioscience and medicine. Phys Med Biol. 2004;49(7):1085–96.

29. Yung M, Klufas MA, Sarraf D. Clinical applications of fundus autofluorescence in retinal disease. Int J Retina Vitreous. 2016;2:12.

30. Park SP, Siringo FS, Pensec N, Hong IH, Sparrow J, Barile G, Tsang SH, Chang S. Comparison of fundus autofluorescence between fundus camera and confocal scanning laser ophthalmoscope-based systems. Ophthalmic Surg Lasers Imaging Retina. 2013;44(6):536–43.

31. Weinberger AWA, Lappas A, Kirschkamp T, Mazinani BAE, Huth JK, Mohammadi B, Walter P. Fundus near infrared fluorescence correlates with fundus near infrared reflectance. Invest Ophthalmol Vis Sci. 2006;47(7):3098–108.

32. Keilhauer CN, Delori FC. Near-infrared autofluorescence imaging of the fundus: visualization of ocular melanin. Invest Ophthalmol Vis Sci. 2006;47(8):3556–64.

33. Delori FC, Goger DG, Dorey CK. Age-related accumulation and spatial distribution of lipofuscin in RPE of normal subjects. Invest Ophthalmol Vis Sci. 2001;42(8):1855–66.

34. Curcio CA, Sloan KR, Kalina RE, Hendrickson AE. Human photoreceptor topography. J Comp Neurol. 1990;292(4):497–523.

35. Holz FG, Bellman C, Staudt S, et al. Fundus autofluorescence and development of geographic atrophy in age-related macular degeneration. Invest Ophthalmol Vis Sci. 2001;42:1051–6.

36. Bindewald A, Schmitz-Valkenberg S, Jorzik JJ, Dolar-Szczasny J, Sieber H, Keilhauer C, Weinberger AW, Dithmar S, Pauleikhoff D, Mansmann U, Wolf S, Holz FG. Classification of abnormal fundus autofluorescence patterns in the junctional zone of geographic atrophy in patients with age related macular degeneration. Br J Ophthalmol. 2005;89:874–8.

37. Abbe E. Beitraege zur Theorie des Mikroskops und der mikroskopischen Wahrnehmung. Arch Mikrosk Anat. 1873;9:413–20.

38. Heintzmann R, Ficz G. Breaking the resolution limit in light microscopy. Brief Funct Genomic Proteomic. 2006;5(4):289–301.

39. Bindewald-Wittich A, Han M, Schmitz-Valckenberg S, Snyder SR, Giese GN, Bille JF, Holz FG. Two-photon–excited fluorescence imaging of human RPE cells with a femtosecond Ti:sapphire laser. Invest Ophthalmol Vis Sci. 2006;47(10):4553–7.

40. Han M, Bindewald-Wittich A, Holz FG, Giese G, Niemz MH, Snyder S, Sun H, Yu J, Agopov M, La Schiazza O, Bille JF. Two-photon excited autofluorescence imaging of human retinal pigment epithelial cells. J Biomed Opt. 2006;11(1):010501.

41. Cremer C, Cremer T. Considerations on a laser-scanning-microscope with high resolution and depth of field. Microsc Acta. 1978;81:31–44.

42. Hell SW, Wichmann J. Breaking the diffraction resolution limit by stimulated emission: stimulated-emission-depletion fluorescence microscopy. Opt Lett. 1994;19:780–2.

43. Gustafsson MGL. Surpassing the lateral resolution limit by a factor of two using structured illumination microscopy. J Microsc. 2000;198(2):82–7.

44. Cremer C, von Ketteler A, Lemmer P, Kaufmann R, Weiland Y, Mueller P, Hausmann M, Baddeley D, Amberger R. Far-field fluorescence microscopy of cellular structures at molecular optical resolution. In: Diaspro A, editor. Nanoscopy and multidimensional optical fluorescence microscopy. Boca Raton: Taylor & Francis; 2010.

45. Best G, Amberger R, Baddeley D, Ach T, Dithmar S, Heintzmann R, Cremer C. Structured illumination microscopy of autofluorescent aggregations in human tissue. Micron (Oxford, England: 1993). 2011;42(4):330–5.

46. Ach T, Best G, Ruppenstein M, Amberger R, Cremer C, Dithmar S. High-resolution fluorescence microscopy of retinal pigment epithelium using structured illumination. Ophthalmologe. 2010;107:1037–42.

47. Ach T, Best G, Rossberger S, Heintzmann R, Cremer C, Dithmar S. Autofluorescence imaging of human RPE cell granules using structured illumination microscopy. Br J Ophthalmol. 2012;96(8):1141–4.

48. Rossberger S, Ach T, Best G, Cremer C, Heintzmann R, Dithmar S. High-resolution imaging of autofluorescent particles within drusen using structured illumination microscopy. Br J Ophthalmol. 2013;97(4):518–23.

49. Peters S, Kayatz P, Kociok N, et al. Cellular transport of subretinal material into choroidal and scleral blood vessels: an electron microscopic study. Graefes Arch Clin Exp Ophthalmol. 1999;237:976–83.

50. Boulton M, Docchio F, Dayhaw-Barker P, et al. Age-related changes in the morphology, absorption and fluorescence of melanosomes and lipofuscin granules of the retinal pigment epithelium. Vis Res. 1990;30:1291–303.

51. Schutt F, Ueberle B, Schnolzer M, et al. Proteome analysis of lipofuscin in human retinal pigment epithelial cells. FEBS Lett. 2002;528:217–21.

第 **4** 部分

RPE 与治疗

第 **14** 章

RPE与干细胞治疗

Heli Skottman

引言

RPE 是位于神经视网膜和脉络膜之间的高度极化的单细胞层(图 14.1)。作为血-视网膜屏障的组成部分和对神经视网膜功能维护,RPE 具有几个至关重要的功能:RPE 细胞为光感受器提供营养,吞噬光感受器外段,分泌包括色素上皮衍生因子(PEDF)和血管内皮生长因子(VEGF)在内的重要的分子,吸收杂散光,并控制视色素再生、离子流和氧化损伤。为了更深入地回顾 RPE 功能和特征,强烈推荐大家阅读 Strauss 的文献[1]。

视网膜变性疾病,如 AMD、视网膜色素变性和 Stargardt 黄斑营养不良,影响着全世界数以千万计的患者。例如,AMD 患者的黄斑逐渐退化变性,导致中心视力丧失,从而造成面部识别、阅读和驾驶出现障碍,而这些能力正是一个人独立生活和维持生活质量的重要保障。随着预期寿命的稳步增长,预计到 2020 年,全球患有 AMD 的人数达到 2 亿,到 2040 年将超过 2.8 亿[2]。

AMD 有两种类型:干性(萎缩性)和湿性(新生血管性)。干性 AMD 占所有 AMD 病例的 85%~90%,其晚期被称为 GA。干性 AMD 会导致 RPE 变性,随后可导致黄斑部

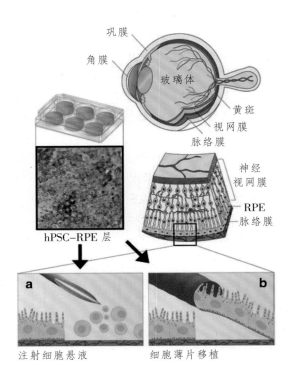

图 14.1 hPSC-RPE 移植。hPSC-RPE 细胞可以有效分化并被移植到神经视网膜和脉络膜之间的视网膜下间隙。目前有两种移植方法:(a)单细胞悬液注射。(b)完整 RPE 细胞薄片移植。RPE,视网膜色素上皮。

光感受器死亡,其根本原因仍不清楚。湿性 AMD 是由黄斑下方脉络膜毛细血管的异常新生血管引起的。这些新生血管容易出

血、渗出和形成瘢痕,从而损坏光感受器。AMD 虽然无法治愈,但可以通过反复向眼内注射抗新生血管药物来减缓早期湿性 AMD 的新生血管形成和进展[3-5]。另一方面,尽管有人建议利用膳食补充剂来减缓其进展,但目前尚缺乏有效治疗干性 AMD 的药物或手术[6]。显然,研发一种可以保存或重新恢复这一重要的 RPE 细胞层的疗法实有必要。

RPE 的细胞疗法

未来治疗视网膜变性最有希望的方法之一是细胞替代疗法[7]。通常来说,眼睛是组织工程和细胞疗法中非常理想的目标。主要有几个原因,首先应用成熟的手术方案进行眼内操作,利用高分辨率 OCT 等非侵入性方法进行随访观察[7,8]。其次,与其他器官和组织相比,眼睛中的细胞量相对较少,易于进行细胞替换。最后,尽管眼睛对移植细胞的免疫排斥反应小,但这种优势可能受到某些疾病的发病机制,如湿性 AMD 的新生血管形成的影响而减弱[9,10]。

与具有高度复杂的功能性神经连接的神经视网膜相比,位于光感受器外节和脉络膜毛细血管之间的 Bruch 膜之上的单层 RPE(图 14.1)细胞更容易成为替代疗法的治疗靶点。通过手术将黄斑区神经视网膜转移到黄斑区外非病损的 RPE 处,或通过在黄斑下移植新的 RPE[11]替代黄斑下病损的 RPE。这些手术操作起来很难,且可能引起并发症,如视网膜脱离、白内障和复视[12]。因此,这些方法在减轻 AMD[11]负担方面很难具有成本效益。在进行 RPE 细胞移植的动物模型中,最早期的研究表明,细胞替代疗法可能具有治疗视网膜变性的潜力。虽然这些早期研究的成功率很低[13],但它们推动了该技术的进一步发展。随后,胎儿[14]或成人来源的供体 RPE 细胞[15-17]以及视网膜–

RPE 复合体被用来进行临床研究[18],遗憾的是,患者的视力并没有得到长期改善。在这些研究中,Binder 及其同事首次报道了自体 RPE 移植治疗 AMD 患者的良好预后[19]。综上所述,这些研究和其他未在此提及的早期研究证实,如果建立,可行的功能性 RPE 细胞来源,RPE 细胞替代疗法将成为可能。

da Cruz 及其同事[20]回顾了几种 RPE 移植的细胞来源:胎儿、自体或异体 RPE、永生化 RPE 细胞系和干细胞。其中,胎儿组织由于不易获得而使用受限;另一方面,自体 RPE 细胞可能具有遗传缺陷或疾病所致功能受损。永生化细胞系可能包含突变和遗传异常。因此,同种异体 RPE 细胞或从干细胞分化的 RPE 细胞是最有前景的。从捐献的眼睛中分离出的成人 RPE 细胞可以在体外被激活成干细胞状态(RPE 干细胞),具有 RPE 极性并表达 RPE 标志物,且具有体内 RPE 细胞关键的生理特性,成为未来细胞替代疗法的候选[21,22]。据估计,黄斑处有大约 60 000 个可能需要更新的 RPE 细胞。因此,开发体外扩增 RPE 干细胞的技术或利用其旁分泌效应激发体内原生 RPE 的年轻化是有必要的[23]。进一步的临床前研究正在进行中,主要开发成人 RPE 干细胞移植,以便能推进临床研究[24]。除成人 RPE 干细胞外,其他类型的干细胞也已被作为 RPE 的来源进行研究。值得注意的是,人类多能干细胞(hPSC)具有出色的发育和复制能力,可以潜在地提供无限的 RPE 细胞,用于治疗数百万的视网膜变性患者。

人类胚胎干细胞(hESC)通常在体外受精 4~6 天后从低质量的多余胚胎中分离出来[25]。基于伦理问题、细胞可用性较低,以及细胞的免疫原性限制,重新编程人类体细胞并使其表现类似 hESC 的可能性为再生医学提供了希望和前景[26]。自 2007 年人诱导多能干细胞(hiPSC)被发现以来,许多非整合和非病毒重编程方法已被用于各种细胞来源,包括皮肤成纤维细胞、毛囊、肌肉、外周血淋巴细胞和尿液等[27]。尽管 hiPSC 细胞系存在表观遗传和基因异常[28],在许多方面,hiPSC 类似于 hESC。这就衍生出一个问题,即细胞来源的表观遗传特征是否会在重新编程的 hiPSC 中持续存在。因为在持续扩展的干细胞治疗领域,基因的不稳定性始终是一个重要的障碍。根据目前的认知,与 hESC 细胞系相比,在一些 hiPSC 细胞系中观察到的表观遗传差异似乎主要是由重新编程方法引起的,并且在传代过程中会减少[29-31]。需要进一步研究的是,为临床应用的干细胞产品潜在的表观遗传和基因改变的可接受度及基因组的定位制订一个标准。

来自人类多能干细胞的 RPE 分化

如何从 hPSC 中获得功能性 RPE 细胞?在哺乳动物的发育过程中,RPE 和神经视网膜都从视神经上皮发育而来,并且具有共同的祖细胞。靠近神经管前部的神经上皮向外侧移动并形成视泡。视泡远端内陷形成视杯。到妊娠第 6 周或第 7 周,视杯已分化为两个上皮层。远端层分化为神经视网膜,近端层发展为 RPE[32]。自从 Sasai 及其同事的开创性工作以来,hPSC 来源的眼类器官模拟了早期视网膜发育步骤,被广泛用于体外模拟眼发育[33]。同样,从 hPSC 向 RPE 细胞的体外分化遵循同样的发育步骤。Klimanskaya 及其同事首次报道了从 hPSC 中成功分化出 RPE 细胞[34]。后来,许多研究小组也利用 hiPSC 证明了这一点[35-37]。此后,许多研究小组研发了多种从 hPSC 中获得 RPE 细胞的方法,效率各不相同。最近的综述更详细地描述了各种分化方法[38],这里只介绍通用的方法。

人类 PSC 通常作为集落,在一层成纤维饲养细胞(小鼠胚胎或人类包皮)的顶部进行培养,或者在碱性成纤维细胞生长因子(bFGF)存在的情况下,在没有饲养细胞(无饲养细胞)的特定培养基质上进行培养[39-41]。启动 RPE 分化有两种主要方法:从培养基中去除 bFGF 后自发的 RPE 分化,或者使用生长因子、抑制剂和(或)小分子定向分化。在依赖自发分化的方法中,可以通过 hPSC 培养物的黏附过度生长获得 RPE[34,42,43],或通过在悬浮液中生长胚状体样结构,然后将其作为贴壁培养物铺板[44,45]。更有针对性的分化方法是尝试通过在适当的时间点添加特定的生长因子、抑制剂或小分子来复制胚胎发育[46-50]。例如,我们使用这两种方法建立了 hPSC-RPE 的无饲养细胞层培养和分化方法[51]。

图 14.2 总结了 RPE 细胞的分化方法和表型特征。一般来说,根据所使用的方法和细胞系,色素化细胞源通常会在 1~4 周内出现在培养物中(图 14.2a)。通过机械或酶促分离着色区域,进行 RPE 富集。一旦分离,有色的 hPSC-RPE 细胞被接种在类似 Bruch 膜或含有其细胞外基质(ECM)成分的基质上,如胶原蛋白和层粘连蛋白[52]。接种后,hPSC-RPE 细胞首先会失去其鹅卵石形态和色素沉着,但会在几周内恢复这些特征[53](在很大程度上也取决于培养条件)。然而,如果连续传代,hPSC-RPE 细胞会逐渐失去重建 RPE 特征的能力[54]。这样就无法通过多次细胞倍增来获得足够数量的纯 RPE 细胞。传代过程中,Rho 激酶(ROCK)的抑制可能有助于延长 hPSC-RPE 传代[55],尽管对于其对细胞功能和遗传稳定性的影响仍有待观察。但众所周知,hPSC-RPE 细胞需要数周的额外培养期——最好是在内插式可渗透的细胞培养滤膜上培养——直到它们成熟为完全极化和色素化的单层 RPE[51,56,57]。此外,培养基的类型和 ECM 蛋白涂层等培养条件高度影响 hPSC-RPE 的

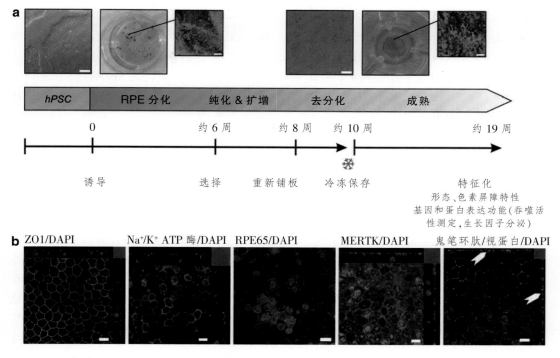

图 14.2　一般的 hPSC-RPE 分化和表征方法。(a)hPSC-RPE 的分化可分为色素细胞的分化诱导、纯化和扩增,细胞的额外再铺板/传代和冷冻保存,最后是 hPSC-RPE 的成熟和表征。比例尺为 100μm。(b)hPSC-RPE 的特征在于闭锁小带蛋白 1(ZO1)、Na⁺/K⁺ ATP 酶、RPE65、MERTK 蛋白表达和定位,以及光感受器外段(OPSIN)的吞噬作用。比例尺为 10μm。

成熟[52]。

　　不同的 hPSC 细胞系对外源信号的反应可能有显著差异,这使得制订通用的 RPE 分化方法具有挑战性。由于不太可能获得 100%的 RPE 分化效率,需要进一步改进,以增加 RPE 培养物的产量和纯度,以便获得足够量的具有 RPE 特征的成熟细胞,并将其安全地用于治疗。除了建立更有效的 hPSC-RPE 分化方法外,另一种改善 RPE 群体纯度的策略是根据 RPE 特异性标志物表达来对细胞进行分选[58]。由于安全性是任何 hPSC-RPE 临床应用的首要考虑因素,并且基于致瘤性的高风险,检测分化细胞中任何多能细胞痕迹的方法至关重要[59-61]。另一个安全性问题是使用动物来源的材料,如胎牛血清(FBS)和小鼠饲养细胞。这些成分通常用于 hPSC 的建立、培养

和分化,可能会将非人类病原体转移给患者,并引起免疫反应[62,63]。最后,在 hPSC 细胞系的衍生、保存期间和 RPE 分化中,应用细胞治疗需要根据良好的生产规范(GMP)建立详细的、可重复的各种条件[41,45]。总体而言,分化和培养方法的差异会影响 hPSC-RPE 的特性,这也是在临床应用过程中需要认真考虑和规划的原因。其中首要的问题是 hPSC-RPE 是否类似于人体内 RPE。

干细胞来源的 RPE 细胞特性

　　如前所述,RPE 细胞具有许多至关重要的特性和功能[1],因此有必要验证 hPSC-RPE 细胞是否具有这些特征(图 14.2b)。这对于临床应用至关重要,对于 hPSC-RPE

细胞作为人体内 RPE 模型的非临床应用也是如此。自早期研究以来，hPSC-RPE 细胞与真正的人体内 RPE 具有许多共同特征的推断已被证实，它们表达 RPE 特异性基因和蛋白质（例如，Bestrophin、CRALBP、Na+/K+-ATP 酶、MERTK、ZO1 and claudin-19），具有鹅卵石样形态，形成紧密且高度极化的 RPE，具有高跨上皮电阻（TEER），吞噬游离的光感受器外段，并分泌生长因子，如 PEDF[34,35,45,64-67]。此外，hPSC-RPE 细胞表达许多重要的转运蛋白[68,69]和水通道蛋白[56]，并具有其他相关的生理功能[70]。例如，与健康的 hiPSC-RPE 细胞相比，AMD 患者的 hiPSC-RPE 细胞的抗氧化防御能力降低，这证明了它们的应激反应属性类似于原生 RPE[71]。源自 hiPSC 的 RPE 细胞在许多方面与 hESC-RPE 细胞非常相似[51,72]。此外，最近对来自不同体细胞的 hiPSC 系的比较表明，与供体组织相关的表观遗传"记忆"相比，不同供体的遗传背景对 hiPSC-RPE 功能的影响更大[70]。此外，每次培养的 hPSC-RPE 总是存在异质性，其细胞特征和功能可能会有所不同。因此，重要的是定义 RPE 特征[73,74]，并改进定量鉴定 hPSC-RPE 细胞不同成熟阶段的方法。关于 hPSC-RPE 特征和这些细胞被认为是真正的 RPE 细胞应满足的各种标准的讨论正在进行中[73]。例如，Buccholz 及其同事建议 hPSC-RPE 的系统表征群至少应包括基因和蛋白质分析、定量吞噬作用、TEER 测量、生长因子分泌分析、视黄醇代谢测定和动物模型中的功能[35]。总而言之，现有的和不断增加的研究支持目前看法，即 hPSC 是功能性 RPE 细胞有希望的来源。这些细胞的进一步应用研究是制作模拟体内 RPE 的模型，以进行药物测试、制作模拟视网膜疾病模型[75]以及用于 RPE 细胞替代疗法。

动物模型中的人类 PSC-RPE 移植研究

hPSC-RPE 细胞治疗的疗效已在不同的动物模型中进行了广泛研究，此处仅提及其中一些作为示例。虽然大眼睛动物模型尤其适用于视网膜下移植技术研究[76-79]，但皇家外科学院（RCS）大鼠仍然是广泛使用的动物模型。其 RPE 无法吞噬光感受器外节，因此光感受器在出生后 3 个月内退化[80-82]。美国食品药品监督管理局（FDA）建议使用这种动物模型来证明 hPSC-RPE 的安全性和有效性[74]。hPSC-RPE 移植研究遵循以下两种方法之一：将单细胞悬液注射到视网膜下间隙，或移植带有或不带有生物材料的细胞外基质支撑的 hPSC-RPE 细胞片（图 14.1）。这两种方法都有各自的优缺点，下文将简要讨论。

基于细胞悬液注射的移植

在 2004 年的第一次 RPE 移植研究中，将灵长类动物 ESC 来源的 RPE 注射到 RCS 大鼠的视网膜下间隙，有助于恢复视网膜功能[83]。后来发现，注射单细胞悬液后，虽然 hPSC-RPE 细胞能存活并改善 RCS 大鼠的视力，但它们很少在移植后形成紧密的上皮细胞，并在 10~15 周内逐渐死亡，极个别细胞存活时间长达 20~30 周[36,42,43,47,67,84]。除了 RCS 大鼠，hPSC-RPE 细胞也在猴和大裸鼠中进行了研究，结果相似[85,86]。利用视网膜电图（ERG）对视功能的改善进行了评价，甚至用行为分析测量眼睛或身体对光反应的运动情况（视动力反射）[36,47]。RCS 大鼠暂时性的视力改善，被认为更多地是由移植细胞分泌的营养因子[87]或巨噬细胞促进光感受器外节的吞噬实现的[64]。有人提出，未能维持长期的视力改善，可能是由于 hPSC-RPE 在病变的 Bruch 膜上的存活受到影响[88-90]。然而,由于注射的细胞悬液移植比 RPE 薄片移植速度快、技术难度小,率先被用于人类患者的临床研究。

RPE 细胞片移植

RPE 细胞对细胞接种和存活的局部细胞外底物敏感[91],因此移植已预先形成紧密连接、定向的、极化的单层 RPE,可以提高细胞活力和与视网膜的整合[50,85]。此外,完整的单层 RPE 对氧化应激具有更高的抵抗力,因此可以在患病的视网膜中更好地存活[50]。最后,细胞薄片移植所需的细胞数量远低于视网膜下注射量[85]。尽管已经开发出手术技术和专用工具来简化将 RPE 薄片移植到眼睛的后部,经玻璃体薄片移植的缺点是需要手术及具有侵入性[76,78]。

视网膜变性通常涉及 Bruch 膜,一种动态的、2~4.7μm 厚的五层结构,主要由胶原蛋白、弹性蛋白、层粘连蛋白和纤连蛋白构成。其厚度和通透性随年龄、病理状态和视网膜位置而变化[92,93]。老化和增厚的黄斑下 Bruch 膜不足以支持移植 RPE 的长期存活和分化[94,95]。因此,移植具有支持性生物材料支架的 hPSC-RPE 薄片可以同时替代 RPE 和 Bruch 膜功能,这可能是有益的。为了最好地模拟 Bruch 膜的特性,用于制造和移植 hPSC-RPE 细胞的生物材料底物应满足几个要求。首先,支架材料应支持形成紧密的 hPSC-RPE,具有适当的顶端-基底极化以及天然的 RPE 特性。其次,底物应该是生物相容的,且足够薄,以适合视网膜下空间;具有适当的机械性能,以便能够作为细胞薄片来处理。第三,最重要的是,该材料能够将移植细胞整合到视网膜中。最后,这种用作底物的生物材料的明确的先决条件是对液体和生物分子具有通透性,以取代受损而失去其半透性屏障功能的 Bruch 膜[96-99]。

许多研究小组正致力于寻找用于 RPE 移植的最佳支架。脱细胞天然支架,如 Bruch 膜、羊膜和晶状体前囊,以前曾被建议作为视网膜移植的底物[100-102]。这些天然支架在保留 ECM 的复杂结构和分子层次结构的同时,还具有组织特异性微观和纳米形貌等显著优势[97,103]。此外,天然聚合物,如胶原蛋白、海藻纤维和丝心蛋白等,为视网膜组织工程提供了生物相容性的聚合物来源。天然聚合物与体内 ECM 非常相似,并具有与生俱来的生物活性[97,104]。尽管如此,天然来源的生物材料有几个缺点,包括机械性能差、批次间变异,以及涉及免疫原性、生物降解的有毒副产品和病原体转移。

合成的聚合物具有多种引人注意的特性,包括受控的化学和物理结构、可预测的性能、机械耐用性、高度的加工灵活性以及产业化制造过程中的高再现性[97]。最常用的合成聚合物是基于聚-α-羟基酸的聚合物,如聚 L-丙交酯(PLLA)、聚丙交酯乙交酯(PLGA)、聚 ε-己内酯(PCL),以及这些材料组合而成的共聚物(例如,PLCL)[97,105,106]。尽管合成聚合物克服了与天然聚合物相关的常见缺点,但它们往往是疏水性的,并且在支架表面缺乏细胞结合配体,这导致在没有额外表面修饰的情况下细胞附着不良[106]。许多具有不同结构的合成生物材料底物作为 RPE 的潜在基底支架被纳入研究[98,107-109]。最后,混合材料结合了生物活性天然聚合物和结构灵活的合成聚合物,如丝素蛋白、明胶和 PCL 的组合[110]。混合生物材料有望成为 RPE 潜在的 Bruch 膜模拟底物[111,112]。

大多数生物材料研究使用的是原代的 RPE 细胞或永生化的细胞系,关于 hPSC-RPE 细胞-生物材料相互作用的研究最近才开始流行[65,77]。hPSC-RPE 支架材料最有争议的特性是其生物稳定性——可生物降解的支架是否优于生物惰性/不可降解材料?可生物降解的膜将为 hPSC-RPE 提供了临时支持,直到细胞重塑并以新的 ECM 层替换它。生物稳定的膜将为细胞提供永久支持,同时通过提供更好的渗透性来改善移植物的整合,这可能对视网膜健康至关重要[65,113]。例如,聚对二甲苯是一种生物稳定且化学惰性的聚合物。当与 Matrigel™ 或人玻连蛋白联合使用时,聚对二甲苯在体外和体内均能支持 hPSC-RPE 的生长和功能[114]。我们小组研究了能用于 hPSC-RPE 培养[115]和移植[108]的生物惰性聚酰亚胺(PI)。这些方法旨在克服 RPE 细胞作为悬浮液注射时能黏附在 Bruch 膜上的无序方式。应用塑料聚合物旨在替代老化和增厚的 Bruch 膜,并为细胞提供附着,同时便于手术植入[11]。它仍然是未来临床前和临床研究的重要目标,以明确 hPSC-RPE 移植的最佳疗效是通过侵入性较小的注射方法还是通过具有挑战性的薄片移植来实现的。或者,也许移植方法应根据患者个体和疾病状态来选择。最后,需要进一步的临床研究来证明视网膜功能改善是否会转化为大脑皮层成像改善,该结果已在成人 RPE 移植后被观察到[20]。

hPSC-RPE 细胞的临床试验

2012 年,在首次报道 hESC-RPE 成功分化的 8 年后,Schwartz 及其同事报道了使用这些细胞进行的首次 I/II 期临床试验,表明对 Stargardt 病和晚期干性 AMD 患者具有良好的安全性[116]。在囊括 18 名参与者的 3 年随访研究中,hESC-RPE 细胞被用于 3 个剂量组（50 000 个细胞、100 000 个细胞和 150 000 个细胞）的视网膜下注射。除了治疗的安全性外,作者还证明了在 9 例 AMD 患者中,4 例患者的视力有所改善。有趣的是,只有少数(如果有的话)着色的 hESC-RPE 细胞在 GA 病变区域存活。相反,在病变附近的区域检测到移植细胞,沉积在体内原有的 RPE 上[117]。一项囊括更多患者疗效评估的 II 期研究预计将很快得出结果报道[23]。其他关于 hPSC-RPE 注射的临床试验正在以色列、中国和韩国等国家进行(详情请参阅最近的综述[23]和 https://clinicaltrials.gov)。视网膜下注射细胞能否长期存活和发挥功能还有待观察。

与 hESC 不同,hiPSC 可以从患者自身的体细胞获得,提供了潜在的免疫相容性。迄今为止,1 例 AMD 患者已经接受了自体 hiPSC-RPE 细胞的治疗,这些细胞是在没有人工细胞支架情况下进行体外扩增和体内移植的[118]。在日本,在胶原凝胶上生长的 RPE 细胞被酶解,并作为薄片移植到晚期湿性 AMD 患者的视网膜下间隙。据报道,该患者在手术后 1 年没有出现任何严重副作用,并保持视力。患者没有接受免疫抑制剂治疗,也没有表现出排斥迹象。第 2 例患者被招募到研究中,由于 hiPSC-RPE 细胞的基因突变而被搁置[118,119]。从那时起,该方法被改进为使用同种异体 hiPSC,临床试验也已恢复[23]。

在与辉瑞公司联合开展的治疗失明的临床试验"伦敦项目"中,2 例湿性 AMD 患者接受了培植在聚酯膜上的 hESC-RPE 单层细胞移植治疗[120,121]。这是第一项表明 hESC-RPE 单层细胞片被成功移植并在体内存活的研究,2 例接受治疗的患者视力提高。同样,由 Regenerative Patch Technologies(美国)领导的一项临床试验,旨在通过移植培养在聚对二甲苯 C 膜上的 hESC-RPE 细胞薄片来治疗干性 AMD 患者的 GA,最近初次报道了在 5 例接受治疗的患者中,有 4 例患者出现了阳性结果[122]。这两项研究都使用了具有永久支撑的不可降解生物材料。相比之下,在 NEI/NIH 计划的临床试验中,Bharti 及其同事使用了可生物降解的基质,该基质可在成功移植 hPSC-RPE 细胞薄片后逐渐溶解[38]。也许这些试验的最终结果将证明何种类型的生物材料底物更适用于 hPSC-RPE 递送——生物稳定或可生物降解。总体而言,在初始临床研究中,使用这两种细胞递送方法和两种 hPSC 类型细胞似乎是安全的,结果非常令人鼓舞。

RPE 细胞治疗的前景

尽管许多临床试验仍在进行中,但在基于 hPSC 的细胞疗法被安全和有效地广泛应用之前,仍有几个悬而未决的问题需要解决和回答。一个重要且未被回答的问题是在细胞替代疗法中使用 hESC 还是使用 hiPSC。尽管 hiPSC 的功能与 hESC 相当,但两者在基因表达和 DNA 甲基化方面仍存在细微差异[123]。此外,有报道指出,hiPSC 中存在点突变和拷贝数变异,这些都可能引发安全性问题[118,124]。

hPSC-RPE 的临床应用面临着多重挑战,包括临床级别的细胞制造和表征,移植前必须给出功能特性和细胞在正确整合到宿主组织后可能获得或可能不会获得的特性的精确列表,但其目前仍然缺失[73]。

移植细胞的潜在致瘤性是一项挑战,需要研制方法和加深理解,以保证移植细胞的安全性和有效性。hPSC 的多能特性也引起了人们的担忧,即如果任何未分化的 hPSC 被留在最终的临床产品中,它们可能会增加移植后形成肿瘤或畸胎瘤的风险。另一个挑战是移植细胞的免疫耐受性,虽然视网膜下间隙具有相对免疫豁免,但受损的血-视网膜屏障、渗漏的血管和活化的小胶质细胞可能存在于患病的视网膜中或由手术诱发。这可能会损害免疫豁免并引起细胞排斥。因此,同种异体 hPSC-RPE 细胞的免疫原性是一个问题[125,126]。自体 hiP-SC-RPE 细胞提供最小的细胞排斥风险,但不是大规模的成本效益策略。因此,深入了解 hPSC-RPE 的免疫原性和最佳免疫抑制方案对于其未来的临床应用是至关重要的。此外,需要涵盖不同人类白细胞抗原(HLA)类型,或制订具有标准化细胞库和生产方法的通用 hPSC 系的国际细胞库计划[127]。此外,一个公认的风险是大多数患者仍然无法负担这些治疗。

总体而言,需要进一步了解 AMD 等多因素疾病的发病机制,而最有可能有效的治疗将需要结合多学科和个性化效法。此外,联合治疗某些疾病可能需要细胞替代、基因校正、支持性生物材料和药物。首先,人们正在制订策略,以在分化和自体移植之前对 hiPSC 进行基因校正[128]。其次,除了 RPE 和光感受器变性外,包括玻璃疣增厚和积聚在内的 Bruch 膜改变在 AMD 的发病机制中起重要作用。因此,需要进一步研究,以确定人工支架是否可以取代 Bruch 膜,使得 RPE 细胞能够在患眼中正确地贴附,或者能否开发出新方法来提高注射的 RPE 细胞附着和极化。第三,早期 AMD 的关键细胞类型似乎是 RPE,而在更晚期的病例中,可能需要神经元细胞更换或神经元细胞联合 RPE 细胞更换。光感受器细胞或者其祖细胞的生产和移植已经显示出一些希望,但是由于需要功能整合和与宿主神经元的突触接触,其仍具有挑战性[129]。最后,基于细胞的疗法可能需要联合有效的药物和新的治疗药物来提高疗效。

最后,如果正在进行和即将进行的 hPSC 衍生细胞临床试验对患者造成任何伤害,会使得整个再生医学领域遭受毁灭性打击。因此,建立恰当的临床前和临床研究的全球标准至关重要,以尽量减少甚至有望避免不良结果[130]。世界范围内正在开展几项临床试验,其结果无疑将是令人振奋的,但仍需持续的研究和协作来确保其安全性,最后才是确保这些创新性方法的成功。

致谢　Heidi Hongisto、Tanja Ilmarinen 和 Outi Paloheimo 为本章提供图片。

(彭绍民　译)

参考文献

1. Strauss O. The retinal pigment epithelium in visual function. Physiol Rev. 2005;85:845–81. https://doi.org/10.1152/physrev.00021.2004.
2. Wong WL, Su X, Li X, et al. Global prevalence of age-related macular degeneration and disease burden projection for 2020 and 2040: a systematic review and meta-analysis. Lancet Glob Heal. 2014;2:2–e116. https://doi.org/10.1016/S2214-109X(13)70145-1.
3. Heier JS, Brown DM, Chong V, et al. Intravitreal aflibercept (VEGF trap-eye) in wet age-related macular degeneration. Ophthalmology. 2012;119:2537–48. https://doi.org/10.1016/j.ophtha.2012.09.006.
4. Martin DF, Maguire MG, Ying G, et al. Ranibizumab and bevacizumab for neovascular age-related macular degeneration. N Engl J Med. 2011;364:1897–908. https://doi.org/10.1056/NEJMoa1102673.
5. Rosenfeld PJ, Brown DM, Heier JS, et al. Ranibizumab for neovascular age-related macular degeneration. N Engl J Med. 2006;355:1419–31. https://doi.org/10.1056/NEJMoa054481.
6. Group A. Lutein + zeaxanthin and omega-3 fatty acids for age-related macular degeneration: the age-related eye disease study 2 (AREDS2) randomized clinical trial. JAMA J Am Med Assoc. 2013;2:1–11. https://doi.org/10.1001/jama.2013.4997.
7. Zarbin M. Cell-based therapy for degenerative retinal disease. Trends Mol Med. 2016;22:115–34. https://doi.org/10.1016/j.molmed.2015.12.007.
8. Adhi M, Duker JS. Optical coherence tomography—current and future applications. Curr Opin Ophthalmol. 2013;24:213–21. https://doi.org/10.1097/ICU.0b013e32835f8bf8.
9. Stein-Streilein J. Mechanisms of immune privilege in the posterior eye. Int Rev Immunol. 2013;32:42–56. https://doi.org/10.3109/08830185.2012.740535.
10. Zhou R, Caspi RR. Ocular immune privilege. F1000 Biol Rep. 2010;2:pii: 3. https://doi.org/10.3410/B2-3.
11. Ramsden CM, Powner MB, Carr A-JF, et al. Stem cells in retinal regeneration: past, present and future. Development. 2013;140:2576–85. https://doi.org/10.1242/dev.092270.
12. Stanga PE, Kychenthal A, Fitzke FW, et al. Retinal pigment epithelium translocation after choroidal neovascular membrane removal in age-related macular degeneration. Ophthalmology. 2002;109:1492–8.
13. Jha BS, Bharti K. Regenerating retinal pigment epithelial cells to cure blindness: a road towards personalized artificial tissue. Curr Stem Cell Reports. 2015;1:79–91. https://doi.org/10.1007/s40778-015-0014-4.
14. Algvere PV, Berglin L, Gouras P, Sheng Y. Transplantation of fetal retinal pigment epithelium in age-related macular degeneration with subfoveal neovascularization. Graefes Arch Clin Exp Ophthalmol. 1994;232:707–16.
15. Del Priore LV, Kaplan HJ, Tezel TH, et al. Retinal pigment epithelial cell transplantation after subfoveal membranectomy in age-related macular degenera-

tion: clinicopathologic correlation. Am J Ophthalmol. 2001;131:472–80.
16. Peyman GA, Blinder KJ, Paris CL, et al. A technique for retinal pigment epithelium transplantation for age-related macular degeneration secondary to extensive subfoveal scarring. Ophthalmic Surg. 1991;22:102–8.
17. Tezel TH, Del Priore LV, Berger AS, Kaplan HJ. Adult retinal pigment epithelial transplantation in exudative age-related macular degeneration. Am J Ophthalmol. 2007;143:584–95. https://doi.org/10.1016/j.ajo.2006.12.007.
18. Radtke ND, Aramant RB, Petry HM, et al. Vision improvement in retinal degeneration patients by implantation of retina together with retinal pigment epithelium. Am J Ophthalmol. 2008;146:172–82. https://doi.org/10.1016/j.ajo.2008.04.009.
19. Binder S, Stolba U, Krebs I, et al. Transplantation of autologous retinal pigment epithelium in eyes with foveal neovascularization resulting from age-related macular degeneration: a pilot study. Am J Ophthalmol. 2002;133:215–25. https://doi.org/10.1016/S0002-9394(01)01373-3.
20. da Cruz L, Chen FK, Ahmado A, et al. RPE transplantation and its role in retinal disease. Prog Retin Eye Res. 2007;26:598–635. https://doi.org/10.1016/j.preteyeres.2007.07.001.
21. Blenkinsop TA, Saini JS, Maminishkis A, et al. Human adult retinal pigment epithelial stem cell-derived RPE monolayers exhibit key physiological characteristics of native tissue. Investig Ophthalmol Vis Sci. 2015;56:7085–99. https://doi.org/10.1167/iovs.14-16246.
22. Salero E, Blenkinsop TA, Corneo B, et al. Adult human RPE can be activated into a multipotent stem cell that produces mesenchymal derivatives. Cell Stem Cell. 2012;10:88–95. https://doi.org/10.1016/j.stem.2011.11.018.
23. Zhao C, Wang Q, Temple S. Stem cell therapies for retinal diseases: recapitulating development to replace degenerated cells. Development. 2017;144:1368–81. https://doi.org/10.1242/dev.133108.
24. Davis RJ, Blenkinsop TA, Campbell M, et al. Human RPE stem cell-derived RPE preserves photoreceptors in the Royal College of Surgeons rat: method for quantifying the area of photoreceptor sparing. J Ocul Pharmacol Ther. 2016;32:304–9. https://doi.org/10.1089/jop.2015.0162.
25. Skottman H. Derivation and characterization of three new human embryonic stem cell lines in Finland. In Vitro Cell Dev Biol Anim. 2010;46:206–9. https://doi.org/10.1007/s11626-010-9286-2.
26. Takahashi K, Tanabe K, Ohnuki M, et al. Induction of pluripotent stem cells from adult human fibroblasts by defined factors. Cell. 2007;107:861–72. https://doi.org/10.1016/j.cell.2007.11.019.
27. Brandl C, Grassmann F, Riolfi J, Weber B. Tapping stem cells to target AMD: challenges and prospects. J Clin Med. 2015;4:282–303. https://doi.org/10.3390/jcm4020282.
28. Huang K, Shen Y, Xue Z, et al. A panel of CpG methylation sites distinguishes human embryonic stem

cells and induced pluripotent stem cells. Stem Cell Reports. 2014;2:36–43. https://doi.org/10.1016/j.stemcr.2013.11.003\rS2213-6711(13)00128-8. [pii]

29. Chin MH, Mason MJ, Xie W, et al. Induced pluripotent stem cells and embryonic stem cells are distinguished by gene expression signatures. Cell Stem Cell. 2009;5:111–23. https://doi.org/10.1016/j.stem.2009.06.008.

30. Nishino K, Toyoda M, Yamazaki-Inoue M, et al. DNA methylation dynamics in human induced pluripotent stem cells over time. PLoS Genet. 2011;7:7. https://doi.org/10.1371/journal.pgen.1002085.

31. Polo JM, Liu S, Figueroa ME, et al. Cell type of origin influences the molecular and functional properties of mouse induced pluripotent stem cells. Nat Biotechnol. 2010;28:848–55. https://doi.org/10.1038/nbt.1667.

32. Fuhrmann S, Zou C, Levine EM. Retinal pigment epithelium development, plasticity, and tissue homeostasis. Exp Eye Res. 2014;123:141–50. https://doi.org/10.1016/j.exer.2013.09.003.

33. Eiraku M, Takata N, Ishibashi H, et al. Self-organizing optic-cup morphogenesis in three-dimensional culture. Nature. 2011;472:51–6. https://doi.org/10.1038/nature09941.

34. Klimanskaya I, Hipp J, Rezai KA, et al. Derivation and comparative assessment of retinal pigment epithelium from human embryonic stem cells using transcriptomics. Cloning Stem Cells. 2004;6:217–45. https://doi.org/10.1089/clo.2004.6.217.

35. Buchholz DE, Hikita ST, Rowland TJ, et al. Derivation of functional retinal pigmented epithelium from induced pluripotent stem cells. Stem Cells. 2009;27:2427–34. https://doi.org/10.1002/stem.189.

36. Carr AJ, Vugler AA, Hikita ST, et al. Protective effects of human iPS-derived retinal pigment epithelium cell transplantation in the retinal dystrophic rat. PLoS One. 2009;4:4. https://doi.org/10.1371/journal.pone.0008152.

37. Hirami Y, Osakada F, Takahashi K, et al. Generation of retinal cells from mouse and human induced pluripotent stem cells. Neurosci Lett. 2009;458:126–31. https://doi.org/10.1016/j.neulet.2009.04.035.

38. Song MJ, Bharti K. Looking into the future: using induced pluripotent stem cells to build two and three dimensional ocular tissue for cell therapy and disease modeling. Brain Res. 2016;1638:2–14. https://doi.org/10.1016/j.brainres.2015.12.011.

39. Crocco MC, Fratnz N, Bos-Mikich A. Substrates and supplements for hESCs: a critical review. J Assist Reprod Genet. 2013;30:315–23. https://doi.org/10.1007/s10815-012-9914-8.

40. Skottman H, Hovatta O. Culture conditions for human embryonic stem cells. Reproduction. 2006;132:691–8.

41. Unger C, Skottman H, Blomberg P, et al. Good manufacturing practice and clinical-grade human embryonic stem cell lines. Hum Mol Genet. 2008;17:R48–53. https://doi.org/10.1093/hmg/ddn079.

42. Lund RD, Wang S, Klimanskaya I, et al. Human embryonic stem cell-derived cells rescue visual function in dystrophic RCS rats. Cloning Stem Cells. 2006;8:189–99. https://doi.org/10.1089/clo.2006.8.189.

43. Vugler A, Carr A-J, Lawrence J, et al. Elucidating the phenomenon of HESC-derived RPE: anatomy of cell genesis, expansion and retinal transplantation. Exp Neurol. 2008;214:347–61. https://doi.org/10.1016/j.expneurol.2008.09.007.

44. Meyer JS, Shearer RL, Capowski EE, et al. Modeling early retinal development with human embryonic and induced pluripotent stem cells. Proc Natl Acad Sci U S A. 2009;106:16698–703. https://doi.org/10.1073/pnas.0905245106.

45. Vaajasaari H, Ilmarinen T, Juuti-Uusitalo K, et al. Toward the defined and xeno-free differentiation of functional human pluripotent stem cell-derived retinal pigment epithelial cells. Mol Vis. 2011;17:558–75.

46. Buchholz DE, Pennington BO, Croze RH, et al. Rapid and efficient directed differentiation of human pluripotent stem cells to retinal pigmented epithelium. Stem Cells Transl Med. 2013;2:384–93. https://doi.org/10.5966/sctm.2012-0163.

47. Idelson M, Alper R, Obolensky A, et al. Directed differentiation of human embryonic stem cells into functional retinal pigment epithelium cells. Cell Stem Cell. 2009;5:396–408. https://doi.org/10.1016/j.stem.2009.07.002.

48. Maruotti J, Sripathi SR, Bharti K, et al. Small-molecule–directed, efficient generation of retinal pigment epithelium from human pluripotent stem cells. Proc Natl Acad Sci. 2015;112:10950–5. https://doi.org/10.1073/pnas.1422818112.

49. Rowland TJ, Blaschke AJ, Buchholz DE, et al. Differentiation of human pluripotent stem cells to retinal pigmented epithelium in defined conditions using purified extracellular matrix proteins. J Tissue Eng Regen Med. 2013;7:642–53. https://doi.org/10.1002/term.1458.

50. Zhu D, Deng X, Spee C, et al. Polarized secretion of PEDF from human embryonic stem cell-derived RPE promotes retinal progenitor cell survival. Investig Ophthalmol Vis Sci. 2011;52:1573–85. https://doi.org/10.1167/iovs.10-6413.

51. Hongisto H, Ilmarinen T, Vattulainen M, et al. Xeno- and feeder-free differentiation of human pluripotent stem cells to two distinct ocular epithelial cell types using simple modifications of one method. Stem Cell Res Ther. 2017;8:291. https://doi.org/10.1186/s13287-017-0738-4.

52. Sorkio A, Hongisto H, Kaarniranta K, et al. Structure and barrier properties of human embryonic stem cell-derived retinal pigment epithelial cells are affected by extracellular matrix protein coating. Tissue Eng Part A. 2014;20:622–34. https://doi.org/10.1089/ten.TEA.2013.0049.

53. Abu Khamidakh AE, Dos Santos FC, Skottman H, et al. Semi-automatic method for Ca2+ imaging data analysis of maturing human embryonic stem cells-derived retinal pigment epithelium. Ann Biomed Eng. 2016;44:3408–20. https://doi.org/10.1007/s10439-016-1656-9.

54. Singh R, Phillips MJ, Kuai D, et al. Functional analysis of serially expanded human iPS cell-derived RPE cultures. Investig Ophthalmol Vis Sci. 2013;54:6767–78. https://doi.org/10.1167/iovs.13-11943.

55. Croze RH, Thi WJ, Clegg DO. ROCK inhibition promotes attachment, proliferation, and wound closure in human embryonic stem cell-derived retinal pigmented epithelium. Transl Vis Sci Technol. 2016;5(6):7. https://doi.org/10.1167/tvst.5.6.7.

56. Juuti-Uusitalo K, Delporte C, Gregoire F, et al. Aquaporin expression and function in human pluripotent stem cell-derived retinal pigmented epithelial cells. Invest Ophthalmol Vis Sci. 2013;54:3510–9. https://doi.org/10.1167/iovs.13-11800.

57. Juuti-Uusitalo K, Nieminen M, Treumer F, et al. Effects of cytokine activation and oxidative stress on the function of the human embryonic stem cell-derived retinal pigment epithelial cells. Invest Ophthalmol Vis Sci. 2015;56:6265–74. https://doi.org/10.1167/iovs.15-17333.

58. Choudhary P, Whiting PJ. A strategy to ensure safety of stem cell-derived retinal pigment epithelium cells. Stem Cell Res Ther. 2016;7:127. https://doi.org/10.1186/s13287-016-0380-6.

59. Kanemura H, Go MJ, Shikamura M, et al. Tumorigenicity studies of induced pluripotent stem cell (iPSC)-derived retinal pigment epithelium (RPE) for the treatment of age-related macular degeneration. PLoS One. 2014;9:1–11. https://doi.org/10.1371/journal.pone.0085336.

60. Kawamata S, Kanemura H, Sakai N, et al. Design of a tumorigenicity test for induced pluripotent stem cell (iPSC)-derived cell products. J Clin Med. 2015;4:159–71. https://doi.org/10.3390/jcm4010159.

61. Kuroda T, Yasuda S, Kusakawa S, et al. Highly sensitive in vitro methods for detection of residual undifferentiated cells in retinal pigment epithelial cells derived from human iPS cells. PLoS One. 2012;7:1–9. https://doi.org/10.1371/journal.pone.0037342.

62. Martin MJ, Muotri A, Gage F, Varki A. Human embryonic stem cells express an immunogenic non-human sialic acid. Nat Med. 2005;11:228–32. https://doi.org/10.1038/nm1181.

63. Sakamoto N, Tsuji K, Muul LM, et al. Bovine apolipoprotein B-100 is a dominant immunogen in therapeutic cell populations cultured in fetal calf serum in mice and humans. Blood. 2007;110:501–8. https://doi.org/10.1182/blood-2007-01-066522.

64. Carr A-J, Vugler A, Lawrence J, et al. Molecular characterization and functional analysis of phagocytosis by human embryonic stem cell-derived RPE cells using a novel human retinal assay. Mol Vis. 2009;15:283–95.

65. Kamao H, Mandai M, Okamoto S, et al. Characterization of human induced pluripotent stem cell-derived retinal pigment epithelium cell sheets aiming for clinical application. Stem Cell Reports. 2014;2:205–18. https://doi.org/10.1016/j.stemcr.2013.12.007.

66. Liao JL, Yu J, Huang K, et al. Molecular signature of primary retinal pigment epithelium and stem-cell-derived RPE cells. Hum Mol Genet. 2010;19:4229–38. https://doi.org/10.1093/hmg/ddq341.

67. Lu B, Malcuit C, Wang S, et al. Long-term safety and function of RPE from human embryonic stem cells in preclinical models of macular degeneration. Stem Cells. 2009;27:2126–35. https://doi.org/10.1002/stem.149.

68. Juuti-Uusitalo K, Vaajasaari H, Ryhänen T, et al. Efflux protein expression in human stem cell-derived retinal pigment epithelial cells. PLoS One. 2012;7:e30089. https://doi.org/10.1371/journal.pone.0030089.

69. Kokkinaki M, Sahibzada N, Golestaneh N. Human induced pluripotent stem-derived retinal pigment epithelium (RPE) cells exhibit ion transport, membrane potential, polarized vascular endothelial growth factor secretion, and gene expression pattern similar to native RPE. Stem Cells. 2011;29:825–35. https://doi.org/10.1002/stem.635.

70. Miyagishima KJ, Wan Q, Corneo B, et al. In pursuit of authenticity: induced pluripotent stem cell-derived retinal pigment epithelium for clinical applications. Stem Cells Transl Med. 2016;5:1562–74. https://doi.org/10.5966/sctm.2016-0037.

71. Chang YC, Chang WC, Hung KH, et al. The generation of induced pluripotent stem cells for macular degeneration as a drug screening platform: identification of curcumin as a protective agent for retinal pigment epithelial cells against oxidative stress. Front Aging Neurosci. 2014;6:191. https://doi.org/10.3389/fnagi.2014.00191.

72. Juuti-Uusitalo K, Delporte C, Grégoire F, et al. Aquaporin expression and function in human pluripotent stem cell–derived retinal pigmented epithelial cells. Invest Opthalmol Vis Sci. 2013;54:3510. https://doi.org/10.1167/iovs.13-11800.

73. Bharti K, Miller SS, Arnheiter H. The new paradigm: retinal pigment epithelium cells generated from embryonic or induced pluripotent stem cells. Pigment Cell Melanoma Res. 2011;24:21–34. https://doi.org/10.1111/j.1755-148X.2010.00772.x.

74. Bharti K, Rao M, Hull SC, et al. Developing cellular therapies for retinal degenerative diseases. Investig Ophthalmol Vis Sci. 2014;55:1191–201. https://doi.org/10.1167/iovs.13-13481.

75. Yvon C, Ramsden CM, Lane A, et al. Using stem cells to model diseases of the outer retina. Comput Struct Biotechnol J. 2015;13:382–9. https://doi.org/10.1016/j.csbj.2015.05.001.

76. Al-Nawaiseh S, Thieltges F, Liu Z, et al. A step by step protocol for subretinal surgery in rabbits. J Vis Exp. 2016;(115):53927. https://doi.org/10.3791/53927.

77. Brant Fernandes RA, Koss MJ, Falabella P, et al. An innovative surgical technique for subretinal transplantation of human embryonic stem cell-derived retinal pigmented epithelium in Yucatan mini pigs: preliminary results. Ophthalmic Surg Lasers Imaging Retina. 2016;47:342–51. https://doi.org/10.3928/23258160-20160324-07.

78. Stanzel BV, Liu Z, Brinken R, et al. Subretinal delivery of ultrathin rigid-elastic cell carriers using a metallic shooter instrument and biodegradable hydrogel encapsulation. Invest Ophthalmol Vis Sci. 2012;53:490–500. https://doi.org/10.1167/iovs.11-8260.

79. Thieltges F, Liu Z, Brinken R, et al. Localized RPE removal with a novel instrument aided by viscoelastics in rabbits. Transl Vis Sci Technol. 2016;5:11. https://doi.org/10.1167/tvst.5.3.11.

80. Dowling JE, Sidman RL. Inherited retinal dystrophy in the rat. J Cell Biol. 1962;14:73–109.
81. Edwards RB, Szamier RB. Defective phagocytosis of isolated rod outer segments by RCS rat retinal pigment epithelium in culture. Science. 1977;197:1001–3.
82. Mullen RJ, LaVail MM. Inherited retinal dystrophy: primary defect in pigment epithelium determined with experimental rat chimeras. Science. 1976;192:799–801.
83. Haruta M, Sasai Y, Kawasaki H, et al. In vitro and in vivo characterization of pigment epithelial cells differentiated from primate embryonic stem cells. Invest Ophthalmol Vis Sci. 2004;45:1020–5.
84. Krohne TU, Westenskow PD, Kurihara T, et al. Generation of retinal pigment epithelial cells from small molecules and OCT4 reprogrammed human induced pluripotent stem cells. Stem Cells Transl Med. 2012;1:96–109. https://doi.org/10.5966/sctm.2011-0057.
85. Diniz B, Thomas P, Thomas B, et al. Subretinal implantation of retinal pigment epithelial cells derived from human embryonic stem cells: improved survival when implanted as a monolayer. Invest Ophthalmol Vis Sci. 2013;54:5087–96. https://doi.org/10.1167/iovs.12-11239.
86. Kamao H, Mandai M, Ohashi W, et al. Evaluation of the surgical device and procedure for extracellular matrix–scaffold–supported human iPSC–derived retinal pigment epithelium cell sheet transplantation. Investig Opthalmol Vis Sci. 2017;58(1):211–20. https://doi.org/10.1167/iovs.16-19778.
87. Shi G, Maminishkis A, Banzon T, et al. Control of chemokine gradients by the retinal pigment epithelium. Invest Ophthalmol Vis Sci. 2008;49:4620–30. https://doi.org/10.1167/iovs.08-1816.
88. Petrus-Reurer S, Bartuma H, Aronsson M, et al. Integration of subretinal suspension transplants of human embryonic stem cell-derived retinal pigment epithelial cells in a large-eyed model of geographic atrophy. Invest Ophthalmol Vis Sci. 2017;58(2):1314–22. https://doi.org/10.1167/iovs.16-20738doi.
89. Sugino IK, Gullapalli VK, Sun Q, et al. Cell-deposited matrix improves retinal pigment epithelium survival on aged submacular human Bruch's membrane. Invest Ophthalmol Vis Sci. 2011;52:1345–58. https://doi.org/10.1167/iovs.10-6112.
90. Sugino IK, Sun Q, Wang J, et al. Comparison of FRPE and human embryonic stem cell-derived RPE behavior on aged human Bruch's membrane. Invest Ophthalmol Vis Sci. 2011;52:4979–97. https://doi.org/10.1167/iovs.10-5386.
91. Tezel TH, Del Priore LV. Reattachment to a substrate prevents apoptosis of human retinal pigment epithelium. Graefes Arch Clin Exp Ophthalmol. 1997;235:41–7.
92. Booij JC, Baas DC, Beisekeeva J, et al. The dynamic nature of Bruch's membrane. Prog Retin Eye Res. 2010;29:1–18. https://doi.org/10.1016/j.preteyeres.2009.08.003.
93. Ramrattan RS, van der Schaft TL, Mooy CM, et al. Morphometric analysis of Bruch's membrane, the choriocapillaris, and the choroid in aging. Invest Ophthalmol Vis Sci. 1994;35:2857–64.
94. Gullapalli VK, Sugino IK, Van Patten Y, et al. Impaired RPE survival on aged submacular human Bruch's membrane. Exp Eye Res. 2005;80:235–48. https://doi.org/10.1016/j.exer.2004.09.006.
95. Sugino IK, Rapista A, Sun Q, et al. A method to enhance cell survival on Bruch's membrane in eyes affected by age and age-related macular degeneration. Invest Ophthalmol Vis Sci. 2011;52:9598–609. https://doi.org/10.1167/iovs.11-8400.
96. Binder S. Scaffolds for retinal pigment epithelium (RPE) replacement therapy. Br J Ophthalmol. 2011;95:441–2. https://doi.org/10.1136/bjo.2009.171926.
97. Hynes SR, Lavik EB. A tissue-engineered approach towards retinal repair: scaffolds for cell transplantation to the subretinal space. Graefes Arch Clin Exp Ophthalmol. 2010;248:763–78. https://doi.org/10.1007/s00417-009-1263-7.
98. Pennington BO, Clegg DO. Pluripotent stem cell-based therapies in combination with substrate for the treatment of age-related macular degeneration. J Ocul Pharmacol Ther. 2016;32:261–71. https://doi.org/10.1089/jop.2015.0153.
99. Sorkio A, Haimi S, Verdoold V, et al. Poly(trimethylene carbonate) as an elastic biodegradable film for human embryonic stem cell-derived retinal pigment epithelial cells. J Tissue Eng Regen Med. 2017;11:3134–44. https://doi.org/10.1002/term.2221.
100. Akrami H, Soheili Z-S, Sadeghizadeh M, et al. Evaluation of RPE65, CRALBP, VEGF, CD68, and tyrosinase gene expression in human retinal pigment epithelial cells cultured on amniotic membrane. Biochem Genet. 2011;49:313–22. https://doi.org/10.1007/s10528-010-9409-1.
101. Kiilgaard JF, Scherfig E, Prause JU, la Cour M. Transplantation of amniotic membrane to the subretinal space in pigs. Stem Cells Int. 2012;2012:716968–5. https://doi.org/10.1155/2012/716968.
102. Nicolini J, Kiilgaard JF, Wiencke AK, et al. The anterior lens capsule used as support material in RPE cell-transplantation. Acta Ophthalmol Scand. 2000;78:527–31.
103. Walters NJ, Gentleman E. Evolving insights in cell-matrix interactions: elucidating how non-soluble properties of the extracellular niche direct stem cell fate. Acta Biomater. 2015;11:3–16. https://doi.org/10.1016/j.actbio.2014.09.038.
104. Rahmany MB, Van Dyke M. Biomimetic approaches to modulate cellular adhesion in biomaterials: a review. Acta Biomater. 2013;9:5431–7. https://doi.org/10.1016/j.actbio.2012.11.019.
105. Lee J, Tae G, Kim YH, et al. The effect of gelatin incorporation into electrospun poly(L-lactide-co-epsilon-caprolactone) fibers on mechanical properties and cytocompatibility. Biomaterials. 2008;29:1872–9. https://doi.org/10.1016/j.biomaterials.2007.12.029.
106. Sorkio A, Porter PJ, Juuti-Uusitalo K, et al. Surface modified biodegradable electrospun membranes as a carrier for human embryonic stem cell-derived retinal pigment epithelial cells. Tissue Eng Part A. 2015;21:2301–14. https://doi.org/10.1089/ten.

tea.2014.0640.

107. Calejo MT, Ilmarinen T, Jongprasitkul H, et al. Honeycomb porous films as permeable scaffold materials for human embryonic stem cell-derived retinal pigment epithelium. J Biomed Mater Res A. 2016;104:1646–56. https://doi.org/10.1002/jbm.a.35690.

108. Ilmarinen T, Hiidenmaa H, Kööbi P, et al. Ultrathin polyimide membrane as cell carrier for subretinal transplantation of human embryonic stem cell derived retinal pigment epithelium. PLoS One. 2015;10:e0143669. https://doi.org/10.1371/journal.pone.0143669.

109. Sorkio AE, Vuorimaa-Laukkanen EP, Hakola HM, et al. Biomimetic collagen I and IV double layer Langmuir–Schaefer films as microenvironment for human pluripotent stem cell derived retinal pigment epithelial cells. Biomaterials. 2015;51:257–69. https://doi.org/10.1016/j.biomaterials.2015.02.005.

110. Wang C, Stewart RJ, Kopecek J. Hybrid hydrogels assembled from synthetic polymers and coiled-coil protein domains. Nature. 1999;397:417–20. https://doi.org/10.1038/17092.

111. Warnke PH, Alamein M, Skabo S, et al. Primordium of an artificial Bruch's membrane made of nanofibers for engineering of retinal pigment epithelium cell monolayers. Acta Biomater. 2013;9:9414–22. https://doi.org/10.1016/j.actbio.2013.07.029.

112. Xiang P, Wu K-C, Zhu Y, et al. A novel Bruch's membrane-mimetic electrospun substrate scaffold for human retinal pigment epithelium cells. Biomaterials. 2014;35:9777–88. https://doi.org/10.1016/j.biomaterials.2014.08.040.

113. Stanzel BV, Liu Z, Somboonthanakij S, et al. Human RPE stem cells grown into polarized RPE monolayers on a polyester matrix are maintained after grafting into rabbit subretinal space. Stem Cell Reports. 2014;2:64–77. https://doi.org/10.1016/j.stemcr.2013.11.005.

114. Koss MJ, Falabella P, Stefanini FR, et al. Subretinal implantation of a monolayer of human embryonic stem cell-derived retinal pigment epithelium: a feasibility and safety study in Yucatan minipigs. Graefes Arch Clin Exp Ophthalmol. 2016;254:1553–65. https://doi.org/10.1007/s00417-016-3386-y.

115. Subrizi A, Hiidenmaa H, Ilmarinen T, et al. Generation of hESC-derived retinal pigment epithelium on biopolymer coated polyimide membranes. Biomaterials. 2012;33:8047–54. https://doi.org/10.1016/j.biomaterials.2012.07.033.

116. Schwartz SD, Hubschman J-P, Heilwell G, et al. Embryonic stem cell trials for macular degeneration: a preliminary report. Lancet. 2012;379:713–20. https://doi.org/10.1016/S0140-6736(12)60028-2.

117. Schwartz SD, Regillo CD, Lam BL, et al. Human embryonic stem cell-derived retinal pigment epithelium in patients with age-related macular degeneration and Stargardt's macular dystrophy: follow-up of two open-label phase 1/2 studies. Lancet. 2015;385:509–16. https://doi.org/10.1016/S0140-6736(14)61376-3.

118. Mandai M, Watanabe A, Kurimoto Y, et al. Autologous induced stem-cell–derived retinal cells for macular degeneration. N Engl J Med. 2017;376:1038–46. https://doi.org/10.1056/NEJMoa1608368.

119. Garber K. RIKEN suspends first clinical trial involving induced pluripotent stem cells. Nat Biotechnol. 2015;33:890–1. https://doi.org/10.1038/nbt0915-890.

120. Coffey P. Human embryonic stem cell derived retinal pigment epithelium transplantation in severe exudative age related macular degeneration: so far so visual. In: Annual ARVO 2017 meeting, Baltimore USA; 2017.

121. da Cruz L, Fynes K, Georgiadis O, et al. Phase 1 clinical study of an embryonic stem cell-derived retinal pigment epithelium patch in age-related macular degeneration. Nat Biotechnol. 2018;36:328–37. https://doi.org/10.1038/nbt.4114.

122. Kashani AH, Lebkowski JS, Rahhal FM, et al. A bioengineered retinal pigment epithelial monolayer for advanced, dry age-related macular degeneration. Sci Transl Med. 2018;10:eaao4097. https://doi.org/10.1126/scitranslmed.aao4097.

123. Doi A, Park I-H, Wen B, et al. Differential methylation of tissue- and cancer-specific CpG island shores distinguishes human induced pluripotent stem cells, embryonic stem cells and fibroblasts. Nat Genet. 2009;41:1350–3. https://doi.org/10.1038/ng.471.

124. Howden SE, Gore A, Li Z, et al. Genetic correction and analysis of induced pluripotent stem cells from a patient with gyrate atrophy. Proc Natl Acad Sci U S A. 2011;108:6537–42. https://doi.org/10.1073/pnas.1103388108.

125. Sugita S, Iwasaki Y, Makabe K, et al. Lack of T cell response to iPSC-derived retinal pigment epithelial cells from HLA homozygous donors. Stem Cell Reports. 2016;7:619–34. https://doi.org/10.1016/j.stemcr.2016.08.011.

126. Sugita S, Iwasaki Y, Makabe K, et al. Successful transplantation of retinal pigment epithelial cells from MHC homozygote iPSCs in MHC-matched models. Stem Cell Reports. 2016;7:635–48. https://doi.org/10.1016/j.stemcr.2016.08.010.

127. Gornalusse GG, Hirata RK, Funk SE, et al. HLA-E-expressing pluripotent stem cells escape allogeneic responses and lysis by NK cells. Nat Biotechnol. 2017;35:765–72. https://doi.org/10.1038/nbt.3860.

128. Meyer JS, Howden SE, Wallace KA, et al. Optic vesicle-like structures derived from human pluripotent stem cells facilitate a customized approach to retinal disease treatment. Stem Cells. 2011;29:1206–18. https://doi.org/10.1002/stem.674.

129. Singh MS, Balmer J, Barnard AR, et al. Transplanted photoreceptor precursors transfer proteins to host photoreceptors by a mechanism of cytoplasmic fusion. Nat Commun. 2016;7:13537. https://doi.org/10.1038/ncomms13537.

130. Marks PW, Witten CM, Califf RM. Clarifying stem-cell therapy's benefits and risks. N Engl J Med. 2017;376:1007–9. https://doi.org/10.1056/NEJMp1613723.

第 15 章

RPE与基因治疗

Knut Stieger，Birgit Lorenz

引言

总体来看，大部分严重视力障碍的原因是遗传性视网膜疾病(IRD)通常会导致神经视网膜变性伴光感受器丢失，而小部分病因源于RPE。同理，年龄相关性疾病，如AMD，其病理机制也或多或少地与RPE相关。这些发现启发人们开发针对RPE的基因疗法，以期治愈这些致盲性眼病。

在过去的20年间，遗传性视网膜营养不良的基因治疗取得了巨大的进步。最近，基于将遗传物质转移至RPE中的新疗法已面世，以更好地治疗年龄相关性视网膜疾病。

本章将系统阐述将遗传物质转移到RPE中的现行方法，并概述了基于RPE基因的遗传性和年龄相关性视网膜疾病方面治疗策略的现状，包括正在进行的临床试验，以及将来可能进入临床阶段的临床前研究的相关进展。

现行 RPE 基因治疗策略

目前有两种不同治疗策略，一种尝试恢复无功能或缺失的蛋白质的功能，另一种则试图敲除蛋白质以阻断其功能（图

15.1）。前者基于基因添加治疗或基因组编辑，而后者仅基于基因组编辑。部分基因治疗方法目前处于临床试验阶段（表15.1），大多数处于临床前试验阶段。

基因添加治疗是将功能缺失或无功能的突变基因的正确cDNA拷贝转移到目标细胞，并克隆到真核表达系统中。这种转移是通过病毒或非病毒传递系统完成的。当含有基因表达盒的DNA从细胞质转运到细胞核内，转基因表达启动，最终引导细胞功能的恢复。针对RPE65缺乏、MERTK缺乏和脉络膜缺损的治疗，已进入临床阶段（表15.1）。对于其他遗传性视网膜营养不良疾病，大多处于临床前研究。

基因组编辑基于诱导DNA双链断裂(DSB)后在目标位置修改基因组。由于DSB对细胞的完整性有严重损害，高效的DNA修复机制会及时拨乱反正[2]。DSB可由高度特异性的内切酶诱导，如规律间隔成簇短回文重复序列——CRISPR相关蛋白(CRISPR-Cas9)系统，在过去5年间，它使分子生物学发生了革命性的变化，但DSB仍有潜在的风险，如影响基因组完整性。CRISPR-Cas系统是一种针对入侵噬菌体的细菌免疫系统，不同的细菌家族使用不同形式的Cas蛋白，有其特定的优势和缺点[3]。

DNA修复存在3种不同的机制：①非同

a

病毒性的

腺相关
病毒

插入序列的最大长度

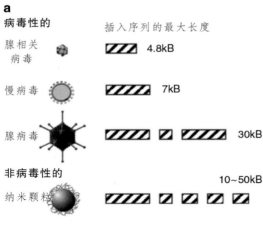

4.8kB

慢病毒

7kB

腺病毒

30kB

非病毒性的

10~50kB

纳米颗粒

b

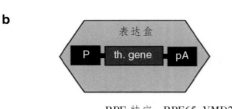

表达盒

P　th. gene　pA

(P)：可用的
启动子

RPE 特定：RPE65，VMD2

普遍的：CMV，CBA

图 15.1　基于 RPE 的基因治疗中使用的转移工具的描述。(a)目前用于基于 RPE 的基因治疗的病毒和非病毒载体以及可插入序列的最大长度的概述。(b)用于基因转移目的的基因表达盒和当前可用的启动子序列描述，包括 RPE65 基因的 RPE65 启动子区域、人 Bestrophin 1 基因的 VMD2 启动子区域、CMV 巨细胞病毒早期增强子启动子、鸡 β-肌动蛋白(CBA)启动子。

源末端连接(NHEJ)；②同源定向修复(HDR)；③微同源介导末端连接(MMEJ)。NHEJ 的机制是直接将 DNA 末端黏合在一起，并对 DNA 末端进行微小的修改(插入、删除、即插入/缺失，学界常称之为得失位)，导致靶点的遗传信息发生改变。HDR 和 MMEJ 则是利用包含相应的 DNA 序列具有长(HDR)或短(MMEJ)的同源臂的模板 DNA，在 DSB 两侧用高保真 DNA 修复，而不进行修复[4]。NHEJ 是分裂和非分裂细胞的主要修复途径，HDR 和 MMEJ 的发生频率通常

要低得多。目前，NHEJ 作为一种修改 RPE 细胞基因组的方法，在遗传性和年龄相关性视网膜疾病治疗中处于早期临床前阶段。

基因转入 RPE

　　RPE 是起源于神经外胚层的单层组织，位于神经视网膜和脉络膜毛细血管之间，与光感受器共同形成一个功能和形态学复合体。因此，现有载体系统难以靶向 RPE 完成递送，而递送途径是研究人员面临的主要困难。

　　对于基因转入 RPE 的方法，目前最有效的是向视网膜下腔注射载体系统，而玻璃体腔注射或脉络膜上腔注射稍逊一筹。但视网膜下腔注射也存在一定缺点，如操作较复杂，且一过性视网膜脱离会对已经受损的视网膜造成额外的压力(剪切力)[5]。视网膜微绒毛位于感光细胞外段，负责 RPE 和感光细胞间的交互作用。在一过性视网膜脱离过程中，微绒毛暴露在机械压力下，导致 RPE–光感受器界面需要数月才能完全恢复。这也是视网膜下腔注射相关的基因治疗需要在 6~12 个月后才能评估全部功能受益的原因之一。此外，视网膜下注射只能使目标基因在分离处视网膜内表达，故不可能一次治疗全部视网膜。

　　通常有两种不同的载体系统可用于将目的基因转移到 RPE 中，即病毒和非病毒载体(图 15.1a)。虽然病毒载体具有外源蛋白结构，可能引起免疫反应，但病毒载体已发展出高效进入细胞的系统和促进所转移的遗传物质的加工和表达机制，使其成为目前主要的载体选择。非病毒载体系统如纳米颗粒，存在仅将遗传物质转移到细胞中而不促进目的基因表达的局限性[6]。

　　为了更好地了解本章提到的不同治疗方法，下文将详细介绍病毒和非病毒基因载体的最新研究进展，包括目前的主要病

表 15.1 截至 2017 年 6 月,基于 RPE 的基因治疗应用的临床试验列表

疾病	资助者	阶段	载体	NCT	患者数	参考文献
RPE65 缺失	Spark Therapeutics 公司	III	A AV2/2.hRPE65v2 (voretigene neparvovec)	00999609	24	[44]
	UCL	I / II	A AV2/2.hRPE65p.hPPE65 (tgAAG76)	00643747	12	[46]
	MeiraGTx UK II Ltd	I	A AV2/5.OPTIRPE65	02781480	27	[77]
	AGTC	II	A AV2/2.CB.hRPE65	00749957	12	[45]
	宾夕法尼亚 Scheie 眼科研究所	I	A AV2/2.CB^{SB}.hRPE65	00481546	15	[43]
	南特大学医院	I	A AV2/4.hRPE65p.hRPE65	01496040	9	
	哈达萨医疗中心	I	A AV2/2.CB^{SB}.hRPE65	00821240	10	[78]
	哈立德国王眼科 医院	I	A AV2/2.VMD2.hMERTK	01482195	6	[61]
NERTK 缺失	Spark Therapeutics 公司	I , ii	A AV2/2.hCHM	02341807	15	
无脉络膜	NightstaRx 公司	I	A AV2/2.CBA.Rep1	01461213	14	[52]
	牛津大学	II	A AV2/2.CBA.Rep1	02407678	30	
		I / II	A AV2/2.CBA.Rep1	02077361	6	
	迈阿密大学	II	A AV2/2.CBA.Rep1	02553135	6	
	STZ 眼科研究 , 图 宾根	II	A AV2/2.CBA.Rep1	02671539	6	

表中包括资助者、临床试验阶段、载体、NCT 编号、计划入组的患者数及试验相关参考文献的信息。

毒载体,即腺相关病毒(AAV),两个基于病毒的载体,即慢病毒和腺病毒,以及靶向 RPE 细胞的纳米颗粒。

AAV

AAV 属于细小病毒家族,为单链 DNA 病毒,基因组约为 4.7kb,含有两个反向末端重复序列(ITR),位于复制基因两侧,并构建病毒衣壳((图 15.1a)。AAV 可感染非增殖和增殖细胞[7]。在通过受体介导的内吞作用感染宿主细胞后,病毒基因组作为外泌体在细胞中持续存在,但在分裂细胞中有少数例外,其整合可能与双链断裂的出现相关。为了产生重组载体,除了侧翼的 ITR 外,整个病毒序列都被治疗基因表达盒所取代。几种能够靶向不同细胞类型的重组 AAV 血清型已被广泛鉴定。多年来,AAV

血清型 2 最初被用作光感受器(PR)和 RPE 转导载体,而血清型 5、8、9 目前是视网膜的标准载体[8]。近期,衣壳蛋白的修饰和定向优化已被用于进一步优化载体对视网膜细胞的趋向性[9]。AAV 血清型 4 是唯一一专门针对 RPE 的载体,是 RPE 的基因治疗的一个特殊载体[10]。

虽然 AAV 是一种高效的基因转移载体,但其主要缺点是其最大运载能力仅为 4.7kB,不足以携带许多导致视网膜营养不良基因的 cDNA 或某些基因组修饰核酸酶的遗传信息。对于 RPE 中的靶基因,如 RPE65、MERTK 或 Rep1,这不是一个问题,但对于旨在转移 CRISPR–Cas 和模板 DNA 在同一载体的基因组编辑方法中,或在针对光感受器相关基因的基因治疗中,这是一个问题[2]。

使用最广泛的 CRISPR-Cas 变异体是在化脓性链球菌(SpCas9)中发现的,其编码序列约为 4.2kB,超出 AAV 承载上限,因此无法作为一个表达盒与必要的引导 RNA 一同包装到一个 AAV 中,更何况模板 DNA。为了解决这一问题,从金黄色葡萄球菌中发现的 CRISPR-Cas 系统 (SaCas9)被开发为基因组编辑工具,其只有约 3.2kB。但模板 DNA 也不适合与后一种 CRISPR 系统一起融入载体[11,12]。

目前的解决方法是将 CRISPR-Cas 和引导 RNA 分离到一个 AAV 中,并将模板 DNA 分离到第二个 AAV 中,从而使靶细胞能够实现基于 HDR 的基因组编辑。

尽管 AAV 的基因编辑运载量较小,但由于将 AAV 注射至视网膜下腔后,基本不会诱发免疫反应,且能够在 RPE 等未分裂细胞中表达目的基因,AAV 仍被寄予厚望。

慢病毒载体

慢病毒(LV)是一种反转录病毒,其单链 RNA 基因组可以被整合到靶细胞的 DNA 中。由于存在随机整合机制,LV 的安全性低于非整合载体,但其优势在于能长时间表达转入基因,特别是在不断分裂的细胞中。为了克服随机整合的问题,研究人员研发了一种整合酶缺陷的慢病毒载体(IDLV)[13]。

LV 的原始衣壳结构在视网膜下注射后只能转导少量的 RPE 细胞,且对包膜结构没有进行修饰,载体的纯化较为有限。有意思的是,若通过结合外源蛋白质(即对包膜进行假型化),如血管性口炎病毒的蛋白(水疱性口炎病毒糖蛋白,VSV-G)改变胞膜结构,病毒载体可以更好地纯化,并且细胞趋向性的变化能使转移基因在 RPE 细胞中更好地表达[14]。此外,与其他蛋白质结合进行包膜假型化可获得更好的 RPE 趋向性[15]。

与 AAV 相比,LV 的一大优势是可以携带高达 8kb 的转基因组[16](图 15.1a),有望实现在一个载体中转移更大分子量靶基因的 cDNA 或将内切酶和模板 DNA 一起转移。

腺病毒载体

腺病毒(Ad)是一种大的双链 DNA 细小病毒。其大小约为 100nm,是 AAV 的 5 倍,这意味着腺病毒无法通过核孔(大小为 20nm)进入细胞核[17]。核衣壳由六角蛋白和五邻体基蛋白组成,并带有刺突。已知的腺病毒有 50 多种血清型,通常会导致人类上呼吸道感染。其基因组结构比 AAV 基因组更复杂,由早期基因(E 基因)和晚期基因(L 基因)组成,在生命周期的早期和晚期表达。第一代腺病毒载体是通过替换复杂基因组的一小部分实现的,从而使许多病毒基因保持完整,但第三代辅助载体的包装容量超过 30kB(图 15.1a),使得它们适用于大基因的转移或复杂的基因组编辑,包括更大的模板 DNA[18]。

Ad 载体转导未分裂的细胞后,其转入的 DNA 仍保持游离性载体状态,这导致转基因的瞬时表达为 3~6 个月[19]。行视网膜下注射后,血清型 5(Ad5)对 RPE 细胞具有很强的细胞趋向性,最初用于 RPE 的基因治疗。此外,视网膜下注射 Ad28 和 Ad35 也能够使转基因主要在 RPE 中表达[19]。其他血清型,特别是与五邻体基蛋白结合后,可以改变其对视网膜其他细胞的趋向性[15,20]。

纳米颗粒

纳米颗粒(NP)是由 DNA 分子结合到几种不同的结构上组成的,如聚合物、脂质体、多肽或复杂的化合物,RPE 细胞通过吞噬或内吞摄取这些化合物,并直接运输到细胞核[6]。纳米粒子的一大优势是,当用作眼内的载体时,它们的容量可达到 14kB[21]。行视网膜下注射后,眼部递送多肽(POD)可进入体内的 RPE 和 PR 细胞。

　　由聚乙二醇类替代品聚赖氨酸（CK30PEG）组成的 NP 在小鼠视网膜和 RPE 中的转基因表达水平与 AAV 相似，但其效率较低[21]。得益于其独特的运输机制，NP 能够转导分裂和非分裂细胞[22]，同时其转入基因以非整合片段形式存在，并且在 PR 和 RPE 细胞中没有显示出毒性。这些研究表明，在转移基因的大小方面，NP 远胜于 AAV。但 NP 仍为游离性载体，其转入基因的表达仅持续数周。最近发现，DNA 序列增加了细胞核中的非整合 DNA 序列的稳定性，从而增加转基因表达的持续时间，但仍远短于病毒载体[23]。转入基因的长期表达至关重要，也是基因添加治疗的主要障碍，因此基于 NP 的基因疗法尚未进入临床阶段。相反，基因组编辑疗法恰好需要转入基因的短时高量表达，故 NP 可能是未来基因编辑疗法的首选载体。

　　综上所述，纳米颗粒是一种将基因转移到 RPE 中的很有发展前景的技术，但转入基因表达时长较短限制了其在一些治疗方法中的使用。

泛启动子与细胞类型特异性启动子

　　由于在不触碰光感受器细胞的前提下靶定 RPE 仍然比较困难，考虑到安全问题，可能有必要通过表达盒中包含的特定特征来限制转入基因在光感受器细胞中的表达（图 15.1B）。例如，驱动转入基因表达的启动子可以被设计为细胞类型特定的启动子，因此仅在靶细胞中有效，而在载体转导的其他细胞中无效。对于 RPE 细胞，基因治疗研究中最常用的启动子是 VMD2 启动子（对应于 Bestrophin 1 基因的 5' 上游区域）和 RPE65 启动子。而在视网膜和 RPE 细胞中，驱动转入基因表达的泛启动子包括巨细胞病毒（CMV）早期增强子和启动子、CBA 启动子或延长因子 1α 短启动子。

　　虽然对于转入基因表达的特异性，细胞类型特异性启动子是更好的选择，但哺乳动物基因 5' 上游区域包含其他调控序列，转入基因的表达可能会随着时间推移而被沉默。在使用 CMV 启动子的治疗人类 RPE65 缺乏症的临床试验中，目前观察到的治疗获益随着时间的推移而下降，推测其可能与转入基因表达盒的沉默有关，说明未来在此类治疗方法的研究中更要重视这个问题[24]。

基于 RPE 的遗传性视网膜疾病的基因治疗

　　基于 RPE 的 IRD 的基因添加治疗是研究热点之一，并取得了长足进展，多项治疗 RPE65 和 MERTK 缺乏，（与 RPE65 或 MERTK 突变相关）以及与 REP1 突变相关的脉络膜缺损的临床试验正在进行[25]（图 15.2）。目前，旨在恢复不同类型 BEST-1 基因相关眼病患者 RPE 中 Bestrophin 1 表达的临床前研究取得显著进展[26]。此外，LRAT 基因和两个白化病基因的突变已被报道应用于基因治疗，即眼白化病（OA）1 基因（现称为 GPR143）和导致眼皮肤白化病（OCA）1 型的酪氨酸酶基因[27-29]。本章重点介绍其基因治疗已进入临床阶段的疾病（RPE65、MERTK、脉络膜缺损）以及即将进入这一阶段的疾病（BEST-1 基因相关眼病）。

　　在本章的最后部分，将介绍旨在治疗 MERTK 缺乏基因组的最新研究。

RPE65 缺乏

　　RPE65 编码 RPE 特异性的 65kD 蛋白，该蛋白是视循环中的异构羟化酶，可还原视紫红质配体 11-顺式视黄醇[30]。RPE65 功能的缺失导致视杆细胞中 11-顺式视黄醇的缺失，使光传导级联失效，视杆细胞功

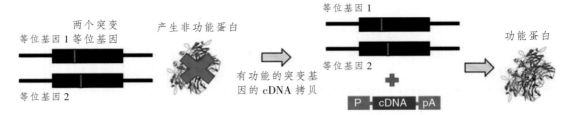

图 15.2 基因添加/补充疗法在 RPE 基因治疗中的应用概述：该图描述了经典的基因添加策略，其被用于目前所有的临床试验。在常染色体隐性遗传的情况下，两个等位基因都含有引起疾病的突变，导致蛋白质的缺失或非功能蛋白质的存在。通过使用适当的载体系统，包含正确的 cDNA 突变基因的表达盒在启动子 (P) 和聚腺苷酸化信号 (pA) 的控制下进入细胞，可以产生功能蛋白质，是潜在的细胞功能恢复的基础。

能完全丧失。视锥细胞似乎有 11-顺式视黄醇的替代来源，因此在病程的早期可保存部分视锥细胞功能[31]。

RPE65 的这两个等位基因的突变与一系列常染色体隐性遗传性视网膜营养不良相关，从非常早发的严重视网膜营养不良 [Leber 先天性黑蒙 (LCA) 2 型] 到早发性视网膜营养不良 (EOSRD、EORD、SEORD) 和幼年性视网膜色素变性 (RP)[32,33]。临床体征包括严重 (LCA) 到中度 (EOSRD、EORD、SEORD) 的视功能损害，从出生开始或在出生后第 1 个月起病到出生后前几年起病 (ar-RP)[34]。大多数患者最突出的临床症状是完全的夜盲，在光线减弱的情况下表现为非常严重的视力障碍。LCA2 可无眼球震颤，并且对光的反应几乎正常，因此 LCA2 与其他形式的 LCA 不同，其他形式的 LCA 通常有瞳孔光反射迟缓或缺失和特征性的揉眼。RPE65 缺乏的标志是尽管保留了 RPE，但眼底自发荧光 (FAF) 表现为严重减少或消失，这与 RPE 中异麦角水解酶的残留活性水平有关[35]。RPE65 的活性缺乏阻碍了脂褐素在 RPE 中的积累[36]。在后期，FAF 的缺失可能是由 RPE 的萎缩引起的。之所以 RPE65 缺乏症的临床症状变异性较大，是因为早期留存部分正常视锥细胞，但随着疾病进展，许多患者会在 30 岁左右完全失明。患者的早期眼底检查结果可能是正常的，但视锥细胞视网膜电图可表现为早期降低。疾病迅速进展可能是由于 RPE 细胞中视黄酸酯堆积相关的进行性 RPE 损害。

由于 RPE65 蛋白在 RPE 中发挥作用，基因治疗应以 RPE 为靶细胞，其功能改善是在视网膜和视皮质水平上衡量的。各种动物模型已被用于研究基因添加治疗，特别是在自然发病的犬类模型中获得了非常有价值的数据[37-39]，为随后于 2007 年开始的临床试验提供了更多的可能[40-42]。截至目前，50 多例 RPE65 缺乏患者的临床数据表明，基因治疗可使患者的光敏度得到改善，即在较低的光照水平下表现更好，表明视杆细胞从治疗中受益良好[43-45]（表 15.1）。然而，研究结果缺乏统计学上显著的视力改善，表明视锥细胞并未从中获益。最近报道的研究指出，治疗效果可能具有局限性：①视觉功能在最初改善后的 3~5 年内下降[24,46]；②光感受器层持续变薄，这可能提示神经元本身的退化过程在功能改善后仍然存在[47]。

尽管存在上述局限性，前述研究推动了 FDA 和 EMA 批准了一种 RPE65 缺乏的新疗法，使用一种基于病毒启动子控制表达人 RPE65 基因的 AAV 载体的药物进行治疗[48]。

脉络膜缺损

脉络膜缺损是由编码 Rab 护送蛋白（Rep1）的 REP1 基因突变引起的。该蛋白通过促进 Rab 蛋白的异戊烯化并将其转运到细胞内的最终目的地,其参与了细胞内的转运过程。虽然这种蛋白在体内的所有细胞中都有表达,但 Rep1 功能的丧失会导致脉络膜、RPE 和光感受器从外周视网膜开始向后极部蔓延退化,因此 30~40 年,甚至更晚,中央视网膜都相对不受影响[49]。其他组织得以幸存归功于 Rep2,该蛋白质可以在除视网膜和 RPE 之外的其他所有组织中取代Rep1 的功能。在脉络膜缺损患者中进行基因添加治疗的目的是恢复剩余的 RPE 细胞和光感受器的 Rep1 功能,从而减缓疾病的进展,而不是改善视功能。

在脉络膜缺损小鼠和人体细胞体外试验中使用携带人 CHM 基因的慢病毒载体或 AAV2 载体的临床前期数据表明,有望恢复 RPE 细胞的功能蛋白水平[50,51]。这些数据证明了该方法的安全性, 随后在 6 例患者中进行了临床试验[52]。这项试验的一个重要方面是评估注射所致黄斑区神经视网膜暂时脱离 RPE 后的功能。临床研究观察到部分患者的视觉功能改善,其余患者无视功能下降,证实了治疗的安全性。随后报道的研究表明,一些患者的视功能改善至少稳定了 3.5 年,这也是这项单中心研究的持续时间[53]。

目前,一些临床试验正在世界各地进行,包括美国、法国和德国,但目前为止还没有公布数据(表 15.1)

MERTK 缺乏

当 MERTK 在光感受器外节盘膜存在时,被多蛋白复合体激活,识别并随后启动 RPE 膜对外节盘膜的融合,以便进一步处理和降解。当 MERTK 基因的双等位基因突变丧失其功能时,RPE 膜无法吞噬盘膜,导致碎片在视网膜下间隙堆积,从而导致这两种细胞之间的紧密联系和相互作用丧失。临床表型为 LCA 或 EOSRD[54]。

RCS 鼠的 MERTK 基因的双等位突变导致 RPE 细胞对光感受器外段的吞噬功能受损[55],它被用于研究基于 AAV、慢病毒或腺病毒的载体的基因添加治疗,以减少碎片形成和增加光感受器功能,但治疗效果的持续时间较短[56-58]。

在 RPE 特异性 VMD2 启动子的控制下,含有人 MERTK 基因的改进型 AAV 载体研究最近取得了更多的结果[59,60]。在对 6例患者进行的临床试验中,证明了该方法的安全性(视网膜下注射 AAV 载体)[61]。患者治疗前视力为 20/50~20/3200,在不接触中央凹的情况下,进行了 1~3 次黄斑区注射。其中 3 例患者报告视觉功能略有改善,但随后下降;只有 1 例患者在治疗后2 年,视力有所改善。基于固视不良和其他问题,难以获得高清晰度的 OCT,因此无法检查 RPE-光感受器界面的碎片的减少或变化。

BEST-1 基因相关眼病

BEST-1 基因在 RPE 中表达,其基因产物 Bestrophin 1 参与 3Cl⁻ 的运输和细胞内钙的稳态。Bestrophin 1 功能的丧失与视网膜下间隙液体的吸收减少和光感受器外节的吞噬有关。BEST-1 基因突变可导致常染色体隐性遗传性黄斑营养不良症(ARB)、常染色体显性遗传性卵黄样黄斑营养不良症(BVMD)或常染色体显性遗传性玻璃体视网膜脉络膜病。根据疾病的类型,临床特征包括黄斑区内存在由卵黄样液体沉积(BVMD)构成的环形病变,严重影响中心视力。ARB 患者通常不仅有中心视力障碍,还会发展成与病变部位眼底自发荧光增强相关的黄斑旁和外周视网膜黄色病变[62,63]。

在一种与自然发生的双等位基因突变相关的 Bestrophin 1 缺乏的犬模型中发现了一种名为犬多灶性视网膜病变(CMR)的视网膜疾病，即在视网膜上可见多个圆形病变，类似在 BEST-1 基因相关眼病患者中观察到的临床特征[64,65]。该模型已被广泛用于研究导致人类典型临床特征的致病机制，如为治疗 RPE-光感受器界面生物化学和结构异常而导致的视锥细胞相关微绒毛鞘受损[65]，建立了一种利用 AAV 载体将人 VMD2 启动子控制下的犬 BEST-1 基因转移到患病犬体内的基因治疗方法，对该启动子和不同血清型 AAV 在野生型狗和 CMR 携带的动物中的最佳转移基因表达进行了测试[26]。在用 AAV 2 型血清治疗的动物中观察到 Bestrophin 1 长达 6 个月的强特异性高表达，有望将该试验结果转化为临床治疗。

MERTK 缺乏的基因组编辑

基因组编辑作为治疗策略的出现，为治疗遗传性视网膜营养不良提供了全新思路(图 15.3)。目前还处于非常早期的研究阶段，IRD 动物模型证明了体外试验数据和这种方法的大致可行性，但短时间内还不能进入临床前研究阶段。

基因编辑的一种新方法在活体 RPE 中被证明有效，其在治疗较大基因缺失的疾病中利用 NHEJ 引入缺失的 DNA 序列[66]。在治疗 MERTK 基因区域(包括外显子 2 的部分)1.2kB 缺失的 RCS 大鼠动物实验中，显示该基因组通过基因编辑后部分恢复了 MERTK 的全长表达。该试验通过向视网膜下注射两个 AAV 载体来表达 CRISPR-Cas9，通过注射两个引导 RNA 来添加 MERTK 基因缺失的 DNA 序列。两个引导 RNA 在靶点前后切割，使细胞修复机制能够通过 NHEJ 将缺失的 DNA 引入基因组

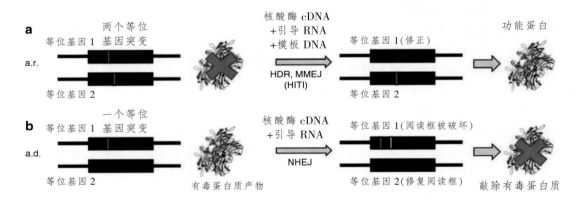

图 15.3　基因组编辑方法的概述。(a)对于具有两个(常染色体隐性)突变等位基因的遗传疾病，将内切酶，如 CRISPR-Cas，连同引导 RNA 和模板 DNA 转移到细胞核中产生双链断裂(DSB)，通过同源性定向修复(HDR)或微同源性介导的末端连接(MMEJ)修复。最近证实，大 DNA 序列的同源独立靶向整合(HITI)。至少一个等位基因的修正导致正确的阅读框的修复和功能蛋白的产生。(b)如果致病突变(红线)仅存在于一个等位基因上的常染色体显性疾病，则通过定向敲除突变等位基因来进行治疗性基因组编辑。在这里，CRISPR-Cas 蛋白和没有模板的引导 RNA 一起被转移到细胞中，在靶位点引起 DSB(绿线)，该 DSB 会被非同源末端连接(NHEJ)修复，导致阅读框被破坏，从而导致靶等位基因被永久敲除，随后靶蛋白在细胞内缺失。

中。由于这种方法在模板 DNA 的两个位点上都没有大的同源序列，该技术被称为同源非依赖靶向整合(HITI)。虽然这些试验得到了关于诱导 DSB 后 RPE 修复基因组能力的数据结果,但该方法并不适用于人类患者,因为该部位的整合与基因组的改变有关,目前还不能精准控制,且不能排除基因组中其他位置的靶外毒性,故还需要进行更多研究,才能使这种方法进入临床应用。

基因治疗年龄相关性 RPE 疾病

AMD 是一种与年龄相关的获得性视网膜疾病,是全球老年人口失明的主要原因。它分为两个阶段,早期补体系统的慢性激活与其他因素一起导致 RPE-Bruch 膜的变化,导致 Bruch 膜表面的炎性代谢物和脂质沉积,以及 RPE 细胞的萎缩[67,68]。地图样 RPE 萎缩的形成会导致随后的光感受器失活死亡。Bruch 膜增厚和其他因素可能导致 RPE-Bruch 膜复合体破裂,随后脉络膜血管生长到视网膜下间隙,脉络膜新生血管形成,这一阶段的疾病为湿性 AMD[69]。

已经确定 AMD 基因治疗干预的两个主要靶点如下:①在疾病的早期阶段参与补体激活的因素;②在疾病的晚期阶段导致眼部病理性新生血管形成的主要因素是 VEGF。

然而,并不是所有已发表的研究都专门针对 RPE,也有研究针对眼部其他细胞,这使得基因转移后 RPE 相关的变化难以评估。因此,下文将重点介绍与 RPE 细胞明确相关的治疗策略。

针对补体系统相关治疗

在 AMD 进展的早期阶段,补体系统的慢性激活与 RPE-Bruch 膜复合体的变化有关。特别是,有研究观察到补体因子 H 的多态性与 AMD 的风险增加有关,这引发了该领域的广泛研究,最终证明补体因子 H 的活性降低参与了 AMD 的发病机制[70,71]。最新补体疗法(如 lampalizumab,针对补体级联反应中另一个重要因素补体因子 D 的抗体)的临床试验数据显示,其有利于减缓干性 AMD 患者的 GA 形成[72]。

在生理上,补体因子 H 抑制细胞表面补体因子 3b 的形成,后者在旁路途径激活后持续产生。在载体介导的补体因子 H 基因转移后,恢复补体因子 H 活性将减少 C3b 积累的假设,最近在干性 AMD 小鼠模型中得到验证。该模型是通过腺病毒载体介导的基因转移在 RPE 细胞中过表达 C3 而建立的[73]。小鼠表现出一些与 AMD 患者相似的特征,如血管通透性增加、内皮细胞增殖和迁移、RPE 萎缩、光感受器外节丢失。联合注射表达 C3 和补体因子 H 的腺病毒载体几乎完全抑制内皮细胞的增殖,可减少近 70% 的 RPE 萎缩形成。

尽管该模型是人工诱导的,但在 RPE 中抑制过表达补体因子,以减弱 RPE-Bruch 膜复合体上的慢性补体系统激活是一种很有前景的方法。

靶向 VEGF 治疗

在视网膜的细胞中,VEGF 主要在 RPE 中表达。RPE-Bruch 膜复合体具有屏障功能,将血管挡在视网膜的光感受器层之外。在疾病进展成新生血管性 AMD 的过程中,该复合体由于慢性损伤而发生改变,血管生长可从脉络膜突破到视网膜[74]。这种血管进入视网膜的原因是低氧刺激增加了 VEGF 的表达,导致内皮细胞的活性改变,随后形成异常新生血管。抑制该病理过程的方法是通过给予视网膜抗 VEGF 分子物质来抑制 VEGF 的活性,从而阻断血管内皮 VEGF 受体作用。该治疗在过去 10 年间取得了巨大的成功,进一步证实了 VEGF

在疾病发展中的重要性[69]。

然而,重复注射抗 VEGF 也存在一定的副作用,如 GA 进展加快[75],因此亟须新疗法。

一种想法是利用基因组编辑敲除 RPE 细胞中的 VEGF 等位基因,以促进 NHEJ 的方式导致靶点插入/缺失形成,从而扰乱编码序列并破坏阅读框。最近,使用表达 CRISPR-Cas9 和引导 RNA 的 AAV 载体,以 VEGF 基因和低氧条件下 VEGF 表达的重要激活剂 HIF1a 基因为靶点来测试该方法[76]。正如前所述,尽管设想很美好,但许多基因组编辑的体内试验是仅为概念验证,而非确切的治疗思路,该方法同样如此。除了使用 SpCas9 或 SaCas9 来引入 DSB,有研究小组通过使用空肠弯曲杆菌(CjCas9)建立了新的方法。该 Cas 蛋白的优点是体积相对较小,为 2.9kB,可将小模板 DNA 附加包含到一个 AAV 载体中。由于是以敲除目标基因为治疗方法,不需要模板 DNA,系统的所有部分都可以通过一个 AAV 转移。该研究小组注射了携带 CjCas9 的 AAV 载体,在 EFS 启动子的控制下,在 RPE 和视网膜细胞中进行转基因表达。结果显示,在视网膜细胞和 RPE 细胞中,NHEJ 在靶位点形成插入/缺失的频率分别为 20%~60% 和 14%~30%,这与细胞裂解液中 VEGF 水平的降低有关。在模拟湿性 AMD 的激光诱导脉络膜新生血管的小鼠模型中,对 VEGF 基因位点进行编辑治疗后可使病变体积缩小 30%。

综上所述,基于靶向破坏 RPE 细胞中的 VEGF 基因位点的治疗方法能否成为人类 AMD 或其他新生血管疾病的临床治疗方法,仍待进一步研究。

总结与展望

针对 RPE 的基因治疗是治疗各种不同疾病最具发展潜力的治疗策略,使用病毒载体和视网膜下传递途径的基因转移是最新的治疗策略。某些 IRD 基因添加疗法的临床试验正在进行中,为其他 IRD 治疗奠定了基础。虽然需要在安全性和有效性方面进一步研究基因编辑,但目前已证明它可以在 RPE 中发挥作用。干性和湿性 AMD 的基因治疗方法仍处于初级阶段,但由于学界需要研发出一种能取代重复眼内蛋白注射的新疗法,这些方法仍被寄予厚望。

目前,由于不同疗法处于不同研究阶段,各种问题层出不穷。对于基因添加疗法的临床试验,需要解决的问题包括需要开发高度敏感和可量化的方法来描述治疗效益,这在每一种疾病治疗中都是难点。此外,载体的优化仍至关重要,如转基因表达的沉默可能是 RPE65 试验纳入的患者接受治疗 3 年后治疗区域功能效益下降的原因。

在基因编辑治疗中,有丝分裂后细胞中 DNA 修复机制较为复杂,目前几乎仍是未知的。特别是在光感受器和 RPE 细胞中,关于何种途径调节修复 DSB 尚不清楚。基因编辑作为治疗方法的风险太大,除非能控制 NHEJ 途径,或能避免突变(插入和缺失)的形成和脱靶毒性。随着 CRISPR-Cas 技术的出现,基因编辑具有更大潜力,但应牢记由于过去基因治疗方法太快进入临床,引发了致命事件和严重并发症。

对于获得性疾病的治疗,相比将生物制剂反复注射到玻璃体中,在眼内长期产生干扰获得性疾病致病途径因子的方法显然更胜一筹,但需要进行更多的研究。可调节系统的存在使外部控制转基因表达成为可能,可使外源性基因表达的蛋白转移到治疗窗口。

基因治疗在 RPE 中的应用有良好前景,随着更多严谨且深入的研究被发表,一些新的治疗策略可能会进入临床阶段,为广大视网膜疾病患者减轻负担。

(李九可 彭绍民 译)

参考文献

1. Sengillo JD, Justus S, Cabral T, Tsang SH. Correction of monogenic and common retinal disorders with gene therapy. Genes (Basel). 2017;8(2).

2. Yanik M, Müller B, Song F, Gall J, Wagner F, Wende W, et al. In vivo genome editing as a potential treatment strategy for inherited retinal dystrophies. Prog Retin Eye Res [Internet]. 2017;56:1–18. https://doi.org/10.1016/j.preteyeres.2016.09.001.

3. Cox DBT, Platt RJ, Zhang F. Therapeutic genome editing: prospects and challenges. Nat Med [Internet]. 2015;21(2):121–31. http://www.nature.com/doifinder/10.1038/nm.3793.

4. Maeder ML, Gersbach CA. Genome-editing technologies for gene and cell therapy. Mol Ther [Internet]. 2016;24(3):430–46. http://linkinghub.elsevier.com/retrieve/pii/S1525001616309613.

5. Simunovic MP, Xue K, Jolly JK, MacLaren RE. Structural and functional recovery following limited iatrogenic macular detachment for retinal gene therapy. JAMA Ophthalmol. 2017;135(3):234–41.

6. Adijanto J, Naash MI. Nanoparticle-based technologies for retinal gene therapy. Eur J Pharm Biopharm. 2015;95:353–67.

7. Mak KY, Rajapaksha IG, Angus PW, Herath CB. The adeno-associated virus—a safe and effective vehicle for liver-specific gene therapy of inherited and non-inherited diseases. Curr Gene Ther. 2017;17(1):4–16.

8. Lebherz C, Maguire A, Tang W, Bennett J, Wilson JM. Novel AAV serotypes for improved ocular gene transfer. J Gene Med. 2008;10(4):375–82.

9. Dalkara D, Byrne LC, Klimczak RR, Visel M, Yin L, Merigan WH, et al. In vivo-directed evolution of a new adeno-associated virus for therapeutic outer retinal gene delivery from the vitreous. Sci Transl Med [Internet]. 2013;5(189):189ra76. http://stm.sciencemag.org/cgi/doi/10.1126/scitranslmed.3005708.

10. Weber M. Recombinant adeno-associated virus serotype 4 mediates unique and exclusive long-term transduction of retinal pigmented epithelium in rat, dog, and nonhuman primate after subretinal delivery. Mol Ther [Internet]. 2003 Jun [cited 2012 May 16];7(6):774–81. http://www.nature.com/doifinder/10.1016/S1525-0016(03)00098-4.

11. Gaj T, Gersbach CA, Barbas CF. ZFN, TALEN, and CRISPR/Cas-based methods for genome engineering. Trends Biotechnol [Internet]. 2013;31(7):397–405. https://doi.org/10.1016/j.tibtech.2013.04.004.

12. Ran FA, Cong L, Yan WX, Scott DA, Gootenberg JS, Kriz AJ, et al. In vivo genome editing using Staphylococcus aureus Cas9. Nature. 2015;520(7546):186–91.

13. Philpott NJ, Thrasher AJ. Use of nonintegrating lentiviral vectors for gene therapy. Hum Gene Ther. 2007;18(6):483–9.

14. Duisit G. Five recombinant simian immunodeficiency virus pseudotypes lead to exclusive transduction of retinal pigmented epithelium in rat. Mol Ther [Internet]. 2002 Oct [cited 2012 May 16];6(4):446–54. http://www.nature.com/doifinder/10.1006/mthe.2002.0690.

15. Puppo A, Cesi G, Marrocco E, Piccolo P, Jacca S, Shayakhmetov DM, et al. Retinal transduction profiles by high-capacity viral vectors. Gene Ther. 2014;21(10):855–65.

16. Trapani I, Puppo A, Auricchio A. Vector platforms for gene therapy of inherited retinopathies. Prog Retin Eye Res. 2014;43:108–28.

17. Fougeroux C, Holst PJ. Future prospects for the development of cost-effective adenovirus vaccines. Int J Mol Sci. 2017;18(4).

18. Brunetti-Pierri N, Ng P. Gene therapy with helper-dependent adenoviral vectors: lessons from studies in large animal models. Virus Genes. 2017;53(5):684–91.

19. Ueyama K, Mori K, Shoji T, Omata H, Gehlbach PL, Brough DE, et al. Ocular localization and transduction by adenoviral vectors are serotype-dependent and can be modified by inclusion of rgd fiber modifications. PLoS One. 2014;9(9):e108071.

20. Sweigard JH, Cashman SM, Kumar-Singh R. Adenovirus vectors targeting distinct cell types in the retina. Investig Ophthalmol Vis Sci. 2010;51(4):2219–28.

21. Han Z, Conley SM, Makkia RS, Cooper MJ, Naash MI. DNA nanoparticle-mediated ABCA4 delivery rescues Stargardt dystrophy in mice. J Clin Invest [Internet]. 2012 Sep 4 [cited 2013 Sep 26];122(9):3221–6. http://www.pubmedcentral.nih.gov/articlerender.fcgi?artid=3428101&tool=pmcentrez&rendertype=abstract.

22. Koirala A, Conley SM, Naash MI. A review of therapeutic prospects of non-viral gene therapy in the retinal pigment epithelium. Biomaterials [Internet]. 2013 Sep [cited 2013 Sep 25];34(29):7158–67. http://www.ncbi.nlm.nih.gov/pubmed/23796578.

23. Koirala A, Makkia RS, Conley SM, Cooper MJ, Naash MI. S/MAR-containing DNA nanoparticles promote persistent RPE gene expression and improvement in RPE65-associated LCA. Hum Mol Genet [Internet]. 2013 Apr 15 [cited 2013 Sep 26];22(8):1632–42. http://www.ncbi.nlm.nih.gov/pubmed/23335596.

24. Jacobson SG, Cideciyan AV, Roman AJ, Sumaroka A, Schwartz SB, Heon E, et al. Improvement and decline in vision with gene therapy in childhood blindness. N Engl J Med [Internet]. 2015;372(20):1920–6. http://www.nejm.org/doi/abs/10.1056/NEJMoa1412965%5Cn, http://www.ncbi.nlm.nih.gov/pubmed/25936984.

25. Boye SE, Boye SL, Lewin AS, Hauswirth WW. A comprehensive review of retinal gene therapy. Mol Ther [Internet]. 2013 Mar [cited 2013 Sep 24];21(3):509–19. http://www.ncbi.nlm.nih.gov/pubmed/23358189.

26. Guziewicz KE, Zangerl B, Komaromy AM, Iwabe S, Chiodo VA, Boye SL, et al. Recombinant AAV-mediated BEST1 transfer to the retinal pigment epithelium: analysis of serotype-dependent retinal effects. PLoS One. 2013;8(10):e75666.

27. Surace EM, Domenici L, Cortese K, Cotugno G, Di Vicino U, Venturi C, et al. Amelioration of both functional and morphological abnormalities in the retina

of a mouse model of ocular albinism following AAV-mediated gene transfer. Mol Ther [Internet]. 2005 Oct [cited 2012 May 16];12(4):652–8. http://www.ncbi.nlm.nih.gov/pubmed/16023414.

28. Gargiulo A, Bonetti C, Montefusco S, Neglia S, Di Vicino U, Marrocco E, et al. AAV-mediated tyrosinase gene transfer restores melanogenesis and retinal function in a model of oculo-cutaneous albinism type I (OCA1). Mol Ther [Internet]. 2009 Aug [cited 2012 May 16];17(8):1347–54. http://www.pubmedcentral.nih.gov/articlerender.fcgi?artid=2835246&tool=pmcentrez&rendertype=abstract.

29. Batten ML, Imanishi Y, Tu DC, Doan T, Zhu L, Pang J, et al. Pharmacological and rAAV gene therapy rescue of visual functions in a blind mouse model of Leber congenital amaurosis. PLoS Med [Internet]. 2005 Nov [cited 2012 May 16];2(11):e333. http://www.pubmedcentral.nih.gov/articlerender.fcgi?artid=1274279&tool=pmcentrez&rendertype=abstract.

30. Moiseyev G, Chen Y, Takahashi Y, Wu BX, Ma J-X. RPE65 is the isomerohydrolase in the retinoid visual cycle. Proc Natl Acad Sci U S A [Internet]. 2005 Aug 30;102(35):12413–8. http://www.ncbi.nlm.nih.gov/pubmed/16319067.

31. Wang J-S, Kefalov VJ. An alternative pathway mediates the mouse and human cone visual cycle. Curr Biol. 2009;19(19):1665–9.

32. Thompson DA, Gyurus P, Fleischer LL, Bingham EL, McHenry CL, Apfelstedt-Sylla E, et al. Genetics and phenotypes of RPE65 mutations in inherited retinal degeneration. Invest Ophthalmol Vis Sci States. 2000;41(13):4293–9.

33. Lorenz B, Poliakov E, Schambeck M, Friedburg C, Preising MN, Redmond TM. A comprehensive clinical and biochemical functional study of a novel RPE65 hypomorphic mutation. Invest Ophthalmol Vis Sci [Internet]. 2008 Dec [cited 2012 May 16];49(12):5235–42. http://www.ncbi.nlm.nih.gov/pubmed/18599565.

34. Paunescu K, Wabbels B, Preising MN, Lorenz B. Longitudinal and cross-sectional study of patients with early-onset severe retinal dystrophy associated with RPE65 mutations. Graefes Arch Clin Exp Ophthalmol [Internet]. 2005 May [cited 2012 Mar 20];243(5):417–26. http://www.ncbi.nlm.nih.gov/pubmed/15565294.

35. Lorenz B, Wabbels B, Wegscheider E, Hamel CP, Drexler W, Preising MN. Lack of fundus autofluorescence to 488 nanometers from childhood on in patients with early-onset severe retinal dystrophy associated with mutations in RPE65. Ophthalmology [Internet]. 2004 Aug [cited 2012 May 16];111(8):1585–94. http://www.ncbi.nlm.nih.gov/pubmed/15288992.

36. Maiti P, Kong J, Kim SR, Sparrow JR, Allikmets R, Rando RR. Small molecule RPE65 antagonists limit the visual cycle and prevent lipofuscin formation. Biochemistry. 2006;45(3):852–60.

37. Acland GM, Aguirre GD, Ray J, Zhang Q, Aleman TS, Cideciyan AV, et al. Gene therapy restores vision in a canine model of childhood blindness. Nat Genet [Internet]. 2001;28(1):92–5. http://www.ncbi.nlm.nih.gov/pubmed/11326284.

38. Narfstrom K. Functional and structural recovery of the retina after gene therapy in the RPE65 null mutation dog. Invest Ophthalmol Vis Sci [Internet]. 2003 Apr 1 [cited 2012 May 16];44(4):1663–72. http://www.iovs.org/cgi/doi/10.1167/iovs.02-0595.

39. Le Meur G, Stieger K, Smith AJ, Weber M, Deschamps JY, Nivard D, et al. Restoration of vision in RPE65-deficient Briard dogs using an AAV serotype 4 vector that specifically targets the retinal pigmented epithelium. Gene Ther [Internet]. 2007 Feb [cited 2013 Sep 25];14(4):292–303. http://www.ncbi.nlm.nih.gov/pubmed/17024105.

40. Bainbridge JW, Barker SS, Robbie S, Ophth MRC, Henderson R, et al. Effect of gene therapy on visual function in Leber's congenital amaurosis. N Engl J Med. 2008;358:2231–9.

41. Maguire AM, Simonelli F, Pierce EA, Pugh EN, Mingozzi F, Bennicelli J, et al. Safety and efficacy of gene transfer for Leber's congenital amaurosis. N Engl J Med [Internet]. 2008 May 22 [cited 2013 Sep 26];358(21):2240–8. http://www.pubmedcentral.nih.gov/articlerender.fcgi?artid=2829748&tool=pmcentrez&rendertype=abstract.

42. Hauswirth WW, Aleman TS, Kaushal S, Cideciyan AV, Schwartz SB, Wang L, et al. Treatment of leber congenital amaurosis due to RPE65 mutations by ocular subretinal injection of adeno-associated virus gene vector: short-term results of a phase I trial. Hum Gene Ther [Internet]. 2008 Oct [cited 2013 Sep 26];19(10):979–90. http://www.pubmedcentral.nih.gov/articlerender.fcgi?artid=2940541&tool=pmcentrez&rendertype=abstract.

43. Jacobson SG, Cideciyan A V, Ratnakaram R, Heon E, Schwartz SB, Roman AJ, et al. Gene therapy for leber congenital amaurosis caused by RPE65 mutations: safety and efficacy in 15 children and adults followed up to 3 years. Arch Ophthalmol [Internet]. 2012 Jan [cited 2012 Mar 2];130(1):9–24. http://www.ncbi.nlm.nih.gov/pubmed/21911650.

44. Maguire AM, High KA, Auricchio A, Wright JF, Pierce EA, Testa F, et al. Age-dependent effects of RPE65 gene therapy for Leber's congenital amaurosis: a phase 1 dose-escalation trial. Lancet [Internet]. 2009 Nov 7 [cited 2012 Mar 2];374(9701):1597–605. http://www.ncbi.nlm.nih.gov/pubmed/19854499.

45. Weleber RG, Pennesi ME, Wilson DJ, Kaushal S, Erker LR, Jensen L, et al. Results at 2 years after gene therapy for RPE65-deficient leber congenital amaurosis and severe early-childhood-onset retinal dystrophy. Ophthalmology [Internet]. 2016;123(7):1606–20. https://doi.org/10.1016/j.ophtha.2016.03.003.

46. Bainbridge JWB, Mehat MS, Sundaram V, Robbie SJ, Barker SE, Ripamonti C, et al. Long-term effect of gene therapy on Leber's congenital amaurosis. N Engl J Med [Internet]. 2015;372(20):1887–97. http://www.nejm.org/doi/abs/10.1056/NEJMoa1414221%5Cn, http://www.ncbi.nlm.nih.gov/pubmed/25938638.

47. Cideciyan AV, Jacobson SG, Beltran WA, Sumaroka A, Swider M, Iwabe S, et al. Human retinal gene therapy for Leber congenital amaurosis shows advancing retinal degeneration despite enduring visual improvement. Proc Natl Acad Sci U S A [Internet]. 2013 Feb

5 [cited 2013 Sep 25];110(6):E517–25. http://www.pubmedcentral.nih.gov/articlerender.fcgi?artid=3568385&tool=pmcentrez&rendertype=abstract.

48. Schimmer J, Breazzano S. Investigator outlook: focus on upcoming LCA2 gene therapy phase III results. Hum Gene Ther Clin Dev [Internet]. 2015;26(3):144–9. https://en.wikiversity.org/wiki/Wikiversity_Journal_of_Medicine/Blausen_gallery_2014.

49. Kalatzis V, Hamel CP, IM MD. Choroideremia: towards a therapy. Am J Ophthalmol. 2013;156(3):433–7.e3.

50. Tolmachova T, Tolmachov OE, Barnard AR, de Silva SR, Lipinski DM, Walker NJ, et al. Functional expression of Rab escort protein 1 following AAV2-mediated gene delivery in the retina of choroideremia mice and human cells ex vivo. J Mol Med (Berl) [Internet]. 2013 Jul [cited 2013 Sep 26];91(7):825–37. http://www.pubmedcentral.nih.gov/articlerender.fcgi?artid=3695676&tool=pmcentrez&rendertype=abstract.

51. Tolmachova T, Tolmachov OE, Wavre-Shapton ST, Tracey-White D, Futter CE, Seabra MC. CHM/REP1 cDNA delivery by lentiviral vectors provides functional expression of the transgene in the retinal pigment epithelium of choroideremia mice. J Gene Med. 2012;14(3):158–68.

52. MacLaren RE, Groppe M, Barnard AR, Cottriall CL, Tolmachova T, Seymour L, et al. Retinal gene therapy in patients with choroideremia: initial findings from a phase 1/2 clinical trial. Lancet [Internet]. 2014;383(9923):1129–37. http://www.ncbi.nlm.nih.gov/pubmed/24439297.

53. Edwards TL, Jolly JK, Groppe M, Barnard AR, Cottriall CL, Tolmachova T, et al. Visual acuity after retinal gene therapy for choroideremia. N Engl J Med. 2016;374(20):1996–8.

54. Gal A, Li Y, Thompson DA, Weir J, Orth U, Jacobson SG, et al. Mutations in MERTK, the human orthologue of the RCS rat retinal dystrophy gene, cause retinitis pigmentosa. Nat Genet [Internet]. 2000 Nov [cited 2013 Sep 26];26(3):270–1. http://www.ncbi.nlm.nih.gov/pubmed/11062461.

55. D'Cruz PM, Yasumura D, Weir J, Matthes MT, Abderrahim H, LaVail MM, et al. Mutation of the receptor tyrosine kinase gene Mertk in the retinal dystrophic RCS rat. Hum Mol Genet. 2000;9(4):645–51.

56. Tschernutter M, Schlichtenbrede FC, Howe S, Balaggan KS, Munro PM, Bainbridge JWB, et al. Long-term preservation of retinal function in the RCS rat model of retinitis pigmentosa following lentivirus-mediated gene therapy. Gene Ther [Internet]. 2005 Apr [cited 2013 Sep 26];12(8):694–701. http://www.ncbi.nlm.nih.gov/pubmed/15660111.

57. Vollrath D, Feng W, Duncan JL, Yasumura D, D'Cruz PM, Chappelow A, et al. Correction of the retinal dystrophy phenotype of the RCS rat by viral gene transfer of Mertk. Proc Natl Acad Sci U S A. 2001;98(22):12584–9.

58. Smith AJ, Schlichtenbrede FC, Tschernutter M, Bainbridge JW, Thrasher AJ, Ali RR. AAV-mediated gene transfer slows photoreceptor loss in the RCS rat model of retinitis pigmentosa. Mol Ther [Internet]. 2003 Aug [cited 2013 Sep 26];8(2):188–95. http://www.ncbi.nlm.nih.gov/pubmed/12907141.

59. Conlon TJ, Deng W-T, Erger K, Cossette T, Pang J, Ryals R, et al. Preclinical potency and safety studies of an AAV2-mediated gene therapy vector for the treatment of MERTK associated retinitis pigmentosa. Hum Gene Ther Clin Dev [Internet]. 2013 Mar [cited 2013 Sep 25];24(1):23–8. http://www.ncbi.nlm.nih.gov/pubmed/23692380.

60. Lavail MM, Yasumura D, Matthes MT, Yang H, Hauswirth WW, Deng W, et al. Retinal degenerative diseases, vol. 854. Basel: Springer; 2016. p. 487–93. https://doi.org/10.1007/978-3-319-17121-0.

61. Ghazi NG, Abboud EB, Nowilaty SR, Alkuraya H, Alhommadi A, Cai H, et al. Treatment of retinitis pigmentosa due to MERTK mutations by ocular subretinal injection of adeno-associated virus gene vector: results of a phase I trial. Hum Genet. 2016;135(3):327–43.

62. Pasquay C, Wang LF, Lorenz B, Preising MN. Bestrophin 1—phenotypes and functional aspects in Bestrophinopathies. Ophthalmic Genet [Internet]. 2015;36(3):193–212. http://informahealthcare.com/doi/abs/10.3109/13816810.2013.863945%5Cn, http://www.tandfonline.com/doi/full/10.3109/13816810.2013.863945#.VeWvy_lVhBc.

63. Johnson AA, Guziewicz KE, Lee CJ, Kalathur RC, Pulido JS, Marmorstein LY, et al. Bestrophin 1 and retinal disease. Prog Retin Eye Res [Internet]. 2016;58:45–69. https://doi.org/10.1016/j.preteyeres.2017.01.006.

64. Guziewicz KE, Zangerl B, Lindauer SJ, Mullins RF, Sandmeyer LS, Grahn BH, et al. Bestrophin gene mutations cause canine multifocal retinopathy: a novel animal model for best disease. Invest Ophthalmol Vis Sci. 2007;48(5):1959–67.

65. Guziewicz KE, Sinha D, Gómez NM, Zorych K, Dutrow EV, Dhingra A, et al. Bestrophinopathy: an RPE-photoreceptor interface disease. Prog Retin Eye Res. 2016;58:70–88.

66. Suzuki K, Tsunekawa Y, Hernandez-Benitez R, Wu J, Zhu J, Kim EJ, et al. In vivo genome editing via CRISPR/Cas9 mediated homology-independent targeted integration. Nature [Internet]. 2016;540(7631):144–9. http://www.nature.com/doifinder/10.1038/nature20565.

67. Adamus G. Can innate and autoimmune reactivity forecast early and advance stages of age-related macular degeneration? Autoimmun Rev. 2017;16(3):231–6.

68. Miller JW. Age-related macular degeneration revisited—piecing the puzzle: the LXIX Edward Jackson Memorial Lecture. Am J Ophthalmol [Internet]. 2013;155(1):1–35. https://doi.org/10.1016/j.ajo.2012.10.018.

69. Miller JW. VEGF: from discovery to therapy: the Champalimaud Award Lecture. Transl Vis Sci Technol [Internet]. 2016;5(2):9. http://www.ncbi.nlm.nih.gov/pubmed/26981331.

70. Langford-Smith A, Keenan TDL, Clark SJ, Bishop PN, Day AJ. The role of complement in age-related macular degeneration: heparan sulphate, a ZIP code for complement factor H? J Innate Immun. 2014;6(4):407–16.

71. Kauppinen A, Paterno JJ, Blasiak J, Salminen A,

Kaarniranta K. Inflammation and its role in age-related macular degeneration. Cell Mol Life Sci. 2016;73(9):1765–86.

72. Boyer DS, Schmidt-Erfurth U, van Lookeren Campagne M, Henry EC, Brittain C. The pathophysiology of geographic atrophy secondary to age-related macular degeneration and the complement pathway as a therapeutic target. Retina. 2017;37(5):819–35.

73. Cashman SM, Desai A, Ramo K, Kumar-Singh R. Expression of complement component 3 (C3) from an adenovirus leads to pathology in the murine retina. Investig Ophthalmol Vis Sci. 2011;52(6):3436–45.

74. Gheorghe A, Mahdi L, Musat O. Age-related macular degeneration. Rom J Ophthalmol. 2015;59(2):74–7.

75. Arevalo JF, Lasave AF, Wu L, Acón D, Berrocal MH, Diaz-Llopis M, et al. Intravitreal bevacizumab for choroidal neovascularization in age-related macular degeneration: 5-year results of the Pan-American Collaborative Retina Study Group. Retina. 2016;36(5):859–67.

76. Kim E, Koo T, Park SW, Kim D, Kim K, Cho H-Y, et al. In vivo genome editing with a small Cas9 orthologue derived from Campylobacter jejuni. Nat Commun. 2017;8:14500.

77. Georgiadis A, Duran Y, Ribeiro J, Abelleira-Hervas L, Robbie SJ, Sünkel-Laing B, et al. Development of an optimized AAV2/5 gene therapy vector for Leber congenital Amaurosis owing to defects in RPE65. Gene Ther [Internet]. 2016;23(12):857–62. http://www.nature.com/doifinder/10.1038/gt.2016.66.

78. Banin E, Bandah-Rozenfeld D, Obolensky A, Cideciyan AV, Aleman TS, Marks-Ohana D, et al. Molecular anthropology meets genetic medicine to treat blindness in the North African Jewish population: human gene therapy initiated in Israel. Hum Gene Ther [Internet]. 2010;21(12):1749–57. http://www.ncbi.nlm.nih.gov/pubmed/20604683.

第 16 章

RPE与激光治疗

Claus von der Burchard，Johann Roider

引言

"Laser（激光）"一词是由"Light Amplification by Stimulated Emission of Radiation（受激辐射光放大）"的首字母缩写组成的。激光设备产生的光源具备与其他光源明显不同的光束：

1. 它通常具有一个非常集中的波长光谱，即光束几乎是单色的。

2. 光束是高度准直的，即光束发散很小。

3. 光束通常具有很长的相干长度。

这些物理特性使得激光成为眼睛，尤其是视网膜传输光和能量的理想工具。由于其是最小的发散光，可以在实验室和眼睛中高精度地使用。所以，要想了解激光应用对视网膜的影响，特别是对 RPE 的影响，了解激光-组织相互作用的物理机制至关重要。

激光-组织相互作用的物理学研究

光热效应

激光-RPE 相互作用中最重要的原理是光热效应。这种效应主要在相对较长的曝光时间内使用大量激光照射，例如，超过几毫秒，通常为 50~1000 毫秒（1 毫秒=10^{-3} 秒）。另一个必要条件是色素团（一种光吸收结构）。色素团吸收特定波长的光子，并将激光能量转化为热量。通常，可见光和近红外光谱中的波长，即 400~1400nm，被用于在眼睛的后部产生光热效应。其他波长，尤其是较短波长的光，由于角膜表面水的吸收作用，不能到达到视网膜上，亦不能在眼睛后部发生作用。

迄今为止，RPE 细胞中最重要的色素团是黑色素（图 16.1），其吸收了整个可见光的光谱和近红外光（消光系数随着波长

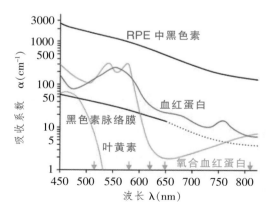

图 16.1 不同波长下视网膜色素团的吸收情况。（From[1].）

的增加而降低）。黑色素密集地堆积在黑色素颗粒中，可见于 RPE 细胞的顶端，也可见于脉络膜，但总体上数量较少，且分布不均匀。基于黑色素的高含量及其高吸收系数，黑色素的光吸收超过可见光谱中任何其他发色团。除了考虑 RPE，还要考虑邻近的视网膜和脉络膜，同时必须考虑血液的光吸收。血液的主要吸收剂是血红蛋白，与黑色素相比，其对较低波长的吸收率更高。另一个局部性吸收剂是叶黄素，它仅位于中央凹区域的神经视网膜中（吸收最大值在 450nm 左右）。目前临床使用超过 514nm 的波长光，因此叶黄素对其没有吸收作用。如果波长更长，大量的光波会穿透脉络膜，导致脉络膜额外受热；如果曝光时间超过 100 毫秒，扩散到神经视网膜中的温度与脉络膜是相似的。由于临床治疗效果主要与视网膜或 RPE 相关，脉络膜的热反应大多是导致患者疼痛的不良副作用。

　　虽然最初光能转化为热能仅发生在吸收分子的局部区域，但热量会立即开始向邻近的分子、细胞器和细胞消散。这意味着，即使 RPE 细胞中的黑色素（以及相邻脉络膜中的黑色素）是主要的光吸收体，热量也会总是在 3 个维度上扩散到周围的神经视网膜、脉络膜和巩膜（图 16.2 和图 16.3）。减少热空间扩散的唯一策略是在增加激光功率的同时减少曝光时间。然而，"热限制"的窗口非常小，而功率增加会导致峰值温度升高，进而导致治疗窗口减小。此外，使用过高的功率会发生汽化，并造成机械性损伤。虽然热扩散距离可以稍微减小，但它不会完全消失[2]。这意味着，当使用连续波激光时，选择性地治疗 RPE 是不可能的。虽然在试验模型中不明显，但热传导在临床中至关重要，它经常被用于各种临床治疗。例如，在激光视网膜固定术中，RPE 细胞和邻近的神经视网膜形成紧密的瘢痕，是治疗的理想目标。但是，热传导是黄斑区激光治

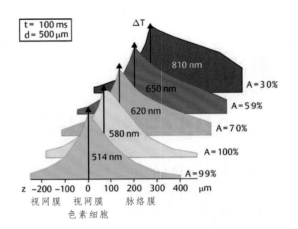

图 16.2　不同激光波长下温度升高的空间分布。(From[1].)

疗的主要障碍，应避免对黄斑区邻近的光感受器细胞造成不可逆的损伤。

　　理论上讲，基于毛细血管中的高血流量，热对流在 1 秒以下的光凝中不起作用，它通常需要几秒钟的较长曝光时间。

光机械效应

　　激光与组织相互作用的光热物理原理，并不适用于较短的激光照射时间。光热效应是指蛋白质暴露于一段时间的高温。曝光时间和温度之间的关系可以用阿伦尼乌斯定律来描述。若脉冲持续时间较短，这种关系便不再成立，而会造成其他组织效应或组织破坏。这些效应通常发生在暴露时间达到靶组织的热弛豫时间时。热弛豫时间被定义为大部分热量从靶组织中消散所需的时间。这个时间在不同学者之间略有不同。对于整个 RPE，这个时间为几微秒（1 微秒 $= 10^{-6}$ 秒），单个黑色素细胞 300~400 纳秒（1 纳秒 $= 10^{-9}$ 秒）。当激光曝光小于热弛豫时间时，光机械效应开始出现。由于单脉冲能量相对较高且脉冲持续时间较短，组织会被加热到非常高的温度，并且加热的速度比热量散发到周围细胞的速度要快，这可能导致局部汽化，这种现象通常被描述为微

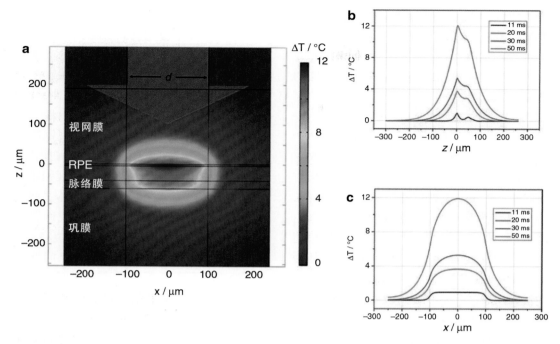

图 16.3　(a)兔眼在 50ms、200μm 照射时的温度变化示意图。(b,c)在 z 轴和 x 轴上,不同曝光时间的温度曲线。(From[3].)

气泡的形成或压力波的产生。微气泡或压力波会对周围的细胞造成机械性损伤,最终会破坏细胞膜。因此,细胞死亡是这种治疗的最终结果。

由于散热在这种效应中不起作用,可以选择性地破坏细胞。因此,基于光机械效应的激光可以用于选择性 RPE 治疗,这将在后续章节进行讨论。

光化学效应

第三个主要的激光-组织相互作用是光化学过程,在该过程中,激光以相对较低的功率进行长时间曝光,不会导致显著的热量积聚,而是在吸收分子时诱导光化学反应。这种机制在角膜(光性角膜炎)、光感受器(日光性视网膜病变和光生物调节)和脉络膜/RPE 复合体(光动力疗法)中发挥着重要的作用。光化学效由光的能量密度(不是功率密度!)与曝光时间的反比关系来定义。

光动力疗法(PDT)是光化学激光器中最突出的例子。PDT 通过光敏药物(维替泊芬)和 690nm 的激光照射(药物的最大吸收光谱)来发挥作用。其机制是激发的光敏药物产生活性氧介导物,对周围的细胞[4]造成致命的伤害。剂量依赖性细胞毒性作用于内皮细胞导致血栓形成[5,6]。通过这种机制,选择性地破坏了典型的脉络膜新生血管,同时保留了健康的视网膜组织[7]。然而,反复治疗也会破坏 RPE 细胞,这些理论上的优势仅起了部分作用。

研究人员目前正在研究光生物调节(PBM),其被应用在视网膜上。在 PBM 中,使用不同波长(590nm、670nm 和 790nm)的光来刺激视网膜,并持续数分钟。其主要作用机制是线粒体细胞色素 C 氧化酶(COX)[8-10]的光化学效应。通过光照射激活酶,使其活性增加并可能改变其功能。PBM

的主要治疗靶点是光感受器,但现在发现PBM还会影响RPE细胞。据报道,PBM治疗可增加RPE的吞噬作用,并降低VEGF的表达[11]。但是,关于PBM和RPE细胞的研究仍然较少。

RPE激光治疗的概念

临床激光治疗参数是由一组可以改变的不同变量组成的,主要包括波长、治疗持续时间、连续波或脉冲模式、脉冲持续时间、治疗功率和视网膜上的光斑大小。从理论上来说,这些变量的任何轻微改变都可能导致不同的激光-组织相互作用,以及随后的可变生物反应。因此,可能的组合数量之多使视网膜激光治疗容易发生混淆。因此,要想了解视网膜激光治疗,掌握一些主要概念,以及每种不同的组合归类非常重要。

经典连续波激光光凝技术

激光在视网膜组织中的经典应用是利用光热效应破坏组织。由于热传导,具有破坏性的RPE光凝术总是累及邻近的脉络膜和神经视网膜。根据治疗目标的不同,需要进行不同范围的视网膜光凝术。

除了在视网膜固定术中有意给予高热以形成瘢痕外,激光治疗的目的是诱导RPE细胞和(或)邻近细胞的某种生物反应,从而对急性期的病灶产生正向作用。为此,关于RPE细胞和激光的研究必须始终考虑周围的神经视网膜、Bruch膜和脉络膜。虽然体外细胞培养试验可以忽略这些组织,并有助于我们深入了解单独的RPE细胞对物理现象的反应,但应始终考虑实际参数设置在组织中应用的可行性。

剂量学

光斑的大小和治疗持续时间因治疗方案不同而有所差异。在临床上,50~500μm的光斑尺寸和20~200毫秒的治疗时间是最常见的。

为了以高精度和重现性达到预期的治疗效果,必须在相同的时间跨度内产生相同的温度。虽然激光功率和组织温度呈正相关性,但多种因素会影响其相关性,从而导致视网膜内部和个体间的高变异性。眼球前部的光学介质限制了光到达视网膜的激光功率。影响较显著的因素包括白内障、角膜混浊和玻璃体积血等。此外,视网膜色素沉着在不同个体之间和同一个体之间的差异也很大。有研究报道,同一视网膜内的[12]RPE细胞色素沉着变化最多可达3倍。

对于眼科医生来说,解决这个问题最简单的方法是在光凝过程中对视网膜上激光光斑进行实时观察,并根据反馈调整下一个斑点的激光功率。由于神经视网膜散射特性的改变,光凝导致视网膜变白,主要是因为蛋白质发生了变性。这种效果在组织温度约为65℃[3]时几乎不可见,但随着温度的升高,白化程度也会增加。此外,可见的白化也需要一些时间,这个时间跨度随着激光功率的增加而减小。因此,白化形成的时间可以由确切的激光能量确定。

虽然这种技术非常不精确,但对于大多数视网膜光凝的应用来说已经足够了。这种方法最突出的例子如下:

1.在激光视网膜固定术中,治疗目的是在脉络膜、RPE和神经视网膜之间形成牢固的瘢痕,以防止视网膜脱离。为了获得牢固的瘢痕,需要较高的组织温度[13,14],即视网膜实性白化。

2.全视网膜光凝术(PRP)的基本原理是破坏缺血的神经视网膜细胞(细节将在后文讨论)。同样,明显的视网膜变白被认为是组织不可逆破坏的标志。

3.一些直接影响血管结构的应用,如消融糖尿病视网膜病变和其他疾病中视网膜微动脉瘤。

上述治疗需要明显超过白化可见度阈

值。然而,避免能量过度也很重要。增加能量会导致患者疼痛增加。此外,随着功率的增加, 光斑的大小也会增大, 最终导致Bruch 膜破裂,随后发生出血,并可能形成脉络膜新生血管。在一些动物研究模型中,这种效应用来形成脉络膜新生血管;然而,这些数据的有效性存在很大争议,因为这些新生血管与自然发生的新生血管形成过程明显不同,如 AMD。

与这些能量高于阈值的应用相比,其他治疗方式更侧重于视网膜的生物刺激,而不是不可逆的组织破坏。这些方法的治疗能量远低于检眼镜下肉眼可见度,因此必须使用更先进的剂量学方案。最成熟的方法是对周围视网膜的病变进行滴定损伤测定,以确定个体的阈值,然后将治疗的功率降低一定水平,通常为 0.3~0.5[15]。

然而,这种方法没有考虑到个体内部的色素沉着差异,因此也存在一些问题,特别是这些治疗主要用于黄斑区域,过度治疗可能导致严重的视力损害。因此,研究人员采取更智能、更精确的剂量学解决方案,包括光声反馈[3]剂量测量、OCT 等。然而,至今为止,这些模式还没有在临床中使用。

阈值以上的激光治疗

最早的视网膜激光应用本质上是具有破坏性的。糖尿病视网膜病变是由视网膜微血管损伤引起的,导致视网膜内层缺血。视网膜内层类似的缺血也可在视网膜静脉阻塞中发现,尽管其机制不同:血流停滞或显著减少导致较小的视网膜毛细血管灌注不足。在这两种疾病中,视网膜内层缺氧会刺激促血管生成因子的产生,尤其是 VEGF。视网膜内层和邻近玻璃体分泌 VEGF,诱导视网膜血管的增殖。虽然缺氧组织中的血管增殖可能听起来很合理, 但无组织的血管生长并不能缓解潜在的缺氧,反而可能导致视网膜前膜的形成,进而导致牵引性

视网膜脱离。此外,新生血管通常具有较高的脆性,从而导致玻璃体积血。因此,激光治疗视网膜缺血的原理是减少 VEGF 的产生,以阻止血管增殖。全视网膜激光治疗是通过使用高功率激光对周边视网膜进行密集治疗来实现的。其不仅减少了产生 VEGF的细胞数量, 还减少了依赖氧的细胞数量(瘢痕组织比神经节细胞对能量的依赖程度更小),从而为血管留下更多的氧气。研究表明,视网膜光凝[16,17]后氧分压增加。也有人认为瘢痕的形成还可以增加脉络膜的氧扩散。由于治疗的区域已经是缺氧的区域,功能已经受损,激光治疗引起的感觉缺陷对患者来说通常不太严重。然而,还要考虑到激光具有导致周边视力和暗视力下降的副作用。

阈值以下的激光治疗

当然, 对黄斑区来说,大规模不可逆的细胞破坏是不可行的,尤其是中央凹处。历史上, 视网膜光凝术在糖尿病性黄斑水肿的治疗中也发挥了重要作用。在糖尿病视网膜病变的早期研究(ETDRS)中,旁中心微动脉瘤的光凝术(所谓的格栅光凝治疗)可以防止视力丧失[18]。然而,治疗也可能降低色觉,诱发中央暗点。此外,正如下文将讨论的, 激光瘢痕会随着时间的推移而生长, 因此进行性 RPE 细胞萎缩可以到达中央凹,从而导致中心视力[19]的不可逆丧失。

激光光凝的潜在机制仍不完全清楚。许多研究者认为,细胞因子表达的变化是主要的基本原理[20,21]。支持这一理论的依据是,较温和的、破坏性较小的光凝术可以显示出与全强度的光凝术类似的结果。由于这些发现, 最初的格栅光凝术在临床上被更少能量的 ETDRS 技术所取代[22]。该治疗方法的目标不是全层视网膜光凝,而是轻微的光凝,在一定程度上只影响感光层,但对上方视网膜内层结构的影响较小。

为了尽可能减少其损害，研究人员长期以来一直在寻找损害更小和有效治疗方法之间的最佳临界点，从而产生了不同的术语和治疗方式。因此，对阈值以下激光治疗没有统一的定义。通常，检眼镜肉眼可见度被作为标准。然而，这并不意味着在光感受器和其他层中没有任何改变，因为眼底检查是迄今为止对光感受器变化方面最粗糙和最不敏感的诊断工具[23]。

视网膜热刺激这一术语通常被定义为一种只将视网膜加热而没有发生任何超微结构改变的治疗方法。这个想法的目的是激发一种可以对潜在疾病产生积极影响的生物学反应。众所周知的例子是视网膜热刺激(TS-R)[24]或无损伤的视网膜治疗(NRT)[25]。

超微结构检查

组织学

激光治疗的形态变化可以经组织学证实，即使这些变化在眼底检查中是不可见的[26]。值得注意的是，这些形态学变化会影响整个视网膜。事实上，在眼底阈值附近的低度病变中，感光层的变化往往比 RPE 细胞损伤更早出现。特别是光凝后，可以直接发现光感受器外段的凝固，以及细胞核的离散固缩和凝聚。另一方面，RPE 细胞在光凝后通常没有发生直接的组织学改变，1 个月后仅有少量的细胞肿胀[23,27]。

随着光凝功率的提高，RPE 细胞的损伤变得更加明显。比如，在光凝后即刻发现 RPE 细胞层缺失。此外，改变不仅涉及光感受器，还涉及视网膜内层(内核层和神经节细胞层)[23]。通常来讲，光凝后组织学显示出明显的视网膜肿胀，这在正常生物体内是不会发生的(图 16.4)。

在愈合过程中，神经胶质细胞取代凝固的组织。在轻微的病变中，视网膜神经纤维层与 RPE 之间不会形成强粘连，但这会随着光凝功率的提高而变化[13,14]。这就解释了视网膜固定术需要更高的激光治疗功率。

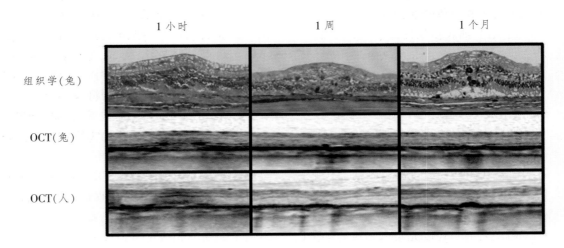

图 16.4 阈值以上的激光治疗造成的组织学和 OCT 改变(从左到右：1 小时、1 周和 1 个月后)。1 小时后，可以显示感光细胞核和外节段的破坏。依次可见神经胶质组织重塑并形成退行性囊肿。值得注意的是，如 OCT 所示，组织学可见的组织肿胀在体内并不存在(From[23].)。

光学相干断层扫描

光学相干断层扫描（OCT）对病变进行体内成像，不仅使用方便，还可以纵向观察病变的发展。因此，OCT 更常用于激光后的检查。但 OCT 成像不同于组织学检查，所以了解 OCT 成像与组织学之间的差异很重要。

对家兔病变的分析证实了[23]这些方法之间的一些关键差异（图 16.4）。椭圆体带的变化通常发生在眼底检查发现之前。此外，OCT 测量病变直径比组织学大（约 1.5 倍）。同时，与组织学相比，OCT 可视化视网膜内层的变化的敏感性较低。特别是在愈合过程中，内层在 OCT 中似乎正常，但在组织学中可以看到持续性损伤。

荧光血管造影

在荧光血管造影中，RPE 细胞由于吸收了激发光子和发射光子，通常会阻止脉络膜毛细血管的光信号。然而，当 RPE 细胞的紧密连接由于细胞损伤而被破坏时，可以观察到荧光素渗漏，从而导致窗样缺损。这使得荧光素血管造影成为一种检测激光光凝后 RPE 细胞损伤的高敏感性方法。血管造影对病变检测更敏感；报道显示，ED-50 阈值是检眼镜阈值的 50%~90%[2,15]。

伤口愈合

光凝术后，视网膜瘢痕不一定是静止的，它会在未来数月到数年内发生形态变化。严重的病变甚至可以在多年后变大[28]。这种现象的确切机制尚不清楚，但必须引起警惕，尤其是在黄斑附近进行光凝时。

相比之下，轻度光凝的变化可能完全相反。据报道，在大鼠和家兔中，轻微的激光病灶在 4 个月内缩小[26]。该理论认为，最初瘢痕处积累的神经胶质细胞缩小，从而将相邻的光感受器牵拉到损伤中心。更令人惊讶的是，迁移的光感受器可以与局部视网膜神经元建立新的连接，从而恢复视网膜功能[29]。

生物反应

体内试验表明，阈值以下病变可影响蛋白的表达。研究证实，在阈值以下病变中，热休克蛋白（HSP）的上调有助于细胞功能恢复[30]。在两个 AMD 小鼠模型中发现，应用阈值以下激光治疗可能导致 Bruch 膜[24]的厚度减少，使氧气从脉络膜更好地扩散到光感受器，可能有治疗益处。影响 Bruch 膜的确切分子机制尚未得到证实，但 HSP 的表达以及其他细胞介质（如基质金属蛋白酶）的释放被认为发挥了主要作用。

选择性 RPE 治疗

RPE 细胞功能障碍在许多疾病中起着关键作用，如慢性浆液性脉络膜视网膜病变（CSCR）、AMD 或糖尿病性黄斑水肿（DME）。大量体外培养试验表明，穿透性 RPE 病变会导致相邻细胞 RPE 细胞再生[32]。因此认为，选择性地破坏 RPE 细胞可以诱导 RPE 细胞再生，从而改善细胞功能并最终改善疾病预后（图 16.5）。

应用光机械效应，可以实现对 RPE 细胞的选择性靶向治疗。这些治疗方案的主要思路是在 RPE 细胞的热弛豫时间范围内持续应用一段时间（单位：微秒）的单脉冲，单脉冲是能量密度相对较高的重复短脉冲，而不是细微的单个连续波。单脉冲能量必须足够高，以产生机械组织 RPE 细胞效应，但不会导致 RPE 细胞破坏，而是通过反复形成的微泡所造成的机械性损伤导致 RPE 细胞破坏。由于热限制，邻近的视网膜细胞和 Bruch 膜不受影响，这允许既可以选择性地破坏 RPE 细胞，又有一个较高的治疗窗口。Roider 等人[33,34]已经引入了这种治疗方式，并将其用于 CSCR[35,36]、DME[37]和其他罕见的临床疾病[38]的治疗。

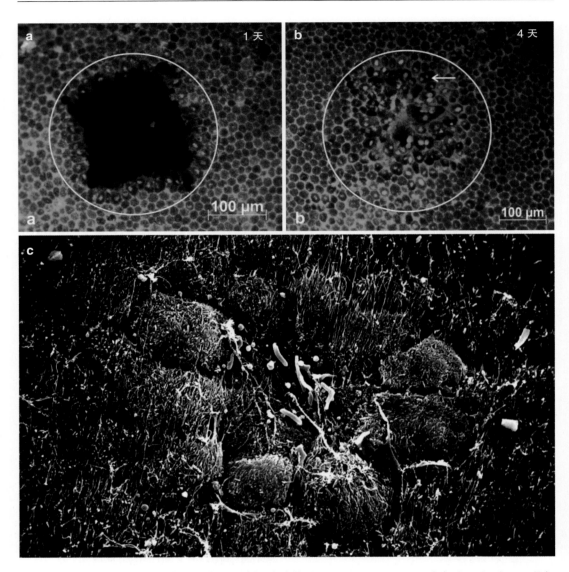

图 16.5 (a,b)SRT 治疗后器官培养中 RPE 创面愈合情况(From[31].)。(c)SRT 治疗后 1 天,对 RPE 的扫描电镜观察。(Photo by Johann Roider.)

选择性视网膜治疗(SRT)使用的是微秒范围内的脉冲(通常是 1.7μs),理论上其对 RPE 细胞效果最佳,且具有较大的安全范围。由于微秒在技术上很难实现,引入了视网膜再生疗法(2RT®),使用双频 Nd：YAG 激光,在技术上更容易实现 3 纳秒的单个激光脉冲。这两种治疗方式在选择性破坏培养的 RPE 细胞方面显示出相似的效果。然而,较短的纳秒脉冲持续时间会导致

峰值温度升高和治疗窗口减少。根据视网膜组织散热的理论模型,最近一项治疗早期 AMD 的多中心研究报道了纳秒脉冲治疗后视网膜发生多次出血(7%)。而关于微秒脉冲激光器没有这样的报道[39]。

剂量学

与连续波激光的应用一样,光学介质中光吸收和散射的变化以及色素吸收的变

化强调了剂量测定的必要性。使用治疗范围内的功率,眼底改变在检眼镜下是不可见的。虽然由于 RPE 层的破坏,它们在荧光素血管造影中具有良好的特征,但遗憾的是,荧光素血管造影不能用于实时剂量测定。

然而,当功率过大时,热量积聚会扩散到相邻的感受器,导致检眼镜下可见的损伤。滴定血管拱环区域的病变再次成为标准的方法[39-41]。与阈值以下激光治疗类似,某些因素会使治疗功率不断降低,这使得治疗不精确。

新型技术包括光声反馈[42]、反射剂[43]以及 OCT 控制方法[44]。

生物反应

细胞培养表明,SRT 在色素上皮细胞再生阶段会引起不同细胞介质的释放。研究发现,基质金属蛋白酶和色素上皮衍生因子的增加对物质穿过 Bruch 膜的流动产生积极影响,而 Bruch 膜在 AMD 的发病机制中起着关键作用[31,45,46]。此外,我们还发现,治疗后 VEGF 水平下降[31]。

现行标准下的临床激光系统

历史上,第一个被广泛接受并应用于眼科的激光系统是氩离子激光器。氩离子激光器产生的激光束由多个波长组成;其中最强的是 448nm 和 514nm。在眼科应用中,光通常被过滤器,其由 514nm 的单色光(绿色)组成。

氩激光器能量效率较低,需要一个维护的气体管道。因此,现在它们大多被波长为 532nm 的倍频双二极管 Nd:YAG 激光所取代。由于波长相对接近,两者的激光模式没有显著的差异。随着二极管技术的发展,市面上还出现了其他流行的激光系统。如今,具有多波长(如 577nm 的黄色激光)的激光系统在临床实践中得到广泛应用,特别是用于治疗早产儿视网膜病变(ROP)的 810nm 二极管激光器。

（夏建平　王颖　译）

参考文献

1. Birngruber R, Weinberg W, Gabel VP. The influence of exposition parameters on the extent of damage in retina coagulation demonstrated by means of a thermal model. In: Jaeger W, (editor). Uveitis. Deutsche Ophthalmologische Gesellschaft Bericht über die 78. Zusammenkunft in Kiel 1980. Wiesbaden: J.F. Bergmann-Verlag; 1981. p. 599–602.
2. Wang J, Quan Y, Dalal R, Palanker D. Comparison of continuous-wave and micropulse modulation in retinal laser therapy. Invest Ophthalmol Vis Sci. 2017;58(11):4722–32. https://doi.org/10.1167/iovs.17-21610.
3. Baade A, von der Burchard C, Lawin M, Koinzer S, Schmarbeck B, Schlott K, Miura Y, Roider J, Birngruber R, Brinkmann R. Power-controlled temperature guided retinal laser therapy. J Biomed Opt. 2017;22(11):1–11. https://doi.org/10.1117/1.JBO.22.11.118001.
4. Schmidt-Erfurth U, Hasan T, Gragoudas E, Michaud N, Flotte TJ, Birngruber R. Vascular targeting in photodynamic occlusion of subretinal vessels. Ophthalmology. 1994;101(12):1953–61.
5. Schlötzer-Schrehardt U, Viestenz A, Naumann GOH, Laqua H, Michels S, Schmidt-Erfurth U. Dose-related structural effects of photodynamic therapy on choroidal and retinal structures of human eyes. Graefes Arch Clin Exp Ophthalmol. 2002;240(9):748–57. https://doi.org/10.1007/s00417-002-0517-4.
6. Schmidt-Erfurth U, Laqua H, Schlötzer-Schrehard U, Viestenz A, Naumann GOH. Histopathological changes following photodynamic therapy in human eyes. Arch Ophthalmol. 2002;120(6):835–44.
7. Photodynamic therapy of subfoveal choroidal neovascularization in age-related macular degeneration with verteporfin: one-year results of 2 randomized clinical trials—TAP report. Treatment of Age-Related Macular Degeneration with Photodynamic Therapy (TAP) Study Group. Arch Ophthalmol. 1999;117(10):1329–45.
8. Begum R, Powner MB, Hudson N, Hogg C, Jeffery G. Treatment with 670 nm light up regulates cytochrome c oxidase expression and reduces inflammation in an age-related macular degeneration model. PLoS One. 2013;8(2):e57828. https://doi.org/10.1371/journal.pone.0057828.
9. Gkotsi D, Begum R, Salt T, Lascaratos G, Hogg C, Chau K-Y, Schapira AHV, Jeffery G. Recharging mitochondrial batteries in old eyes. Near infra-red increases ATP. Exp Eye Res. 2014;122(May):50–3. https://doi.org/10.1016/j.exer.2014.02.023.
10. Merry GF, Munk MR, Dotson RS, Walker MG, Devenyi RG. Photobiomodulation reduces Drusen

volume and improves visual acuity and contrast sensitivity in dry age-related macular degeneration. Acta Ophthalmol. 2017;95(4):e270–7. https://doi.org/10.1111/aos.13354.

11. Fuma S, Murase H, Kuse Y, Tsuruma K, Shimazawa M, Hara H. Photobiomodulation with 670 nm light increased phagocytosis in human retinal pigment epithelial cells. Mol Vis. 2015;21:883–92.

12. Schmidt SY, Peisch RD. Melanin concentration in normal human retinal pigment epithelium. Regional variation and age-related reduction. Invest Ophthalmol Vis Sci. 1986;27(7):1063–7.

13. Wallow IH. Long-term changes in photocoagulation burns. Dev Ophthalmol. 1981;2:318–27.

14. Wallow IH, Tso MO. Failure of formation of chorioretinal adhesions following xenon arc photocoagulation. Mod Probl Ophthalmol. 1974;12(0):189–201.

15. Lavinsky D, Sramek C, Wang J, Huie P, Dalal R, Mandel Y, Palanker D. Subvisible retinal laser therapy: titration algorithm and tissue response. Retina. 2014;34(1):87–97. https://doi.org/10.1097/IAE.0b013e3182993edc.

16. Muqit MMK, Denniss J, Nourrit V, Marcellino GR, Henson DB, Schiessl I, Stanga PE. Spatial and spectral imaging of retinal laser photocoagulation burns. Invest Ophthalmol Vis Sci. 2011;52(2):994–1002. https://doi.org/10.1167/iovs.10-6309.

17. Stefánsson E. Ocular oxygenation and the treatment of diabetic retinopathy. Surv Ophthalmol. 2006;51(4):364–80. https://doi.org/10.1016/j.survophthal.2006.04.005.

18. Early photocoagulation for diabetic retinopathy. ETDRS report number 9. Early Treatment Diabetic Retinopathy Study Research Group. Ophthalmology. 1991;98(5 Suppl):766–85.

19. Schatz H, Madeira D, McDonald HR, Johnson RN. Progressive enlargement of laser scars following grid laser photocoagulation for diffuse diabetic macular edema. Arch Ophthalmol. 1991;109(11):1549–51.

20. Ogata N, Ando A, Uyama M, Matsumura M. Expression of cytokines and transcription factors in photocoagulated human retinal pigment epithelial cells. Graefes Arch Clin Exp Ophthalmol. 2001a;239(2):87–95.

21. Ogata N, Tombran-Tink J, Jo N, Mrazek D, Matsumura M. Upregulation of pigment epithelium-derived factor after laser photocoagulation. Am J Ophthalmol. 2001b;132(3):427–9.

22. Writing Committee for the Diabetic Retinopathy Clinical Research Network, Fong DS, Strauber SF, Aiello LP, Beck RW, Callanan DG, Danis RP, et al. Comparison of the modified early treatment diabetic retinopathy study and mild macular grid laser photocoagulation strategies for diabetic macular edema. Arch Ophthalmol. 2007;125(4):469–80. https://doi.org/10.1001/archopht.125.4.469.

23. Koinzer S, Saeger M, Hesse C, Portz L, Kleemann S, Schlott K, Brinkmann R, Roider J. Correlation with OCT and histology of photocoagulation lesions in patients and rabbits. Acta Ophthalmol. 2013;91(8):e603–11. https://doi.org/10.1111/aos.12188.

24. Tode J, Richert E, Koinzer S, Klettner A, von der Burchard C, Brinkmann R, Lucius R, Roider J. Thermal stimulation of the retina reduces Bruch's membrane thickness in age related macular degeneration mouse models. Transl Vis Sci Technol. 2018;7(3):2. https://doi.org/10.1167/tvst.7.3.2.

25. Lavinsky D, Wang J, Huie P, Dalal R, Lee SJ, Lee DY, Palanker D. Nondamaging retinal laser therapy: rationale and applications to the macula. Invest Ophthalmol Vis Sci. 2016;57(6):2488–500. https://doi.org/10.1167/iovs.15-18981.

26. Paulus YM, Jain A, Gariano RF, Stanzel BV, Marmor M, Blumenkranz MS, Palanker D. Healing of retinal photocoagulation lesions. Invest Ophthalmol Vis Sci. 2008;49(12):5540–5. https://doi.org/10.1167/iovs.08-1928.

27. Marshall J, Mellerio J. Pathological development of retinal laser photocoagulations. Exp Eye Res. 1967;6(4):303–8.

28. Maeshima K, Utsugi-Sutoh N, Otani T, Kishi S. Progressive enlargement of scattered photocoagulation scars in diabetic retinopathy. Retina. 2004;24(4):507–11.

29. Sher A, Jones BW, Huie P, Paulus YM, Lavinsky D, Leung L-SS, Nomoto H, Beier C, Marc RE, Palanker D. Restoration of retinal structure and function after selective photocoagulation. J Neurosci. 2013;33(16):6800–8. https://doi.org/10.1523/JNEUROSCI.1044-12.2013.

30. Sramek C, Mackanos M, Spitler R, Leung L-S, Nomoto H, Contag CH, Palanker D. Non-damaging retinal phototherapy: dynamic range of heat shock protein expression. Invest Ophthalmol Vis Sci. 2011;52(3):1780–7. https://doi.org/10.1167/iovs.10-5917.

31. Richert E, Koinzer S, Tode J, Schlott K, Brinkmann R, Hillenkamp J, Klettner A, Roider J. Release of different cell mediators during retinal pigment epithelium regeneration following selective retina therapy. Invest Ophthalmol Vis Sci. 2018;59(3):1323–31. https://doi.org/10.1167/iovs.17-23163.

32. Del Priore LV, Glaser BM, Quigley HA, Green WR. Response of pig retinal pigment epithelium to laser photocoagulation in organ culture. Arch Ophthalmol. 1989;107(1):119–22. https://doi.org/10.1001/archopht.1989.01070010121039.

33. Roider J, Hillenkamp F, Flotte T, Birngruber R. Microphotocoagulation: selective effects of repetitive short laser pulses. Proc Natl Acad Sci U S A. 1993;90(18):8643–7. https://doi.org/10.1073/pnas.90.18.8643.

34. Roider J, Michaud NA, Flotte TJ, Birngruber R. Response of the retinal pigment epithelium to selective photocoagulation. Arch Ophthalmol. 1992;110(12):1786–92.

35. Klatt C, Saeger M, Oppermann T, Pörksen E, Treumer F, Hillenkamp J, Fritzer E, Brinkmann R, Birngruber R, Roider J. Selective retina therapy for acute central serous chorioretinopathy. Br J Ophthalmol. 2011;95(1):83–8. https://doi.org/10.1136/bjo.2009.178327.

36. Roider J, Brinkmann R, Wirbelauer C, Laqua H,

Birngruber R. Subthreshold (retinal pigment epithelium) photocoagulation in macular diseases: a pilot study. Br J Ophthalmol. 2000;84(1):40–7. https://doi.org/10.1136/bjo.84.1.40.

37. Roider J, Liew SHM, Klatt C, Elsner H, Poerksen E, Hillenkamp J, Brinkmann R, Birngruber R. Selective retina therapy (SRT) for clinically significant diabetic macular edema. Graefes Arch Clin Exp Ophthalmol. 2010;248(9):1263–72. https://doi.org/10.1007/s00417-010-1356-3.

38. Koinzer S, Elsner H, Klatt C, Pörksen E, Brinkmann R, Birngruber R, Roider J. Selective retina therapy (SRT) of chronic subfoveal fluid after surgery of rhegmatogenous retinal detachment: three case reports. Graefes Arch Clin Exp Ophthalmol. 2008;246(10):1373–8. https://doi.org/10.1007/s00417-008-0860-1.

39. Guymer RH, Wu Z, Hodgson LAB, Caruso E, Brassington KH, Tindill N, Aung KZ, et al. Subthreshold nanosecond laser intervention in age-related macular degeneration: The LEAD randomized controlled clinical trial. Ophthalmology. 2019;126(6):829–38. https://doi.org/10.1016/j.ophtha.2018.09.015.

40. Brinkmann R, Hüttmann G, Rögener J, Roider J, Birngruber R, Lin CP. Origin of retinal pigment epithelium cell damage by pulsed laser irradiance in the nanosecond to microsecond time regimen. Lasers Surg Med. 2000;27(5):451–64. https://doi.org/10.1002/1096-9101(2000)27:5<451::AID-LSM1006>3.0.CO;2-1.

41. Roider J, Brinkmann R, Wirbelauer C, Laqua H, Birngruber R. Retinal sparing by selective retinal pigment epithelial photocoagulation. Arch Ophthalmol. 1999;117(8):1028–34.

42. Schuele G, Elsner H, Framme C, Roider J, Birngruber R, Brinkmann R. Optoacoustic real-time dosimetry for selective retina treatment. J Biomed Opt. 2005;10(6):064022. https://doi.org/10.1117/1.2136327.

43. Seifert E, Tode J, Pielen A, Theisen-Kunde D, Framme C, Roider J, Miura Y, Birngruber R, Brinkmann R. Selective retina therapy: toward an optically controlled automatic dosing. J Biomed Opt. 2018;23(11):1–12. https://doi.org/10.1117/1.JBO.23.11.115002.

44. Zbinden S, Kucur ŞS, Steiner P, Wolf S, Sznitman R. Automatic assessment of time-resolved OCT images for selective retina therapy. Int J Comput Assist Radiol Surg. 2016;11(6):863–71. https://doi.org/10.1007/s11548-016-1383-6.

45. Ahir A, Guo L, Hussain AA, Marshall J. Expression of metalloproteinases from human retinal pigment epithelial cells and their effects on the hydraulic conductivity of Bruch's membrane. Invest Ophthalmol Vis Sci. 2002;43(2):458–65.

46. Zhang JJ, Sun Y, Hussain AA, Marshall J. Laser-mediated activation of human retinal pigment epithelial cells and concomitant release of matrix metalloproteinases. Invest Ophthalmol Vis Sci. 2012;53(6):2928–37. https://doi.org/10.1167/iovs.11-8585.

第 **5** 部分

RPE 研究模型

第 **17** 章

RPE 细胞培养

Alexa Karina Klettner

引言

　　自 20 世纪 20 年代[1]以来，RPE 已被成功培养，最初主要使用鸡胚作为细胞来源。此后，随着不同技术手段的发展，各个物种的 RPE 原代培养相继完成，包括鸡[1]、猫[2]、青蛙(非洲爪蟾)[3]、小鼠[4]、大鼠[5]、牛[6]、猴[7]、猪[8]和人类等[9](表 17.1)。由于不同物种的遗传特性、可获得性和处理方法不同，每个物种都有其优点和缺点。因此，应根据研究者的研究方向、专业知识水平和细胞的可获得性选择研究物种。以下列举出一些使用的模型物种及其简要的特性概述（绝非

表 17.1　已建立 RPE 细胞的物种示例参考

物种	参考文献 (示例)
鸡	Smith[1]
猫	Stramm 等 [2]
青蛙	Defoe 和 Easterling[3]
老鼠	Gibbs 和 Williams[4]
大鼠	Mayerson 等 [5]
牛	Heller 和 Jones[6]
猪	Chew 等 [8]
人类	Flood 等 [9]

定论）。例如，猫在 20 世纪 80 年代是主要研究物种，现在鲜有使用[2]。猫的一个重要特征是在 RPE 下方有一反光膜层，因此其 RPE 具有特殊性，以适应反光膜层，如 RPE 细胞不含黑色素。此外，反光膜层下方的 Bruch 膜结构不同且尺寸更小[10]。此外，两栖动物非洲爪蟾的特殊之处在于其整个视网膜(包括 RPE)能够再生[11]。由于 RPE 大小和产量的原因，来自小鼠的 RPE 难以处理，但是可以从转基因小鼠中培养 RPE 细胞[12]。猪眼 RPE 很容易从屠宰场大量获得，并且使用时不需要伦理批准，因此使用猪源性 RPE 细胞被认为是减少其他动物实验的积极措施。此外，猪眼很容易处理，因为它们的大小与人眼非常吻合[13]。事实上，在所有非灵长类动物中，猪眼与人眼最接近[14]，我们将在下文展开更为详细的讨论。牛眼 RPE 也很容易从屠宰场获得，然而像猫一样，牛也有脉络膜反光膜层，同样的，反光膜层上方的 RPE 也无色素沉着。理论上，猴眼的 RPE 可以被认为是所有动物模型中最好的，并且已经建立了来源于猴的 RPE 细胞培养方法[7]，但是猴眼很难获得。最后，人眼 RPE 是最好的模型，但是其获得也是受限的，我们也将在下文更详细地讨论。

RPE 细胞培养的挑战

细胞培养最重要的问题是细胞特征是否与体内对应细胞一致。目前,对于 RPE 细胞的特异性标志物仍无统一共识。虽然已有人提出了一组包含 154 个基因的标志物,这些基因可以将 RPE 细胞与其他细胞进行区分[15],但也有人指出,"标准"的 RPE 细胞应该与物种和生命阶段密切相关[16]。原位 RPE 是一种高度分化、极化的有色单层上皮细胞,其基底部位于 Bruch 膜上,顶端与光感受器外段紧密相连。此外,RPE 细胞具有高度"社交性",与相邻细胞紧密相连,通过紧密连接形成血-视网膜外屏障。而且,它们通常是有丝分裂后的细胞。在这种情况下,它们发挥相应功能,如感光色素的循环利用、光感受器外段的吞噬作用及分泌生长因子等[17]。

然而,细胞培养的特性就是在制备过程中,RPE 细胞的所有典型功能都会中断。用于培养的 RPE 细胞需要与 Bruch 膜分离(并与光感受器器外节分离),并与相邻的 RPE 细胞分离,使其成为单个细胞,与底物、组织或其他细胞没有任何连接。此外,RPE 细胞培养是将 RPE 细胞恢复到未分化状态,以便能够分裂和增殖。但是,细胞逐渐向间充质细胞表型分化通常是 RPE 培养的结果[18-20]。比如,细胞内沉积的黑色素一般在分裂过程中消失[9]。此外,RPE 虽然在培养过程中重新获得上皮形态,但细胞成熟后保持上皮形态的能力有限。事实上,在每次细胞传代后,RPE 细胞建立上皮细胞的能力逐渐减弱,且分化能力丧失[21](图 17.1)。在培养过程中,RPE 细胞由上皮型向间质型转化,因此细胞需要早期传代(或群体倍增)才能维持可接受的分化程度。分化程度能否被接受取决于所使用的模型以及所提出的研究问题。一般而言,分化与鹅卵石外观的色素融合层、紧密连接蛋白的屏障功能表达和高跨上皮电阻(TER)相关,而极化与 Na^+/K^+-ATP 酶的顶端表达有关(表 17.2)。

RPE 细胞培养的异质性

更复杂的是,RPE 细胞的培养是高度异质性的[7,22-24](图 17.2a,b)。事实上,尽管外观相同,即使是原位 RPE 细胞,也被证明具有异质性[25]。原位异质性描述了视网膜后极部(黄斑)和周边部的 RPE 之间的差异。后极部 RPE 的生长潜力、溶酶体活性和离子泵潜力均有所不同[25]。与中央 RPE 细胞相比,外周 RPE 细胞具有更高的增殖能力[26]。值得注意的是,当进行原代细胞培养时,使用外周细胞的概率可能会超过中央细胞[26]。此外,外周和中央 RPE 细胞的细胞周期蛋白和衰老标志物的表达也不同,中央细胞

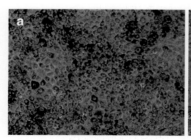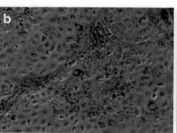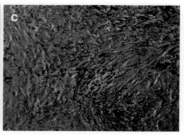

图 17.1　培养的 RPE 细胞(猪源性)在传代过程中的形态。鹅卵石样外观和色素在传代过程中消失。(a)第 0 代。(b)第 1 代。(c)第 2 代。放大倍率:×10。

表 17.2 培养的 RPE 细胞的分化标志物

特征	标志物
形态学	色素沉着
	鹅卵石外观
屏障形成	紧密连接蛋白（ZO-1、闭合蛋白、claudin）
	经上皮阻抗
极化	微绒毛（顶端）
	Na⁺/K⁺-ATP 酶（顶端）
	细胞器分布
	细胞因子分泌
视黄醛循环	RPE65 的表达
	11-顺式视黄醇脱氢酶的表达
	卵磷脂视黄醇酰基转移酶的表达
	视黄醛结合蛋白（CRALBP）的表达
吞噬作用	外光感受器外节段的摄取

显示出 mTOR 升高[26]。在细胞核中也可以发现差异，除了可测量的核密度差异[21]外，RPE 细胞可以表现为多核细胞[27]，多核细胞主要存在于近中央凹处和外周部[28]。此外，脂褐质累积也显示出区域差异，在中央凹浓度最高[29]。多核化和脂褐质累积反映了光感受器杆/锥体形态，这意味着 RPE 的异质性与这些区域对光感受器的不同需求有关。而且，RPE 细胞的大小也取决于位置，中央凹的 RPE 细胞明显小于中央凹周围或外周部的细胞[29]。在细胞培养过程中，必须考虑区域不同引起的异质性，因为中心细胞与外周细胞表现出不同的迁移行为和成熟时间。此外，外周细胞还可能延迟形成紧密连接[30]。

细胞系

细胞系在研究中使用方便，因为它们的可获得性更佳，并且其异质性通常小于原代细胞的异质性，因为原代细胞常来自遗传多样化的供体且制备费力。文献中提到的早期永生 RPE 细胞系来自 SV40（猿猴空泡病毒）感染产生的大鼠 RPE-J 系[31]。该细胞系的扩增发生在 33 ℃的温度下，而分化则需要存在视黄酸且温度为 40℃。RPE 细胞系呈现出上皮形态，虽然缺乏色素沉着，但会形成顶端微绒毛且具有吞噬功能[31,32]。细胞绒毛蛋白转染可以促进微绒毛的发育[33]。然而，极化并未完全成熟，因为可以在所有细胞表面检测到 Na⁺/K⁺-ATP 酶。此外，其视黄醇循环的重要蛋白质，如细胞视黄醛结合蛋白（CRALBP）、RPE65、11-顺式视黄醇脱氢酶或卵磷脂视黄醇酰基转移酶（LRAT）[34]，在 RPE-J 细胞中也无法被检测到。

20 世纪 70 年代的一项开创性研究报道了培养的自发人 RPE 细胞系[35]，但在当时并未得到广泛应用。一个早期的永生人类 RPE 细胞系被命名为 D407[36]，来自 1 例 12 岁男性供体。该细胞系具有三倍体核型

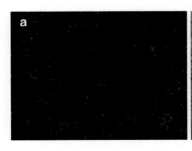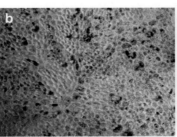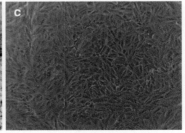

图 17.2 RPE 细胞中不同程度的色素沉着。原代猪 RPE 细胞具有(a)强色素沉着和(b)浅色素沉着，将多次传代后的 ARPE-19 细胞作为对比(c)。倍率：×10。

和亚中着丝粒标记的染色体[36]。细胞呈现经典的鹅卵石形态和经典的上皮细胞骨架，但无色素，也未能形成极化或跨上皮阻抗[36,37]，参与视黄醛循环的蛋白部分表达，如 CRALBP 或 RPE65，但不表达 LRAT，并且不显示功能性视黄醛代谢[36,38,39]。D407 细胞系还可被缺氧诱导[37]分泌 VEGF。

此外，文献还报道了其他 RPE 细胞系，如来自小鼠的 RPE 细胞系，既可以自发生成[40]，又可以通过转染乳头状瘤病毒[41]形成，或者来源于胎儿[42]和新生儿[43]的新的人类细胞系。

尽管在 RPE 研究中已经描述和使用了其他细胞系，但迄今为止，最常用于试验研究的仍是细胞系 ARPE-19（目前在 PubMed 中使用 D407 87 次，使用 RPE-J 46 次，使用 ARPE-19 1616 次）。最初由 Dunn 及其同事描述[44]，其是从 1 例 19 岁男性供体的 RPE 细胞中建立的。该细胞系自发产生，并通过胰蛋白酶消化，选取了表达上皮表型的细胞。最初的 ARPE-19 细胞系被描述为可以表达几种 RPE 标志物（如 RPE65 或 CRALBP）的 mRNA，即使没有实现完全极化，但是能够在极化的单细胞层中分化。细胞核型被描述为伴有 8 号染色体长臂缺失，19 号染色体长臂增加的正常核型。原始细胞被描述为有色素沉着，在传代过程中色素沉着减少（图 17.2c）。与原代 RPE 细胞相比，跨上皮细胞阻抗较低[44]，但这些细胞具备吞噬光感受器外段的作用[32]。

在早期研究中，ARPE-19 细胞的特性并不完全一致，在传代和不同培养条件下会发生变化，这使得不同研究组使用 ARPE-19 细胞获得的研究结果可比性稍低（参见参考文献[45]）。传代后期的 ARPE-19 细胞失去鹅卵石样外观形态，并在培养过程中表现出较强的异质性[45]，培养物中还被证实含有死细胞和永生细胞，其中永生细胞占 73%[46]。此外，Dunn 等人还首次描述了此细胞系在传代培养过程中，核型一直在发生变化。除了易位之外，还检测到了非整倍体，如 16 单体、11 三体或 18 三体，它们与正常核型的细胞共存在于异种细胞培养物中。而且，其在不同的实验室可以发生不同的变化，进一步强调了传代培养的 ARPE-19 细胞的异质性[47]。研究表明，ARPE-19 细胞的特性高度依赖于细胞的培养条件（这也适用于原代 RPE 细胞（参见参考文献[48]），如培养基的选择[45]、血清浓度[49]、葡萄糖浓度[50,51]或培养基的内容物[52]。

最初使用的 ARPE-19 细胞培养基是 DMEM 和 F12 的混合物[44]。然而，后来的研究建议使用其他培养基，如不含 F12 的 DMEM[50]或其他混合培养基[45]，它们可能包含或不包含用于促进 ARPE-19 细胞分化的额外补充剂。

对于细胞生长的底物，通常是类似天然的细胞外基质蛋白，或者是由制造商提供的细胞培养皿。通过比较 RPE 细胞表达谱的基因分析发现，在塑料膜上培养的 ARPE-19 细胞与天然 RPE 最相似，表明在此条件下，细胞会产生类似于体内的基底膜[52]。一般来说，transwell 过滤器是 ARPE-19 细胞培养的首选底物，因为它们允许细胞发生极化（见下文）。

与体内 RPE 或培养的原代 RPE 进行比较发现，ARPE-19 细胞的基因表达模式有着显著不同的表达谱[15,53,54]。尤其是与体内 RPE 相比，涉及转运蛋白活性、生长因子、细胞外基质重塑、视黄酸代谢、紧密连接形成和黑素生成的基因有所减少[15]。有趣的是，与传代培养的人 RPE 细胞相比，ARPE-19 有关吞噬作用、血管生成或凋亡的基因表达未显示出明显差异[53]。不过这些表达谱取决于培养条件，可以通过适当的优化培养方案，使其更接近体内 RPE 细胞[52,54]。

为了产生分化良好的 ARPE-19 细胞，

研究人员付出了很多努力，如使用传代次数较少的 ARPE-19 细胞在低血清 transwell 板上长时间 (2~4 周) 培养来获得最佳结果[37,50,54,55]。丙酮酸和葡萄糖被认为是影响细胞分化的因素[50]，许多文献也报道了其他可能的影响因素[56]。分化的 ARPE-19 细胞表达特征包括：RPE65 和 CRALBP 的表达、色素沉着、极化细胞结构、顶端微绒毛、吞噬光感受器外段的能力、紧密连接和 VEGF 的分泌[55]，然而没有任何培养方法能够实现高跨上皮阻力，这是体内 RPE 的特征[16]。大多数ARPE-19 细胞的 TER 为 $30~40\Omega/cm^2$[37,44,45,57]，有时可达约 $100\Omega/cm^2$ (参见参考文献[44,58])，而来源于胎儿培养的 RPE[37,57,59]可超过 $500\Omega/cm^2$，胎儿体内的 RPE[60]可超过 $200\Omega/cm^2$。此外，ARPE-19 细胞不表达 claudin-19 蛋白(一种紧密连接蛋白)[16]。再者，虽然单层 ARPE-19 已用于屏障功能研究(参见参考文献[58])，但即使是分化良好的 ARPE-19 细胞，也不推荐用于屏障研究[55,57]。

原代细胞

人胚胎 RPE 细胞

从胎儿中获得的 RPE 细胞通常被认为是功能最强大的培养 RPE 细胞，并且最接近健康的 RPE 表型。当需要高度分化的 RPE 细胞时，如研究屏障功能[16]、类视黄醇视觉周期[61,62]或 RPE 代谢[63]时最好使用它们。如果选择了合适的培养条件，应用来自胎儿的 RPE 细胞可以克服研究人员面临的一些困难，如未分化、无色素沉着或低 TER。文献报道了几种人类胎儿 RPE 的培养方法，在选择胎儿的妊娠时间、使用的培养基或制备技术方面均有所不同[48,59,61,64,65]。例如，所用胎儿眼睛的妊娠时间为 10~16 周[66]、16~18 周[15]、17~22 周[67]、18~20 周[59]或 21 周[48]。使用的培养基或制备方法包括：使用含有各种补

充剂的培养基、无血清配方培养基、无钙细胞的选择、制备孤立的 RPE 植片或色素球体[37,48,66]。然而，所有条件的共同点是在可渗透的基质上培养，允许在数周发生极化分化。

RPE 细胞的明显特征之一是色素沉着，不幸的是，这种特征通常在细胞培养过程中消失。与其他源性 RPE 细胞培养相似，人胚胎 RPE 细胞在分裂过程中会失去色素，但与细胞系或成人 RPE 形成强烈对比的是，它们能够合成内源性色素，并在细胞融合后可能恢复色素沉着[57,59,65]，因此它们具有典型的 RPE 外观。此外，细胞表现出强烈的极化，如可见顶端侧微绒毛的发育和细胞器的正确分布[65]。Na^+/K^+-ATP 酶作为一种被广泛接受的标志物，可以在分化的人胚胎 RPE 细胞顶端找到[48,65]。

事实上，比外观更重要的是功能，人胚胎 RPE 细胞可以形成高度分化的屏障功能。通常，屏障功能是在培养系统中通过跨上皮阻力来测量的。人胚胎 RPE 细胞可产生 $400\Omega/cm^2$ 以上的 TER，甚至可能达到 $1000\Omega/cm^2$ 或以上，这与 TER 通常不超 $40\Omega/cm^2$ 的 RPE 细胞系形成鲜明的对比，实际上也超过体内 RPE 的 TER[16,37,57,60]。此外，与 RPE-脉络膜复合物体外培养一致，VEGF 和色素上皮衍生因子(PDEF)的分泌在人胚胎 RPE 细胞中具有较好的极化[37,57,59]。然而，关于人胚胎 RPE 的 VEGF 分泌量，文献报道结果不一，与 ARPE-19 相比，其 VEGF 的表达量或高[57]或低[37]。与细胞系相似，人胚胎 RPE 屏障功能(和其他功能)的分化和成熟高度依赖于所使用的培养基和培养条件[48]，如高糖已被证实对屏障功能的形成或 RPE65 的表达很重要[48,65]。

RPE 细胞对于视觉周期、11-顺式视黄醛的循环利用非常重要。人胚胎 RPE 细胞已被证明可以表达实现这一功能所需的蛋白质，如 RPE65、CRALBP、LRAT，并且

能够将全反式视黄醛转化为全反式视黄醇[57,61]。事实上，在研究视觉周期相关问题时，RPE 从其顶端分泌 11-顺式视黄醛的功能是至关重要的，但是这一功能在任何细胞系中都没有被描述[61]。

虽然人胚胎 RPE 细胞的高度分化表型使其成为非常有价值的模型，但必须考虑的是，除了使用流产胎儿组织的伦理问题外，它们并不代表成人 RPE。成人和胎儿 RPE 在转录组[15]和营养因子分泌方面[67]不同。人胚胎 RPE 分泌 VEGF、脑源性生长因子（BDNF）、PDEF 较多，而白血病抑制因子（LIF）、碱性成纤维细胞生长因子（bFGF）和神经生长因子（NGF）则分泌较少。这与胎儿 RPE 细胞支持视网膜存活的能力更强有关[67]。由于人类 RPE 的功能（和非功能性）主要体现在成人中，虽然人胚胎 RPE 细胞可能"超额完成"，但不能代表成人 RPE 的情况。因此，已经有学者提出了 RPE 的"生命特定阶段"的定义[16]。

成年 RPE 细胞

成年人类 RPE 细胞

使用成人 RPE 细胞的一个困难是，与动物供体相比，在其制备过程中离体时间较长。细胞的铺板效率（实际附着和分裂的细胞数量）取决于离体时间，细胞存活率随着离体时间的增加而降低[9]。此外，供体年龄增加与细胞的不良生长特性有关[9,35]。然而，成人 RPE 细胞可以获得与体内相似的高度极化结构和高 TER[69]。此外，它们可以表现出强烈的极化和 VEGF 分泌，基底分泌的 VEGF 比顶部多[70]。但仍然难以实现完全极化，尽管 Na^+/K^+-ATP 酶存在于顶端和基底膜上，但其在细胞顶侧的表达似乎更强[69]。在成人 RPE 细胞中，类视黄醇循环功能通常是丧失的，很可能是细胞收集时消化（胰蛋白酶作用）造成的[39]。成人 RPE 存

在的另一个问题是长期培养后的普遍去分化，这在胎儿人类 RPE 中不可见[71]。

成年猪 RPE 细胞

当使用成年猪 RPE 细胞时，可以避免死亡时间和供体年龄等障碍[8,72,73]。如前所述，猪的眼睛与人的眼睛相似，但必须注意的是，其不包含黄斑或中央凹。由于猪眼可以从屠宰场获得，其离体时间是可控的，并可避免因供体年龄产生的巨大差异。从猪眼中获得的原代 RPE 细胞类似于其他物种的 RPE 细胞系，包括有限的细胞分裂能力和对生长底物的依赖性[73]。此外，猪原代 RPE 细胞在细胞培养中的寿命也是有限的[73]。成年猪 RPE 细胞能够吞噬光感受器外节[74-76]；表达视觉周期蛋白 RPE65[76]；可以在培养中发生极化，并通过屏障[77]转运 H^+ 和乳酸；TER 约 $>200\Omega/cm^2$[68,76,78]，并在充分培养时显示 Na^+/K^+-ATP 酶的顶端表达[76]。此外，它们还显示出 VEGF 的极化分泌[68,79]。因此，成年猪 RPE 细胞可以被认为是成年人类 RPE 细胞培养的替代品。

共培养系统

任何细胞培养的主要弊端是无论其来源如何，都缺乏与其周围组织、细胞微环境的三维相互作用。为了解决这个问题，可以生成器官特定的外植体培养物（参见本书的相应章节）。在细胞培养水平上，三维（3D）培养或所谓的视网膜芯片会增加体外系统的复杂性。目前，已开发了微流控器官芯片系统，该系统在微观层面模拟器官特异性特征，从而实现类似脉管系统的灌注。从理论上讲，该系统在稳定可控的微环境中结合了各种不同的细胞类型，重新创建了一种结构，允许在 3D 环境中进行多种细胞-细胞、细胞-基质间的相互作用研究[80]。用于 RPE 培养的视网膜芯片系统的开发仍

处于起步阶段。

最简单的 3D 培养方法是用多孔膜隔开 RPE 细胞和内皮细胞，类似 ARPE-19 和人脐静脉内皮细胞(HUVEC)的 3D 培养[81,82]。然而，这些培养方法可能面临一些困难，如不同类型细胞的培养基成分可能不相容，可以观察到一种细胞死亡和(或)另一种细胞过度生长。而且，ARPE-19 细胞的分化可能也存在问题[81]。因此，应该注意 ARPE-19 细胞的使用有一定局限性。此外，HUVEC 细胞是大血管细胞，而脉络膜内皮由微血管细胞组成，它们的特性也不同[83,84]。其他的3D 培养系统使用了更接近体内情况的细胞，如人类 RPE 细胞和猴脉络膜内皮细胞系[85]。使用聚己内酯(PCL)-明胶电纺支架共培养的两种细胞都显示出密集的融合层，并显示出吞噬能力和分泌细胞因子能力[85]，然而未对其分化水平进行全面评估。

一个更复杂的 RPE 细胞 3D 培养体系使用了一种纤维蛋白基质(由成纤维细胞组成)来代表脉络膜血管的微流体系统[86]，共培养 ARPE-19 和 HUVEC。这一系统用于研究体外血管生成过程。ARPE-19 可形成稳定的单层细胞，同时 HUVEC 产生血管样网络结构。此外，RPE 细胞还显示出稳定的屏障功能化和高度极化的生长分泌功能。尽管 VEGF 和 PEDF 因子的分泌大多在RPE 的顶端被检测到，但一般情况下，VEGF在基底侧分泌得更多[68,70]。

另一种方法是使用平行隔间，这些隔间由聚二甲基硅氧烷板制成，通过包含微槽的玻璃芯片网格相互连接，允许细胞之间接触。此外，在玻璃芯片中添加电极，以评估跨上皮电阻[87]。在该系统中，使用ARPE-19 细胞、原代人视网膜内皮细胞和神经母细胞瘤 SHSY-5Y 细胞系共培养，并测量跨上皮电阻和紧密连接蛋白的表达，以及对SHSY-5Y 细胞的神经元标志物来验证分化[87]。总而言之，RPE 细胞与下层脉络膜和

上层神经元细胞的 3D 作用体系为复杂的细胞共培养系统提供了新方向，还需要进一步研究开发。然而，这些高度复杂的模型不适用于高通量或高产量试验，仅限于需要这种高度复杂性交互的特定研究问题。

结论

RPE 细胞培养是研究这些细胞功能的一种广泛使用的模型，已经从许多不同的物种中建立起来，用于模拟不同的研究问题。我们必须根据所提出的研究问题选择最合适的模型。建议谨慎使用细胞系，并验证细胞的分化。关于 RPE 与其他类型的细胞和周围组织的相互作用，3D 和微流体模型可能会在未来提供新的和令人兴奋的结果。

(张奕霞 王颖 译)

参考文献

1. Smith D. The pigmented epithelium of the embryo chicks eye studied in vivo and in vitro. John Hopkins Hosp Bull. 1920;31:239–46.
2. Stramm LE, Haskins ME, McGovern MM, Aguirre GD. Tissue culture of cat retinal pigment epithelium. Exp Eye Res. 1983;36:91–101.
3. Defoe DM, Easterling KC. Reattachment of retinas to cultured pigment epithelial monolayers from Xenopus laevis. Invest Ophthalmol Vis Sci. 1994;35:2466–76.
4. Gibbs D, Williams DS. Isolation and culture of primary mouse retinal pigmented epithelial cells. Adv Exp Med Biol. 2003;533:347–52.
5. Mayerson PL, Hall MO, Clark V, Abrams T. An improved method for isolation and culture of rat retinal pigment epithelial cells. Invest Ophthalmol Vis Sci. 1985;26:1599–609.
6. Heller J, Jones P. Purification of bovine retinal pigment epithelial cells by dissociation in calcium free buffers and centrifugation in Ficoll density gradients followed by "recovery" in tissue culture. Exp Eye Res. 1980;30:481–7.
7. Matsumoto B, Guérin CJ, Anderson DH. Cytoskeletal redifferentiation of feline, monkey, and human RPE cells in culture. Invest Ophthalmol Vis Sci. 1990;31:879–89.
8. Chew EC, Liew CT, Chew SB, Lee JC, Hou HJ, Yam HF, Ho PC, Ip SM. The growth and behaviour of pig retinal pigment epithelial cells in culture. In Vivo.

1993;7:425–9.

9. Flood MT, Gouras P, Kjeldbye H. Growth characteristics and ultrastructure of human retinal pigment epithelium in vitro. Invest Ophthalmol Vis Sci. 1980;19:1309–20.

10. Braekevelt CR. Retinal epithelial fine structure in the domestic cat (Felis catus). Anat Histol Embryol. 1990;19:58–66.

11. Araki M. Regeneration of the amphibian retina: role of tissue interaction and related signaling molecules on RPE transdifferentiation. Dev Growth Differ. 2007;49:109–20.

12. Koinzer S, Reinecke K, Herdegen T, Roider J, Klettner A. Oxidative stress induces biphasic ERK1/2 activation in the RPE with distinct effects on cell survival at early and late activation. Curr Eye Res. 2015;40:853–7.

13. Sanchez I, Martin R, Ussa F, Fernandez-Bueno I. The parameters of the porcine eyeball. Graefes Arch Clin Exp Ophthalmol. 2011;249:475–82.

14. Middleton S. Porcine ophthalmology. Vet Clin North Am Food Anim Pract. 2010;26:557–72.

15. Strunnikova NV, Maminishkis A, Barb JJ, Wang F, Zhi C, Sergeev Y, Chen W, Edwards AO, Stambolian D, Abecasis G, Swaroop A, Munson PJ, Miller SS. Transcriptome analysis and molecular signature of human retinal pigment epithelium. Hum Mol Genet. 2010;19:2468–86.

16. Rizzolo LJ. Barrier properties of cultured retinal pigment epithelium. Exp Eye Res. 2014;126:16–26.

17. Strauss O. The retinal pigment epithelium in visual function. Physiol Rev. 2005;85:845–81.

18. Grisanti S, Guidry C. Transdifferentiation of retinal pigment epithelial cells from epithelial to mesenchymal phenotype. Invest Ophthalmol Vis Sci. 1995;36:391–405.

19. Kuriyama F, Ueda Y, Araki M. Complete reconstruction of the retinal laminar structure from a cultured retinal pigment epithelium is triggered by altered tissue interaction and promoted by overlaid extracellular matrices. Dev Neurobiol. 2009;69:950–8.

20. Tamiya S, Liu L, Kaplan HJ. Epithelial-mesenchymal transition and proliferation of retinal pigment epithelial cells initiated upon loss of cell-cell contact. Invest Ophthalmol Vis Sci. 2010;51:2755–63.

21. Sonoi R, Kim MH, Yamada K, Kino-Oka M. Phenotypic heterogeneity of human retinal pigment epithelial cells in passaged cell populations. Biosci Bioeng. 2017;124:227–33.

22. Burke JM. Epithelial phenotype and the RPE: is the answer blowing in the Wnt? Prog Retin Eye Res. 2008;27:579–95.

23. Burke JM, Skumatz CM, Irving PE, McKay BS. Phenotypic heterogeneity of retinal pigment epithelial cells in vitro and in situ. Exp Eye Res. 1996;62:63–73.

24. McKay BS, Irving PE, Skumatz CM, Burke JM. Cell-cell adhesion molecules and the development of an epithelial phenotype in cultured human retinal pigment epithelial cells. Exp Eye Res. 1997;65:661–71.

25. Burke JM, Hjelmeland LM. Mosaicism of the retinal pigment epithelium: seeing the small picture. Mol Interv. 2005;5:241–9.

26. Kokkinopoulos I, Shahabi G, Colman A, Jeffery G. Mature peripheral RPE cells have an intrinsic capacity to proliferate; a potential regulatory mechanism for age-related cell loss. PLoS One. 2011;6:e18921.

27. Ts'o MO, Friedman E. The retinal pigment epithelium. I. Comparative histology. Arch Ophthalmol. 1967;78:641–9.

28. Starnes AC, Huisingh C, McGwin G Jr, Sloan KR, Ablonczy Z, Smith RT, Curcio CA, Ach T. Multinucleate retinal pigment epithelium cells of the human macula exhibit a characteristic and highly specific distribution. Vis Neurosci. 2016;33:e001.

29. Ach T, Huisingh C, McGwin G Jr, Messinger JD, Zhang T, Bentley MJ, Gutierrez DB, Ablonczy Z, Smith RT, Sloan KR, Curcio CA. Quantitative autofluorescence and cell density maps of the human retinal pigment epithelium. Invest Ophthalmol Vis Sci. 2014;55:4832–41.

30. Sonoi R, Kim MH, Kino-Oka M. Facilitation of uniform maturation of human retinal pigment epithelial cells through collective movement in culture. J Biosci Bioeng. 2016;121:220–6.

31. Nabi IR, Mathews AP, Cohen-Gould L, Gundersen D, Rodriguez-Boulan E. Immortalization of polarized rat retinal pigment epithelium. J Cell Sci. 1993;104:37–49.

32. Finnemann SC, Bonilha VL, Marmorstein AD, Rodriguez-Boulan E. Phagocytosis of rod outer segments by retinal pigment epithelial cells requires alpha(v)beta5 integrin for binding but not for internalization. Proc Natl Acad Sci U S A. 1997;94:12932–7.

33. Bonilha VL, Finnemann SC, Rodriguez-Boulan E. Ezrin promotes morphogenesis of apical microvilli and basal infoldings in retinal pigment epithelium. J Cell Biol. 1999;147:1533–48.

34. West KA, Yan L, Miyagi M, Crabb JS, Marmorstein AD, Marmorstein L, Crabb JW. Proteome survey of proliferating and differentiating rat RPE-J cells. Exp Eye Res. 2001;73:479–91.

35. Mannagh J, Arya DV, Irvine AR Jr. Tissue culture of human retinal pigment epithelium. Invest Ophthalmol. 1973;12:52–64.

36. Davis AA, Bernstein PS, Bok D, Turner J, Nachtigal M, Hunt RC. A human retinal pigment epithelial cell line that retains epithelial characteristics after prolonged culture. Invest Ophthalmol Vis Sci. 1995;36:955–64.

37. Geisen P, McColm JR, King BM, Hartnett ME. Characterization of barrier properties and inducible VEGF expression of several types of retinal pigment epithelium in medium-term culture. Curr Eye Res. 2006;31:739–48.

38. Lee H, Chung H, Arnouk H, Lamoke F, Hunt RC, Hrushesky WJ, Wood PA, Lee SH, Jahng WJ. Cleavage of the retinal pigment epithelium-specific protein RPE65 under oxidative stress. Int J Biol Macromol. 2010;47:104–8.

39. von Recum HA, Okano T, Kim SW, Bernstein PS. Maintenance of retinoid metabolism in human retinal pigment epithelium cell culture. Exp Eye Res. 1999;69:97–107.

40. Chen M, Muckersie E, Robertson M, Fraczek M, Forrester JV, Xu H. Characterization of a spontaneous mouse retinal pigment epithelial cell line B6-RPE07. Invest Ophthalmol Vis Sci. 2008;49:3699–706.

41. Catanuto P, Espinosa-Heidmann D, Pereira-Simon S, Sanchez P, Salas P, Hernandez E, Cousins SW, Elliot SJ. Mouse retinal pigmented epithelial cell lines retain their phenotypic characteristics after transfection with human papilloma virus: a new tool to further the study of RPE biology. Exp Eye Res. 2009;88:99–105.

42. Shao Z, Wang H, Zhou X, Guo B, Gao X, Xiao Z, Liu M, Sha J, Jiang C, Luo Y, Liu Z, Li S. Spontaneous generation of a novel foetal human retinal pigment epithelium (RPE) cell line available for investigation on phagocytosis and morphogenesis. Cell Prolif. 2017;50:12386.

43. Najafabadi HS, Soheili ZS, Ganji SM. Behavior of a spontaneously arising human retinal pigment epithelial cell line cultivated on thin alginate film. J Ophthalmic Vis Res. 2015;10:286–94.

44. Dunn KC, Aotaki-Keen AE, Putkey FR, Hjelmeland LM. ARPE-19, a human retinal pigment epithelial cell line with differentiated properties. Exp Eye Res. 1996;62:155–69.

45. Luo Y, Zhuo Y, Fukuhara M, Rizzolo LJ. Effects of culture conditions on heterogeneity and the apical junctional complex of the ARPE-19 cell line. Invest Ophthalmol Vis Sci. 2006;47:3644–55.

46. Kozlowski MR. The ARPE-19 cell line: mortality status and utility in macular degeneration research. Curr Eye Res. 2015;40:501–9.

47. Fasler-Kan E, Aliu N, Wunderlich K, Ketterer S, Ruggiero S, Berger S, Meyer P. The retinal pigment epithelial cell line (ARPE-19) displays mosaic structural chromosomal aberrations. Methods Mol Biol. 2018;1745:305–14.

48. Hu J, Bok D. A cell culture medium that supports the differentiation of human retinal pigment epithelium into functionally polarized monolayers. Mol Vis. 2000;7:14–9.

49. Tian J, Ishibashi K, Honda S, Boylan SA, Hjelmeland LM, Handa JT. The expression of native and cultured human retinal pigment epithelial cells grown in different culture conditions. Br J Ophthalmol. 2005;89:1510–7.

50. Ahmado A, Carr AJ, Vugler AA, Semo M, Gias C, Lawrence JM, Chen LL, Chen FK, Turowski P, da Cruz L, Coffey PJ. Induction of differentiation by pyruvate and DMEM in the human retinal pigment epithelium cell line ARPE-19. Invest Ophthalmol Vis Sci. 2011;52:7148–59.

51. Heimsath EG Jr, Unda R, Vidro E, Muniz A, Villazana-Espinoza ET, Tsin A. ARPE-19 cell growth and cell functions in euglycemic culture media. Curr Eye Res. 2006;31:1073–80.

52. Tian J, Ishibashi K, Handa JT. The expression of native and cultured RPE grown on different matrices. Physiol Genomics. 2004;17:170–82.

53. Cai H, Del Priore LV. Gene expression profile of cultured adult compared to immortalized human RPE. Mol Vis. 2006;12:1–14.

54. Samuel W, Jaworski C, Postnikova OA, Kutty RK, Duncan T, Tan LX, Poliakov E, Lakkaraju A, Redmond TM. Appropriately differentiated ARPE-19 cells regain phenotype and gene expression profiles similar to those of native RPE cells. Mol Vis. 2017;23:60–89.

55. Lynn SA, Keeling E, Dewing JM, Johnston DA, Page A, Cree AJ, Tumbarello DA, Newman TA, Lotery AJ, Ratnayaka JA. A convenient protocol for establishing a human cell culture model of the outer retina. F1000Res. 2018;7:1107.

56. Hazim RA, Volland S, Yen A, Burgess BL, Williams DS. Rapid differentiation of the human RPE cell line, ARPE-19, induced by nicotinamide. Exp Eye Res. 2019;179:18–24.

57. Ablonczy Z, Dahrouj M, Tang PH, Liu Y, Sambamurti K, Marmorstein AD, Crosson CE. Human retinal pigment epithelium cells as functional models for the RPE in vivo. Invest Ophthalmol Vis Sci. 2011;52:8614–20.

58. Mannermaa E, Reinisalo M, Ranta VP, Vellonen KS, Kokki H, Saarikko A, Kaarniranta K, Urtti A. Filter-cultured ARPE-19 cells as outer blood-retinal barrier model. Eur J Pharm Sci. 2010;40:289–96.

59. Maminishkis A, Chen S, Jalickee S, Banzon T, Shi G, Wang FE, Ehalt T, Hammer JA, Miller SS. Confluent monolayers of cultured human fetal retinal pigment epithelium exhibit morphology and physiology of native tissue. Invest Ophthalmol Vis Sci. 2006;47:3612–24.

60. Quinn RH, Miller SS. Ion transport mechanisms in native human retinal pigment epithelium. Invest Ophthalmol Vis Sci. 1992;33:3513–27.

61. Hu J, Bok D. Culture of highly differentiated human retinal pigment epithelium for analysis of the polarized uptake, processing, and secretion of retinoids. Methods Mol Biol. 2010;652:55–73.

62. Hu J, Bok D. The use of cultured human fetal retinal pigment epithelium in studies of the classical retinoid visual cycle and retinoid-based disease processes. Exp Eye Res. 2014;126:46–50.

63. Adijanto J, Philp NJ. Cultured primary human fetal retinal pigment epithelium (hfRPE) as a model for evaluating RPE metabolism. Exp Eye Res. 2014;126:77–84.

64. Song MK, Lui GM. Propagation of fetal human RPE cells: preservation of original culture morphology after serial passage. J Cell Physiol. 1990;143:196–203.

65. Sonoda S, Spee C, Barron E, Ryan SJ, Kannan R, Hinton DR. A protocol for the culture and differentiation of highly polarized human retinal pigment epithelial cells. Nat Protoc. 2009;4:662–73.

66. Gamm DM, Melvan JN, Shearer RL, Pinilla I, Sabat G, Svendsen CN, Wright LS. A novel serum-free method for culturing human prenatal retinal pigment epithelial cells. Invest Ophthalmol Vis Sci. 2008;49:788–99.

67. Kolomeyer AM, Sugino IK, Zarbin MA. Characterization of conditioned media collected from cultured adult versus fetal retinal pigment epithelial cells. Invest Ophthalmol Vis Sci. 2011;52:5973–86.

68. Klettner A, Kaya L, Flach J, Lassen J, Treumer F, Roider J. Basal and apical regulation of VEGF-A and placenta growth factor in the RPE/choroid and pri-

mary RPE. Mol Vis. 2015;21:736–48.

69. Hu JG, Gallemore RP, Bok D, Lee AY, Frambach DA. Localization of NaK ATPase on cultured human retinal pigment epithelium. Invest Ophthalmol Vis Sci. 1994;35:3582–8.

70. Blaauwgeers HG, Holtkamp GM, Rutten H, Witmer AN, Koolwijk P, Partanen TA, Alitalo K, Kroon ME, Kijlstra A, van Hinsbergh VW, Schlingemann RO. Polarized vascular endothelial growth factor secretion by human retinal pigment epithelium and localization of vascular endothelial growth factor receptors on the inner choriocapillaris. Evidence for a trophic paracrine relation. Am J Pathol. 1999;155:421–8.

71. Stanzel BV, Blumenkranz MS, Binder S, Marmor MF. Longterm cultures of the aged human RPE do not maintain epithelial morphology and high transepithelial resistance. Graefes Arch Clin Exp Ophthalmol. 2012;250:313–5.

72. Klettner A, Roider J. Comparison of bevacizumab, ranibizumab, and pegaptanib in vitro: efficiency and possible additional pathways. Invest Ophthalmol Vis Sci. 2008;49:4523–7.

73. Wiencke AK, Kiilgaard JF, Nicolini J, Bundgaard M, Röpke C, La Cour M. Growth of cultured porcine retinal pigment epithelial cells. Acta Ophthalmol Scand. 2003;81:170–6.

74. Feng W, Zheng JJ, Lutz DA, McLaughlin BJ. Loss of RPE phenotype affects phagocytic function. Graefes Arch Clin Exp Ophthalmol. 2003;241:232–40.

75. Klettner A, Möhle F, Lucius R, Roider J. Quantifying FITC-labeled latex beads opsonized with photoreceptor outer segment fragments: an easy and inexpensive method of investigating phagocytosis in retinal pigment epithelium cells. Ophthalmic Res. 2011;46:88–91.

76. Toops KA, Tan LX, Lakkaraju A. A detailed three-step protocol for live imaging of intracellular traffic in polarized primary porcine RPE monolayers. Exp Eye Res. 2014;124:74–85.

77. Hamann S, Kiilgaard JF, la Cour M, Prause JU, Zeuthen T. Cotransport of H+, lactate, and H2O in porcine retinal pigment epithelial cells. Exp Eye Res. 2003;76:493–504.

78. Terasaki H, Shirasawa M, Otsuka H, Yamashita T, Uchino E, Hisatomi T, Sonoda S, Sakamoto T. Different effects of thrombin on VEGF secretion, proliferation, and permeability in polarized and non-polarized retinal pigment epithelial cells. Curr Eye Res. 2015;40:936–45.

79. Shirasawa M, Sonoda S, Terasaki H, Arimura N, Otsuka H, Yamashita T, Uchino E, Hisatomi T, Ishibashi T, Sakamoto T. TNF-α disrupts morphologic and functional barrier properties of polarized retinal pigment epithelium. Exp Eye Res. 2013;110:59–69.

80. Haderspeck JC, Chuchuy J, Kustermann S, Liebau S, Loskill P. Organ-on-a-chip technologies that can transform ophthalmic drug discovery and disease modeling. Expert Opin Drug Discov. 2019;14:47–57.

81. Chen LJ, Ito S, Kai H, Nagamine K, Nagai N, Nishizawa M, Abe T, Kaji H. Microfluidic co-cultures of retinal pigment epithelial cells and vascular endothelial cells to investigate choroidal angiogenesis. Sci Rep. 2017;7:3538.

82. Hamilton RD, Foss AJ, Leach L. Establishment of a human in vitro model of the outer blood-retinal barrier. J Anat. 2007;211:707–16.

83. Lang I, Pabst MA, Hiden U, Blaschitz A, Dohr G, Hahn T, Desoye G. Heterogeneity of microvascular endothelial cells isolated from human term placenta and macrovascular umbilical vein endothelial cells. Eur J Cell Biol. 2003;82:163–73.

84. Shao Z, Friedlander M, Hurst CG, Cui Z, Pei DT, Evans LP, Juan AM, Tahiri H, Duhamel F, Chen J, Sapieha P, Chemtob S, Joyal JS, Smith LE. Choroid sprouting assay: an ex vivo model of microvascular angiogenesis. PLoS One. 2013;8:e69552.

85. Shokoohmand A, Jeon JE, Theodoropoulos C, Baldwin JG, Hutmacher DW, Feigl B. A novel 3D cultured model for studying early changes in age-related macular degeneration. Macromol Biosci. 2017;17:1700221.

86. Chung M, Lee S, Lee BJ, Son K, Jeon NL, Kim JH. Wet-AMD on a chip: modeling outer blood-retinal barrier in vitro. Adv Healthc Mater. 2018;7. https://doi.org/10.1002/adhm.201700028.

87. Yeste J, García-Ramírez M, Illa X, Guimerà A, Hernández C, Simó R, Villa R. A compartmentalized microfluidic chip with crisscross microgrooves and electrophysiological electrodes for modeling the blood-retinal barrier. Lab Chip. 2017;18:95–105.

第 18 章

RPE器官培养

Yoko Miura

RPE 器官培养发展史

关于外植体组织中 RPE 的研究可以追溯到 20 世纪 20 年代，远早于细胞培养技术建立[1-5]。当时的研究大多围绕培养过程中[2,3]黑素体的形成和生物学行为，以及眼组织[5]的自我分化。这些早期研究大多应用来自鸡胚眼的外植体。从 20 世纪 50 年代开始，应用来自成人供体眼的 RPE 外植体培养研究发现了许多重要的 RPE 细胞的体外生长特性[6-8]。20 世纪 50~60 年代，如 Eagle 培养基[9]或罗斯威尔公园纪念研究所 (RPMI) 培养基[10]的发明和应用，扩大了此类试验的可行性。从 20 世纪 70 年代开始，根据不同的研究目的，RPE 外植体被应用于各种试验中。静态条件下，RPE-脉络膜外植体的短期培养 (最长数小时) 主要用于研究细胞生理特性，如主动/被动离子转运[11-15]或屏障功能[16]。另一方面，从短期到长期的不同培养周期应用于不同研究目的，从数小时到数周的培养用于研究 RPE 的形态学[8,17,18]；静态条件下，从数小时到数天的培养用于研究 RPE 细胞伤口愈合能力[19-21]和吞噬作用活性[22-24]。

2001 年，Framme 等人利用新的组织工程技术，构建了一个灌注培养系统[25]，用于 RPE-脉络膜组织外植体培养[26]。与静态培养相比，灌注培养可维持营养物质的持续供应以及代谢产物的清除，为组织提供更稳定的培养环境。这种灌注系统培养的 RPE 外植体在过去的 10 年间被广泛应用于不同的研究，如化合物的安全性测试[27,28]、激光-组织相互作用[29,30]，以及生长因子分泌的调节机制[31,32]。

在 RPE 组织特性保存方面，学者不仅研究了灌注培养系统在形态学上的维持作用[29,30]，还研究了其在功能维持方面的作用[29,30]，结果显示，仅能在有限时间内观察到功能良好的 RPE[30]。最近发展的技术甚至可以通过测量组织自发荧光的荧光寿命，无创地检测 RPE 的代谢状态[33,34]。RPE 的荧光寿命在器官培养过程中呈现出缓慢的变化，提示细胞的代谢状态随时间改变，而常规细胞活力检测无法显示这一变化。这一技术促使研究人员在器官培养中进一步尝试并尽力改善培养条件，使得 RPE 的代谢状态保持稳定，从而使组织保持健康状态，延长外植物的体外试验时间。

眼球供体

不同脊椎动物的眼球被用作 RPE 外植体的供体，如雏鸡或鸡胚[19-21,35-38]、青蛙[12,14]、成年蝾螈[39,40]、兔[11,41]、猪[17,26-32,42-45]或牛[13,18,22-24,41]。

由于鸡胚的眼睛具有良好的可及性，早期被广泛使用。近年来，利用鸡胚的研究主要集中在 RPE 和视网膜的分化上[20,36]。蝾螈的眼睛具有在成年时期仍可通过增殖和转分化 RPE 细胞再生整个视网膜的独特性[46]，因此其被作为一个有趣的模型，用于人类视网膜退行性疾病治疗的探索和 RPE 再生的研究[39,40]。

考虑到基因组同源性，哺乳动物的眼睛是许多人类医学研究的良好模型，如研究治疗方法的有效性和安全性，或者研究新的成像模式。特别是，家猪的基因组与人类[47]具有很大的相似性，其眼睛的解剖和功能亦是如此[48-50]；例如，家猪具有完全血管化的视网膜、类似人的 RPE，没有猫和狗的绒毡层，其脉络膜血管和 Bruch 膜与人类相似。另一方面，在一些低等脊椎动物的眼睛中，如硬骨鱼和两栖动物的眼睛，RPE 的一些功能已被证明明显不同于哺乳动物。例如，它们的光感受器和 RPE 中的色素颗粒会因光照条件的不同或昼夜节律产生位置重排（称之为"视网膜运动"）。

由于兔眼视网膜和脉络膜与人类具有类似的光吸收特性[53]，其经常被用于体内试验，以研究视网膜的激光组织交互作用[51,52]或药代动力学和药物效应[54]。然而，鲜有研究将兔眼用于培养目的[11,41]。兔眼的解剖学特征与人眼有明显不同，如其存在视网膜血管增生（大部分无血管）；相比猪眼（赤道部厚度为 0.56~0.86mm[49]）和人眼（0.2~0.55mm[55]），其巩膜更薄（赤道部厚度仅为 0.2~0.25mm[50]）。如果 RPE 与巩膜一起培养，巩膜厚度可能是一个影响因素。

部分研究者对手术摘除的或来源于眼库的眼球进行了培养和研究[6,8,56-59]。然而，人眼的可用性因法律情况而有很大不同。尽管法律允许，但由于难以频繁获取和供体死亡后保持时间较短，在 RPE 器官培养的研究中，使用人类供体眼睛相当有限。

外植体类型

RPE 器官培养制备的一般原则

在 RPE 器官培养中，对供体死后时间的要求比 RPE 细胞培养更严格。为了获得有活性的 RPE 细胞，眼球需要在供体死亡后的数小时内被摘除。此外，被摘除的眼球在制备培养前需要被保存在冷藏环境下。由于哺乳动物的视杆细胞外节段脱落和 RPE 的吞噬作用是由光触发的[60]，如果希望在供体死后至试验开始前维持稳定的 RPE 细胞吞噬活性，最好在制备前或制备期间将眼球保存在避光环境中[61]。

在去除眼外组织后，将眼球经消毒溶液短暂浸泡后，移入 PBS 或培养基中。剪除眼前段结构、玻璃体和神经视网膜，眼杯制备完成。神经视网膜可能仍保留在 RPE 上，直到手术的最后步骤。

下文将介绍不同类型的外植体培养：眼杯、RPE-脉络膜-巩膜培养和 RPE-脉络膜培养。

眼杯

RPE 细胞可以在由巩膜、脉络膜、Bruch 膜和 RPE 细胞组成的"眼杯"中存活一段时间[23,24]（图 18.1a）。在 20 世纪 80 年代，有一些研究报道使用牛眼杯来研究 RPE 的吞噬活性[23,24]。RPE 眼杯培养，即保留杯状眼后段内的 RPE，制备方法为在睫状体平坦部至赤道部之间平行角膜缘切开巩膜，然后去除玻璃体和神经视网膜。眼杯应放置于合适的培养皿中，并保存在充足的培养基中。尽管眼杯内外均有培养液，但在大多数动物眼杯中，由于脉络膜血液循环的丧失和巩膜的水渗透性低，来源于 RPE 基底外

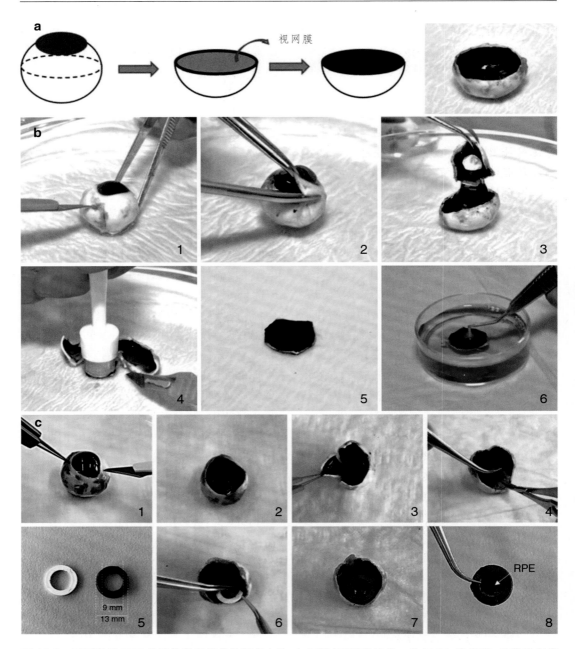

图 18.1　不同类型 RPE 外植体器官培养的制备方法：(a)"眼杯"器官培养。(b)RPE–脉络膜–巩膜器官培养。(c)RPE–脉络膜器官培养。

侧的营养和液体运输显著减少。这种效应在巩膜较厚的人眼和猪眼中更为显著[49,50,55]。既往报道显示，眼杯的最长保存时间约为 24 小时。到目前为止，还没有关于 RPE 在眼杯器官培养中保存时间的研究。

RPE 眼杯培养的另一个问题是，由于眼球的个体差异，外植体的大小也存在差异，从而造成每次培养的培养条件存在差异，继而导致试验结果不稳定。例如，单位面积的培养基体积不同，可能导致最终培养基中代谢废物的浓度有显著差异。建议应用外植体大小保持一致的 RPE-脉络膜-巩膜器官培养的方法。

RPE-脉络膜-巩膜器官培养

与眼杯相比，使用分割大小一致的外植体可能具有以下优点：外植体可以在标准培养皿中培养，完全浸泡在培养基中，便于进行定量分析。当采用这种方法时，部分外植体（RPE-脉络膜-巩膜）以规定的大小切割，并被置于培养基中（图 18.1b）。巩膜可能是阻碍 RPE 细胞从其基底外侧获得水和营养的障碍。然而，与无巩膜培养相比，其制备和处理相对简便，因此这种培养方法也可作为短期试验的模型。迄今为止，其已被用于为期数小时至数天的不同研究中[11,17,24,41,56-58,62,63]。近期研究通过钙黄绿素-AM 试验证实，在静态培养中，RPE-脉络膜-巩膜外植体至少能够存活 72 小时[64]。

RPE-脉络膜器官培养

在 RPE 细胞活性保存方面，由于来自基底侧的水和营养供应最佳，无巩膜的 RPE-脉络膜器官培养被认为是 RPE 器官培养的最佳模型。据报道，RPE-脉络膜器官培养的 RPE 细胞可在灌注系统（钙绿素-AM 染色检测）的中至少存活 5 天，随后出现缓慢的退行性改变[30]。近年来，RPE-脉络膜器官培养已被应用于各种研究[26,30-32,34,45,65]。当进行 RPE-脉络膜薄片制备时，需要使用剪刀和镊子将其从巩膜上剥离，除了要考虑环境变化对组织产生的应激外，还须注意机械性刺激对组织产生的影响。由于厚度仅为 150~200μm 的 RPE-脉络膜薄片失去巩膜结构的支持，需要在培养过程中提供替代支撑物；在以往研究中，过滤器[8,20,22]或特殊的支架[12,13,15,26-32,44,45]常被用于组织支持（图 18.1c）。支架在整个试验期间可使外植体保持平整，没有支架支撑的 RPE-脉络膜薄片在培养过程中可能会出现起伏、卷曲或收缩，从而失去其平整的形态。

与神经视网膜共培养

由于死后眼中静水压和渗透压差异的丧失，光感受器外节段会失去与 RPE 的黏附特性[66,67]。这也意味着供体死亡后，光感受器和 RPE 之间失去了直接的相互作用，包括 RPE 细胞对光感受器外节段的吞噬作用。在体外条件下，视网膜比 RPE 退化得更快[29]。目前，视网膜电活动，即视网膜电图（ERG）上的信号，在最佳介质中最长可保存 10 小时[68]。这表明尽管视网膜形态在制备后可保留数天，但其电活动在 1 天后就已经消失[29]。在培养过程中，其不可恢复黏附。

据 Kaempf 等人报道，相比视网膜单独培养，神经视网膜与 RPE-脉络膜共培养可能延长视网膜细胞的存活、减少细胞核丢失、显著减少核细胞层凋亡细胞、避免 Müller 细胞肥大，还可减少中枢神经系统神经受损产生的胶质细胞中胶质细胞原纤维酸性蛋白的上调[43]。这可能是由于 RPE 细胞分泌促进光感受器存活的生长因子，如色素上皮衍生因子（PEDF）[69]。因此，我们认为，视网膜-RPE-脉络膜器官培养可能是评估 RPE 和神经视网膜之间相互作用的一个很好的模型，包括信号分子或药物对视网膜和（或）RPE 的影响[28]。然而，在视网膜共培养中，退化视网膜的代谢物可能对 RPE 产生不良影响。目前，还没有研究阐明共培养中退行性神经视网膜对器官培养中 RPE 细胞存活的影响。

培养系统类型

根据对外植体培养基的供应方式，可以将培养方法分为两种：静态培养和灌注培养。

静态培养

在此方法中,外植体包括有或没有支架(如膜过滤器、支架)的 RPE(RPE-脉络膜,RPE-脉络膜-巩膜,RPE 眼杯)被置于静态条件下的培养容器中,如细胞培养皿[20,23,24,42]、Lighton 管[8]或 Ussing 型室[11-14,35,44,45]。然后将其放置在 CO_2 培养箱中(37℃,5% CO_2)。

Ussing 型室是由 Ussing 发明的,并首次被应用于测量青蛙上皮的 Na^+转运[70]。Ussing 型室由两部分组成,组织的顶侧和基底侧可提供不同的培养基。使用带有 RPE 外植体的 Ussing 型室有助于研究 RPE 的生理特性,如离子转运和膜电位[11-14,22,41],又如 RPE 细胞来源的生长因子或酶的分泌极性[44,45]。在 Ussing 型室中,RPE 细胞的生物极性和跨上皮电阻(TER)得以被很好地保存。高 TER 提示 RPE 紧密连接的完整性高。因此,Ussing 型室也被用于研究 RPE 的屏障功能。为了使培养基的温度保持在 37℃左右,部分研究还采用带有水套包绕的 Ussing 型室改良培养系统[11,13]。

灌注培养

灌注培养是一种通过泵送控制培养基流量的培养方法,组织可以持续灌注新鲜的培养基,而无须人工更换。与静态培养相比,这种方法可以为组织提供一种更接近于体内分子动态的培养环境。此外,灌注系统可以为不同研究所需的仿生环境提供一个灵活的平台。一般灌注器官培养技术于 20 世纪 70 年代被引入[71,72],Rramme 等人于 2002 年首次报道了其在 RPE 外植体中的应用[26]。这个系统最初由 Minuth 等人开发和建立,用于胚胎肾上皮细胞培养[25]。

RPE 外植体的灌注培养通常是在一个封闭的小室内进行的。培养液应被暴露于大气中,可使灌注液获得充分的气体交换,与大气中 O_2/CO_2 的水平维持平衡。目前,大多数灌注培养系统均使用具有高氧渗透率的硅橡胶管,以维持关于 RPE 外植体的研究在正常空气条件下进行[73]。需要注意的是,当进行增氧试验,须为组织提供氧浓度高于大气的培养液时,高透氧的灌注管壁可能会造成灌注培养液的氧流失。Pegg 等人的研究显示,与聚氯乙烯(PVS)、聚乙烯或聚酰胺(尼龙)等其他材料相比,应用硅橡胶管灌注增氧培养液时氧流失最多[74]。此外,硅橡胶对脂肪酸的亲和力最高,而后者是细胞能量和脂代谢所不可或缺的[74]。因此,应该根据研究目的仔细选择灌注管的材料。

在正常空气条件下设置的灌注培养系统是有缺点的,其培养液的 pH 值可能比在维持 5%CO_2 浓度的静态培养中变化得更快。为减少 pH 值的增加,通常在培养基中添加具有缓冲作用的物质,如 HEPES[4-(2-羟乙基)-1-哌嗪乙磺酸]。此外,为达到增氧目的,也可使用含有 5% CO_2 的空气和(或)纯氧。对于葡萄糖供应,在静态培养中,培养基中的葡萄糖浓度随时间下降而下降,而灌注培养中的葡萄糖浓度可保持在恒定水平[75,76]。

温度也是培养试验中的一个重要参数。如果灌注培养系统被放置在培养箱外,则将培养室放置在温板上,以使培养基温度保持在 37℃左右。培养液的流速应由泵控制,其组织不会被流体动力剪切应力破坏。例如,在体积为 5mL 的腔室进行的研究中,需要维持 1~2.5mL/h 的流速[26,27,30,32]。

培养基

用于 RPE 器官培养的培养基与 RPE 细胞培养所用的培养基大体上相同。在 RPE 器官培养的历史上,直到 20 世纪 80 年代前,RPMI 1640 培养基一直被广泛使用[8,22,24]。最近的研究经常使用杜氏改良 Eagle 培养基（DMEM，高葡萄糖）或混合了 DMEM（高葡萄糖）和 HAM F12 的培养基[27,29-32,34,59]。需要注意的是，这两种培养基的葡萄糖浓度是不同的，其中 DMEM 高葡萄糖含有约 25mM（4.5g/L）葡萄糖，而 DMEM:HAM F12 含有约 17.5mM（3.15g/L）葡萄糖。在血清类型和浓度方面，常用浓度为 5%~15% 的猪或（胎）牛血清。

在灌注系统中，入口池培养液最好被保存在 4℃ 环境中，供应给组织前，应在其流经加热板管道时预热到 37℃。在 CO_2 培养箱外的灌注培养过程中需要一种 pH 稳定剂，如 HEPES[4-（2-羟乙基）-1-哌氮乙磺酸]，其在培养液中的最大浓度可达 25mM。然而，若不增加培养液中 CO_2 浓度（例如，进口池 pH 值为 7.29，出口池 pH 值为 7.57），与在 CO_2 培养箱中培养相比，培养基的 pH 值可能会稍有升高[75]。

器官培养中的 RPE 的特性保持和改变

形态保持和改变

新鲜分离的外植体中的 RPE 可能在培养过程中保留原有形态，如微绒毛、胞内细胞器和细胞间紧密连接[8,18]（图 18.2）。在原有的组织中，RPE 细胞横切面呈六角形，平均高度约为 10μm。细胞的顶侧有许多微绒毛和黑素体，而细胞核位靠近基底侧。根据 McKechnie 等人的短期结构分析，外植体中 RPE 首先暂时缺乏顶端微绒毛，但在培养前的 3 个小时，顶端的微绒毛逐渐恢复[18]。也有报道指出，顶端微绒毛在培养过程中可长时间存留[8,17,58]。

器官培养中的 RPE 细胞形态在培养过程中开始发生变化：①细胞形状改变，如变圆、变大、变平或呈穹顶形[8,17,30,58]；②形态极性改变，如黑素体顶移和细胞核向细胞基底侧下沉[30]；③低色素 RPE 细胞增加[8]；④基底质膜内折减少[8]；⑤微绒毛缩短[58]；⑥细胞连接完整性和细胞骨架改变[30]，伴有应力纤维增加，F-肌动蛋白丝不规则排列，紧密连接蛋白（如咬合蛋白）的清晰边界定位缺失[30]；⑦RPE 局灶性结节性增生[8]。在这些 RPE 的变化中，有许多与在老年供体眼[51,77]中观察到的变化非常相似。此外，细胞形状的穹顶形变化也与在试验性视网膜脱离的体内研究中观察到的变化类似[78-80]。

器官培养中 RPE 的退行性改变的发生和持续时间在不同的报道中有所不同[8,17,30]。细胞形状（穹顶形）的变化在大多数研究中被观察到，其作为典型的初始形态变化，从培养的前几天就开始被观察到。然而，进一步的退行性变化，如低色素 RPE 细胞增加、基底质膜内褶减少或明显增殖，出现的时间在不同报道中是不一致的。在 Tso 等人的研究中，这些变化最早在 3 天后被观察到，而明显的变化可能在 14 天后开始出现[8]；而 DelPriore 的研究显示，至少在 29 天内基本无上述变化[17]。Miura 等人的研究表明，灌注系统中的 RPE-脉络膜器官培养的 RPE 细胞在几天后开始缓慢失去形态上的极性（顶端黑素体和基底核），8 天后连接完整性部分破坏，但在超过 8 天的观察期间没有观察到明显的增殖或退行性改变[30]。这些开始出现的形态变化差异可能是由培养条件变化引起的，但也可能在很大程度上取决于外植体样本的初始条件。因此，在使用 RPE 外植体的研究中，尽可能保持供体眼球状态的一致性是必要的。

在长期研究中观察到的扁平和低色素 RPE 细胞可能是部分细胞死亡和随后的伤口愈合的结果。这些长期形态学研究的发现表明，器官培养中的 RPE 细胞并没有完全快速死亡，而是经历了一种缓慢的退行性变化，可能需要数周的时间。

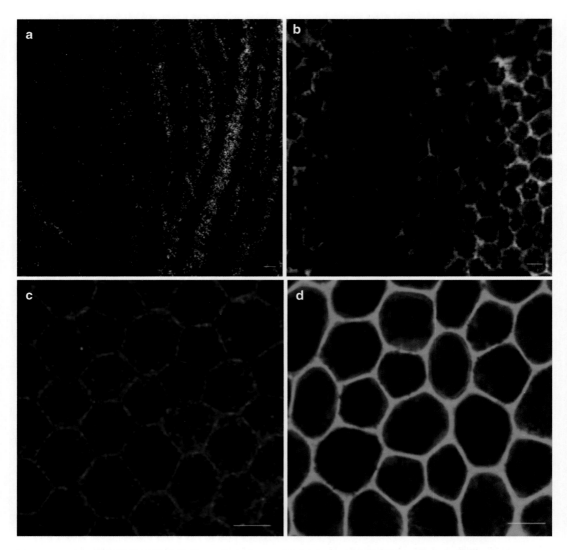

图 18.2 RPE-脉络膜灌注器官培养 24 小时后 RPE 的形态。(a)低倍镜明视场下 RPE 图像（Bar=100μm），
(b)高倍镜明视场下 RPE 图像（Bar=10μm）。(c)咬合蛋白的免疫荧光染色（Bar=10μm）。(d)FITC-F-肌动
蛋白的免疫荧光染色（Bar=10μm）。这些高度整合的连接形态可以在培养中至少保留 5 天。

代谢/功能保存和改变

研究清楚地表明，器官培养中的 RPE
细胞具有吞噬活性[8,22-24,81]。这些研究显示，
在组织制备后 24~48 小时，其存在吞噬活
性，然而器官培养中的 RPE 细胞具有吞噬
活性的时间尚不清楚。Tso 等人在第 14 天
的器官培养 RPE 细胞中观察到丰富的内质
网，表明细胞代谢至少在此前仍然活跃[8]，

这与本章中描述的形态学变化吻合，提示
退行性和再生性的变化发生在这个时间点
附近。

为了利用 RPE 器官培养来研究健康
的 RPE，而不是退化的 RPE，RPE 细胞在
明显的退化性改变发生之前的稳定功能
是必要的。RPE 的基本功能之一是分泌细
胞因子来维持脉络膜视网膜功能的稳态，
包括生长因子[82]。其中，VEGF 在视网膜功

能中起着特别重要的作用。VEGF 是由健康的 RPE 细胞生理分泌的,它不仅对视网膜及脉络膜血管系统的发育至关重要,对神经视网膜的发育也同样重要。VEGF 对神经视网膜、RPE 和脉络膜也具有保护作用[83-86]。在应激状态下,如氧化应激或缺氧等,其分泌[31,87,88]可能增加。既往研究表明,灌注器官培养中 RPE-脉络膜外植体 RPE 的 VEGF 分泌直到培养的第 5 天才稳定,之后开始逐渐增加。这表明在灌注器官培养中的 RPE-脉络膜功能恶化开始之前,其功能可能会稳定约 5 天[30]。这一解释得到试验结果的支持,表明激光造成的 RPE 损伤在培养的第 6 天不能正常愈合,表现为伤口不能完全愈合或愈合处被纤维化的 RPE 细胞覆盖,而此前造成的创伤愈合过程是正常的,且被单层 RPE 覆盖[30]。

在基础研究中 RPE 器官培养技术的应用

RPE 伤口愈合

与 RPE 细胞培养的研究相比,在 RPE 外植体进行 RPE 伤口愈合研究最大的优势是其保留了 Bruch 膜,这是 RPE 的天然底物。此前的研究证实,整合素抗体 2A10 抑制了在培养过程中,在纤维连接蛋白或层粘连蛋白上生长的 RPE 细胞伤口愈合,抑制细胞扩散、迁移和增殖[89],而在 RPE-脉络膜器官培养中,其只抑制 RPE 细胞迁移和增殖,而不抑制细胞扩散(细胞增大)。Hergott 等认为,这些差异是由于器官培养中伤口边缘的 RPE 细胞已经黏附在利于其扩散的 Bruch 膜上,而细胞培养中的细胞则似乎首先需要接触到合适的便于扩散的基质[20]。

组织对激光的反应

在临床实践中,视网膜激光治疗使用可被 RPE 细胞中的黑素体高度吸收的激光,波长从绿色到黄色(530~580nm)[90]。器官培养中的 RPE 细胞含有大量黑素体,因此适用于研究 RPE 的激光-组织相互作用。相比之下,在细胞培养过程中,黑素体随细胞分裂而丢失,故在正常细胞培养条件下,RPE 细胞黑素不能生成[91],黑色素含量不断减少,因此细胞培养的 RPE 细胞不适用于激光研究。90%以上的 532nm 激光辐射可以被多色素的猪 RPE-脉络膜外植体吸收,而在有色素猪眼分离的 RPE 原代细胞培养中,其只能被吸收 30%~50%,在传代培养中只有 10%~30%被吸收(Miura,未发表的数据)。细胞培养中的不均匀色素沉着也是一个很大的缺点,其可能导致不均匀的光能量吸收,因此同一培养中的激光效应差异较大。由于同一个 RPE 外植体的色素沉着程度是均匀的,激光效应取决于辐照条件,如功率、脉冲持续时间和辐照时间(图 18.3a)。

如前所述,在器官培养的第 6 天所制作的 RPE 激光创伤不能正常愈合[30]。因此,关于正常激光组织相互作用的试验需要在培养的第 1 周内结束。用非热激光(选择性视网膜治疗激光)制作的直径约为 200μm 的 RPE 损伤将在 4~6 天内愈合[30,92](图 18.3b)。

吞噬活性

吞噬活性要求细胞具有高极性功能。由于 RPE 细胞吞噬光感受器外节只发生在细胞的顶端表面,显而易见的是,具有较高极性的器官培养可能比细胞培养更适合了解其吞噬活性。研究表明,牛和人 RPE 细胞在器官培养中吞噬乳胶珠的过程在 4~17 小时的潜伏期后开始[22-24,81]。细胞膜和乳胶

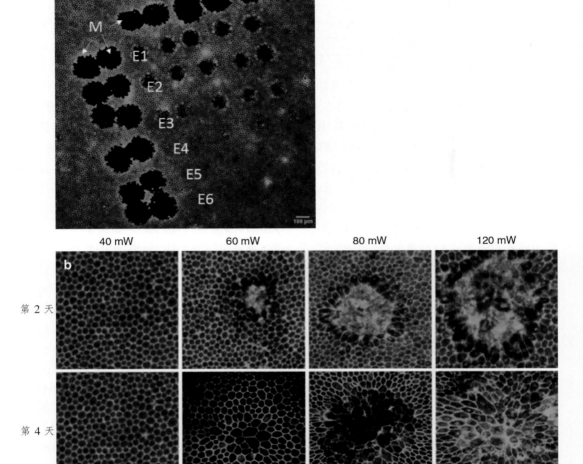

图 18.3 利用 RPE 器官培养研究 RPE 的激光-组织相互作用和伤口愈合。(a)不同能量激光照射后的 Calcein-AM 细胞活性染色。M 表示激光基准(高能辐照的方向),E1~E6 代表能量设置逐渐降低。活细胞中 Calcein-AM 呈现绿色荧光,而死亡细胞显示为无荧光黑色区域。光能量递减(E1~E6)导致死亡面积减少。(The image was kindly provided by Medical Laser Center Luebeck.)(b)在不同功率设置的连续波激光照射后第 2 天和第 4 天的 F-肌动蛋白荧光染色。损伤大小随功率依赖性增加。所有伤口在 4 天后全部愈合(Bar=100μm)。

珠之间似乎存在着一种时间上的相互作用。另一方面,在人 RPE 细胞培养 1~2 小时后,已经观察到乳胶珠被吞噬。考虑到这些潜伏期的差异,RPE 在器官培养和细胞培养中的吞噬活性似乎存在显著差异。

然而,当利用 RPE 器官培养研究吞噬活性时,可能存在显微镜评价方面的缺点,因为许多顶端黑素体阻碍了对吞噬物质的观察,如乳胶珠或 RPE 细胞中的光感受器外节段。因此,需要通过组织学研究进行形态学评价(图 18.4)。

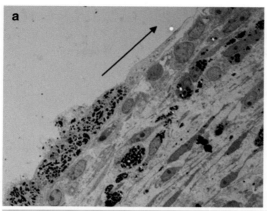

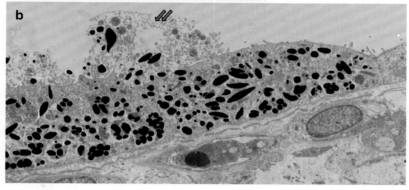

图 18.4　在培养的第一天，行激光光凝 48 小时后，透射电镜检查(TEM)图像。(a)伤口边缘的细胞向损伤中心延伸(箭头所示)。(b)前缘附近细胞放大后的图像。死亡细胞碎片(双箭头所示)似乎被存活的 RPE 吞噬，可见受损 RPE 吞噬的黑素体所致浓缩的黑素体颗粒(红色箭头所示)，提示器官培养中的 RPE 具有吞噬活性。

药物研究

对于短期研究药物对 RPE 细胞的毒性或其他生物效应，RPE 器官培养被认为是一个很好的模型。随着视网膜疾病新药理应用研究的增加，人们对 RPE 器官培养的需求增加。迄今为止，已经对吲哚菁绿(ICG)[28]的安全性、不同抗 VEGF 药物[27,43]或尼古丁[31]对 RPE 细胞功能的作用进行了研究。然而，器官培养不能用于大规模的测试，因为到目前为止，其仍然不是一种高通量的技术。

跨上皮转运/电位

离子和液体的经上皮运输需要高功能的极性。因此，利用极化器官培养可以很好地研究通过 RPE 的主动转运产生的液体吸收。在此类研究中，厚巩膜(如猪或人的巩膜)不适合，因此通常使用 RPE-脉络膜外植体[12,13,15,35]；而兔眼巩膜较薄，Frambach 等人使用包含巩膜的 RPE 外植体测量经上皮转运和电位[41]。如表 18.1 所示，新鲜的 RPE-脉络膜器官培养[11-13,95-97]、猪原代 RPE 细胞培养[98]和人胎儿 RPE 细胞(hfRPE)[99]

可能具有几百 $\Omega \times cm^2$ 的经上皮电阻(TER)。hfRPE 细胞培养和原代猪 RPE 细胞在膜上培养数周后,TER 可以达到更高水平,超过 $1000\Omega \times cm^2$。另一方面,人 RPE 细胞系,如 ARPE-19 细胞的培养显示,与其他细胞相比,其具有明显较低的经上皮电阻,即使在培养数周后,其电阻仅可能最多增加到 $40\Omega \times cm^2$ 左右[99](表 18.1)。Ussing 型小室连接电位和电阻的测量设备可用于此类生理特性的测量。在这一点上,可直接用于试验的 RPE-脉络膜外植体,比需要在适合 Ussing 型腔室试验的膜片上培养数周的细胞培养更具优势。

细胞因子分泌

如前所述,RPE 细胞分泌 VEGF 等细胞因子,包括向顶侧和基底侧的极化分泌,是 RPE 细胞功能和对不同刺激反应的关键指标。因此,评价 RPE 细胞分泌的细胞因子对于理解 RPE 细胞在不同条件下的行为具有重要意义。使用 Ussing 型小室进行 RPE-脉络膜器官培养是检测细胞因子极化分泌的良好方法之一[44,45]。Klettner 等人的研究结果显示,VEGF-A 分泌在顶侧和基底侧存在调控差异,脉络膜主要分泌胎盘生长因子(PlGF)[44]。Treumer 等人报道

了 RPE 细胞中基质金属蛋白酶的释放对激光照射有反应,提示了选择性视网膜治疗的可能机制[45]。如果极性不是主要的研究问题,特别是在长期和测试某些物质的影响时,也可以使用非 Ussing 型小室的灌注器官培养[100]。

双光子显微镜和荧光寿命成像显微镜

基于黑素体对强光的吸收,器官培养中的高色素 RPE 细胞通常很难在明场或荧光显微镜下观察。双光子显微镜是一种非线性荧光显微镜,其利用比单光子激发系统波长更长、能量更低的激光(共聚焦显微镜),可观察不同的 RPE 细胞。黑素体中的强光吸收导致黑色素发出强自发荧光,可使 RPE 细胞更清晰地显现[34](图 18.5a)。应用双光子显微镜对 RPE 自发荧光进行研究,可以提供 RPE 细胞内/外自发荧光的详细信息,并深入了解应激诱导的自发荧光[34](图 18.5b)和 RPE 的分子机制,如视黄醇酯[36,101]的视循环。

荧光寿命成像显微镜(FLIM)是一种测量和绘制细胞和组织的荧光寿命的方法。近年来,使用荧光寿命成像检眼镜(FLIO)可测量人类视网膜的荧光寿命[102]。为了了解 RPE 的荧光寿命变化,使用 RPE 器官培

表 18.1 外植体、人 ARPE-19 细胞培养和人胎儿 RPE 细胞培养中 RPE 的电生理特性

	RPE 脉络膜外植体[a]	hfRPE 细胞培养[b]	原代 RPE 细胞培养[c]	ARPE-19 细胞培养[d]
跨膜电位(mV)	5.0~12.8	2.6 ± 0.8	无可用信息	无可用信息
经上皮阻力(TER)(Ω/cm^2)	138~350(新鲜)	30(1w)~1000(6w)	400(1w)~1500(4w)	30(1w)~43(5w)

"1w"表示细胞在细胞膜上接种后 1 周。

[a] 数据来自参考文献[11,13,12,95-97]。

[b] 数据来自参考文献[99,103]。

[c] 数据来自参考文献[98]。

[d] 数据来自参考文献[99]。

养是必要的,因为 RPE 细胞培养的荧光特性与体内 RPE 完全不同。热激光照射或脂质过氧化周围的氧化应激可导致 RPE 的荧光寿命显著延长[34](图 18.6)。

结论

随着视网膜疾病诊断和治疗方法越来越多,我们面临着越来越多的转化研究需

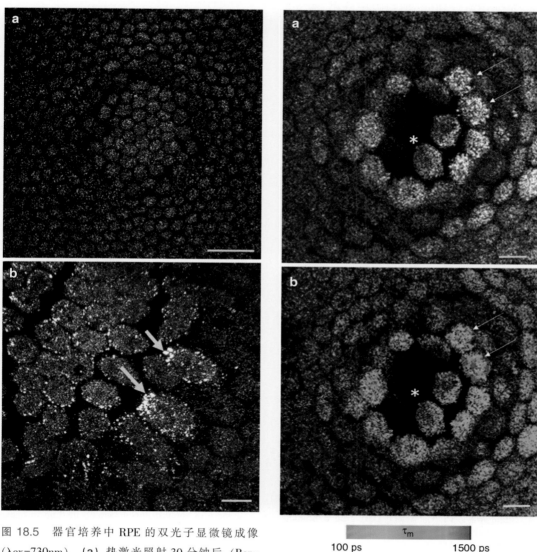

图 18.5　器官培养中 RPE 的双光子显微镜成像(λex=730nm)。(a) 热激光照射 30 分钟后 (Bar=50μM)。(b)热激光照射 24 小时后边缘的 RPE 细胞(Bar=10μm)。顶端黑素体发出明亮的自发荧光,因此 RPE 细胞的形状易于辨认(a)。强烈的应激,如氧化应激或热应激,可能导致明亮的自发荧光颗粒信号出现(箭头所示)。

100 ps　τ_m　1500 ps

图 18.6　热激光照射 24 小时后(50mW,0.1 秒,光斑直径为 300μm)器官培养中 RPE 的双光子激发荧光寿命成像显微镜成像(FLIM)。(a)双光子显微镜成像自荧光图像。(b)AFLIM 图像荧光寿命以伪彩呈现。光凝区(星号所示)周围的细胞显示出荧光强度增加和平均荧光寿命(τ_m,箭头所示)(Bar=10μm)。

求，如阐明治疗或诊断机制，明确细胞对不同干预措施的反应，探索 RPE 细胞功能的未知领域等。

相比 RPE 细胞培养，新鲜眼球的器官培养保留了与体内组织更接近的 RPE 表型，因此更有助于对特定科学问题进行探索，如创伤愈合功能、细胞因子分泌、激光-组织相互作用或组织自发荧光等。必须根据研究目的和试验所需时间选择不同的培养形式，包括眼杯培养、RPE-脉络膜-巩膜培养和 RPE-脉络膜培养。无巩膜培养的 RPE 似乎比带巩膜培养的 RPE 存活时间更长。灌注培养具有模拟体内分子动力学的优势，而静态培养在气体环境中更具有优势。在 RPE 功能研究中，基于 RPE 的退行性变化，目前建议灌注培养时间不超过 5 天，然而，随着未来培养条件发生改变，这一时间也可能会有所变化。为了提高 RPE 器官培养作为一种试验模型的可用性，希望未来可以进一步优化试验方法，以更好地保存组织。

（马红婕　梁先军　译）

参考文献

1. Kirby DB. Tissue culture in ophthalmic research. Trans Am Ophthalmol Soc. 1929;27:334–83.
2. Smith DT. Melanin pigment in the pigmented epithelium of the retina of the embryo chick's eyes: studies in vivo and in vitro. Acat Rec. 1920;18:260.
3. Smith DT. The ingestion of melanin pigment granules by tissue cultures. Bull Johns Hopkins Hosp. 1921;22:240.
4. Strangeways TS, Canti RG. Dark-ground illumination of tissue cells cultivated "in vitro". Br Med J. 1926;2(3420):155–7.
5. Strangeways TS, Fell HB. Experimental studies on the differentiation of embryonic tissues growing in vivo and in vitro.—II. The development of the isolated early embryonic eye of the fowl when cultivated in vitro. Proc R Soc B. 1926;100(703):273–83.
6. Albert DM, Tso MO, Rabson AS. In vitro growth of pure cultures of retinal pigment epithelium. Arch Ophthalmol. 1972;88(1):63–9.
7. Barishak YR. In vitro behaviour of the pigmented cells of the retina and uvea of the adult human eye. Acta Ophthalmol. 1960;38:339–46.
8. Tso MO, Albert D, Zimmerman LE. Organ culture of human retinal pigment epithelium and choroid: a model for the study of cytologic behavior of RPE in vitro. Investig Ophthalmol. 1973;12(8):554–66.
9. Eagle H. Amino acid metabolism in mammalian cell cultures. Science. 1959;130(3373):432–7.
10. Moore GE, Gerner RE, Franklin HA. Culture of normal human leukocytes. JAMA. 1967;199(8):519–24.
11. Frambach DA, Valentine JL, Weiter JJ. Initial observations of rabbit retinal pigment epithelium-choroid-sclera preparations. Invest Ophthalmol Vis Sci. 1988;29(5):814–7.
12. Hughes BA, Miller SS, Machen TE. Effects of cyclic AMP on fluid absorption and ion transport across frog retinal pigment epithelium. Measurements in the open-circuit state. J Gen Physiol. 1984;83(6):875–99.
13. Miller SS, Edelman JL. Active ion transport pathways in the bovine retinal pigment epithelium. J Physiol. 1990;424:283–300.
14. Miller SS, Steinberg RH. Passive ionic properties of frog retinal pigment epithelium. J Membr Biol. 1977;36(4):337–72.
15. Steinberg RH, Miller SS, Stern WH. Initial observations on the isolated retinal pigment epithelium-choroid of the cat. Invest Ophthalmol Vis Sci. 1978;17(7):675–8.
16. Steuer H, Jaworski A, Stoll D, Schlosshauer B. In vitro model of the outer blood-retina barrier. Brain Res Brain Res Protoc. 2004;13(1):26–36. https://doi.org/10.1016/j.brainresprot.2003.12.002.
17. Del Priore LV, Glaser BM, Quigley HA, Dorman ME, Green WR. Morphology of pig retinal pigment epithelium maintained in organ culture. Arch Ophthalmol. 1988;106(9):1286–90.
18. McKechnie NM, Keegan WA, Converse CA, Foulds WS. Short-term organ culture of the retinal pigment epithelium in microtitration plates: ultrastructural studies. Graefes Arch Clin Exp Ophthalmol. 1986;224(5):401–6.
19. Hergott GJ, Kalnins VI. Expression of proliferating cell nuclear antigen in migrating retinal pigment epithelial cells during wound healing in organ culture. Exp Cell Res. 1991;195(2):307–14.
20. Hergott GJ, Nagai H, Kalnins VI. Inhibition of retinal pigment epithelial cell migration and proliferation with monoclonal antibodies against the beta 1 integrin subunit during wound healing in organ culture. Invest Ophthalmol Vis Sci. 1993;34(9):2761–8.
21. Hergott GJ, Sandig M, Kalnins VI. Cytoskeletal organization of migrating retinal pigment epithelial cells during wound healing in organ culture. Cell Motil Cytoskeleton. 1989;13(2):83–93. https://doi.org/10.1002/cm.970130203.
22. Feeney L, Mixon RN. An in vitro model of phagocytosis in bovine and human retinal pigment epithelium. Exp Eye Res. 1976;22(5):533–48.
23. Goldhar SW, Basu PK, Ranadive NS. Phagocytosis by retinal pigment epithelium: evaluation of modu-

lating agents with an organ culture model. Can J Ophthalmol. 1984;19(1):33–5.

24. Rosenstock T, Basu R, Basu PK, Ranadive NS. Quantitative assay of phagocytosis by retinal pigment epithelium: an organ culture model. Exp Eye Res. 1980;30(6):719–29.

25. Minuth WW, Stockl G, Kloth S, Dermietzel R. Construction of an apparatus for perfusion cell cultures which enables in vitro experiments under organotypic conditions. Eur J Cell Biol. 1992;57(1):132–7.

26. Framme C, Kobuch K, Eckert E, Monzer J, Roider J. RPE in perfusion tissue culture and its response to laser application. Preliminary report. Ophthalmologica. 2002;216(5):320–8. https://doi.org/66184.

27. Klettner A, Roider J. Comparison of bevacizumab, ranibizumab, and pegaptanib in vitro: efficiency and possible additional pathways. Invest Ophthalmol Vis Sci. 2008;49(10):4523–7. https://doi.org/10.1167/iovs.08-2055.

28. Saikia P, Maisch T, Kobuch K, Jackson TL, Baumler W, Szeimies RM, Gabel VP, Hillenkamp J. Safety testing of indocyanine green in an ex vivo porcine retina model. Invest Ophthalmol Vis Sci. 2006;47(11):4998–5003. https://doi.org/10.1167/iovs.05-1665.

29. Hammer M, Richter S, Kobuch K, Mata N, Schweitzer D. Intrinsic tissue fluorescence in an organotypic perfusion culture of the porcine ocular fundus exposed to blue light and free radicals. Graefes Arch Clin Exp Ophthalmol. 2008;246(7):979–88. https://doi.org/10.1007/s00417-008-0789-4.

30. Miura Y, Klettner A, Noelle B, Hasselbach H, Roider J. Change of morphological and functional characteristics of retinal pigment epithelium cells during cultivation of retinal pigment epithelium-choroid perfusion tissue culture. Ophthalmic Res. 2010;43(3):122–33. https://doi.org/10.1159/000252979.

31. Klettner A. Oxidative stress induced cellular signaling in RPE cells. Front Biosci. 2012;4:392–411.

32. Klettner A, Westhues D, Lassen J, Bartsch S, Roider J. Regulation of constitutive vascular endothelial growth factor secretion in retinal pigment epithelium/choroid organ cultures: p38, nuclear factor kappaB, and the vascular endothelial growth factor receptor-2/phosphatidylinositol 3 kinase pathway. Mol Vis. 2013;19:281–91.

33. Miura Y. Evaluation of mitochondrial function of the retinal tissue with FLIO. In: Paper presented at the FLIM2018, Berlin. 2018.

34. Miura Y, Huettmann G, Orzekowsky-Schroeder R, Steven P, Szaszak M, Koop N, Brinkmann R. Two-photon microscopy and fluorescence lifetime imaging of retinal pigment epithelial cells under oxidative stress. Invest Ophthalmol Vis Sci. 2013;54(5):3366–77. https://doi.org/10.1167/iovs.13-11808.

35. Gallemore RP, Steinberg RH. Effects of DIDS on the chick retinal pigment epithelium. I. Membrane potentials, apparent resistances, and mechanisms. J Neurosci. 1989;9(6):1968–76.

36. Imanishi Y, Sun W, Maeda T, Maeda A, Palczewski K. Retinyl ester homeostasis in the adipose differentiation-related protein-deficient retina. J Biol Chem. 2008;283(36):25091–102. https://doi.org/10.1074/jbc.M802981200.

37. Nagai H, Kalanins VI. An apical tension-sensitive microfilament system in retinal pigment epithelial cells. Exp Cell Res. 1996;223(1):63–71.

38. Sandig M, Kalnins VI. Morphological changes in the zonula adhaerens during embryonic development of chick retinal pigment epithelial cells. Cell Tissue Res. 1990;259(3):455–61.

39. Chiba C, Nakamura K, Unno S, Saito T. Intraocular implantation of DNA-transfected retinal pigment epithelium cells: a new approach for analyzing molecular functions in the newt retinal regeneration. Neurosci Lett. 2004;368(2):171–5. https://doi.org/10.1016/j.neulet.2004.07.009.

40. Yoshikawa T, Mizuno A, Yasumuro H, Inami W, Vergara MN, Del Rio-Tsonis K, Chiba C. MEK-ERK and heparin-susceptible signaling pathways are involved in cell-cycle entry of the wound edge retinal pigment epithelium cells in the adult newt. Pigment Cell Melanoma Res. 2012;25(1):66–82. https://doi.org/10.1111/j.1755-148X.2011.00935.x.

41. Frambach DA, Valentine JL, Weiter JJ. Topical phenylephrine for mydriasis affects rabbit retinal pigment epithelial transport. Invest Ophthalmol Vis Sci. 1989;30(2):343–4.

42. Delpriore LV, Glaser BM, Quigley HA, Green WR. Response of pig retinal-pigment epithelium to laser photocoagulation in organ-culture. Arch Ophthalmol. 1989;107(1):119–22.

43. Kaempf S, Johnen S, Salz AK, Weinberger A, Walter P, Thumann G. Effects of bevacizumab (Avastin) on retinal cells in organotypic culture. Invest Ophthalmol Vis Sci. 2008;49(7):3164–71. https://doi.org/10.1167/iovs.07-1265.

44. Klettner A, Kaya L, Flach J, Lassen J, Treumer F, Roider J. Basal and apical regulation of VEGF-A and placenta growth factor in the RPE/choroid and primary RPE. Mol Vis. 2015;21:736–48.

45. Treumer F, Klettner A, Baltz J, Hussain AA, Miura Y, Brinkmann R, Roider J, Hillenkamp J. Vectorial release of matrix metalloproteinases (MMPs) from porcine RPE-choroid explants following selective retina therapy (SRT): towards slowing the macular ageing process. Exp Eye Res. 2012;97(1):63–72. https://doi.org/10.1016/j.exer.2012.02.011.

46. Chiba C, Hoshino A, Nakamura K, Susaki K, Yamano Y, Kaneko Y, Kuwata O, Maruo F, Saito T. Visual cycle protein RPE65 persists in new retinal cells during retinal regeneration of adult newt. J Comp Neurol. 2006;495(4):391–407. https://doi.org/10.1002/cne.20880.

47. Archibald AL, Bolund L, Churcher C, Fredholm M, Groenen MA, Harlizius B, Lee KT, Milan D, Rogers J, Rothschild MF, Uenishi H, Wang J, Schook LB, Swine Genome Sequencing Consortium. Pig genome sequence—analysis and publication strategy. BMC Genomics. 2010;11:438. https://doi.org/10.1186/1471-2164-11-438.

48. Middleton S. Porcine ophthalmology. Vet Clin North Am Food Anim Pract. 2010;26(3):557–72. https://doi.org/10.1016/j.cvfa.2010.09.002.

49. Olsen TW, Sanderson S, Feng X, Hubbard WC. Porcine sclera: thickness and surface area. Invest Ophthalmol Vis Sci. 2002;43(8):2529–32.

50. Prince JH. Anatomy and histology of the eye and orbit in domestic animals. Springfield: C.C. Thomas; 1960.

51. Koinzer S, Schlott K, Ptaszynski L, Bever M, Kleemann S, Saeger M, Baade A, Caliebe A, Miura Y, Birngruber R, Brinkmann R, Roider J. Temperature-controlled retinal photocoagulation—a step toward automated laser treatment. Invest Ophthalmol Vis Sci. 2012;53(7):3605–14. https://doi.org/10.1167/iovs.11-8588.

52. Sher A, Jones BW, Huie P, Paulus YM, Lavinsky D, Leung LS, Nomoto H, Beier C, Marc RE, Palanker D. Restoration of retinal structure and function after selective photocoagulation. J Neurosci. 2013;33(16):6800–8. https://doi.org/10.1523/JNEUROSCI.1044-12.2013.

53. Spering HG. Laser eye effects. Washington, DC: The National Academies Press; 1968.

54. Myers AC, Lovestam Adrian M, Bruun A, Ghosh F, Andreasson S, Ponjavic V. Retinal function and morphology in rabbit after intravitreal injection of VEGF inhibitors. Curr Eye Res. 2012;37(5):399–407. https://doi.org/10.3109/02713683.2011.611609.

55. Olsen TW, Aaberg SY, Geroski DH, Edelhauser HF. Human sclera: thickness and surface area. Am J Ophthalmol. 1998;125(2):237–41.

56. Flaxel C, Bradle J, Acott T, Samples JR. Retinal pigment epithelium produces matrix metalloproteinases after laser treatment. Retina. 2007;27(5):629–34. https://doi.org/10.1097/01.iae.0000249561.02567.fd.

57. Nicolaissen B, Allen C, Nicolaissen A, Arnesen K. Human retinal-pigment epithelium in long-term explant culture. Acta Ophthalmol. 1986;64(1):1–8.

58. Nicolaissen B Jr, Davanger M, Arnesen K. Surface morphology of explants from the human retinal pigment epithelium in culture. A scanning electron microscopic study. Acta Ophthalmol. 1982;60(6):881–93.

59. Wang H, Ninomiya Y, Sugino IK, Zarbin MA. Retinal pigment epithelium wound healing in human Bruch's membrane explants. Invest Ophthalmol Vis Sci. 2003;44(5):2199–210. https://doi.org/10.1167/iovs.02-0435.

60. LaVail MM. Rod outer segment disk shedding in rat retina: relationship to cyclic lighting. Science. 1976;194(4269):1071–4.

61. Sethna S, Finnemann SC. Analysis of photoreceptor rod outer segment phagocytosis by RPE cells in situ. Methods Mol Biol. 2013;935:245–54. https://doi.org/10.1007/978-1-62703-080-9_17.

62. Ikegami Y, Mitsuda S, Araki M. Neural cell differentiation from retinal pigment epithelial cells of the newt: an organ culture model for the urodele retinal regeneration. J Neurobiol. 2002;50(3):209–20. https://doi.org/10.1002/Neu.10031.

63. Nicolaissen B Jr, Kolstad A, Arnesen K. Reactive changes in the human retinal pigment epithelium in vitro. Acta Ophthalmol. 1981;59(4):476–84.

64. Hutfilz A, Lewke B, Miura Y. Fluorescence lifetime imaging ophthalmoscopy of the retinal pigment epithelium during wound healing after selective retina treatment. In: Buzug TH, Heinz, Klein, Stephan, editors. Student Conference 2018 Lübeck. Infinite Science Publishing; 2018. p. 101–4.

65. Richert E, Koinzer S, Tode J, Schlott K, Brinkmann R, Hillenkamp J, Klettner A, Roider J. Release of different cell mediators during retinal pigment epithelium regeneration following selective retina therapy. Invest Ophthalmol Vis Sci. 2018;59(3):1323–31. https://doi.org/10.1167/iovs.17-23163.

66. Kita M, Marmor MF. Effects on retinal adhesive force in vivo of metabolically active agents in the subretinal space. Invest Ophthalmol Vis Sci. 1992;33(6):1883–7.

67. Marmor MF, Yao XY. The metabolic dependency of retinal adhesion in rabbit and primate. Arch Ophthalmol. 1995;113(2):232–8.

68. Luke M, Weiergraber M, Brand C, Siapich SA, Banat M, Hescheler J, Luke C, Schneider T. The isolated perfused bovine retina—a sensitive tool for pharmacological research on retinal function. Brain Res Brain Res Protoc. 2005;16(1–3):27–36. https://doi.org/10.1016/j.brainresprot.2005.09.001.

69. Jablonski MM, Tombran-Tink J, Mrazek DA, Iannaccone A. Pigment epithelium-derived factor supports normal development of photoreceptor neurons and opsin expression after retinal pigment epithelium removal. J Neurosci. 2000;20(19):7149–57.

70. Ussing HH, Zerahn K. Active transport of sodium as the source of electric current in the short-circuited isolated frog skin. Acta Physiol Scand. 1951;23(2–3):110–27. https://doi.org/10.1111/j.1748-1716.1951.tb00800.x.

71. McAteer JA, Hegre OD. A continuous-flow method of organ culture. In Vitro. 1978;14(9):795–803.

72. Rose GG, Kumegawa M, Nikai H, Bracho M, Cattoni M. The dual-rotary circumfusion system for mark II culture chambers. I. Design, control, and monitoring of the system and the cultures. Microvasc Res. 1970;2(1):24–60.

73. Robb WL. Thin silicone membranes—their permeation properties and some applications. Ann N Y Acad Sci. 1968;146(1):119–37.

74. Pegg DE, Fuller BJ, Foreman J, Green CJ. The choice of plastic tubing for organ perfusion experiments. Cryobiology. 1972;9(6):569–71.

75. Miura Y. Retinal pigment epithelium-choroid organ culture. Expert Rev Ophthalmol. 2011;6(6):669–80. https://doi.org/10.1586/eop.11.70.

76. Sugiura S, Sakai Y, Nakazawa K, Kanamori T. Superior oxygen and glucose supply in perfusion cell cultures compared to static cell cultures demonstrated by simulations using the finite element method. Biomicrofluidics. 2011;5(2):22202. https://doi.org/10.1063/1.3589910.

77. Bonilha VL. Age and disease-related structural changes in the retinal pigment epithelium. Clin Ophthalmol. 2008;2(2):413–24.

78. Abdal Monaim M, Suleiman JH, Ashraf M. Morphological recovery in the reattached retina of the toad Bufo marinus: a new experimental model of retinal detachment. Arch Med Res. 2005;36(2):107–12. https://doi.org/10.1016/j.arcmed.2004.12.013.

79. Anderson DH, Guerin CJ, Erickson PA, Stern WH,

Fisher SK. Morphological recovery in the reattached retina. Invest Ophthalmol Vis Sci. 1986;27(2):168–83.

80. Tsuboi S, Pederson JE, Toris CB. Functional recovery of retinal pigment epithelial damage in experimental retinal detachment. Invest Ophthalmol Vis Sci. 1987;28(11):1788–94.

81. Essner E, Roszka JR, Schreiber JH. Phagocytosis and surface morphology in cultured retinal pigment epithelial cells. Invest Ophthalmol Vis Sci. 1978;17(11):1040–8.

82. Campochiaro PA. Cytokine production by retinal pigmented epithelial cells. Int Rev Cytol. 1993;146:75–82.

83. Byeon SH, Lee SC, Choi SH, Lee HK, Lee JH, Chu YK, Kwon OW. Vascular endothelial growth factor as an autocrine survival factor for retinal pigment epithelial cells under oxidative stress via the VEGF-R2/PI3K/Akt. Invest Ophthalmol Vis Sci. 2010;51(2):1190–7. https://doi.org/10.1167/iovs.09-4144.

84. Klettner A. Physiological functions of VEGF in the retina and its possible implications of prolonged anti-VEGF therapy. Biology, regulation and clinical significance. Hauppauge: Nova Publishing; 2013.

85. Nishijima K, Ng YS, Zhong LC, Bradley J, Schubert W, Jo N, Akita J, Samuelsson SJ, Robinson GS, Adamis AP, Shima DT. Vascular endothelial growth factor-A is a survival factor for retinal neurons and a critical neuroprotectant during the adaptive response to ischemic injury. Am J Pathol. 2007;171(1):53–67. https://doi.org/10.2353/ajpath.2007.061237.

86. Saint-Geniez M, Maldonado AE, D'Amore PA. VEGF expression and receptor activation in the choroid during development and in the adult. Invest Ophthalmol Vis Sci. 2006;47(7):3135–42. https://doi.org/10.1167/iovs.05-1229.

87. Ghiso N, Rohan RM, Amano S, Garland R, Adamis AP. Suppression of hypoxia-associated vascular endothelial growth factor gene expression by nitric oxide via cGMP. Invest Ophthalmol Vis Sci. 1999;40(6):1033–9.

88. Ogata N, Yamanaka R, Yamamoto C, Miyashiro M, Kimoto T, Takahashi K, Maruyama K, Uyama M. Expression of vascular endothelial growth factor and its receptor, KDR, following retinal ischemia-reperfusion injury in the rat. Curr Eye Res. 1998;17(11):1087–96.

89. Chu PG, Grunwald GB. Functional inhibition of retinal pigment epithelial cell-substrate adhesion with a monoclonal antibody against the beta 1 subunit of integrin. Invest Ophthalmol Vis Sci. 1991;32(6):1763–9.

90. Mainster MA. Wavelength selection in macular photocoagulation. Tissue optics, thermal effects, and laser systems. Ophthalmology. 1986;93(7):952–8.

91. Boulton ME. Studying melanin and lipofuscin in RPE cell culture models. Exp Eye Res. 2014;126:61–7. https://doi.org/10.1016/j.exer.2014.01.016.

92. Treumer F, Flohr C, Klettner A, Nolle B, Roider J. [Expression of matrix metalloproteinase-19 in the human cornea. Wound healing in the MMP-19 knock-out mouse model]. Der Ophthalmologe. 2010;107(7):647–53. https://doi.org/10.1007/s00347-009-2045-7.

93. Akeo K, Tanaka Y, Uemura Y, Fujiwara T. Electron-microscopic comparative studies of phagocytic processes between outer segments and latex microspheres in cultured human retinal-pigment epithelial-cells. In Vitro Cell Dev Biol. 1988;24(5):445–50.

94. Zhao MW, Jin ML, He S, Spee C, Ryan SJ, Hinton DR. A distinct integrin-mediated phagocytic pathway for extracellular matrix remodeling by RPE cells. Invest Ophthalmol Vis Sci. 1999;40(11):2713–23.

95. Bialek S, Joseph DP, Miller SS. The delayed basolateral membrane hyperpolarization of the bovine retinal pigment epithelium: mechanism of generation. J Physiol. 1995;484(Pt 1):53–67.

96. Joseph DP, Miller SS. Apical and basal membrane ion transport mechanisms in bovine retinal pigment epithelium. J Physiol. 1991;435:439–63.

97. Quinn RH, Miller SS. Ion transport mechanisms in native human retinal pigment epithelium. Invest Ophthalmol Vis Sci. 1992;33(13):3513–27.

98. Miura Y, Klettner A, Roider J. VEGF antagonists decrease barrier function of retinal pigment epithelium in vitro: possible participation of intracellular glutathione. Invest Ophthalmol Vis Sci. 2010;51(9):4848–55. https://doi.org/10.1167/iovs.09-4699.

99. Ablonczy Z, Dahrouj M, Tang PH, Liu Y, Sambamurti K, Marmorstein AD, Crosson CE. Human retinal pigment epithelium cells as functional models for the RPE in vivo. Invest Ophthalmol Vis Sci. 2011;52(12):8614–20. https://doi.org/10.1167/iovs.11-8021.

100. Klettner A, Recber M, Roider J. Comparison of the efficacy of aflibercept, ranibizumab, and bevacizumab in an RPE/choroid organ culture. Graefes Arch Clin Exp Ophthalmol. 2014;252(10):1593–8. https://doi.org/10.1007/s00417-014-2719-y.

101. Alexander NS, Palczewska G, Palczewski K. Semi-automated discrimination of retinal pigmented epithelial cells in two-photon fluorescence images of mouse retinas. Biomed Opt Express. 2015;6(8):3032–52. https://doi.org/10.1364/BOE.6.003032.

102. Schweitzer D, Schenke S, Hammer M, Schweitzer F, Jentsch S, Birckner E, Becker W, Bergmann A. Towards metabolic mapping of the human retina. Microsc Res Tech. 2007;70(5):410–9. https://doi.org/10.1002/jemt.20427.

103. Maminishkis A, Chen S, Jalickee S, Banzon T, Shi G, Wang FE, Ehalt T, Hammer JA, Miller SS. Confluent monolayers of cultured human fetal retinal pigment epithelium exhibit morphology and physiology of native tissue. Invest Ophthalmol Vis Sci. 2006;47(8):3612–24. https://doi.org/10.1167/iovs.05-1622.

第 19 章

RPE疾病的动物模型

Erica L. Fletcher,Ursula Greferath,Philipp Guennel,Mario Huynh,
Quan D. Findlay,Andrew I. Jobling,Joanna A. Phipps,Alice A. Brandli,
Yao Mei Wang,Samuel A. Mills,Kiana Kakavand,Robb U. DeIongh,
Kirstan A. Vessey

引言

　　光感受器死亡约占所有不可逆性视力丧失病例的 50%,其中有很大一部分是由于影响 RPE 的功能和结构。RPE 紧邻光感受器,是维持正常视力的重要组成部分(图 19.1)[1]。遗传、环境因素以及年龄增长会影响 RPE 的各种功能,继而对光感受器的生理功能产生不良影响。

　　一些哺乳类动物的 RPE 结构与功能也受到遗传突变、年龄增长或全身用药的影响。由编码 RPE 重要生理功能蛋白的基因突变引起的遗传性视网膜变性,在众多物种中都有所体现,包括犬、猫、猪、灵长类动物以及啮齿类动物等。此外,随着基因编辑技术的出现,许多新的小鼠疾病模型逐步建立,促进我们更好地理解视网膜变性。年龄相关的 RPE 改变是 AMD 的病因之一,在动物中可以观察到该疾病的许多特征。表19.1 总结了本章所涉及的与人类疾病情况相似的啮齿类及大型哺乳动物模型。

　　本章将概述 RPE 相关疾病在实验和非实验动物中的具体表现,同时介绍现代动物模型如何准确地模拟人类疾病。本章详细检阅了大量来自实验动物或非实验动物的数据,这些动物携带编码 RPE 中重要功能蛋白的突变基因,或者受到影响 RPE 功能的药物作用。

RPE 结构与功能概述

　　RPE 是一层紧邻光感受器外侧的单细胞层[2](图 19.1)。这一单层六边形细胞起着维持光感受器正常活动的基本功能,包括多余光线的吸收、水分子跨上皮转运、光感受器外节段的循环利用、视黄醇的转运及循环、离子循环,以及神经营养因子分泌。此外,RPE 能够动态更新 Bruch 膜。如图 19.1c所示,上述 RPE 功能都会受到遗传性突变、有毒物质、年龄的影响,并参与许多光感受器变性相关重大疾病的形成。

　　RPE内黑素体的功能:多余的光线会被RPE 内黑素体中的黑色素颗粒吸收[3]。学界普遍认为,被 RPE 吸收的光线可以防止光线反射造成的视觉质量下降,这与视觉优化机制是一致的,黑素体位于正常 RPE 细胞的顶端,并紧邻包裹光感受器外节的微

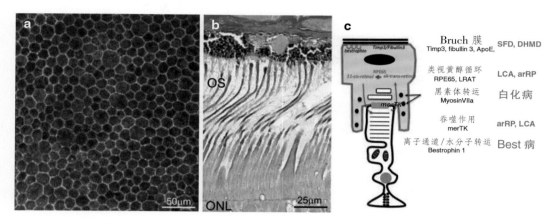

图 19.1 RPE 正常结构。(a)肌动蛋白丝球蛋白免疫标记的 RPE 铺片。RPE 呈清晰的六边形结构,整齐排列。(b)人视网膜垂直切片清楚展示光感受器外节与 RPE 的关系。光感受器外节与 RPE 的顶端突起交错排列。(c)RPE 示意图,概述遗传性基因突变对 RPE 细胞功能的改变。ONL,外核层;SFD,Sorsby 眼底营养不良;DHMD,Doyne 蜂巢状视网膜营养不良;LCA,Leber 先天性黑蒙;arRP,常染色体隐性遗传视网膜色素变性;ApoE,载脂蛋白 E。

表 19.1 本章所涉及 RPE 疾病动物模型总结

RPE 功能	基因缺陷	动物品系	人类疾病
吞噬光感受器外节	Mertk	RCS 大鼠,mer$^{-/-}$小鼠	常染色体隐性遗传视网膜色素变性
RPE 微绒毛与光感受器外节连接处	mi^{vit}	白癜风 mi^{vit} 小鼠	白癜风相关视网膜变性
离子通道/水分子转运	Best1$^{W93C/W93C}$	Best1$^{W93C/W93C}$ 敲入小鼠	Best 卵黄状黄斑变性
离子通道/水分子转运	Best1	犬多灶性视网膜病变(13 个犬种)	Best 卵黄状黄斑变性
Bruch 膜细胞外基质组分——Fibulin 3	表皮生长因子,含原纤维蛋白样 细胞外基质蛋白 1	EFEMP1^{R345W} 小鼠	Doyne 蜂巢状视网膜营养不良
Bruch 膜厚度	Timp3	Timp3$^{-/-}$ Timp3^{Ser156Cys} 小鼠	Sorsby 眼底营养不良
溶酶体贮积	CLN6	nclf 小鼠	神经元蜡样脂褐质沉积症
消耗的光感受器外节降解和循环	Abca4	Abca4$^{-/-}$小鼠	Stargardt 病
消耗的光感受器外节降解和循环	Abca4	比特犬	Stargardt 病
Bruch 膜与 RPE 之间起黏附作用的短链胶原蛋白	补体 1q 肿瘤坏死因子 5 基因	C1QTNF5^{S163R} 敲入小鼠	视锥-视杆细胞营养不良

(待续)

表 19.1(续)

RPE 功能	基因缺陷	动物品系	人类疾病
类视黄醇循环	Lrat	Lrat$^{-/-}$ Lrat 条件敲除小鼠	Leber 先天性黑蒙,常隐 遗传视网膜色素变性
类视黄醇循环	Rpe65	Rpe65$^{-/-}$,rd12, Rpe65^{R91W} 小鼠	Leber 先天性黑蒙,常隐 遗传视网膜色素变性
类视黄醇循环	RPE65	法国伯瑞牧羊犬	Leber 先天性黑蒙,常隐 遗传视网膜色素变性
成熟黑素体形成	Oa1	Oa1$^{-/-}$小鼠	眼白化病
黑色素形成	酪氨酸酶	balb/c 小鼠, Sprague-Dawley 大鼠	眼皮肤白化病
玻璃膜疣形成		老年灵长类	早期/中期 AMD
Bruch 膜厚度	HTRA1	HTRA1 敲入小鼠	AMD
脂质转运	ApoE	ApoE$^{-/-}$、ApoEε2、ApoEε3、 ApoEε4 敲入小鼠	AMD
脂质转运	CD36	CD36$^{-/-}$小鼠	AMD
抗氧化机制	Nrf2	Nrf2$^{-/-}$小鼠	AMD
抗氧化机制	Sod1	Sod1$^{-/-}$小鼠	AMD
自噬	RB1CC1	RB1cc1$^{-/-}$小鼠	AMD

绒毛(图 19.1)。除此之外,黑色素还参与氧自由基的淬灭,并在铁结合方面起关键作用。RPE 色素沉着涉及多个复杂过程,包括黑色素的形成(即酪氨酸酶催化酪氨酸)、黑素体的成熟,以及通过分子机制(包括肌球蛋白Ⅶa)从细胞中心向顶端和外周区域的运输[3,4]。黑色素生成、成熟或转运过程中的任何环节缺陷,都与白化病相关,并且会导致不同程度的视觉功能障碍[5,6]。

离子、水分子及营养物质在RPE中的运输:RPE 的核心功能之一就是转运营养物质、代谢废物、离子和水分子进出视网膜[3]。离子通道和转运体通常位于 RPE 细胞的顶部或基底侧。例如,Na$^+$/K$^+$-ATP 酶位于 RPE 顶膜,调节视网膜下 Na$^+$、K$^+$浓度,K$^+$的流出使 Na$^+$进入 RPE 细胞[2,3]。由 Na$^+$/K$^+$-ATP 酶产生的 Na$^+$梯度又促进通过 Na$^+$/HCO$_3^-$交换摄入 HCO$_3^-$,同时促进 Na$^+$/K$^+$/2Cl$^-$同向转运,使 K$^+$与 Cl$^-$进入细胞。上述系统的整合,在维持细胞内 pH 稳态、视网膜下间隙的高钠浓度中起着非常重要的作用,对于视杆细胞的暗电流维持至关重要。Cl$^-$除了调节 K$^+$与 Na$^+$以外,其在维持 RPE 及视网膜下的液体平衡中也起着重要作用。位于 RPE 基底侧的 Bestrophin-1,对于 Ca^{2+}依赖的 Cl$^-$流量调节非常关键[7,8]。

RPE 能够将水和代谢终产物从视网膜下腔转运至脉络膜毛细血管。由光感受器外节产生的乳酸,通过单羧酸盐转运体(主要是 MCT1 与 MCT3)转运至 RPE[9,10]。在相反方向上,RPE 能辅助葡萄糖从血管系统转运至光感受器。RPE 的基底侧膜和顶膜表达大量的葡萄糖转运体,包括 GLUT1 与 GLUT3[11]。另一个维持正常视网膜功能的关键营养物质是视黄醇,其衍生物类视黄醇,即 11-顺式视黄醛,对于光感受器的正常功能至关重要。维生素 A（全反式视黄醇）通过受体介导被 RPE 摄入，并通过视黄醇结合蛋白（CRBP）在 RPE 细胞内运输。全反式视黄醇一旦进入 RPE，会经历一系列酶促异构反应，最终形成 11-顺式视黄醛，并转运至光感受器。

类视黄醇循环：类视黄醇循环是一种复杂的循环系统，补充 11-顺式视黄醛，这一在光感受器感光换能过程中至关重要的维生素 A 衍生物[2]。在光照下，全反式视黄醇从光感受器被运至 RPE，并在 RPE 中被酶促反应转化成 11-顺式视黄醛。其中许多介导全反式视网膜异构化到 11-顺式视黄醛的酶是由 RPE 表达的，包括 RPE65、卵磷脂视黄醇酰基转移酶（LRAT），以及视黄醇脱氢酶（RDH）。RPE65 是一种异构酶，催化全反式视黄醇转化为 11-顺式视黄醛。LRAT 负责酯化全反式视黄醛为视黄醇酯，构成 RPE65 的底物[12]。影响上述酶类的基因突变往往与光感受器功能障碍和死亡相关。

光感受器外节吞噬与再循环：光感受器暴露于强光后，会积累光损伤蛋白质和脂质，从而产生大量光-氧自由基，最终导致光感受器内积存大量光诱导的有毒物质。光感受器外节的顶端是最老化的膜盘，含有最高浓度的氧自由基、光损伤蛋白质与光损伤脂质。因此，光感受器新陈代谢的最主要部分就是外节顶端的脱落[13,14] 以及 RPE 对脱落外节的吞噬[2]。RPE 吞噬光感受器外节包括对其进行识别，进而通过一系列吞噬体对其进行处理。光感受器外节的结合依赖于清道夫受体的识别，特别是位于 RPE 顶端膜上的 MerTK[15]。MerTK 属于"TAM"清道夫受体家族（Tyro3、Axl、Mer），广泛表达于神经、免疫和生殖系统细胞中。MerTK 在 RPE 高度表达，学界认为其与非肌性肌球蛋白相互作用，使 RPE 可结合并

吞噬光感受器外节[15]。整合素组分 αVβ5 也在识别过程中有一定作用[16]。MerTK 相关基因突变与视网膜变性尤其相关。

RPE 分泌细胞因子与生长因子：RPE 能产生并分泌维持视网膜和脉络膜毛细血管结构完整性所需的各种细胞因子及生长因子，包括 PEDF、VEGF、TGF-β，以及一系列成纤维细胞生长因子[2]。这些因子有许多生理作用，包括维持视网膜下腔免疫豁免状态、维持脉络膜毛细血管内皮稳定性，以及维持神经元完整性[17]。随着年龄增长，这些因子的释放会发生改变，进而可能改变视网膜下腔环境，从而导致年龄相关性病变，如 AMD 的发生[18]。

Bruch 膜的正常功能

RPE 在 Bruch 膜的更新中起重要作用。Bruch 膜是位于 RPE 与脉络膜毛细血管丛之间的薄层（2~4μm）结缔组织[19]，是由弹性蛋白和胶原蛋白组成的、具有 5 层结构的细胞外基质[20]。Bruch 膜的重要性在于它能够作为正常生理过程或病理过程（如 CNV）的物理和生化屏障[19]。其重要功能包括：①调节生物大分子、矿物质、抗氧化成分、微量元素以及血清成分在脉络膜和 RPE 之间的扩散；②为 RPE 细胞黏附提供物理支持；③促进伤口愈合；④作为限制视网膜和脉络膜细胞迁移的物理屏障[19]。鉴于 Bruch 膜为无细胞结构，其运输方式皆为被动扩散。Bruch 膜的结构和组分可影响其扩散特性，进而影响 RPE 与外层视网膜的正常功能。

总而言之，RPE 对于维持光感受器的完整性和正常功能起着至关重要的作用。视网膜退行性变与上述功能的异常有关。在下文中，我们将继续讨论上述功能因基因突变而异常的动物模型是如何帮助我们理解人类视网膜退行性变的。

建立 RPE 相关的遗传性视网膜病变动物模型

光感受器的完整性及正常功能在极大程度上依赖于功能正常的 RPE[1]。因此，任何影响到参与调节 RPE 功能的关键蛋白的基因突变，都与光感受器的死亡甚至失明有关。如图 19.1 所示，一系列能影响 RPE 正常功能的遗传基因异常都能导致视网膜变性。在本节中，我们概述了 RPE 功能基因突变如何导致遗传性视网膜变性的实验和非实验性动物丧失视力。

视网膜色素变性：一组遗传性视网膜变性

视网膜色素变性（RP）是指一类遗传性视网膜变性，人群患病率约为 1:5000[21]。其临床特点是视杆细胞逐渐丢失，而后是视锥细胞丢失，最终导致患者完全失明。临床上，RP 大多伴有视杆细胞功能缺陷，表现为闪光 ERG 中 a 波振幅下降，视野渐进性缩窄，出现色素从 RPE 迁移进入视网膜、视网膜血管变细等眼底改变。除光感受器丢失外，某些类型的 RP 还合并中枢神经系统非视网膜区域和（或）人体其他部位的退行性变，被称为综合征型 RP。最常见的综合征型 RP 包括 Usher 综合征和 Bardet-Biedl 综合征。Usher 综合征的特点包括听力与视力逐渐丧失，而 Bardet-Biedl 综合征的特点是视觉丧失伴系统性病变。RP 是由一系列涉及光感受器或 RPE 功能的蛋白质基因突变引起的。人们对 RP 的了解，大部分是从动物模型获得的。此外，许多试验性疗法，包括基因疗法、电子人工视觉等，都因在结构和体积上与人眼类似的大型动物模型中取得积极成果得到突破[22,23]。

影响外节吞噬作用的突变

如前所述，RPE 的关键功能之一就是吞噬和回收光感受器外节膜盘。RCS 大鼠是最早显示出与 RPE 功能障碍相关的光感受器退化的动物模型之一[24,25]。从出生后第 18 天开始，RCS 大鼠的视网膜下腔出现外节碎片的逐渐堆积，伴有光感受器的逐步丢失[25,26]。如图 19.2 所示，RCS 大鼠眼底较对照组更加苍白，可能由外节碎片的堆积所致。此外，OCT 检查可见 RCS 大鼠视网膜外核层结构部分被碎片取代。至出生后第 60 天，其外层视网膜堆积的碎片几乎完全占据了整个外核层。此时的 RCS 大鼠仅残余少量光感受器，视网膜功能也已完全严重损坏[26-28]。RCS 大鼠视网膜变性和约 3% 的常染色体隐性遗传 RP 由 Mertk 基因缺陷所致，其编码一种跨膜蛋白，具有与光感受器外段结合的胞外结构域[29,30]。这种基因缺陷将导致 RPE 无法吞噬脱落的光感受器外节，从而导致光感受器无法更新。图 19.2 是对照组和 RCS 大鼠的 RPE 纵切面。与对照组相反，RCS 大鼠 RPE 内缺乏明显的视紫红质免疫反应斑点，提示光感受器外节吞噬作用异常。这表明 RPE 功能障碍在 RCS 大鼠的光感受器丢失中起重要作用，另一项实验进一步证实，在正常大鼠与 RCS 大鼠胚胎结合形成的嵌合体中发现，仅在 RCS-RPE 主要存在的视网膜区域出现局灶性视网膜变性[31]。此外，研究显示，用携带 MERTK 基因的病毒载体转染修复 RCS 大鼠突变基因，具有挽救治疗作用，并在近期完成了人体 I 期临床试验[32,33]。

与 RCS 大鼠相似，视网膜下的光感受器碎片堆积的特征也出现在 mer 敲除小鼠与白癜风小鼠中[34,35]。白癜风 mi^vit 突变导致光感受器外节与 RPE 之间关系异常，从 2 个月开始，mi^vit 纯合子小鼠的光感受器逐渐丢失[36,37]，并在 2 年内完全丧失视力[35]。在光

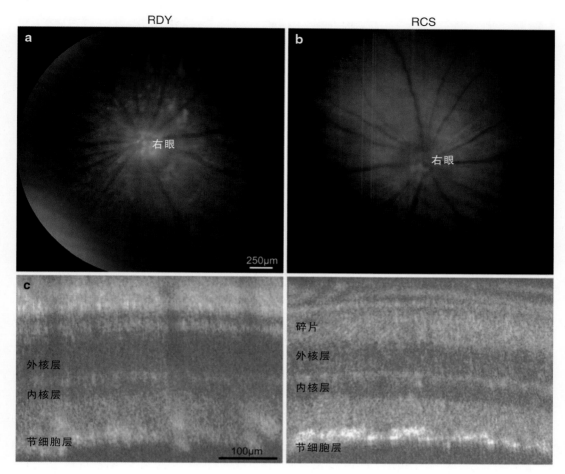

图 19.2　RCS 大鼠表现出 RPE 吞噬功能缺陷。(a,b)1 月龄 RDY(对照组)与 1 月龄 RCS 大鼠的眼底图像。RCS 大鼠眼底图像较对照组更加苍白,可能是由视网膜下腔碎片堆积所致。(c,d)1 月龄 RDY 与 RCS 大鼠的 OCT 结果,与对照组相比,RCS 大鼠几乎一半的外层视网膜被碎片所取代。(待续)

感受器丢失之前,眼底视网膜会有明显的色素改变,RPE 出现多层结构,提示发育过程中异常细胞增殖[37]。此外,RPE 的微绒毛缩短,且呈现紧密堆积现象。

Leber 先天性黑蒙:类视黄醇循环相关基因突变导致的严重视网膜变性

Leber 先天性黑蒙(LCA)是一种严重的视网膜变性,患者通常在出生后第 1 年内即丧失所有视力,但不伴随全身症状[38]。Leber 先天性黑蒙常伴有感觉性眼球震颤、黑蒙性瞳孔以及视网膜无电生理反应。这

种罕见疾病影响全球 1/81 000~1/30 000 的人群。现已发现至少 14 个基因的 400 多个突变与 LCA 的发生相关,其中大部分直接影响光感受器(如 GUC2D、AIPL1、CRX)或 RPE(如 RPE65、LRAT、MERTK)的结构与功能。这些基因的突变也可能导致 RP。尽管其机制仍不清楚,表型严重程度的差异可能反映了突变位点对其编码蛋白质功能或表达的影响。现有的一系列 LCA 动物模型,包括 13 个小鼠品系、猫科、犬科、鸟类模型,其中大多数携带编码基因突变为对光感受器功能和结构有重要作用的蛋白

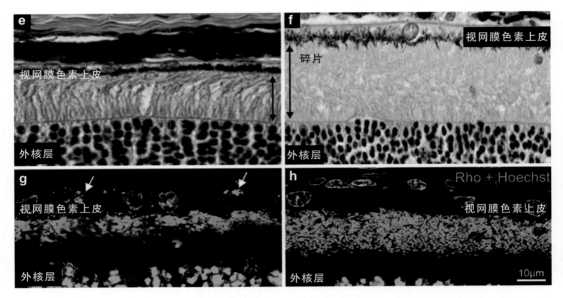

图 19.2（续）　（e,f）远端视网膜与 RPE 的 H&E 染色石蜡纵切片,RCS 大鼠的视网膜充斥大量碎片。
(g,h)远端视网膜与 RPE 纵切片的免疫荧光染色,着染视紫红质(绿色)及细胞核染剂 Hoechst 染色(蓝色)。相比对照组,无 RCS 大鼠的 RPE 中未观察到视紫红质免疫反应,这表明光感受器外节未被 RPE 吞噬。

质。此外,一些啮齿类动物和犬类动物携带编码类视黄醇循环相关蛋白的突变,如 Rpe65 和卵磷脂-视黄醇酰基转移酶(Lrat)。在此,我们重点关注导致 RPE 功能障碍的基因突变的动物模型。

应用最广泛的 LCA 动物模型是 Rpe65 突变模型[23]。RPE65 仅在 RPE 中表达,在全反式视黄醇转化为 11-顺式视黄醛的酶促反应中起关键作用。因此,影响 RPE65 表达或正常功能的基因突变,会导致生色团,即 11-顺式视黄醛减少,从而导致光感受器功能障碍及死亡[23,39]。目前有 3 种携带 Rpe65 突变的小鼠模型,分别为自然突变 rd12 小鼠[40]、Rpe65 缺陷小鼠[41]、Rpe65[R91W] 转基因小鼠[42]。Rpe65 缺陷小鼠和 rd12 小鼠表现为渐进性光感受器丧失,12 月龄小鼠平均仅有 50% 的光感受器存在。此外,在这两个模型中,视锥细胞最先受影响,表现为 1 月龄小鼠下方视网膜短波视锥细胞完全消失。Rpe65 缺陷小鼠早期视锥细胞丢失与在

LCA 患者中可见的严重视锥细胞丢失一致。

Rpe65[R91W] 敲入小鼠表达了在 LCA 患者中常见的错义突变[42]。Rpe65[R91W] 小鼠表达部分突变型 RPE65 蛋白,能生成正常水平 10% 的 11-顺式视黄醛。即便 11-顺式视黄醛的表达量有所不同,rd12 小鼠与 Rpe65 缺陷小鼠的表型十分接近,都是在 12 个月内逐步丢失光感受器。

与人类相似,犬类也存在许多能导致视网膜变性和失明的基因突变[43]。犬类的致盲性疾病常与 RPE65 突变相关。其中 Briard 牧羊犬可以发生由 RPE65 突变引起的常染色体隐性遗传 LCA[44]。病犬均为 RPE65 突变纯合子,从 1.5 岁开始出现渐进性视网膜变性,到 5~7 岁时,其周边部光感受器完全变性。

类视黄醇循环对于维持光感受器完整性的重要性主要体现在,当循环中另一种重要蛋白质 LRAT 发生突变后,光感受器会大量丢失。LRAT 主要负责催化全反

式视黄醇酯化为全反式视黄酯,作为底物被 RPE65 转化为全反式视黄醇。LRAT 突变占所有 LCA 病例中的 1%(也被称为 LCA14)。与 RPE65 突变的动物一样,LRAT 突变同样导致 11-顺视黄醛这一生色团的可及性显著降低。Lrat 敲除小鼠常在 2 月龄出现视网膜变性,并在视杆细胞死亡前出现严重的视锥细胞丢失。在 LRAT 条件性敲除小鼠中也观察到相似的视锥细胞先于视杆细胞丢失模式,通过将 floxed Lrat 小鼠(译者注:flox 即 flanked by loxP,是一种用 Cre/loxP 重组酶系统进行基因编辑的方法,floxed Lrat 即将 LoxP 插入 Lrat 基因双侧)与酪氨酸酶相关蛋白 1(Tyrp1)-cre 小鼠杂交,在 RPE 细胞中选择性地切除 LRAT[45]。虽然 Lrat 基因敲除小鼠视锥细胞和视杆细胞的具体死亡机制仍待进一步阐明,视锥细胞视蛋白和视紫红质从光感受器内节向外节的运输存在明显异常。Lrat 基因敲除小鼠的视锥细胞视蛋白从幼年期开始就在内节中堆积。目前认为,错位的视蛋白是导致视锥细胞死亡的关键因素。

遗传性黄斑变性

黄斑这一高度特化的区域常因某些疾病最先受累,包括 AMD 和遗传性黄斑营养不良。与外周部视网膜相比,人眼的中央凹 RPE 细胞密度及 Bruch 膜结构有较大差异,这或许是某些疾病偏向于黄斑区的一个重要因素。此外,视网膜黄斑区极高的视锥细胞密度,导致对特定负责此区域的 RPE 的需求也随之变高。当研究黄斑部疾病时,必须要注意到相比人类,啮齿类动物缺乏类似于中央凹这一特殊的视锥细胞高密度区域。因此,黄斑区疾病的小鼠模型仅能用于探讨基因通路在改变光感受器完整性方面的普遍性作用。这意味着,啮齿类动物模型无法回答为什么黄斑病变的中央凹容易受损。与之相反的是,犬、猫、灵长类动物等大型动物的视网膜存在一个与人眼黄斑部相似的视锥细胞高密度区域,位于视网膜颞侧[46]。在这些动物中,遗传性黄斑病变和 AMD 的模型都已有报道。接下来,我们会详细介绍各类黄斑疾病动物模型。

Stargardt 病

最常见的遗传性黄斑病变是 Stargardt 病,它是一种常染色体隐性遗传病,可影响 1/10 000~1/8000 人群,其致病基因携带率为 1/20[47]。其病理特点是脂褐素在视网膜中央 RPE 细胞内堆积,从而导致 RPE 功能障碍及死亡,进而导致光感受器退行性变。ABCA4 是一种 ATP-结合盒式转运体,存在于光感受器外节盘膜边缘,参与类视黄醇从 RPE 转运至光感受器[48]。值得注意的是,11-顺式视黄醛在光线的作用下异构为全反式视黄醛后,后者被释放到光感受器外节,并与双视黄醇和 N-亚视黄基-磷脂酰乙醇胺组装成复合物,再转运至盘膜。然而,在缺乏 ABCA4 正常功能的情况下,双视黄醇在光感受器外节不断堆积,被 RPE 吞噬后又堆积于 RPE 内。脂褐素中高细胞毒性成分 A2E 的积累导致 RPE 功能障碍及死亡,从而引起光感受器的退行性变,进而造成视功能丧失。尽管 Stargardt 病的致病基因编码一种光感受器相关蛋白质,但在本章中还是对此类疾病的动物模型进行了总结,因为 Stargardt 病的 RPE 功能发生了显著改变,同时这种改变与其他直接由编码 RPE 相关蛋白的基因突变引起的疾病有许多相似之处。

Stargardt 病的发病机制已通过 ABCA4 缺陷小鼠得到有效模拟。这一品系的小鼠的 RPE 内存在大量 A2E 和脂褐素,同时在光感受器外节堆积了大量 N-亚视黄基-磷脂酰乙醇胺[49,50]。此外,在衰老的 ABCA4 缺陷小鼠模型中还观察到 A2E 诱导氧化应激以及补体激活[51]。然而,在这一品系中,视网膜功能缺陷以及光感受器的死亡进展非常缓慢，即便是在 2 岁的小鼠中也仅观察到微弱的暗适应变化[50,52,53]。ABCA4 突变相关性视网膜变性在比特犬中也有报道[54]，3~6 月龄患病犬迅速丢失视锥细胞，随后视杆细胞模式的光感受器丢失。

Bestrophin-1 相关的遗传性黄斑变性

目前已知有 5 种形式的视网膜变性与 Bestrophin-1 突变相关，这类疾病被统称为 bestrophin 相关病变[55]。在 4 种 bestrophin 蛋白中，Bestrophin-1（Best1）主要表达在 RPE 上，并定位于 RPE 基底侧膜[56]，主要通过 Ca^{2+} 依赖的跨膜离子转运方式，介导阴离子在 RPE 细胞膜的转运，尤其是 Cl^-[57]，同时调节细胞内钙浓度与细胞容量[58]。

Best 卵黄状黄斑变性（BVMD）是人类第二大常见的遗传性黄斑营养不良疾病，其患病率为 1.5/100 000~2/10 000。是一种常染色体显性遗传病，致病的 Bestrophin-1 突变超过 200 个[55]。其病理特征是 RPE 内脂褐素过度堆积，造成局灶性视网膜下病变，从而导致中心视力丧失。此外，眼电图（EOG）记录到的 RPE 功能改变，可作为 BVMD 的诊断特征。视网膜电活动始于 RPE 或视网膜接收到光信号。例如，视网膜电图（ERG）是由一系列光信号刺激神经元群组产生的电波组成。眼电图记录比较缓慢的 RPE 电流，被认为起源于 Cl^- 电导增强引发的 RPE 基底侧膜去极化。在 BVMD 中，EOG 表现减弱或消失，但 ERG 不受影响。

BVMD 的病程可分为 5 个阶段。第一阶段的特点是视力正常但有小范围的 RPE 缺损。第二阶段的特征是黄斑中央凹内形成直径为 2~3mm 边界清晰的黄色卵黄样病变。随着时间推移，卵黄样病变逐渐变平整或者被吸收，而后形成假性积脓，这是进入第三阶段的标志。随后，黄色卵黄样病变呈现出"被搅乱"的改变，标志着第三阶段

的"卵黄破裂"，伴随严重视力丧失，进入第四阶段。最终，在第五阶段，黄斑出现明显萎缩，伴脉络膜新生血管形成。疾病通常累及双眼。

其他 Bestrophin-1 突变相关视网膜变性疾病包括成年型卵黄样黄斑营养不良、常染色体隐性遗传 bestrophin 相关疾病、常染色体显性遗传玻璃体视网膜脉络膜病变以及视网膜色素变性。成年型卵黄样黄斑营养不良与轻型 Best 病有许多相似之处，大多数病例的视力得以保留。通常认为，常染色体隐性遗传型 bestrophin 相关疾病是由 Bestrophin-1 发生无义突变引起的，且常伴有中心性浆液性视网膜脱离合并脉络膜新生血管造成的视网膜下纤维瘢痕形成，也可观察到较小的黄色卵黄样病变。

Best1 基因敲入小鼠模型构建并用于模拟人 BVMD。携带位于小鼠内源性 bestrophin 基因上的 W93C 突变转基因小鼠模型已成功建立。选择 W93C 突变的原因室是其来源于一个瑞典表征显著的 BVMD 大家族。这类小鼠表现出许多人类 Best 病的特征，包括 RPE 中脂褐素的堆积、视网膜下积液以及视网膜脱离伴随大量细胞碎片填充[59]。与人 BVMD 类似，Best1$^{W93C/W93C}$ 小鼠在早期无明显视网膜功能异常，但 EOG 结果降低。此外，40% 的月龄在 12 个月以上的 Best1$^{+/W93C}$ 杂合体与 Best1$^{W93C/W93C}$ 小鼠出现大面积边界清晰的视网膜神经上皮层脱离，并伴有 RPE 脂褐素堆积[59]。与人类 BVMD 相反，两个独立的 Best1 基因沉默小鼠模型均表现为 EOG 稍增强，且 RPE Cl^- 子电导无明显改变[8,60]。此外，即便是 16~19 月龄的小鼠，其视网膜完整性也无显著变化[8]。

犬多灶性视网膜病变（cmr1~3）是一种自然存在的常染色体隐性遗传病，影响世界范围内的 13 种犬种，由 Bestrophin 突变引起。此类视网膜病变与人 bestrophin 相关疾病有许多相似之处[61]。犬 Best1 基因存在

3 种主要致病突变,包括在獒犬(Mastiff)中发现的 1 号外显子提前终止密码子突变(R25X)[62,63],在棉花面纱犬中发现的错义突变(G161D)[64],以及在拉普兰牧犬中发现的移码突变(P463fs)[65]。正如人相关疾病一样,患有 cmr 的犬表现为 RPE 内脂褐质逐渐堆积,与胆固醇转运异常相关。此外,光感受器外节与 RPE 微绒毛的相互作用减少。尤其是 RPE 的微绒毛发生回缩,可能与胞内 Ca²⁺调节紊乱有关。在正常情况下,RPE 微绒毛扩大了光感受器与 RPE 的接触面积,从而优化吞噬光感受器外节的作用,并成为转运体与离子通道的丰富来源。因为这种结构异常,光感受器与 RPE 分离,造成视网膜神经上皮层脱离,最终导致光感受器变性[61]。

Sorsby 眼底营养不良

Bruch 膜是位于 RPE 与脉络膜毛细血管之间的 5 层基底膜结构。其富含的胶原蛋白层与弹性蛋白层相互交错,并随着年龄增长与疾病而变化。Bruch 膜作为一种无细胞结构,其形成与新陈代谢依赖于 RPE 的正常功能。Bruch 膜的增厚,可阻碍正常的营养物质从血管流向光感受器,从而导致光感受器丢失。Sorsby 眼底营养不良(SFD)是一种罕见的常染色体显性遗传的黄斑病变,由一种调节细胞外基质更替的重要蛋白——金属蛋白酶 3 组织抑制剂(TIMP3)突变所致[66]。Sorsby 眼底营养不良的特征是蛋白质与脂质在增厚的 Bruch 膜内堆积[67],伴随由中心开始至周边的迅速视力丧失,最终影响周边视力。一种转基因小鼠模型表达与 Sorsby 眼底营养不良类似的基因突变,即小鼠 Timp3 中 Ser156Cys 替换[68]。该品系小鼠从 8 月龄开始就出现 RPE 异常,从 30 月龄开始出现 Bruch 膜增厚。但与人类病理不同的是,该模型无脉络膜新生血管形成。最近,有研究描述了一种新的 TIMP3 沉默小鼠品系[69],然而其 Bruch 膜与 RPE 在 18 月龄后仍保持基本完好,视功能改变也不明显。

Doynes 蜂巢状视网膜营养不良

Doynes 蜂巢状视网膜营养不良是一种罕见的常染色体显性遗传型黄斑病变。其发病时间虽多为青年时期,但其临床表现类似于 AMD。早期表现为无定形玻璃膜疣在 RPE 与 Bruch 膜之间沉积,其随病程发展逐渐增大,并出现融合。在疾病晚期,会出现 RPE 萎缩和脉络膜新生血管形成,并导致严重的视力下降。其致病基因为 E-FEMP1(含表皮生长因子的原纤维蛋白样细胞外基质蛋白 1)基因突变,导致 Arg345 替换为 Trp(R345W)。EFEMP1 编码含 493 个氨基酸的蛋白质,属于纤维蛋白家族的细胞外基质蛋白。尽管该蛋白的功能仍待进一步研究,目前所知的一些纤维蛋白在弹性纤维的组装中起重要作用,同时已知 EFEMP1 与 TIMP3 存在相互作用。

已建立 2 种基因敲入的小鼠品系,都携带内源性 EFEMP1 基因的 R345W 突变[70,71]。在 2 年内,小鼠眼底及视网膜完整性均未见显著改变[70,71]。然而,在超微结构水平上,上述品系小鼠在 4 月龄时就表现出 RPE 下沉积物以及 Bruch 膜改变。随着年龄增长,RPE 下沉积物逐渐明显,在 12 月龄时,Bruch 膜成分发生改变,同时出现 RPE 萎缩迹象[70]。到 2 岁时,其 Bruch 膜明显增厚。尽管 RPE 与 Bruch 膜存在上述组织病理学变化,但通过 ERG 检验的视网膜功能依然正常,也未观察到视网膜结构发生显著改变[70,71]。此外,人类的晚期病变,如脉络膜新生血管被观察到[70,71]。总的来说,上述数据表明,EFEMP1 基因敲入小鼠仅表现出非常轻微的人类疾病特点。

其他罕见遗传性锥杆营养不良的小鼠模型

除了上述疾病,还有一种非常罕见的锥杆营养不良,是由编码 RPE 功能中重要蛋白的基因突变引起的[72]。补体 1q 肿瘤坏死因子 5 基因(C1QTNF5),旧称 CTRP5,编码一种对于 RPE 与 Bruch 膜相黏附有重要作用的短链胶原蛋白。该基因的单一错义突变(S163R)与迟发性黄斑变性相关。迟发性黄斑变性是一种常染色体显性遗传病,与 AMD 高度相似。其特征是 RPE 与 Bruch 膜之间存在广泛异常沉积,晚期 RPE 逐渐萎缩和脉络膜新生血管形成。这些变化与中央和周边视力丧失有关。

现已构建两种基因敲入小鼠品系模拟迟发性黄斑变性,二者都携带 C1QTNF5 基因的 S163R 突变。此外,视网膜变性的 rd6 小鼠模型携带膜受体卷曲相关蛋白(mfrp)的自发基因突变。MFRP 与 C1QTNF5 基因在人类和小鼠基因组内紧紧相邻,并以双反转录本的形式表达。这两种蛋白质在 RPE 内存在共定位,并在功能上相互联系。CTRP5+/S163R 杂合子小鼠在 10 月龄出现视锥和视杆细胞的功能丧失,并伴进行性增加的、散在的眼底自发荧光损害。与之一致的是,光感受器与 RPE 随着年龄增长而发生改变。相反的是,Shu 等人[73]研究了类似的 CQ1TNF5+/SER163R 敲入小鼠,但在 2 岁以下的小鼠中并未发现光感受器功能异常或 RPE 病变。目前尚不清楚两个相似小鼠品系为何存在如此不同的病理变化,但一种可能的解释是,视网膜结构和功能的改变其实是该品系携带的 CRB1,CRB1rd8/rd8 背景突变的结果[74]。近期一篇研究突出显示,实际上在许多小鼠品系中都存在这样一种背景突变[74]。

黑色素/黑素体合成或转运异常相关眼病

白化病是一组影响黑色素生物合成的遗传病,每 18 000 人中约有 1 人受此影响[4]。白化病主要有两种类型,一种是眼-皮肤白化病,即眼、皮肤和头发的色素受累;另一型是眼白化病,色素缺陷仅累及眼部。色素缺陷也见于两种罕见综合征,一种是 Hermansky-Pudlak 综合征,另一种是 Chediak Higashi 综合征。眼-皮肤白化病是一种常染色体隐性遗传病,通常与酪氨酸酶、P 基因、酪氨酸酶样蛋白 1(TYRP1)和转运体 SLC45A2 的突变相关。与之不同的是,眼白化病主要影响男性,是 X 染色体连锁遗传病,与 OA1 基因(最近被称为 GPR143)突变相关。所有白化病均与皮肤和(或)眼部色素缺乏有关,同时伴有黄斑中央凹成熟异常(中央凹发育不良)和视交叉异常。由于患者黄斑成熟延迟,常伴有固视异常、眼球震颤,且视力较差[4]。

RPE 的色素沉着主要源于生成黑色素的特定细胞器——黑素体[3]。黑色素的形成涉及多个步骤,首先由酪氨酸催化酪氨酸下转化为 3-4-二羟基苯丙氨酸(DOPA),再通过一系列级联反应形成黑色素。黑色素是在黑素体这种特殊细胞器中形成的,其经过一系列阶段成熟,最终成为成熟细胞器产生黑色素。成熟的黑素体通过微管和肌动蛋白-肌球蛋白Ⅶa,从核周向胞内边缘移动。基因突变累及黑色素形成、黑素体成熟及转运,均可能导致色素生成缺陷及白化病[3]。

黑色素合成过程中最关键的酶是酪氨酸酶,其在 RPE 和眼内其他色素细胞中表达。酪氨酸酶突变导致黑色素形成减少或缺失,这一突变与人眼-皮肤白化病 1 型相关。某些白化品系的小鼠和大鼠,包括 balb/c

小鼠与 Sprague-Dawley 大鼠，都携带酪氨酸酶自发突变(tryᶜ)。与正常品系相比，白化品系大鼠的视网膜结构和功能仅存在细微差异。近期也有研究将白化小鼠品系 C57B16J-c2J 与野生品系 C57B16 进行了详细对比[5]。ERG 检测发现，白化的 C57Bl6-c2J 小鼠视杆细胞功能较对照组有所下降，在 7 月龄及以后光感受器密度降低。此外，白化品系 C57B16J-c2J 的 RPE 中无黑色素，且黑素体数量减少。值得注意的是，通过视网膜下注射 AAV-2CMV-hTYR 对白化小鼠进行基因治疗后，其视网膜结构缺陷和功能异常都有所缓解[5]，这表明该突变与此缺陷密切相关。

眼白化病是 X-连锁遗传病，由 OA1 基因(又被称为 GPR143)突变引起。虽然皮肤色素正常，但眼内结构缺乏色素，患者常表现为眼球震颤、黄斑中央凹发育不良及视力下降。OA1 编码的 G 蛋白受体位于 RPE 内成熟黑素体膜上。为深入了解这一突变的致病机制，人们构建了 OA1 缺陷小鼠，该模型能模拟许多人类眼部白化病的标志性特征[75]。与人眼白化病一样，自 OA1 缺陷小鼠出生后，其 RPE 内便存在异常巨大的黑素体，其数量随年龄增长而增加[75]。ERG 检测显示，此种小鼠视网膜功能表现正常，但常有投射至同侧视交叉的神经节细胞轴突发育异常。与对照组相比，OA1 缺陷小鼠的 RPE 内有更多黑素体分布于 RPE 顶端，距离细胞核更远。这提示 OA1 的蛋白产物对黑素体的成熟及其由内而外的转运起关键作用[6]。

模拟 AMD 相关的 RPE 改变动物模型

AMD 是 60 岁以上人群不可逆视力损害的主要原因。AMD 属于多因素疾病，早期 AMD 影响 1/7 的 50 岁以上人群。其中大多数患者发展为慢性萎缩性 AMD 或急性新生血管性疾病。RPE 与 Bruch 膜在 AMD 发病早期起着重要作用。RPE 中脂褐素的逐渐堆积，最终导致 RPE 细胞数量减少。在超微结构水平上，RPE 与 Bruch 膜之间存在沉积物，即基底层状沉积物和基底线状沉积物。有学者认为，线状沉积物的形成是 AMD 进展的标志，而层状沉积物的形成是 RPE 和光感受器变性的标志。

早期 AMD 的核心特征之一就是 Bruch 膜增厚及玻璃膜疣形成。视网膜下沉积的玻璃膜疣成分复杂，包括脂质、β-淀粉样蛋白和补体蛋白。临床上，患者可进展为一种或两种形式的晚期 AMD[76]。干性 AMD 又称为 GA，其特点是 RPE 萎缩伴光感受器变性。值得注意的是，视杆细胞先受累，而后是视锥细胞。大约 10% 的 AMD 患者会发展成湿性 AMD，伴黄斑区病理性生长的脉络膜血管。尽管 AMD 的血管生成机制十分复杂，目前学界公认 VEGF 在其中起关键作用。

AMD 动物模型的构建一直具有挑战性。首先，常用的实验动物，如大鼠和小鼠，既无黄斑，又无足够长的寿命至病变发生。此外，目前也未见报道大型动物(如犬或猫)出现类似 AMD 的情况。与人类相比，啮齿类动物的视网膜结构、RPE 脂质转运以及固有免疫系统的调节等方面均存在显著差异。此外，多基因的影响与环境因素的共同作用，使得在衰老小鼠中研究这种疾病变得困难。实际上，目前无任何动物能全面模拟该疾病的所有表现。下面我们将对能够模拟 AMD 相关特定体征的动物模型(包括啮齿类与非啮齿类)进行总结。

早期 AMD 的灵长类动物模型

玻璃膜疣是 AMD 早期的重要标志，其大小是疾病是否发展为晚期疾病的预测指标[77]。玻璃膜疣由脂质、免疫碎片、淀粉蛋白和其他成分组成。猿类灵长类动物是唯一出现玻璃膜疣,且与人 AMD 存在相似表现的动物。实际上,在包含 278 只老年雌性恒河猴的队列研究中,32% 的恒河猴的视网膜后极出现玻璃膜疣,仅 10% 出现了 20 个或以上的这种沉积物。更为重要的是,这些玻璃膜疣的构成与人类的玻璃膜疣相似,包括玻连蛋白、淀粉样蛋白、补体因子与脂质等约 60 种不同的分子。老年灵长类动物的玻璃膜疣随年龄增长而进展, 同时也表现出相似的基因风险。具体来说,高温需求因子 A1(HTRA1)与年龄相关性黄斑病变易感因子 2(ARMS2)被认为在灵长类动物中与玻璃膜疣的形成相关。尽管有相似之处,进展期 AMD 的特征,包括 GA 及脉络膜新生血管,在灵长类动物中未被报道。此外,灵长类动物出现玻璃膜疣的年龄相对较早, 该队列中一半的猴出现玻璃膜疣时相当于人类的 20~30 岁,而 50% 的人类患者在 70 岁才出现。

尽管有许多关于小鼠品系在眼底视网膜出现散在的白色病变的报道, 但仔细分析后发现, 这些病变不包含与人玻璃膜疣相同的组成成分。虽然这些小鼠病变的组织病理学很难与"玻璃膜疣样病变"相关联,另有报道表明,这些病变的产生是由于视网膜下腔中视网膜免疫细胞堆积。此外,某些小鼠品系携带 Crb1[rd8] 的隐性突变,而该基因对光感受器的极化尤为重要。该突变的纯合子表达与视网膜散在的白色病变相关, 这与视网膜外层中的玫瑰花簇样结构相对应[78]。因此,对于呈现散在的"玻璃膜疣样"病变的小鼠品系,需要更多证据去仔细评估。

RPE 脂褐素堆积相关疾病动物模型

脂褐素在 RPE 中的堆积是一个重要的老化现象,预示晚期萎缩性 AMD 的发生。脂褐素与 RPE 功能和死亡之间的关系可通过一系列动物模型进行研究, 其能显示脂褐素在 RPE 中的堆积,包括前述的 ABCA4 缺陷 Stargardt 病小鼠模型和神经元蜡样脂褐质沉积症(CLN)的模型[79]。

CLN 是一组遗传性溶酶体储积病,可导致进行性神经变性[80]。在全球范围内,其影响 1/100 000~1/12 500 的人群,其特点是进行性认知能力障碍、运动功能障碍、不可逆的视力丧失、癫痫及早夭。目前已发现 14 种不同表现的 CLN,因其发病年龄和致病基因产物存在差异,分为 CLN1~14[80]。大多数为常染色体隐性遗传,但某些成年起病亚型属于常染色体显性遗传[80]。所有 CLN 的共同特点就是所有组织在细胞层面呈现自发荧光物质的堆积。在眼球后段,RPE 与视网膜的所有细胞都存在脂褐质的堆积, 这与光感受器功能障碍和死亡相关。

多种大型非实验室动物受到蜡样脂褐质沉积症的影响,包括奶牛、绵羊和犬类[81]。目前已知至少有 13 个蜡样脂褐质沉积症小鼠模型表现出许多人类疾病的特征[82]。CLN6 突变与各种迟发型婴儿型蜡样脂褐质沉积症亚型相关。CLN6 编码的是一个由 305 个氨基酸组成的内质网膜蛋白,但其功能尚不明确。CLN6 的自发突变导致 Cln6(又被称为 nclf)缺陷小鼠发生视网膜退行性变。图 19.3 显示出 Cln6 缺陷小鼠的眼底图像, 清晰显示散在点状的白色病变,在 RPE 内出现广泛的自发荧光物质堆积。该品系能表现出许多人 CLN 疾病特点,包括大脑皮质与视觉系统的神经退行性变[83]。值得注意的是,该品系的光感受器丢失发生在 1 月龄左右,RPE 和视网膜的所有细胞均出现显著神经胶质增生与溶酶体储积物堆积[84]。此外,视觉功能的降低发生在运动功能异常之前。小鼠运动能力的测试方法是旋转表现测试, 即将小鼠放置在旋转小杆上, 以小鼠在杆上坚持停留的时间作为其平衡能力和协调性的指标。在 Cln6 缺陷小鼠中,运动障碍从 8 月龄开始,远迟于视觉

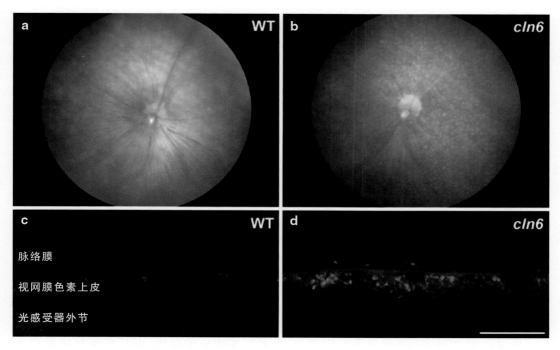

图 19.3 Cln6 突变小鼠的 RPE 中存在大量脂褐素堆积。(a,b)Micron Ⅲ 眼底相机采集的体内眼底图像。(a)8 月龄野生型(WT)和(b)cln6 突变型小鼠的眼底图像显示,在 cln6 突变型小鼠的眼底存在许多异常的高反射病变。(c,d)取眼球进行组织学处理,用共聚焦显微镜对通过病灶的视网膜冷冻切片成像。以紫外线(蓝色)和远红外线(红色)作为激发光对(c)野生型和(d)突变型小鼠的 RPE 自发荧光进行观察。突变型小鼠中增强的自发荧光提示 RPE 中的脂褐素沉积增多。

功能的丧失[85]。另一有待探讨的核心问题是,尽管脂褐素在细胞内广泛堆积,但为何疾病中首先受损的是光感受器。在视网膜方面,到底是 RPE 功能的异常导致光感受器的丧失,还是脂褐素直接影响光感受器,目前尚不清楚。

Bruch 膜增厚的相关小鼠模型

Bruch 膜增厚是早期 AMD 的重要特征。其被认为是营养物质从脉络膜毛细血管网进入光感受器受阻的原因。许多环境遗传因素可对 Bruch 膜的厚度及组分产生影响,尤其是随年龄的变化。研究显示,AMD 的发生和发展与饮食、体重指数和肥胖之间存在联系。饮食因素可影响小鼠 RPE/Bruch 膜的完整性。例如,对于高脂饮食喂

养 6 个月的 C57B16 小鼠,其 Bruch 膜厚度较传统饮食小鼠更厚[86]。此外,与低糖指数喂养的同龄小鼠对比,16 月龄的高糖饮食小鼠的 Bruch 膜明显更厚[87]。

HTRA1 的单核苷酸多态性的遗传可能通过 Bruch 膜厚度变化的机制增加 AMD 的风险。尤其是,HTRA1 的单核苷酸多态性所致 HTRA1 过表达,最终导致细胞外基质蛋白多糖降解发生变化。与此一致的是,RPE 细胞 Htra1 过表达的转基因小鼠表现出 Bruch 膜破坏以及成分改变[88]。

参与脂质运输的基因,包括 APOE、LIPC、CETP 和 ABCA1 也与晚期 AMD 的发病风险相关。载脂蛋白介导脂质的跨膜转运,并在 Bruch 膜上大量表达。APOE 有两种单核苷酸多态性,导致 3 种不同的等位

基因(分别被称为 ε2、ε3、ε4)。与 ε4 等位基因相反的是，ε2 等位基因的遗传会增加 AMD 的发病风险[89]。通过基因修饰技术，不同表达水平的 ApoE 小鼠已成功培育，包括 ApoE 缺陷型小鼠和表达人源 ε2、ε3、ε4 等位基因的转基因小鼠[90-92]。ApoE 缺陷型小鼠表现为血清甘油三酯和胆固醇升高，并有明显的 Bruch 膜增厚[90,93](图 19.4)。ApoE3-Leiden 小鼠模拟人 ApoE3 的功能紊乱模式，经高脂饮食饲养后，其 Bruch 膜厚度出现与 ApoE 缺陷型小鼠类似的改变[91]。最后，在内源性小鼠 ApoE 启动子控制下，表达人 APOE2、APOE3 或 APOE4 蛋白的基因敲入小鼠经高脂饮食饲养后，其 Bruch 膜增厚，且 RPE 基底出现沉淀[92]。然而，尽管这些品系小鼠的 Bruch 膜厚度和组分都发生了明显变化，但有少数小鼠表现出 RPE 丢失或脉络膜新生血管等进展性病变[92]。

脂质运输的异常也可以解释在低密度脂蛋白(LDL)或 CD36 缺陷小鼠中观察到的 Bruch 膜厚度变化。LDL 受体缺陷的小鼠血浆胆固醇无法进入细胞，导致血液中甘油三酯水平升高[94,95]。这些小鼠经高脂饮食饲养后，其 Bruch 膜的厚度增加[95]。CD36 在 RPE 细胞的基底侧膜表达，对于氧化磷脂的结合非常重要，或许还参与将氧化脂质从 RPE 移入转运入下方血管的过程。CD36 缺陷型小鼠也会出现 Bruch 膜增厚与视网膜下沉积物[94]。

与氧化应激有关的小鼠模型

在所有人体组织中，视网膜的耗氧量最高，因此最易受到氧化应激的影响[96]。越来越多的证据表明，RPE 内抗氧化能力与

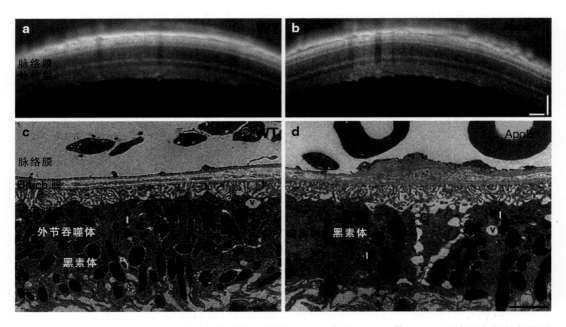

图 19.4　ApoE⁻ᐟ⁻小鼠显示 Bruch 膜随年龄增长而增厚。(a,b)使用 Micron Ⅲ OCT 和眼底照相机拍摄的活体视网膜断面分层结构图像。13 月龄(a)野生型(WT)与(b)ApoE⁻ᐟ⁻小鼠的 OCT 图像。此时，ApoE⁻ᐟ⁻小鼠的视网膜厚度未见明显改变。(c,d)收集眼球，进行组织学处理后，用电镜观察视网膜横切片。(c)在 WT 小鼠中，Bruch 膜(BM)由薄的 5 层结构组成，包括 RPE 和脉络膜基底膜。RPE 内有许多黑素体(m)、少量的脂褐素(l)，以及少许外节吞噬体(ph)。(d)在 ApoE⁻ᐟ⁻小鼠中，Bruch 膜明显变厚，且分层结构不明确，RPE 中的脂褐质也明显增多。

氧化应激平衡的变化可影响视网膜完整性,导致早期 AMD 特征形成。RPE 拥有一系列抗氧化系统,可通过调节核因子 E2 相关因子 2(Nrf2)的转录水平,调节重要抗氧化酶的活性, 如过氧化氢酶和超氧化物歧化酶(SOD)、调节细胞内抗氧化物质谷胱甘肽与硫氧还蛋白的水平[96]。减少 Nrf2 的表达或改变 SOD1/2 活性的因素,与 RPE 内氧化应激和细胞损伤有关。衰老和吸烟是 AMD 病情进展的两个重要危险因素,且已有研究证明这些因素能降低 RPE 细胞中 Nrf2 的 mRNA 转录水平[97,98]。实验表明,C57B16 小鼠长期暴露在吸烟环境中,可合并 Nrf2 的 mRNA 水平降低及 RPE 退行性变[97]。Nrf2 缺陷小鼠在 12 月龄时,眼后段出现玻璃膜疣样病变以及 Bruch 膜增厚[99]。在 SOD1 和 SOD2 缺陷小鼠的实验中也发现了氧化应激与 AMD 出现早期表现的相关证据。正如 Nrf2 缺陷小鼠,SOD1 缺陷小鼠从 9 月龄开始逐渐出现玻璃膜样沉积物,这些沉积物与人玻璃膜疣中组分相似,如玻连蛋白和补体 C5[100]。此外,还能观察到 Bruch 膜的增厚、自发荧光改变以及 RPE 的退化[100]。

RPE 功能障碍相关药理模型及转基因动物模型

氯喹毒性动物模型

羟氯喹常用于治疗系统性红斑狼疮(SLE)、类风湿关节炎及相关皮肤病变,也可作为疟疾的预防性药物[101]。在长期接受高剂量(通常 >5mg/kg 体重)氯喹治疗的患者中,约有 7.5% 的患者表现出氯喹中毒,其症状包括 RPE 功能障碍、以视网膜中央凹为中心的环形 RPE 脱色素 (牛眼样黄斑病变)和视力丧失[102]。通常氯喹的视功能毒性是不可逆的, 因此建议对所有接受羟氯喹治疗的患者进行仔细随访检查, 以防止视

力损伤发生[101]。基于毒性原因,羟氯喹较其母体化合物氯喹更常被使用。

羟氯喹和氯喹影响 RPE 的具体机制尚未明确。已有数个氯喹视网膜病变动物模型用于探究氯喹对 RPE 作用机制。在灵长类和猫中长期使用氯喹, 出现 RPE 损伤以及光感受器功能障碍[103,104]。氯喹可能通过影响溶酶体功能的机制诱发 RPE 功能障碍和死亡[105]。现有研究表明,氯喹会提高 RPE 内溶酶体内 pH 值[105],从而碱化溶酶体。此外,另一些研究表明,氯喹与黑色素的结合可浓缩或延长氯喹的药物作用。

选择性基因修饰动物模型

在过去的 30 年间,通过评估研究 RPE 中携带突变基因编码蛋白动物的视网膜变化, 极大地加深了我们对疾病机制认识与理解。目前,我们对于 RPE 在视网膜疾病中作用的认识, 来源于对携带自发性突变的动物(如 RCS 大鼠)或通过检验基因敲入或敲除小鼠模型所发生的结构–功能变化。相关信息已经在前文有所描述。然而, 这些方法的一个局限性是,敲除的基因并非仅局限于 RPE,更多地是从生殖系细胞中被敲除,从而可能影响个体生长发育。近期,Cre-LoxP 系统作为更具选择性的方式,被用于更加精准地调控 RPE 中的基因表达[106]。Cre 重组酶是一种 P1 噬菌体蛋白,它与一段 34bp 目标位点识别序列结合,称为 LoxP[107]。通过重组,Cre 重组酶能够将 LoxP 两侧的序列从基因组中切除。此外,通过使用组织特异性启动子来驱动 Cre 重组酶的表达,从而为特定种类的细胞中的基因调控提供了一种新手段。目前,至少有 4 个 RPE 特异性 Cre 品系被应用于 RPE 基因编辑研究,包括多巴色素同位素酶–cre 系(Dct–cre)、酪氨酸酶相关蛋白系(Tyrp1–cre)[109],两者均为非诱导驱动的基因表达模式,即 cre 的表达存在于胚胎中,其与 floxed 小鼠杂交,形成从

胚胎阶段开始的基因调控。另两个 cre 系属于可诱导品系,分别是 MCT3-cre 和 Best1-cre[1,110]。这些品系使用四环素受体或雌激素受体来控制 cre 表达[1,110]。当小鼠被多西环素或他莫昔芬处理时,cre 重组酶被诱导。在泛启动子的作用下,通过杂交 Mct3-Cre[ER] 与表达白喉毒素 A 链的 floxed DTA 小鼠,Longbottom 及其同事研究了选择性丢失部分 RPE 细胞的视网膜结构和功能变化[1]。他们发现,RPE 受损区域的光感受器结构和功能明显丧失,突出了 RPE 对于维持光感受器完整性的重要性。

Cre-LoxP 系统也已被用于研究 RPE 内的特定细胞效应程序。例如,将携带 Lrat-flox 的转基因小鼠与生殖系细胞表达 cre 重组酶的 CMV-cre 小鼠进行杂交,提供了一种选择性敲除 Lrat 基因的品系[45]。利用这种方法,研究证明了 Lrat 对于维持光感受器完整性的重要性。使用 Cre-LoxP 系统,还研究了自噬对于维持 RPE 完整性的重要作用。将携带 Rb1cc1[flox/flox] 基因的小鼠与 Best1-Cre 小鼠进行杂交,能选择性地从 RPE 细胞中敲除 ULK1-ATG13-RB1CC1 自噬复合体的 RB2CC1 成分[111]。RB1CC1 的剔除与众多视网膜结构功能异常相关[111]。

结论

RPE 在维持光感受器正常功能中的作用举足轻重。它不仅吸收杂乱的光线,还表达了关键的离子通道和转运体,介导重要的离子与营养物质往返于其下的脉络膜血管系统。一系列遗传疾病和年龄相关疾病都是由支撑上述功能的重要蛋白质的突变或缺陷引起的。许多大型动物和啮齿动物都带有与人类疾病类似的突变,从而为这些疾病发病机制的研究提供了有效途径。通过对这些小动物和大动物模型的研究,人们对突变基因影响 RPE 细胞和功能变化的机制有了更深入的认识。此外,这些动物为新药的临床转化提供了药物试验基础。

基金资助

这项工作由 ELF/KAV 的 NHMRC(#APP 1061419)和 ELF 的 ARC LP 150100482 资助。

(马红婕 彭绍民 译)

参考文献

1. Longbottom R, Fruttiger M, Douglas RH, Martinez-Barbera JP, Greenwood J, Moss SE. Genetic ablation of retinal pigment epithelial cells reveals the adaptive response of the epithelium and impact on photoreceptors. Proc Natl Acad Sci U S A. 2009;106(44):18728–33.
2. Strauss O. The retinal pigment epithelium in visual function. Physiol Rev. 2005;85(3):845–81.
3. Sparrow JR, Hicks D, Hamel CP. The retinal pigment epithelium in health and disease. Curr Mol Med. 2010;10(9):802–23.
4. Ray K, Chaki M, Sengupta M. Tyrosinase and ocular diseases: some novel thoughts on the molecular basis of oculocutaneous albinism type 1. Prog Retin Eye Res. 2007;26(4):323–58.
5. Gargiulo A, Bonetti C, Montefusco S, Neglia S, Di Vicino U, Marrocco E, Corte MD, Domenici L, Auricchio A, Surace EM. AAV-mediated tyrosinase gene transfer restores melanogenesis and retinal function in a model of oculo-cutaneous albinism type I (OCA1). Mol Ther. 2009;17(8):1347–54.
6. Palmisano I, Bagnato P, Palmigiano A, Innamorati G, Rotondo G, Altimare D, Venturi C, Sviderskaya EV, Piccirillo R, Coppola M, Marigo V, Incerti B, Ballabio A, Surace EM, Tacchetti C, Bennett DC, Schiaffino MV. The ocular albinism type 1 protein, an intracellular G protein-coupled receptor, regulates melanosome transport in pigment cells. Hum Mol Genet. 2008;17(22):3487–501.
7. Johnson AA, Guziewicz KE, Lee CJ, Kalathur RC, Pulido JS, Marmorstein LY, Marmorstein AD. Bestrophin 1 and retinal disease. Prog Retin Eye Res. 2017;58:45–69.
8. Milenkovic A, Brandl C, Milenkovic VM, Jendryke T, Sirianant L, Wanitchakool P, Zimmermann S, Reiff CM, Horling F, Schrewe H, Schreiber R, Kunzelmann K, Wetzel CH, Weber BH. Bestrophin 1 is indispensable for volume regulation in human retinal pigment epithelium cells. Proc Natl Acad Sci U S A. 2015;112(20):E2630–9.
9. Bergersen L, Johannsson E, Veruki ML, Nagelhus EA, Halestrap A, Sejersted OM, Ottersen OP. Cellular and subcellular expression of monocarboxylate transporters in the pigment epithelium and retina of the rat. Neuroscience. 1999;90(1):319–31.

10. Hsu SC, Molday RS. Glucose metabolism in photoreceptor outer segments. Its role in phototransduction and in NADPH-requiring reactions. J Biol Chem. 1994;269(27):17954–9.

11. Ban Y, Rizzolo LJ. Differential regulation of tight junction permeability during development of the retinal pigment epithelium. Am J Physiol Cell Physiol. 2000;279(3):C744–50.

12. Sears AE, Palczewski K. Lecithin:retinol acyltransferase: a key enzyme involved in the retinoid (visual) cycle. Biochemistry. 2016;55(22):3082–91.

13. Young RW. The renewal of photoreceptor cell outer segments. J Cell Biol. 1967;33(1):61–72.

14. Young RW. The renewal of rod and cone outer segments in the rhesus monkey. J Cell Biol. 1971;49(2):303–18.

15. Strick DJ, Feng W, Vollrath D. Mertk drives myosin II redistribution during retinal pigment epithelial phagocytosis. Invest Ophthalmol Vis Sci. 2009;50(5):2427–35.

16. Finnemann SC, Nandrot EF. MerTK activation during RPE phagocytosis in vivo requires alphaVbeta5 integrin. Adv Exp Med Biol. 2006;572:499–503.

17. Barnstable CJ, Tombran-Tink J. Neuroprotective and antiangiogenic actions of PEDF in the eye: molecular targets and therapeutic potential. Prog Retin Eye Res. 2004;23(5):561–77.

18. Calippe B, Augustin S, Beguier F, Charles-Messance H, Poupel L, Conart JB, Hu SJ, Lavalette S, Fauvet A, Rayes J, Levy O, Raoul W, Fitting C, Denefle T, Pickering MC, Harris C, Jorieux S, Sullivan PM, Sahel JA, Karoyan P, Sapieha P, Guillonneau X, Gautier EL, Sennlaub F. Complement factor H inhibits CD47-mediated resolution of inflammation. Immunity. 2017;46(2):261–72.

19. Bhutto I, Lutty G. Understanding age-related macular degeneration (AMD): relationships between the photoreceptor/retinal pigment epithelium/Bruch's membrane/choriocapillaris complex. Mol Aspects Med. 2012;33(4):295–317.

20. Booij JC, Baas DC, Beisekeeva J, Gorgels TG, Bergen AA. The dynamic nature of Bruch's membrane. Prog Retin Eye Res. 2010;29(1):1–18.

21. Hartong DT, Berson EL, Dryja TP. Retinitis pigmentosa. Lancet. 2006;368(9549):1795–809.

22. Aplin FP, Fletcher EL, Luu CD, Vessey KA, Allen PJ, Guymer RH, Shepherd RK, Shivdasani MN. Stimulation of a suprachoroidal retinal prosthesis drives cortical responses in a feline model of retinal degeneration. Invest Ophthalmol Vis Sci. 2016;57(13):5216–29.

23. Cideciyan AV. Leber congenital amaurosis due to RPE65 mutations and its treatment with gene therapy. Prog Retin Eye Res. 2010;29(5):398–427.

24. Bourne MC, Campbell DA, Tansley K. Hereditary degeneration of the rat retina. Br J Ophthalmol. 1938;22(10):613–23.

25. Dowling JE, Sidman RL. Inherited retinal dystrophy in the rat. J Cell Biol. 1962;14:73–109.

26. Fletcher EL, Kalloniatis M. Neurochemical development of the degenerating rat retina. J Comp Neurol. 1997;388(1):1–22.

27. Cuenca N, Pinilla I, Sauve Y, Lund R. Early changes in synaptic connectivity following progressive photoreceptor degeneration in RCS rats. Eur J Neurosci. 2005;22(5):1057–72.

28. Fletcher EL, Kalloniatis M. Neurochemical architecture of the normal and degenerating rat retina. J Comp Neurol. 1996;376(3):343–60.

29. D'Cruz PM, Yasumura D, Weir J, Matthes MT, Abderrahim H, LaVail MM, Vollrath D. Mutation of the receptor tyrosine kinase gene Mertk in the retinal dystrophic RCS rat. Hum Mol Genet. 2000;9(4):645–51.

30. Patel N, Aldahmesh MA, Alkuraya H, Anazi S, Alsharif H, Khan AO, Sunker A, Al-Mohsen S, Abboud EB, Nowilaty SR, Alowain M, Al-Zaidan H, Al-Saud B, Alasmari A, Abdel-Salam GM, Abouelhoda M, Abdulwahab FM, Ibrahim N, Naim E, Al-Younes B, E AlMostafa A, AlIssa A, Hashem M, Buzovetsky O, Xiong Y, Monies D, Altassan N, Shaheen R, Al-Hazzaa SA, Alkuraya FS. Expanding the clinical, allelic, and locus heterogeneity of retinal dystrophies. Genet Med. 2016;18(6):554–62.

31. Mullen RJ, LaVail MM. Inherited retinal dystrophy: primary defect in pigment epithelium determined with experimental rat chimeras. Science. 1976;192(4241):799–801.

32. Vollrath D, Feng W, Duncan JL, Yasumura D, D'Cruz PM, Chappelow A, Matthes MT, Kay MA, LaVail MM. Correction of the retinal dystrophy phenotype of the RCS rat by viral gene transfer of Mertk. Proc Natl Acad Sci U S A. 2001;98(22):12584–9.

33. Ghazi NG, Abboud EB, Nowilaty SR, Alkuraya H, Alhommadi A, Cai H, Hou R, Deng WT, Boye SL, Almaghamsi A, Al Saikhan F, Al-Dhibi H, Birch D, Chung C, Colak D, LaVail MM, Vollrath D, Erger K, Wang W, Conlon T, Zhang K, Hauswirth W, Alkuraya FS. Treatment of retinitis pigmentosa due to MERTK mutations by ocular subretinal injection of adeno-associated virus gene vector: results of a phase I trial. Hum Genet. 2016;135(3):327–43.

34. Duncan JL, LaVail MM, Yasumura D, Matthes MT, Yang H, Trautmann N, Chappelow AV, Feng W, Earp HS, Matsushima GK, Vollrath D. An RCS-like retinal dystrophy phenotype in mer knockout mice. Invest Ophthalmol Vis Sci. 2003;44(2):826–38.

35. Sidman RL, Kosaras B, Tang M. Pigment epithelial and retinal phenotypes in the vitiligo mivit, mutant mouse. Invest Ophthalmol Vis Sci. 1996;37(6):1097–115.

36. Smith SB. C57BL/6J-vit/vit mouse model of retinal degeneration: light microscopic analysis and evaluation of rhodopsin levels. Exp Eye Res. 1992;55(6):903–10.

37. Tang M, Pawlyk BS, Kosaras B, Berson EL, Sidman RL. ERG abnormalities in relation to histopathologic findings in vitiligo mutant mice. Exp Eye Res. 1997;65(2):215–22.

38. den Hollander AI, Roepman R, Koenekoop RK, Cremers FP. Leber congenital amaurosis: genes, proteins and disease mechanisms. Prog Retin Eye Res. 2008;27(4):391–419.

39. Gu SM, Thompson DA, Srikumari CR, Lorenz B, Finckh U, Nicoletti A, Murthy KR, Rathmann

M, Kumaramanickavel G, Denton MJ, Gal A. Mutations in RPE65 cause autosomal recessive childhood-onset severe retinal dystrophy. Nat Genet. 1997;17(2):194–7.

40. Pang JJ, Chang B, Hawes NL, Hurd RE, Davisson MT, Li J, Noorwez SM, Malhotra R, McDowell JH, Kaushal S, Hauswirth WW, Nusinowitz S, Thompson DA, Heckenlively JR. Retinal degeneration 12 (rd12): a new, spontaneously arising mouse model for human Leber congenital amaurosis (LCA). Mol Vis. 2005;11:152–62.

41. Redmond TM, Yu S, Lee E, Bok D, Hamasaki D, Chen N, Goletz P, Ma JX, Crouch RK, Pfeifer K. Rpe65 is necessary for production of 11-cis-vitamin A in the retinal visual cycle. Nat Genet. 1998;20(4):344–51.

42. Samardzija M, von Lintig J, Tanimoto N, Oberhauser V, Thiersch M, Reme CE, Seeliger M, Grimm C, Wenzel A. R91W mutation in Rpe65 leads to milder early-onset retinal dystrophy due to the generation of low levels of 11-cis-retinal. Hum Mol Genet. 2008;17(2):281–92.

43. Nicholas FW, Hobbs M. Mutation discovery for Mendelian traits in non-laboratory animals: a review of achievements up to 2012. Anim Genet. 2014;45(2):157–70.

44. Veske A, Nilsson SE, Narfstrom K, Gal A. Retinal dystrophy of Swedish briard/briard-beagle dogs is due to a 4-bp deletion in RPE65. Genomics. 1999;57(1):57–61.

45. Ruiz A, Ghyselinck NB, Mata N, Nusinowitz S, Lloyd M, Dennefeld C, Chambon P, Bok D. Somatic ablation of the Lrat gene in the mouse retinal pigment epithelium drastically reduces its retinoid storage. Invest Ophthalmol Vis Sci. 2007;48(12):5377–87.

46. Mowat FM, Petersen-Jones SM, Williamson H, Williams DL, Luthert PJ, Ali RR, Bainbridge JW. Topographical characterization of cone photoreceptors and the area centralis of the canine retina. Mol Vis. 2008;14:2518–27.

47. Tanna P, Strauss RW, Fujinami K, Michaelides M. Stargardt disease: clinical features, molecular genetics, animal models and therapeutic options. Br J Ophthalmol. 2017;101(1):25–30.

48. Molday RS, Zhong M, Quazi F. The role of the photoreceptor ABC transporter ABCA4 in lipid transport and Stargardt macular degeneration. Biochim Biophys Acta. 2009;1791(7):573–83.

49. Mata NL, Weng J, Travis GH. Biosynthesis of a major lipofuscin fluorophore in mice and humans with ABCR-mediated retinal and macular degeneration. Proc Natl Acad Sci U S A. 2000;97(13):7154–9.

50. Weng J, Mata NL, Azarian SM, Tzekov RT, Birch DG, Travis GH. Insights into the function of Rim protein in photoreceptors and etiology of Stargardt's disease from the phenotype in abcr knockout mice. Cell. 1999;98(1):13–23.

51. Radu RA, Hu J, Yuan Q, Welch DL, Makshanoff J, Lloyd M, McMullen S, Travis GH, Bok D. Complement system dysregulation and inflammation in the retinal pigment epithelium of a mouse model for Stargardt macular degeneration. J Biol Chem. 2011;286(21):18593–601.

52. Charbel Issa P, Barnard AR, Singh MS, Carter E, Jiang Z, Radu RA, Schraermeyer U, MacLaren RE. Fundus autofluorescence in the Abca4(−/−) mouse model of Stargardt disease—correlation with accumulation of A2E, retinal function, and histology. Invest Ophthalmol Vis Sci. 2013;54(8):5602–12.

53. Mata NL, Tzekov RT, Liu X, Weng J, Birch DG, Travis GH. Delayed dark-adaptation and lipofuscin accumulation in abcr+/− mice: implications for involvement of ABCR in age-related macular degeneration. Invest Ophthalmol Vis Sci. 2001;42(8):1685–90.

54. Kijas JW, Zangerl B, Miller B, Nelson J, Kirkness EF, Aguirre GD, Acland GM. Cloning of the canine ABCA4 gene and evaluation in canine cone-rod dystrophies and progressive retinal atrophies. Mol Vis. 2004;10:223–32.

55. Boon CJ, Klevering BJ, Leroy BP, Hoyng CB, Keunen JE, den Hollander AI. The spectrum of ocular phenotypes caused by mutations in the BEST1 gene. Prog Retin Eye Res. 2009;28(3):187–205.

56. Marmorstein AD, Marmorstein LY, Rayborn M, Wang X, Hollyfield JG, Petrukhin K. Bestrophin, the product of the best vitelliform macular dystrophy gene (VMD2), localizes to the basolateral plasma membrane of the retinal pigment epithelium. Proc Natl Acad Sci U S A. 2000;97(23):12758–63.

57. Rosenthal R, Bakall B, Kinnick T, Peachey N, Wimmers S, Wadelius C, Marmorstein A, Strauss O. Expression of bestrophin-1, the product of the VMD2 gene, modulates voltage-dependent Ca2+ channels in retinal pigment epithelial cells. FASEB J. 2006;20(1):178–80.

58. Marmorstein AD, Cross HE, Peachey NS. Functional roles of bestrophins in ocular epithelia. Prog Retin Eye Res. 2009;28(3):206–26.

59. Zhang Y, Stanton JB, Wu J, Yu K, Hartzell HC, Peachey NS, Marmorstein LY, Marmorstein AD. Suppression of Ca2+ signaling in a mouse model of Best disease. Hum Mol Genet. 2010;19(6):1108–18.

60. Marmorstein LY, Wu J, McLaughlin P, Yocom J, Karl MO, Neussert R, Wimmers S, Stanton JB, Gregg RG, Strauss O, Peachey NS, Marmorstein AD. The light peak of the electroretinogram is dependent on voltage-gated calcium channels and antagonized by bestrophin (best-1). J Gen Physiol. 2006;127(5):577–89.

61. Guziewicz KE, Sinha D, Gomez NM, Zorych K, Dutrow EV, Dhingra A, Mullins RF, Stone EM, Gamm DM, Boesze-Battaglia K, Aguirre GD. Bestrophinopathy: an RPE-photoreceptor interface disease. Prog Retin Eye Res. 2017;58:70–88.

62. Guziewicz KE, Owczarek-Lipska M, Kuffer J, Schelling C, Tontis A, Denis C, Eggen A, Leeb T, Dolf G, Braunschweig MH. The locus for bovine dilated cardiomyopathy maps to chromosome 18. Anim Genet. 2007;38(3):265–9.

63. Guziewicz KE, Slavik J, Lindauer SJ, Aguirre GD, Zangerl B. Molecular consequences of BEST1 gene mutations in canine multifocal retinopathy predict functional implications for human bestrophinopathies. Invest Ophthalmol Vis Sci. 2011;52(7):4497–505.

64. Guziewicz KE, Aguirre GD, Zangerl B. Modeling the structural consequences of BEST1 missense muta-

tions. Adv Exp Med Biol. 2012;723:611–8.

65. Zangerl B, Wickstrom K, Slavik J, Lindauer SJ, Ahonen S, Schelling C, Lohi H, Guziewicz KE, Aguirre GD. Assessment of canine BEST1 variations identifies new mutations and establishes an independent bestrophinopathy model (cmr3). Mol Vis. 2010;16:2791–804.

66. Weber BH, Vogt G, Wolz W, Ives EJ, Ewing CC. Sorsby's fundus dystrophy is genetically linked to chromosome 22q13-qter. Nat Genet. 1994;7(2):158–61.

67. Hamilton WK, Ewing CC, Ives EJ, Carruthers JD. Sorsby's fundus dystrophy. Ophthalmology. 1989;96(12):1755–62.

68. Weber BH, Lin B, White K, Kohler K, Soboleva G, Herterich S, Seeliger MW, Jaissle GB, Grimm C, Reme C, Wenzel A, Asan E, Schrewe H. A mouse model for Sorsby fundus dystrophy. Invest Ophthalmol Vis Sci. 2002;43(8):2732–40.

69. Janssen A, Hoellenriegel J, Fogarasi M, Schrewe H, Seeliger M, Tamm E, Ohlmann A, May CA, Weber BH, Stohr H. Abnormal vessel formation in the choroid of mice lacking tissue inhibitor of metalloprotease-3. Invest Ophthalmol Vis Sci. 2008;49(7):2812–22.

70. Fu L, Garland D, Yang Z, Shukla D, Rajendran A, Pearson E, Stone EM, Zhang K, Pierce EA. The R345W mutation in EFEMP1 is pathogenic and causes AMD-like deposits in mice. Hum Mol Genet. 2007;16(20):2411–22.

71. Marmorstein LY, McLaughlin PJ, Peachey NS, Sasaki T, Marmorstein AD. Formation and progression of sub-retinal pigment epithelium deposits in Efemp1 mutation knock-in mice: a model for the early pathogenic course of macular degeneration. Hum Mol Genet. 2007;16(20):2423–32.

72. Roosing S, Thiadens AA, Hoyng CB, Klaver CC, den Hollander AI, Cremers FP. Causes and consequences of inherited cone disorders. Prog Retin Eye Res. 2014;42:1–26.

73. Shu X, Luhmann UF, Aleman TS, Barker SE, Lennon A, Tulloch B, Chen M, Xu H, Jacobson SG, Ali R, Wright AF. Characterisation of a C1qtnf5 Ser163Arg knock-in mouse model of late-onset retinal macular degeneration. PLoS One. 2011;6(11):e27433.

74. Mattapallil MJ, Wawrousek EF, Chan CC, Zhao H, Roychoudhury J, Ferguson TA, Caspi RR. The Rd8 mutation of the Crb1 gene is present in vendor lines of C57BL/6N mice and embryonic stem cells, and confounds ocular induced mutant phenotypes. Invest Ophthalmol Vis Sci. 2012;53(6):2921–7.

75. Incerti B, Cortese K, Pizzigoni A, Surace EM, Varani S, Coppola M, Jeffery G, Seeliger M, Jaissle G, Bennett DC, Marigo V, Schiaffino MV, Tacchetti C, Ballabio A. Oa1 knock-out: new insights on the pathogenesis of ocular albinism type 1. Hum Mol Genet. 2000;9(19):2781–8.

76. Coleman HR, Chan CC, Ferris FL 3rd, Chew EY. Age-related macular degeneration. Lancet. 2008;372(9652):1835–45.

77. Ferris FL 3rd, Wilkinson CP, Bird A, Chakravarthy U, Chew E, Csaky K, Sadda SR, Beckman Initiative for Macular Research Classification Committee. Clinical classification of age-related macular degeneration. Ophthalmology. 2013;120(4):844–51.

78. Fletcher EL, Jobling AI, Greferath U, Mills SA, Waugh M, Ho T, de Iongh RU, Phipps JA, Vessey KA. Studying age-related macular degeneration using animal models. Optom Vis Sci. 2014;91(8):878–86.

79. Faller KM, Gutierrez-Quintana R, Mohammed A, Rahim AA, Tuxworth RI, Wager K, Bond M. The neuronal ceroid lipofuscinoses: opportunities from model systems. Biochim Biophys Acta. 2015;1852(10 Pt B):2267–78.

80. Boustany RM. Lysosomal storage diseases—the horizon expands. Nat Rev Neurol. 2013;9(10):583–98.

81. Weber K, Pearce DA. Large animal models for Batten disease: a review. J Child Neurol. 2013;28(9):1123–7.

82. Shacka JJ. Mouse models of neuronal ceroid lipofuscinoses: useful pre-clinical tools to delineate disease pathophysiology and validate therapeutics. Brain Res Bull. 2012;88(1):43–57.

83. Thelen M, Damme M, Schweizer M, Hagel C, Wong AM, Cooper JD, Braulke T, Galliciotti G. Disruption of the autophagy-lysosome pathway is involved in neuropathology of the nclf mouse model of neuronal ceroid lipofuscinosis. PLoS One. 2012;7(4):e35493.

84. Bartsch U, Galliciotti G, Jofre GF, Jankowiak W, Hagel C, Braulke T. Apoptotic photoreceptor loss and altered expression of lysosomal proteins in the nclf mouse model of neuronal ceroid lipofuscinosis. Invest Ophthalmol Vis Sci. 2013;54(10):6952–9.

85. Mirza M, Volz C, Karlstetter M, Langiu M, Somogyi A, Ruonala MO, Tamm ER, Jagle H, Langmann T. Progressive retinal degeneration and glial activation in the CLN6 (nclf) mouse model of neuronal ceroid lipofuscinosis: a beneficial effect of DHA and curcumin supplementation. PLoS One. 2013;8(10):e75963.

86. Dithmar S, Sharara NA, Curcio CA, Le NA, Zhang Y, Brown S, Grossniklaus HE. Murine high-fat diet and laser photochemical model of basal deposits in Bruch membrane. Arch Ophthalmol. 2001;119(11):1643–9.

87. Weikel KA, Fitzgerald P, Shang F, Caceres MA, Bian Q, Handa JT, Stitt AW, Taylor A. Natural history of age-related retinal lesions that precede AMD in mice fed high or low glycemic index diets. Invest Ophthalmol Vis Sci. 2012;53(2):622–32.

88. Vierkotten S, Muether PS, Fauser S. Overexpression of HTRA1 leads to ultrastructural changes in the elastic layer of Bruch's membrane via cleavage of extracellular matrix components. PLoS One. 2011;6(8):e22959.

89. Adams MK, Simpson JA, Richardson AJ, English DR, Aung KZ, Makeyeva GA, Guymer RH, Giles GG, Hopper J, Robman LD, Baird PN. Apolipoprotein E gene associations in age-related macular degeneration: the Melbourne Collaborative Cohort Study. Am J Epidemiol. 2012;175(6):511–8.

90. Dithmar S, Curcio CA, Le NA, Brown S, Grossniklaus HE. Ultrastructural changes in Bruch's membrane of apolipoprotein E-deficient mice. Invest Ophthalmol Vis Sci. 2000;41(8):2035–42.

91. Kliffen M, Lutgens E, Daemen MJ, de Muinck ED, Mooy CM, de Jong PT. The APO(∗)E3-Leiden mouse as an animal model for basal laminar deposit. Br J Ophthalmol. 2000;84(12):1415–9.

92. Malek G, Johnson LV, Mace BE, Saloupis P, Schmechel DE, Rickman DW, Toth CA, Sullivan PM, Bowes Rickman C. Apolipoprotein E allele-dependent pathogenesis: a model for age-related retinal degeneration. Proc Natl Acad Sci U S A. 2005;102(33):11900–5.

93. Jobling AI, Guymer RH, Vessey KA, Greferath U, Mills SA, Brassington KH, Luu CD, Aung KZ, Trogrlic L, Plunkett M, Fletcher EL. Nanosecond laser therapy reverses pathologic and molecular changes in age-related macular degeneration without retinal damage. FASEB J. 2015;29(2):696–710.

94. Picard E, Houssier M, Bujold K, Sapieha P, Lubell W, Dorfman A, Racine J, Hardy P, Febbraio M, Lachapelle P, Ong H, Sennlaub F, Chemtob S. CD36 plays an important role in the clearance of oxLDL and associated age-dependent sub-retinal deposits. Aging (Albany NY). 2010;2(12):981–9.

95. Rudolf M, Winkler B, Aherrahou Z, Doehring LC, Kaczmarek P, Schmidt-Erfurth U. Increased expression of vascular endothelial growth factor associated with accumulation of lipids in Bruch's membrane of LDL receptor knockout mice. Br J Ophthalmol. 2005;89(12):1627–30.

96. Datta S, Cano M, Ebrahimi K, Wang L, Handa JT. The impact of oxidative stress and inflammation on RPE degeneration in non-neovascular AMD. Prog Retin Eye Res. 2017;60:201–18.

97. Cano M, Thimmalappula R, Fujihara M, Nagai N, Sporn M, Wang AL, Neufeld AH, Biswal S, Handa JT. Cigarette smoking, oxidative stress, the anti-oxidant response through Nrf2 signaling, and age-related macular degeneration. Vision Res. 2010;50(7):652–64.

98. Sachdeva MM, Cano M, Handa JT. Nrf2 signaling is impaired in the aging RPE given an oxidative insult. Exp Eye Res. 2014;119:111–4.

99. Zhao Z, Chen Y, Wang J, Sternberg P, Freeman ML, Grossniklaus HE, Cai J. Age-related retinopathy in NRF2-deficient mice. PLoS One. 2011;6(4):e19456.

100. Imamura Y, Noda S, Hashizume K, Shinoda K, Yamaguchi M, Uchiyama S, Shimizu T, Mizushima Y, Shirasawa T, Tsubota K. Drusen, choroidal neovascularization, and retinal pigment epithelium dysfunction in SOD1-deficient mice: a model of age-related macular degeneration. Proc Natl Acad Sci U S A. 2006;103(30):11282–7.

101. Marmor MF, Kellner U, Lai TY, Melles RB, Mieler WF, American Academy of Ophthalmology. Recommendations on screening for chloroquine and hydroxychloroquine retinopathy (2016 revision). Ophthalmology. 2016;123(6):1386–94.

102. Melles RB, Marmor MF. The risk of toxic retinopathy in patients on long-term hydroxychloroquine therapy. JAMA Ophthalmol. 2014;132(12):1453–60.

103. Meier-Ruge W. Experimental investigation of the morphogenesis of chloroquine retinopathy. Arch Ophthalmol. 1965;73:540–4.

104. Rosenthal AR, Kolb H, Bergsma D, Huxsoll D, Hopkins JL. Chloroquine retinopathy in the rhesus monkey. Invest Ophthalmol Vis Sci. 1978;17(12):1158–75.

105. Guha S, Coffey EE, Lu W, Lim JC, Beckel JM, Laties AM, Boesze-Battaglia K, Mitchell CH. Approaches for detecting lysosomal alkalinization and impaired degradation in fresh and cultured RPE cells: evidence for a role in retinal degenerations. Exp Eye Res. 2014;126:68–76.

106. Nagy A. Cre recombinase: the universal reagent for genome tailoring. Genesis. 2000;26(2):99–109.

107. Metzger D, Chambon P. Site- and time-specific gene targeting in the mouse. Methods. 2001;24(1):71–80.

108. Guyonneau L, Rossier A, Richard C, Hummler E, Beermann F. Expression of Cre recombinase in pigment cells. Pigment Cell Res. 2002;15(4):305–9.

109. Mori M, Metzger D, Garnier JM, Chambon P, Mark M. Site-specific somatic mutagenesis in the retinal pigment epithelium. Invest Ophthalmol Vis Sci. 2002;43(5):1384–8.

110. Iacovelli J, Zhao C, Wolkow N, Veldman P, Gollomp K, Ojha P, Lukinova N, King A, Feiner L, Esumi N, Zack DJ, Pierce EA, Vollrath D, Dunaief JL. Generation of Cre transgenic mice with postnatal RPE-specific ocular expression. Invest Ophthalmol Vis Sci. 2011;52(3):1378–83.

111. Yao J, Jia L, Khan N, Lin C, Mitter SK, Boulton ME, Dunaief JL, Klionsky DJ, Guan JL, Thompson DA, Zacks DN. Deletion of autophagy inducer RB1CC1 results in degeneration of the retinal pigment epithelium. Autophagy. 2015;11(6):939–53.

索 引